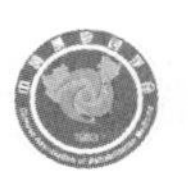

中国康复医学会“康复医学指南”丛书

康复辅助器具临床应用指南

主　编　武继祥

副主编　刘夕东　何建华

主　审　赵正全

人民卫生出版社

·北　京·

图书在版编目（CIP）数据

康复辅助器具临床应用指南 / 武继祥主编 . —北京：人民卫生出版社，2023. 7

ISBN 978-7-117-35093-8

Ⅰ. ①康… Ⅱ. ①武… Ⅲ. ①康复训练 – 医疗器械 – 指南 Ⅳ. ①R496-62

中国国家版本馆 CIP 数据核字（2023）第 143438 号

康复辅助器具临床应用指南

Kangfu Fuzhu Qiju Linchuang Yingyong Zhinan

主　　编：武继祥
出版发行：人民卫生出版社（中继线 010-59780011）
地　　址：北京市朝阳区潘家园南里 19 号
邮　　编：100021
E - mail：pmph @ pmph.com
购书热线：010-59787592　010-59787584　010-65264830
印　　刷：中煤（北京）印务有限公司
经　　销：新华书店
开　　本：787 × 1092　1/16　**印张：**24
字　　数：599 千字
版　　次：2023 年 7 月第 1 版
印　　次：2023 年 9 月第 1 次印刷
标准书号：ISBN 978-7-117-35093-8
定　　价：108.00 元
打击盗版举报电话：010-59787491　E-mail：WQ @ pmph.com
质量问题联系电话：010-59787234　E-mail：zhiliang @ pmph.com
数字融合服务电话：4001118166　E-mail：zengzhi @ pmph.com

编者（按姓氏笔画排序）

王红艳（四川省八一康复中心／四川省康复医院）
王彩霞［奥托博克（中国）工业有限公司］
邓小倩（广东省工伤康复医院）
卢　山［奥托博克（中国）工业有限公司］
刘夕东（四川省八一康复中心／四川省康复医院）
刘劲松（中国康复研究中心）
李　磊（中国人民解放军陆军军医大学第一附属医院）
何建华（武汉科技大学附属天佑医院）
陈盼盼（四川省八一康复中心／四川省康复医院）
武继祥（中国人民解放军陆军军医大学第一附属医院）
林志伟（海南省人民医院）
赵立伟（国家康复辅具研究中心）
高　峰（十堰市太和医院／湖北医药学院附属医院）
郭　石（四川省八一康复中心／四川省康复医院）
黄　河（深圳市残疾人综合服务中心）
曹　萍（北京社会管理职业学院／民政部培训中心）
解　益（郑州大学第五附属医院）

编写秘书

李　磊（中国人民解放军陆军军医大学第一附属医院）

中国康复医学会“康复医学指南”丛书

序言

受国家卫生健康委员会委托，中国康复医学会组织编写了“康复医学指南”丛书（以下简称“指南”）。

康复医学是卫生健康工作的重要组成部分，在维护人民群众健康工作中发挥着重要作用。康复医学以改善患者功能、提高生活质量、重塑生命尊严、覆盖生命全周期健康服务、体现社会公平为核心宗旨，康复医学水平直接体现了一个国家的民生事业发展水平和社会文明发达程度。国家高度重视康复医学工作，近年来相继制定出台了一系列政策文件，大大推动了我国康复医学工作发展，目前我国康复医学工作呈现出一派欣欣向荣的局面。康复医学快速发展迫切需要出台一套与工作相适应的“指南”，为康复行业发展提供工作规范，为专业人员提供技术指导，为人民群众提供健康康复参考。

“指南”编写原则为，遵循大健康大康复理念，以服务人民群众健康为目的，以满足广大康复医学工作者需求为指向，以康复医学科技创新为主线，以康复医学技术方法为重点，以康复医学服务规范为准则，以康复循证医学为依据，坚持中西结合并重，既体现当今现代康复医学发展水平，又体现中国传统技术特色，是一套适合中国康复医学工作国情的“康复医学指南”丛书。

“指南”具有如下特点：一是科学性，以循证医学为依据，推荐内容均为公认的国内外最权威发展成果；二是先进性，全面系统检索文献，书中内容力求展现国内外最新研究进展；三是指导性，书中内容既有基础理论，又有技术方法，更有各位作者多年的实践经验和辩证思考；四是中西结合，推荐国外先进成果的同时，大量介绍国内开展且证明有效的治疗技术和方案，并吸纳中医传统康复技术和方法；五是涵盖全面，丛书内容涵盖康复医学各专科、各领域，首批计划推出 66 部指南，后续将继续推出，全面覆盖康复医学各方面工作。

“指南”丛书编写工作举学会全体之力。中国康复医学会设总编写委员会负总责，各专业委员会设专科编写委员会，各专业委员会主任委员为各专科指南主编，全面负责本专科指南编写工作。参与编写的作者均为我国当今康复医学领域的高水平专家、学者，作者数量达千余人之多。“指南”是全体参与编写的各位同仁辛勤劳动的成果。

“指南”的编写和出版是中国康复医学会各位同仁为广大康复界同道、

为人民群众健康奉献出的一份厚礼，我们真诚希望本书能够为大家提供工作中的实用指导和有益参考。由于“指南”涉及面广，信息量大，加之编撰时间较紧，书中的疏漏和不当之处在所难免，期望各位同仁积极参与探讨，敬请广大读者批评指正，以便再版时修正完善。

衷心感谢国家卫生健康委员会对中国康复医学会的高度信任并赋予如此重要任务，衷心感谢参与编写工作的各位专家、同仁的辛勤劳动和无私奉献，衷心感谢人民卫生出版社对于“指南”出版的高度重视和大力支持，衷心感谢广大读者对于“指南”的关心和厚爱！

百舸争流，奋楫者先。我们将与各位同道一起继续奋楫前行！

中国康复医学会会长

方国恩

2020年8月28日

中国康复医学会“康复医学指南”丛书

编写委员会

中国康复医学会“康复医学指南”丛书

目录

30. 精神疾病康复指南	主编	贾福军		
31. 生殖健康指南	主编	匡延平		
32. 产后康复指南	主编	邹　燕		
33. 疼痛康复指南	主编	毕　胜		
34. 手功能康复指南	主编	贾　杰		
35. 视觉康复指南	主编	卢　奕		
36. 眩晕康复指南	主编	刘　博		
37. 听力康复指南	主编	周慧芳		
38. 言语康复指南	主编	陈仁吉		
39. 吞咽障碍康复指南	主编	窦祖林		
40. 康复评定技术指南	主编	恽晓萍		
41. 康复电诊断指南	主编	郭铁成		
42. 康复影像学指南	主编	王振常		
43. 康复治疗指南	主编	燕铁斌	陈文华	
44. 物理治疗指南	主编	王于领	王雪强	
45. 运动疗法指南	主编	许光旭		
46. 作业治疗指南	主编	闫彦宁	李奎成	
47. 水治疗康复指南	主编	王　俊		
48. 神经调控康复指南	主编	单春雷		
49. 高压氧康复指南	主编	潘树义		
50. 浓缩血小板再生康复应用指南	主编	程　飚	袁　霆	
51. 推拿技术康复指南	主编	赵　焰		
52. 针灸康复技术指南	主编	高希言		
53. 康复器械临床应用指南	主编	喻洪流		
54. 康复辅助器具临床应用指南	主编	武继祥		
55. 社区康复指南	主编	余　茜		
56. 居家康复指南	主编	黄东锋		
57. 心理康复指南	主编	朱　霞		
58. 体育保健康复指南	主编	赵　斌		
59. 疗养康复指南	主编	单守勤	于善良	
60. 医养结合康复指南	主编	陈作兵		
61. 营养食疗康复指南	主编	蔡美琴		
62. 中西医结合康复指南	主编	陈立典	陶　静	
63. 康复护理指南	主编	李秀云	郑彩娥	
64. 康复机构管理指南	主编	席家宁	周明成	
65. 康复医学教育指南	主编	敖丽娟	陈健尔	黄国志
66. 康复质量控制工作指南	主编	周谋望		

前言

康复辅助器具是指一切能预防、维持、改善或代偿人体身体功能的任何产品、器具、设备或软件。可以说，每个人的一生中总有一个阶段需要康复辅助器具，比如发生疾病、外伤、老年后功能减退等，都需要某一种或几种康复辅助器具来改善、提高或代偿降低的功能。因此康复辅助器具的临床应用对于患者、功能障碍者和老年人最大限度地改善功能障碍、提高生活自理能力、早日返回家庭和工作岗位具有十分重要的作用。

随着电子学、材料学、互联网技术和人工智能的快速发展，康复辅助器具的种类和产品也越来越多，临床应用的范围也越来越大。但康复辅助器具的临床应用仍然面临着许多困难，可以说是任重道远。一是社会认知度不高，不少医生和从业者对康复辅助器具的作用和应用认识还不到位，不知道如何在疾病的各个阶段，为患者、功能障碍者选择适配的康复辅助器具，对新技术和新产品知之更少，导致康复辅助器具使用率低，在许多疾病的各个阶段，极少使用康复辅助器具。二是康复辅助器具的种类繁多，其作用涉及人体功能、生活和工作环境的各个方面，有必要进行比较全面的、系统性的介绍。三是临床上对各种常见疾病和功能障碍先作康复评定，再依据康复评定结果，进行个性化、规范化地适配康复辅助器具的专业书籍很少。

为此，我们在中国康复医学会领导的指导下，依托中国康复医学会康复辅具应用专业委员会，邀请了一些长期在临床一线辛勤耕耘、一直从事康复辅助器具的科研、教学和临床适配，在康复辅助器具领域多有建树的知名专家和中青年专家，在大量的文献、已有的一些临床应用指南和他们长期的临床经验的基础上，共同编写了《康复辅助器具临床应用指南》一书。其目的是向读者全面介绍康复辅助器具的基本知识和分类、临床常见疾病、功能障碍的评定和康复治疗，重点是针对常见疾病的各个阶段、各种功能障碍，详细介绍了康复辅助器具的临床适配。全书分为七章，图文并茂，操作性和实践性很强，围绕康复辅助器具应用的康复评定和治疗方法比较多，涉及的康复辅助器具种类也比较多，为了方便理解，更加直观，本书精选了600余幅插图，希望能帮助读者更好地掌握康复辅助器具的内容，成为临床应用的工具书。

历经2年多时间，经过全体编委共同努力和辛苦工作，终于完成了本书的编写。四川省八一康复中心辅具中心刘夕东主任为本书的编写做了大量的工作，负责本书第一章和第四～七章的审定和修改；康复辅具应用专业委员会荣誉主任委员赵正全教授，对本书进行了全面的审定；西南医院康复科李磊硕士为本书做了大量的加工和整理工作，在此对他们的辛勤工作和辛苦付出表示衷心的感谢！

由于我们的水平有限，加上新材料、新技术、人工智能等在康复辅助器具领域的应用越来越多，且康复辅助器具的种类也很繁多，临床应用很广泛，虽经多次编审，但仍可能存在很多不足，甚至错误，恳请读者批评指正。谢谢！

中国康复医学会康复辅具应用专业委员会主任委员
武继祥
2023年2月16日

目录

第一章 康复辅助器具概述

第一节 概 论

随着临床医学、康复医学的发展，人们对功能康复、回归社会、独立生活的需要越来越多，康复辅助器具的临床应用越来越广，也越来越普及，其应用已成为康复医学的重要组成部分。它与物理治疗（PT）、作业治疗（OT）、语言治疗（ST）构成了康复医学技术的四大基本治疗技术。在严重创伤、神经系统和骨关节病损、糖尿病、老年病、儿童疾患等疾病的各个阶段，合理地选用适配的康复辅助器具，能够有效预防、矫正或代偿这些病患可能造成的功能障碍，促进患者功能康复，提高患者的独立生活能力，帮助患者回归社会。

一、定义和分类

1. 定义　康复辅助器具（rehabilitation assistive device），简称为康复辅具或辅助器具，是指为维持或改善身体功能和独立性，或用于预防损害和继发健康问题，从而促进个体福祉的任何产品、器具、设备或技术。这个定义源于世界卫生组织（WHO）的描述，是中国国家标准化管理委员会发布的国家标准。

2. 分类　国际标准 ISO 9999 按照康复辅助器具的功能将其分为 12 个主类、132 个次类和 781 个支类（表 1-1-1）。该标准得到国际社会的广泛认同。我国的《康复辅助器具：分类和术语》（GB/T 16432—2016）等同采用了 ISO 9999：2011 标准（表 1-1-1）。

表 1-1-1　GB/T 16432—2016 主类名称及次类和支类数量

主类		次类和支类
主类 04	个人医疗辅助器具	18 个次类和 64 个支类
主类 05	技能训练辅助器具	10 个次类和 49 个支类
主类 06	矫形器和假肢	9 个次类和 101 个支类
主类 09	个人生活自理和防护辅助器具	18 个次类和 128 个支类
主类 12	个人移动辅助器具	16 个次类和 103 个支类
主类 15	家务辅助器具	5 个次类和 46 个支类
主类 18	家庭和其他场所的家具和适配件	12 个次类和 72 个支类
主类 22	沟通和信息辅助器具	13 个次类和 91 个支类
主类 24	操作物品和器具的辅助器具	8 个次类和 38 个支类
主类 27	环境改善和评估辅助器具	2 个次类和 17 个支类
主类 28	就业和职业培训辅助器具	9 个次类和 44 个支类
主类 30	休闲娱乐辅助器具	10 个次类和 28 个支类

在实际应用中，康复辅助器具还有其他多种分类方式。如根据使用人群，可将其分为肢体障碍、视力障碍、听力障碍、言语障碍、智力障碍、多重障碍和老年人用康复辅助器具等。根据使用环境，又可将其分为生活用、移动用、通讯用、教育用、就业用、文体用、宗教用、公共建筑用、私人建筑用康复辅助器具等。

（1）个人医疗辅助器具（主类 04）：包括用于改善、监控或维护个人医疗条件的辅助器具，不包括医护人员专用的辅助器具（表 1-1-2）。

表 1-1-2 个人医疗辅助器具次类

编码	次类内容
04 03	呼吸辅助器具
04 06	循环治疗辅助器具
04 07	预防瘢痕形成的辅助器具
04 08	身体控制和促进血液循环的压力衣
04 09	光疗辅助器具
04 15	透析治疗辅助器具
04 19	给药辅助器具
04 22	消毒设备
04 24	身体、生理和生化检测设备及材料
04 25	认知测试和评估材料
04 26	认知治疗辅助器具
04 27	刺激器
04 30	热疗或冷疗辅助器具
04 33	保护组织完整性的辅助器具
04 36	知觉训练辅助器具
04 45	脊柱牵引辅助器具
04 48	运动、肌力和平衡训练的设备
04 49	伤口护理产品

（2）技能训练辅助器具（主类 05）：包括用于增强体能、提高智力和社会生存能力的辅助器具（表 1-1-3）。

表 1-1-3 技能训练辅助器具次类

编码	次类内容
05 03	沟通治疗和沟通训练辅助器具
05 06	替代增强沟通训练辅助器具
05 09	失禁训练辅助器具
05 12	认知技能训练辅助器具
05 15	基本技能训练辅助器具

续表

编码	次类内容
05 18	各种教育课程训练辅助器具
05 24	艺术训练辅助器具
05 27	社交技能训练辅助器具
05 30	输入器件和操作产品及货物的训练控制辅助器具
05 33	日常活动训练的辅助器具

（3）矫形器和假肢（主类 06）：①矫形器，是用于矫正神经肌肉和骨骼系统的结构和功能特性的体外装置；②假肢，是替代人体缺失肢体一部分或全部的体外装置，包括自身力源和外部力源假肢、装饰假体，但不包括内置假体（表 1-1-4）。

表 1-1-4　矫形器和假肢次类

编码	次类内容
06 03	脊柱和颅部矫形器
06 04	腹部矫形器
06 06	上肢矫形器
06 12	下肢矫形器
06 15	功能性神经肌肉刺激器和混合力源矫形器
06 18	上肢假肢
06 24	下肢假肢
06 30	不同于假肢的假体
06 33	矫形鞋

（4）个人生活自理和防护辅助器具（主类 09）：包括穿脱衣服、身体防护、个人卫生、气管造口、肠造口和失禁护理，以及性活动用辅助器具（表 1-1-5）。

表 1-1-5　个人生活自理和防护辅助器具次类

编码	次类内容
09 03	衣服和鞋
09 06	穿着式身体防护辅助器具
09 07	固定身体的辅助器具
09 09	穿脱衣服的辅助器具
09 12	如厕辅助器具
09 15	气管造口护理辅助器具
09 18	肠造口护理辅助器具
09 21	护肤和洁肤产品
09 24	排尿装置
09 27	尿便收集器

续表

编码	次类内容
09 30	尿便吸收辅助器具
09 31	防止大小便失禁的辅助器具
09 33	清洗、盆浴和淋浴辅助器具
09 36	修剪手指甲和脚趾甲的辅助器具
09 39	护发辅助器具
09 42	牙科护理辅助器具
09 45	面部护理辅助器具
09 54	性活动辅助器具

（5）个人移动辅助器具（主类 12）：包括搬运和运输的辅助器具，工作场所中运输物体的辅助器具（表 1-1-6）。

表 1-1-6 个人移动辅助器具次类

编码	次类内容
12 03	单臂操作助行器
12 06	双臂操作助行器
12 07	助行器附件
12 10	轿车、厢式货车和敞篷货车
12 11	轨道交通车辆
12 12	汽车配件和汽车适配件
12 16	机动脚踏两用车和摩托车
12 17	替代机动车
12 18	自行车
12 22	手动轮椅车
12 23	动力轮椅车
12 24	轮椅车配件
12 27	替代人力车
12 31	转移和翻身辅助器具
12 36	升降人的辅助器具
12 39	导向辅助器具

（6）家务辅助器具（主类 15）：包括食饮辅助器具等（表 1-1-7）。

表 1-1-7 家务辅助器具次类

编码	次类内容
15 03	预备食物和饮料的辅助器具
15 06	清洗餐具辅助器具
15 09	食饮辅助器具

续表

编码	次类内容
15 12	房屋清洁辅助器具
15 15	编织和保养纺织品的辅助器具

（7）家庭和其他场所使用的家具和适配件（主类 18）：包括家庭和其他场所使用的家具及其适配件、脚轮装置、工作场所的家具和装饰元素等（表 1-1-8）。

表 1-1-8 家庭和其他场所使用的家具和适配件次类

编码	次类内容
18 03	桌
18 06	灯具
18 09	坐具
18 10	坐具配件
18 12	床具
18 15	可调节家具高度的辅助器具
18 18	支撑栏杆和扶手杆
18 21	大门、门、窗和窗帘开关器
18 24	家庭和其他场所的建筑元素
18 30	垂直运送辅助器具
18 33	家庭和其他场所的安全设施
18 36	储藏用家具

（8）沟通和信息辅助器具（主类 22）：是指以不同方式帮助人接收、发送、编辑和处理信息的器具或技术，包括看、听、读、写、通话、讯号、报警装置和信息技术等，以及办公室管理、工作中信息存储和管理的辅助器具（表 1-1-9）。

表 1-1-9 沟通和信息辅助器具次类

编码	次类内容
22 03	视力辅助器具
22 06	助听器
22 09	发声辅助器具
22 12	绘画和书写辅助器具
22 15	计算辅助器具
22 18	记录、播放和显示视听信息的辅助器具
22 21	面对面沟通辅助器具
22 24	电话传送（信息）和远程信息处理辅助器具
22 27	报警、指示、提醒和讯号辅助器具
22 30	阅读辅助器具
22 33	计算机和终端设备

续表

编码	次类内容
22 36	计算机输入设备
22 39	计算机输出设备

（9）操作物体和器具的辅助器具（主类 24）：包括工作场所中运输物体的辅助器具，工作场所用的物品吊装和变换位置的辅助器具（表 1-1-10）。

表 1-1-10　操作物体和器具的辅助器具次类

编码	次类内容
24 06	操作容器的辅助器具
24 09	操控设备的辅助器具
24 13	远程控制的辅助器具
24 18	协助或代替臂部功能或手部功能或手指功能或他们的组合功能的辅助器具
24 21	延伸取物的辅助器具
24 24	定位的辅助器具
24 27	固定用辅助器具
24 36	搬运和运输的辅助器具

（10）环境改善和评估辅助器具（主类 27）：包括提高和测量环境质量的器械和设备（表 1-1-11）。

表 1-1-11　环境改善和评估辅助器具次类

编码	次类内容
27 03	环境改善辅助器具
27 06	测量仪器

（11）就业和职业训练辅助器具（主类 28）：主要是指满足工作场所的要求和职业训练的设备（表 1-1-12）。

表 1-1-12　就业和职业训练辅助器具次类

编码	次类内容
28 03	工作场所的家具和装饰元素
28 06	工作场所运输物品的辅助器具
28 09	工作场所用物体吊装和变换位置的辅助器具
28 12	工作场所固定、探取、抓握物体的辅助器具
28 15	工作场所用机械和工具
28 18	工作场所测试和监控设备
28 21	工作中办公室行政管理、信息存储和管理的辅助器具
28 24	工作场所健康保护和安全辅助器具
28 27	职业评估和职业训练的辅助器具

（12）休闲娱乐辅助器具（主类 30）：包括用于游戏、业余爱好、运动和其他休闲活动的器具（表 1-1-13）。

表 1-1-13 休闲娱乐辅助器具次类

编码	次类内容
30 03	玩耍辅助器具
30 09	锻炼和运动辅助器具
30 12	奏乐和作曲辅助器具
30 15	相片、电影和录像制作辅助器具
30 18	手工工艺工具、材料和设备
30 21	室外和室内园艺草坪护理个人用辅助器具
30 24	打猎和钓鱼辅助器具
30 27	野营和旅行辅助器具
30 30	吸烟辅助器具
30 33	宠物护理辅助器具

3. 世界卫生组织重点康复辅助器具清单 据世界卫生组织估计，全球有 10 亿多人需要一种或多种康复辅助器具，其中大多数是老年人和残疾人。随着年龄的增长，人的（包括残疾人）身体多方面的功能开始减退，对康复辅助器具的需求也相应增加。随着全球人口逐渐老龄化和非传染性疾病流行率上升，需要康复辅助器具的人数预计到 2050 年将增加到 20 亿以上。为了使所有国家能获得高质量、可负担得起的康复辅助器具，2016 年 3 月 21—22 日在日内瓦世界卫生组织总部举行了两天的共识会议，世界卫生组织最终确定了《重点康复辅助器具清单》，包含 50 种重点辅助器具。

（1）带有光 / 声 / 震动的警报器
（2）带有数字无障碍信息系统有声图书形式（DAISY）功能的音频播放器
（3）盲文点显器（记事簿）
（4）盲文书写设备
（5）手杖
（6）淋浴 / 洗澡 / 大小便座椅
（7）可隐藏的字幕显示
（8）马蹄内翻足支具
（9）沟通板 / 书 / 卡片
（10）沟通软件
（11）腋拐 / 肘拐
（12）聋盲人沟通装置
（13）摔倒探测器
（14）将手势转成口语的技术
（15）GPS 定位功能设备

（16）扶手杆 / 支撑杆
（17）数字式助听器和电池
（18）听力回路 / 调频系统
（19）吸水性防失禁制品
（20）模拟键盘和鼠标的软件
（21）手持式电子助视器
（22）光学放大镜
（23）下肢矫形器
（24）脊柱矫形器
（25）上肢矫形器
（26）个人数字辅助装置
（27）个人紧急报警系统
（28）药盒
（29）防压疮坐垫
（30）防压疮床垫
（31）下肢假肢
（32）可移动坡道
（33）录音机
（34）轮式助行器
（35）读屏软件
（36）简便的移动手机
（37）眼镜：用于弱视、近距离、远距离、滤光和防护
（38）可调节站立支撑架
（39）治疗性鞋具：用于糖尿病、神经源性足病等
（40）日历和时间表
（41）便携旅行辅助工具
（42）三轮车
（43）视频沟通装置
（44）框式助行器
（45）语音 / 点字手表
（46）使用者自己驱动的轮椅
（47）他人控制的手驱轮椅
（48）提供姿势支撑的手驱轮椅
（49）电动轮椅
（50）盲杖

二、作用和对象

1. 作用

（1）改善功能：使用康复辅助器具进行训练，以改善功能障碍者减弱的功能，增强自身的身体功能。如使用下肢肌力训练设备进行训练，改善下肢肌力，提高站立和行走能力；

使用视功能训练仪可以训练眼睛调节功能，促进视力的提高。

（2）补偿功能：使用康复辅助器具补偿已减弱的身体功能，实现活动和参与。听障者可以通过佩戴助听器来补偿减弱的听力；有残存视力者可以通过佩戴电子助视器来补偿减弱的视力；不全性马尾神经损伤患者可以通过穿戴外部力源的膝踝足矫形器来补偿下肢肌力不足，实现站立和行走。

（3）代偿功能：使用康复辅助器具来代偿功能障碍者已基本或完全丧失的器官功能，实现活动和参与。如前臂截肢患者，通过装配前臂肌电假肢，来部分代偿已丧失的手功能；盲人可以使用发挥触觉和听觉潜能的辅助器具来代偿失去的视觉功能，如盲杖、超声导盲装置；聋人可以使用发挥视觉和触觉潜能的辅助器具来代偿失去的听觉功能，如电视字幕和振动闹钟等。

（4）辅助性治疗：使用康复辅助器具辅助临床疾病的治疗。如前臂骨折的患者用肘腕手矫形器固定，防止骨折移位，有利于尽早进行康复治疗；截瘫患者可以使用防压疮床垫、局部减压垫来预防和治疗压疮。

（5）预防残疾：使用康复辅助器具预防残疾。如脑瘫患儿早期通过穿戴矫形器固定病变部位来矫正肢体已出现的畸形，预防畸形的发生和发展；坐姿椅可预防严重脑瘫患儿的躯干畸形；脑卒中患者通过穿戴踝足矫形器，预防跟腱挛缩。

（6）适应功能：使用适应型辅助器具来创建无障碍环境，让使用辅助器具能获得一定功能补偿或代偿，但仍不能全面参与活动的功能障碍者，实现活动和参与。如马路安装蜂鸣器，帮助盲人过马路；通过设置坡道和扶手来帮助使用轮椅的功能障碍者上下台阶。

2. 对象

（1）残疾人：是指带有永久损伤的人，我国将残疾分为六大类，分别是肢体残疾、视力残疾、听力残疾、语言残疾、智力残疾和精神残疾，每类残疾均有严格的定义和分级标准。以肢体残疾为例，它是指人的肢体残缺、畸形、麻痹所致人体运动功能障碍。肢体残疾的分级是以残疾者在无辅助器具的帮助下，对端坐、站立、行走、穿衣、洗漱、进餐、如厕、写字等项目进行评分，根据评分结果，确定肢体残疾等级，一级残疾最重，四级残疾最轻。世界卫生组织在《2011 年世界残障报告》中，估计全球有 16% 的人身患残障，大约为 13 亿人，其中有 80% 生活在发展中国家。截至 2019 年底，我国残疾人约有 8 500 万。他们对康复辅助器具的需求巨大，但康复辅助器具的使用不到 20%。

（2）老年人：2021 年 5 月 11 日国家统计局局长宁吉喆报告：我国 60 岁及以上人口的比重上升 5.44 个百分点。60 岁及以上人口为 26 402 万人，占 18.70%（其中，65 岁及以上人口为 19 064 万人，占 13.50%）。随着年龄增长，老年人在视力、听力、语言、活动等方面都会出现不同程度的功能减退，以及一定程度的功能障碍，需要通过适配的康复辅助器具改善功能，提高独立生活能力。

（3）慢性病患者：根据《中国居民营养与慢性病状况报告（2020）》，我国慢性病患者中，单是高血压患病人群就已超过 3 亿人。总体看，2019 年慢性病患病人数合计为 8.45 亿人。考虑到这部分患者有重合人群，2019 年我国慢性病人群在 5 亿 ~6 亿，患病率为 35%~45%。这部分患者随着疾病的加重，常常导致明显的功能障碍，需要通过适配的康复辅助器具预防和矫正畸形，改善功能。

（4）伤病人：严重创伤与疾病常常出现不同程度的功能障碍，尤其是随着现代医学技术的发展，原来一些死亡率很高的严重创伤和疾病，通过临床医学有效的救治存活下来了，但往往出现明显的功能障碍，如脑外伤致残率极高，在这些患者病程的各个阶段，合理适配矫形器，能预防或减轻功能障碍的程度，帮助患者康复。

三、特点和应用

1. 特点

（1）个性化——因人而异：个性化是康复辅助器具最主要的特色，而且多数康复辅助器具为个人使用，有的甚至伴随残疾人一生。同一种康复辅助器具，由于患者身体情况和功能障碍的不同，同时还要兼顾他的生活、工作、环境及经济条件等，都需要进行个性化的制作。如同样是小腿截肢，每个人安装假肢的形状、尺寸、结构和类型等都不可能一样。

（2）人群广——使用广泛：残疾人、老年人和慢性病患者都需要康复辅助器具来克服功能障碍。此外，每个人都可能得病或受伤成为伤病人，每个人都必然进入老年，迟早都要用康复辅助器具。

（3）多样性——品种繁多：康复辅助器具品种繁多，随着科学技术的发展，以及新材料、信息技术、人工智能的广泛应用，每年都有很多新产品问世。目前市面上的康复辅助器具有5万多种。

（4）及时性——越早越好：早发现、早介入、早使用、效果好。在临床疾病和老年人的各个阶段，尽早使用康复辅助器具，就可能预防或减轻功能障碍的程度。如发现听觉障碍需要助听器，或视觉障碍需要助视器时，越早佩戴效果越好。脑瘫足下垂患儿早期使用踝足矫形器将踝关节置于功能位，就可能避免踝关节畸形，促进患儿下肢正常发育。

（5）适配性——适用为主：对康复辅助器具而言，需要适合的价格、适当的质量和适配使用对象，才能充分发挥作用。康复辅助器具不是单纯的产品买卖，而是要因人适配。对康复辅助器具需求者而言，选配康复辅助器具绝不是技术越高越好，功能越全越好，价格越贵越好，重要的是要适合自身需求，有益于残余功能的利用和改善。

2. 主要应用机构

（1）医疗机构：康复辅助器具广泛应用于临床各学科，尤其是骨科、神经科、创伤急救科、康复医学科、儿科和内分泌科等。如各类骨折的保守治疗，骨折术前或术后的固定等，以利于保护骨折部位，尽早进行功能训练，避免肌肉萎缩、关节功能障碍等并发症的发生。

（2）养老机构：康复辅助器具广泛应用于养老机构，一方面可以帮助老年人改善功能，提高独立生活能力，如拐杖、助行器等可以改善老年人的站立和行走功能。另一方面可以帮助护理者轻松地进行老年人的护理、健康状态的检测和管理。如智能护理床可以协助护理者进行老年人的床边护理，轻松地完成翻身、坐起、站立、转移等动作，还可以监控老人体重等生理参数，避免因长期卧床带来的健康风险。

（3）家庭：康复辅助器具应用于功能障碍者的家庭中，可明显促进其日常生活能力的改善和生存质量的提高。如肢体障碍者利用轮椅、助行器等行动类辅助器具走出家门，利用生活自助具完成如厕、洗澡、穿衣、刷牙、吃饭等日常生活动作；视力障碍者利用读屏或扩视软件来使用手机；听力障碍者利用助听器补偿损失的听力进行沟通；卧床患者利用智能家居系统操控家居环境，实现环境控制。

（武继祥）

第二节　康复辅助器具的发展

一、发展简史

1. 古代史　在人类的发展史上，使用康复辅助器具的历史可以追溯到远古。目前最早的记载是在古埃及第十八王朝（公元前 1424—公元前 1398 年）古墓中出土的石碑上绘有一个尖足人在使用拐杖。公元前 370 年前的希腊名医希波格拉底就已经采用了各种各样的支具和夹板来治疗骨折、脱臼和先天畸形。公元 2 世纪，希腊著名医师和教师盖棱记载了希波格拉底教学的脊柱矫形器，并首次提出“脊柱侧凸”“脊柱前凸”和“脊柱后凸”等术语。公元 131 年，伽伦（Galen）最早提出治疗脊柱侧凸的概念，他使用了一种活动的矫形器来治疗脊柱畸形。

我国使用康复辅助器具的历史同样悠久。最早具有带轮运载工具的康复辅助器具是东周时期（公元前 770—公元前 256 年）大型出土文物六匹骏马驾一车的“天子驾六”。公元 4 世纪，葛洪在他的《肘后救卒方》中首次介绍了竹板固定骨折法，从而开拓了中国骨科骨折小夹板外固定疗法的历史。清乾隆四年，由太医吴谦负责编修的《医宗金鉴》记载了用腰柱，一种用木材制作的腰围，固定腰骶部治疗损伤和疼痛的方法。

2. 近代史　康复辅助器具的真正起源是在 19 世纪，美国南北战争促进了假肢，尤其是下肢假肢行业的发展。第一次世界大战后，为了服务于战争时期的伤残者，欧洲国家出现了一些小型的、以手工制造为主的假肢制造厂。第二次世界大战后，康复辅助器具有了较快发展。美国于 1945 年制订了以伤残军人为服务对象的假肢研究计划，研究领域涉及假肢、矫形器等康复辅助器具，1979 年成立北美洲康复工程与辅助技术学会。而世界其他国家，尤其是经济比较发达的国家，康复辅助器具的发展也非常迅速，欧洲不少国家的国家保险均为康复医疗支付必需的康复辅具费用。日本从 20 世纪 60 年代后期开始现代康复辅助器具的研究与开发，70 年代开始相继成立了与康复辅助器具有关的中心和研究所，并将研究开发内容开展到视觉、听觉康复和重残人的护理等方面，80 年代，为了应对社会人口的老龄化，日本政府制订了长寿社会对策大纲，提出了 153 项课题作为后十年研究与开发的重点。

中国的康复辅助器具事业是在假肢、矫形器的基础上发展起来的，中华人民共和国成立初期，民政部在各省省会城市建立了一批主要为残疾军人服务的假肢厂，并成立了中国假肢研究所对各省假肢厂进行指导，20 世纪 80 年代初开始引进美国、德国、日本的先进技术，至今国家康复辅助器具研究中心引领各省的假肢矫形康复中心迅速发展。1988 年 3 月在北京成立中国残疾人联合会，同年 10 月建立了中国康复研究所，1992 年中国残疾人辅助器具中心成立，是中国残疾人联合会的直属机构，是全国残疾人用品用具供应服务的资源中心和服务中心。90 年代后期，随着全国许多医院康复科的成立，康复辅助器具的重要性越来越突出，国家卫生部要求全国三级甲等医院康复科必须建立矫形器室，现在全国各大医院正在大力发展康复辅助器具。在我国民政、残联、卫生系统中，各个康复机构的成立，直接推动了康复辅助器具的整体发展，但就总体水平而言，我国康复辅助器具适配技术的发展水平与发达国家相比，还存在很大差距，除了经济上的原因，观念也是一个重要原因，尤其是对辅助技术和辅助产品的认识还存在明显差距，这是制约我国康复辅助器具发展和应用的原因之一。总的来说，康复辅助器具从20世纪60年代以后日趋科学化、现代化，80年代后以智能化为特征体系。科学技术和全面康复事业的发展是推动康复辅助器具发展的主要动力。

二、技术发展

随着康复辅助器具不断发展，康复辅助器具技术在许多领域取得了重大突破，综合起来可以归纳为以下几个方面：

1. 假肢技术　假肢是康复工程中发展最早的一个领域，在过去的100年中，经历了由初级到高级的过程。下肢假肢主要是在保证稳定性、改善步态和减少体力消耗方向发展，尤其是假肢膝关节、假脚和接受腔技术更为突出。

从仿生学的角度来看，膝关节结构由单轴机构发展到多轴机构；由机械控制关节发展到气压、液压控制关节；为了适应同一患者不同步行速度时所需的膝力矩，已开始使用智能控制膝关节。1997年，德国Otto Bock公司发明了C-Leg智能仿生膝关节，利用膝关节角度和踝关节力矩判断假肢摆动的速度和位置，通过调节液压缸阻尼来保证行走过程中的稳定和安全。2001年，冰岛Ossur公司推出仿生磁控膝关节Rheo Knee，利用陀螺仪等传感器分析足部运动信息，从而控制智能膝关节运动。2006年，Ossur公司研制出世界上第一款主动型人工智能假肢Power Knee。该假肢采用电机驱动，代替原有的腿部肌肉实现假肢的主动屈伸功能，克服了阻尼式假肢无法主动做功的缺陷，能更好地实现上楼梯等需要主动做功的步态。之后Otto Bock公司在C-Leg的基础上推出了智能仿生膝关节Genium，能够完成越障、交替上下楼梯等较为复杂的动作，行走步态也更为自然。

假脚的主要功能是支撑体重，在运动中产生推力和保持姿态。如今，代偿这些功能的假脚发生了巨大变化，由橡胶或聚氨酯材料制成的静踝脚，逐步发展了单轴、万向动踝脚，而高弹性、高强度碳素纤维复合材料储能脚的出现，是假脚发展进入新阶段的里程碑；全新的智能仿生脚，具有最高水平的安全性与适应性，接近自然的活动性能，独特的四轴设计和液压控制，可以根据行走速度和地面条件快速做出调整。

假肢接受腔是截肢患者肢体残端和假肢之间载荷传递的唯一通道，假肢接受腔的装配技术影响假肢的适配效果。假肢接受腔的设计和适配决定患者的步态外观和行走功能，近年来，用硅凝胶等材料制作的接受腔衬套在很大程度上提高了假肢穿戴的舒适性。80年代后期，现代制造中的计算机辅助设计和计算机辅助制造技术（computer aided design/computer aided manufacture，CAD/CAM）开始用于接受腔制作，首先是英国伦敦大学研制的UCL系统，以后美国、加拿大等国也研究了自己的系统。此类系统都用非接触方法测量残端尺寸，扫描残端形状，能自动生成接受腔制作文件，并以三维图像显示，还可根据假肢制作人员的经验对数据进行修改，以达到更好的效果。近几年，随着信息科学的发展，此类系统已开始与网络联接，实现远程制作。

现代上肢假肢利用截肢者残存的功能作为控制信号源，把动力源和信号源分开，围绕控制的可能性、仿生性和提高患者的舒适性进行研究和开发，实现上肢假肢的多功能化。

上肢假肢的最新研究主要体现在外部动力向多平面多自由度发展和直接提取中枢神经系统指令的上肢假肢。智能控制上肢假肢利用智能驱动器满足电动假手在力量、速度和工作效率等方面的要求，利用计算机识别肌电反馈、声音和视向等信号，并控制假肢完成各种动作。例如提取运动神经系统的脉冲到达肌肉所产生的肌电信号在单自由度假肢中的广泛应用，尤其是前臂截肢的肌电控制假手。在控制方法中，最佳方案是能按照人的意志来控制假手，将神经肌肉的再造和神经电极相结合，利用植入式神经——传感器接口，将力或温度信号直接传给感觉神经，实现意识反应对运动的控制。

2. 矫形器技术　现阶段矫形器技术在临床上主要应用于脑瘫、偏瘫、脊髓损伤及骨科等方面。脊髓损伤方面主要是应用下肢截瘫行走器和外骨骼机器人；在脑瘫、偏瘫方面，现在国际上比较流行制作碳纤维下肢矫形器。

近年来，国内外对步行器的研究与实验已成为新的热点，在英国、美国和德国已生产出成熟的产品，如自动力式步行器，将功能电刺激与活动矫形器结合起来的混合式交替步态矫形器（Hybrid RGO），利用电机驱动活动矫形器的外动力式步行器。

外骨骼机器人是一种结合了人的智能和机械动力装置的人机结合的可穿戴装备。从功能上划分，外骨骼装置大致可以分为两种：①以辅助和康复治疗为主的外骨骼机器人，例如辅助残疾人或老年人行走的外骨骼机器人，还有辅助肢体受损或运动功能部分丧失的患者进行康复治疗和恢复性训练的外骨骼机器人。②以增强正常人力量、速度、负重和耐力等人体功能的增力型外骨骼机器人。近年来，许多国家开展了外骨骼装备的研制，并逐步将其应用于军事作战装备、辅助医疗设备、助力设备等领域，其中美国和日本在外骨骼机器人的研制上取得的成果最为显著。

随着科学技术的日新月异，现代假肢矫形器技术越来越朝着精密细致、轻便、舒适、符合个人要求的高技术方向发展。碳纤维复合材料无疑是符合这一要求最先进的材料之一。碳纤维制成的矫形器异常轻便，又非常稳固，不仅有重量轻、适应性好的特征，还可以储存能量，减轻患者能耗。

3. 功能电刺激　功能电刺激（functional electrical stimulation，FES）是应用电压或电流等电信号刺激神经肌肉，使丧失神经控制的肌肉产生收缩，达到康复治疗和功能重建的目的，适用于肢体麻痹、尿失禁、脊柱侧凸、呼吸障碍等。目前它不仅用于患者的康复，也用于运动员或职业病患者的疲劳恢复和治疗肌肉劳损。

4. 视、听功能康复　对失明者来说，导盲装置是康复的主要手段，多年来，许多国家将高科技用于导盲装置，研究和生产了各种电子导盲装置，日本还与机器人技术结合，研制成导盲的电子犬等。盲文印刷、盲文显示和盲文译读系统，以及适宜盲人使用的计算机操纵系统在国内外已受到普遍重视。在科技高度发达的今天，运用微型摄像机、计算机及植入脑中电极，使盲人得到"电眼"，成为恢复视觉的康复新途径，此项成果，对于视觉康复具有划时代意义。

听觉康复方面，一类是听力补偿类康复辅助器具，如助听器、人工耳蜗等。目前广泛应用的是助听器，而且随着老年人数的增多，需求量还将扩大。人工耳蜗是一种植入式小型助听器，它用振子直接驱动中耳中的镫骨实现声音传递，日本对这种装置进行了较为深入的研究。另一类是沟通交流及生活康复辅助器具，如电脑沟通板、文字语音转换器、遥控闪光门铃、振荡"闹枕"及视觉呼叫器等。

5. 环境控制系统和康复机器人　这一领域的研究主要面向重残者，使他们利用尚存的功能，实现部分生活自理，如开门、取物、拨电话、开电灯和电视等。

康复机器人中的护理机器人是帮助重残者拿取用品的设备，它在第二代服务机器人中占有重要地位。与其他的服务机器人如清洁机器人、搬运机器人等相比，护理机器人有其特殊要求，除了安全性以外，它的用户界面特殊、工作强度不大、精度不高，但应有一定程度的智能化。

三、产业发展

1. 提高产品研发普及率　由于生物医学科技的进步，高技术的医疗仪器设备层出不穷，使得所需要的医疗费用急剧上升，成为整个社会和家庭的沉重负担，即使在经济发达的国家，一般普通民众也难以承受，因此不能片面地追求康复辅助器具技术的先进性，或一味地追求康复辅助器具产业的经济效益，应当改变观念，重视康复辅助器具的社会性，针对不同层次、不同方面的发展，以社会经济承受能力为前提来发展康复辅助器具。从目前我国的国情和康复辅助器具的需求来看，应针对大部分残疾人开发低成本、实用可靠的普及型康复辅助器具。这类产品的个体适配性强，发展的关键在于建立配套的制作和训练人员一体化的培训体系，这非常适合当前国情。

2. 适应新时代社会特点　在 20 世纪，康复辅助器具是随着医治战争创伤的任务发展起来的，而在 21 世纪，它的发展将适应新的社会发展特点，要为提高人类生活质量做出贡献。社会人口的老龄化和人们对生活质量要求的提高是康复辅助器具发展的又一个机遇。从需求方面来说，满足老龄人口需要的设施将成为社会关注的新热点。老年病患者病后的康复、老龄人口生活的自立、老年人精神生活的满足等，向康复辅助器具提出了一系列新的发展要求。

3. 体现中国特色　中国特色已经在促进综合医学模式的改变、控制医疗保健费用、提高整体健康水平等方面发挥着重要作用，中国特色的康复医学也已经引起世界康复医学界的关注，如何将康复医学技术和现代辅助器具适配技术进行有机结合，建立有中国特色的康复辅助器具体系，是我们未来发展的重要方向。

4. 加快发展康复辅助器具产业　2016 年 10 月 23 日，国务院印发《关于加快发展康复辅助器具产业的若干意见》提出：“康复辅助器具产业是包括产品制造、配置服务、研发设计等业态门类的新兴产业。我国是世界上康复辅助器具需求人数最多、市场潜力最大的国家。发展康复辅助器具产业有利于引导激发新消费、培育壮大新动能、加快发展新经济，推动经济转型升级；有利于积极应对人口老龄化，满足残疾人康复服务需求，推进健康中国建设，增进人民福祉。”

（武继祥）

第三节　康复辅助器具的临床应用

一、适配和定改制

（一）适配

1. 定义　康复辅助器具评估适配是对康复辅助器具使用者的功能障碍及其所选择的

康复辅助器具、使用环境、使用效果等进行测评的方法和技术。

2. 康复辅助器具适配小组成员　康复辅助器具适配一般由康复辅助器具适配小组成员共同完成，成员包括康复医师、康复护士、康复治疗师、康复辅助器具适配工程师、假肢矫形器制作师、社会工作者等。康复医师负责评估与辅助器具处方，康复护士负责康复护理，康复治疗师负责康复辅助器具的使用与训练，康复辅助器具适配工程师负责康复辅助器具的适配与定改制，假肢矫形器制作师负责假肢矫形器的制作与调试，社会工作者负责与患者家庭和社区等联络。

3. 康复辅助器具评估适配流程

（1）评估

1）需求评估：根据功能障碍者的需求，对其生活状况、康复辅助器具需求及目前使用康复辅助器具的种类和情况进行记录，初步判断其康复辅助器具的需求。

2）功能评估：含肢体功能、生活自理能力、视力、听力、智力、感觉等康复医学评估内容。

3）环境评估：对功能障碍者的生活环境、工作或学习环境、社区环境等进行评估，提出无障碍改造方案。

4）康复辅助器具评估：含康复辅助器具适用性评估、康复辅助器具所需的身体测量尺寸、康复辅助器具必要的认知能力评估。

（2）处方：明确是否需要康复辅助器具；康复辅助器具的类型、功能；提供适用康复辅助器具及附件的规格尺寸；康复辅助器具主体材料材质；是否需要接受康复辅助器具使用训练指导；是否需要安排跟踪随访及跟踪随访的时间。

（3）配置康复辅助器具：优先采用标准化批量生产的产品，批量生产的产品不能满足要求时，对所选同类产品进行适应性改造，以上均无法满足要求时，进行个性化设计，单件加工，特殊定制产品。服务机构不具备提供康复辅助器具或进行技术改造、个性化设计制造的服务能力时，应委托具备相应能力的服务机构或制造商进行制作。

（4）适合性检查和适应性训练

1）应根据适配处方，对配置的康复辅助器具进行适合性检查，并指导服务对象和护理者正确使用。若康复辅助器具的使用方法较为复杂或需特殊的使用技巧，应安排适应性训练时间，由专业人员辅导使用。

2）应根据服务对象的适用情况对康复辅助器具进行调整，确定最终适配处方。

3）应提供康复辅助器具维修及保养相关资讯，以确保服务对象的使用安全和使用效率。

4）经适合性检查和适应性训练后仍不适用，如为康复辅助器具零部件问题，应根据服务流程重新准备；如为处方问题，应根据服务流程重新制定适配处方。

（5）使用和回访：应根据康复辅助器具适配最终处方，对交付使用的康复辅助器具进行检查，核对适配处方无异议后，交付服务对象确认后签收。在交付使用前，应教会使用者家庭保养和简单维修。康复辅助器具交付使用后，应采用电话、信函、电子邮件、入户访问或服务对象反馈等多种形式进行随访，了解康复辅助器具的使用效果和功能障碍的康复情况。对随访中发现的康复辅助器具质量问题，应及时进行必要的调整、维护、维修或更换。对随访过程中由于使用者身体功能及形体的改变导致康复辅助器具不适用时，应视随访情况按康复辅助器具适配服务流程的相应内容重新进行康复辅助器具适配服务。

（二）定改制

1. 定义　是指康复辅助器具的量身定制或康复辅助器具改制，以满足功能障碍者的功能需要。

例如，根据功能障碍者的需求对轮椅的重心、扶手高度、座宽、座深、靠背高度等进行调整，进而实现康复辅助器具与使用者和使用环境的匹配。

2. 适配原则　每一件康复辅助器具都应当是配合个体需要而量身定制的，如此方能满足功能障碍者的需求。

康复辅助器具定改制的优点是能够完全符合使用者的需要，并配合使用者活动环境的限制情况，充分利用“人、活动与康复辅助器具模式”的概念，是最理想的康复辅助器具设计方式；量身定制康复辅助器具的缺点是价格通常较高，没有产品使用说明，工匠技术水平参差不齐，售后服务限于原制作商等。

二、适配人员的工作任务

1. 开具康复辅助器具处方，在熟悉功能障碍情况的基础上，根据总体治疗或康复治疗计划开出假肢、矫形器及轮椅等康复辅助器具的处方。

2. 让患者知道被选用康复辅助器具的使用目的、必要性、方法和可能出现的问题，以提高患者使用的积极性，保证其使用效果。

3. 负责康复辅助器具的康复训练和评定工作，对患者使用的康复辅助器具进行正确的使用训练，对其使用效果进行全面评定。假肢和矫形器等定制产品的评定应分临床初检和终检两步，初检时产品修改容易，经济损失小。

4. 对康复辅助器具使用效果的随访和提出修改意见，任何实用的、有良好疗效的康复辅助器具都一定是医工良好结合的结果，实现医工结合，就要求康复工程人员深入康复临床工作第一线，从选题立项、方案制定、功能和性能的确定，直到对所开发产品的验收，都需要与第一线康复医生共同进行。康复工程人员还应经常参与康复门诊，跟随康复医生一起查房，共同分析病例和疗效，了解患者和医生对辅助器具的意见，以便对辅助器具做进一步改进。

（武继祥）

参考文献

[1] 赵辉三. 假肢与矫形器学[M]. 北京：华夏出版社，2005.

[2] 武继祥. 假肢与矫形器的临床应用[M]. 北京：人民卫生出版社，2012.

[3] 赵正全，武继祥. 康复治疗师临床工作指南：矫形器与假肢治疗技术[M]. 北京：人民卫生出版社，2019.

[4] 武继祥. 矫形器学[M]. 北京：人民卫生出版社，2020.

[5] Matt May，Bella J·May，Margery A·Lockard. Prosthetics & Orthotics in clinical practice[M]. Philadelphia：FA Davis company，2010.

[6] Michelle M Lusardi. Orthotics and Prosthestics in Rehabilitation[M]. Lomdon：Butterworth-Heinemann，2013.

[7] John D Hsu，John W Michael，John R Fisk. AAOS Atlas of Ortheses and Assistive Devices[M]. Philadelphia：

Elsevier Medicine，2008.
［8］陈立典．康复医学基础［M］．北京：人民卫生出版社，2008.
［9］刘夕东．康复工程学［M］.2版．北京：人民卫生出版社，2018.
［10］王钰．康复工程基础——辅助技术［M］．西安：西安交通大学出版社，2008.
［11］沈晓军，张晓玉．我国康复辅具发展概况［J］．中国医疗设备，2009，24(12)：1-4.

第二章 假肢适配指南

第一节 假肢概论

假肢(prosthesis)是用于弥补截肢者肢体的缺损和代偿其失去的肢体功能而制造、装配的人工肢体。假肢的制作、装配和使用是一个系统的康复工程,需要康复医师、假肢制作技师、物理治疗师、作业治疗师、心理治疗师和截肢患者共同参与。康复医师负责残肢的评定、康复方案、假肢处方、假肢适配性检查。假肢制作师负责假肢的制作和假肢的维修工作,假肢制作新技术、新工艺的开展。物理治疗师、作业治疗师和心理治疗师负责残肢的评定、残肢的塑形、肌力训练、假肢使用训练和心理治疗等。截肢者本人是假肢的使用者,截肢者良好的心理和残肢条件、积极主动参与残肢和假肢使用的训练是取得假肢最好装配效果的关键。

一、假肢的结构和分类

(一)假肢的结构

假肢的基本结构包括接受腔、功能性部件、连接部件、悬吊装置和外套。

1. 接受腔　接受腔是假肢与残肢之间的腔体部件,主要作用是容纳残肢,传递残肢与假肢间的作用力,承担体重,控制假肢运动和悬吊假肢。接受腔包括硬接受腔和软接受腔。硬接受腔多由强化塑料材料制成,支撑体重。软接受腔由硅橡胶、塑料泡沫、皮革等制成,放入残肢与硬接受腔之间,以利于分散残肢的受力,使穿戴更舒适。

2. 功能性部件　功能性部件包括关节、假手或假脚。上肢假肢主要包括假手、腕关节和肘关节,如装饰性、索控性和电动性假手、腕关节和肘关节等。下肢假肢包括髋关节、膝关节和假脚。膝关节是影响下肢假肢功能的重要结构。近十多年来,膝关节已从单纯的机械关节发展到气压关节、液压关节和智能关节,使假肢具有了更接近正常肢体的关节活动功能。

3. 连接部件　包括各种连接管、连接头和上肢假肢的臂筒等结构,多由金属材料、木材或塑料制成。用于连接假肢各部件。

4. 悬吊装置　现代假肢由于接受腔制作技术的发展,全面接触型吸着式接受腔的广泛应用,相当多的假肢用接受腔本身悬吊或用硅胶锁具式接受腔悬吊,少数短残肢的假肢和传统假肢仍需要用大腿围帮或腰带等悬吊。

5. 外套　外套包括美容手皮、海绵外套和人工超皮等。海绵外套包在假肢关节和连接件的外表面,通过打磨塑形,形成与健侧肢体相似的肢体外形,并可在其外表面喷上一层人工假皮,起到美观、保护和防水的作用。

(二)假肢的分类

1. 按截肢部位分

(1)上肢假肢:根据具体的截肢部位可分出多种(表2-1-1)。

（2）下肢假肢：根据具体的截肢部位可分出多种（表 2-1-1）。

表 2-1-1　各截肢部位的假肢

截肢部位	分类	假肢类型
上肢	肩胛带离断	肩离断假肢
	肩关节离断	肩离断假肢
	上臂截肢	上臂假肢
	肘关节离断	肘离断假肢
	前臂截肢	前臂假肢
	腕关节离断	腕离断假肢
	经掌骨截肢	掌骨截肢假手
	截指	假手指
下肢	半骨盆切除	半骨盆假肢
	髋关节离断	髋离断假肢
	大腿截肢	大腿假肢
	膝关节离断	膝离断假肢
	小腿截肢	小腿假肢
	踝部截肢、赛姆截肢	Syme 假肢
	足部截肢	部分足假肢

2. 按结构分

（1）壳式假肢：亦称外骨骼式假肢。由制成人体肢体形状的壳体承担假肢外力。特点是结构简单、重量轻；但表面为硬壳，易损伤衣裤。

（2）骨骼式假肢：亦称内骨骼式假肢。特点是假肢的中间为类似骨骼的管状结构，外包海绵物，最外层覆盖肤色补袜套或人造皮，外观好，穿着中不易损伤衣裤等，现代假肢多采用此种结构。

3. 按安装时间分

（1）临时假肢：用临时接受腔和假肢的一些基本部件装配而成的简易假肢。它结构简单、制作容易、价格便宜，用于截肢后早期使用。临时假肢的主要优点是有利于早期下床和负重训练、促进残肢定型，并可对接受腔及时修整，缩短了康复的时间。近年来，一些发达国家在截肢手术后即刻安装临时假肢，有利于限制残肢肿胀，加速残肢的定型，进一步缩短了残肢的康复时间。但对截肢手术和临时假肢的制作提出了更高的要求。

（2）正式假肢：为正常长期使用需要而制作的完整假肢。

4. 按假肢的主要用途分

（1）装饰性假肢：如装饰性假手。

（2）功能性假肢：既有假肢外形又能代偿部分肢体功能的假肢。

（3）作业性假肢：一般没有假肢外形，主要用于代偿肢体的功能。多用于辅助截肢者完成某些特定工作的需要。

（4）运动假肢：专门为截肢者参加各种运动而设计制作的假肢。

二、假肢处方和装配流程

（一）假肢处方

假肢处方是假肢安装的重要一环，康复医师在书写假肢处方前，应会同截肢康复组对截肢者进行评定，根据评定结果书写假肢处方。假肢处方的主要内容包括截肢者的一般情况，截肢的原因、时间、部位和残肢的情况，假肢名称、接受腔要求、主要功能部件和注意事项等内容。

（二）装配流程

1. 残肢的评定　残肢的康复评定是假肢装配过程中的重要环节。

（1）全身状况的评定：包括患者的年龄、性别、截肢原因、日期、截肢部位、术后伤口处理情况、患者心理素质及精神状态、家庭、经济状况和工作情况等。目的是判断患者能否承受装配假肢后的康复训练和有无终身利用残肢活动的能力。

（2）残肢的评定：①残肢外形：最好呈圆柱状，而不是圆锥形。②关节活动度：关节活动度受限会对假肢的代偿功能产生不良影响。③残肢畸形：大腿截肢易出现髋关节屈曲外展畸形，小腿截肢伴有膝关节屈曲畸形或腓骨外展畸形，使假肢的穿戴很困难；当小腿截肢伴有同侧股骨干骨折向侧方成角畸形愈合时，将对假肢的动力对线造成影响。④残肢皮肤：皮肤瘢痕、溃疡、窦道、游离植皮、残端皮肤松弛、臃肿、皱褶均影响假肢的穿戴。皮肤血液循环状况和神经营养状况更为重要，当残肢皮肤失去神经支配，感觉减弱甚至消失时，由于假肢对皮肤的压迫容易出现溃疡，会影响假肢穿戴。⑤残肢长度：残肢长度影响假肢的控制能力、悬吊能力、稳定性、代偿功能。残肢长度与假肢种类的选择密切相关。⑥肌力评定：上肢肌力减弱影响患者对假手的控制。臀大肌、臀中肌肌力减弱，可出现明显的步态异常。⑦残肢痛和幻肢痛：皮肤瘢痕、残端骨刺形成和神经瘤形成，均是引起残肢痛的原因，造成假肢穿戴使用困难。

2. 残肢的训练　残肢康复训练的要点是：①改善残肢关节活动范围，消除挛缩和增强肌力。②增强残肢皮肤强度，可用残肢护肤液按摩残肢。③消除残肢浮肿，用弹性绷带包扎，也可用蜡疗、超短波等物理治疗。④残肢和健肢的肌力训练，应尽早扶拐下床活动，以增强健侧下肢、上肢和躯干肌力的肌力。⑤站立平衡训练，可在平衡杠内练习独腿站立。

3. 接受腔制作和假肢装配　接受腔的制作包括用石膏绷带在残肢上取型、石膏接受腔适配检查、制作阳模和修型、用软硬树脂等材料进行真空积层成型、连接头的连接等过程。接受腔制作完成后，用连接管、连接头将假手或假脚与关节相连，再用海绵外套塑形，完成假肢的制作。

4. 假肢适配性检查和训练　假肢适配性检查包括初检及终检；假肢训练包括假肢穿戴训练及使用训练。

三、上肢假肢和下肢假肢

（一）上肢假肢

上肢假肢的种类繁多，根据性能、结构和动力来源可分为装饰性假肢、索控式假肢和肌电假肢。

1. 装饰性假肢　又称为美容手，装配的主要目的是弥补肢体外观缺陷和恢复人的手外观。这种假肢不具备从事劳动和生活自理的功能，只能起到外观装饰和平衡身体的作用，适用于上肢各部位的截肢者，多用于截指，经掌骨截肢和上肢高位截肢的患者。

2. 索控式假肢　这是一种具有手的五指结构、外形和基本功能的假手，又称为功能手或机械手。这类假肢利用截肢者残肢及健肢的关节活动，通过牵引索控制，完成手的开合、屈肘、松锁等运动，实现捏取、抓握等基本动作。索控式假肢是一种自身动力源假肢，适合腕离断、前臂截肢、肘离断和上臂截肢者安装使用。

3. 肌电假肢　是目前临床上应用较广泛的一类上肢假肢，它的基本原理是利用残肢肌肉的收缩，产生肌电信号，由置于该处的皮肤表面电极引出，经肌电信号放大、处理后启动假肢的微型电机，控制手指的开合。截肢者训练熟练后，通过视觉反馈，可使假肢受意识支配，更近似于人体的一部分。

（二）下肢假肢

下肢假肢是用于弥补截肢者下肢的缺损，代偿已失去的下肢功能而制造和装配的人工肢体。下肢假肢的基本结构包括接受腔、关节、支撑连接件、假脚、外套和悬吊装置。安装下肢假肢的目的是重建截肢者的站立和行走功能。一具良好的下肢假肢应具有良好的承重功能，有类似于正常关节功能的关节及正确的假肢承重力线，以保证截肢者步行时支撑期的稳定性、步行时步态近于正常，假肢应有适合的长度，一般以跟健侧下肢等长为原则，假肢的重量适中，结实、耐用，外观近似健肢。

四、假肢的适合性检查

假肢穿戴后的评定和适合检查由康复医师、治疗师、假肢技师组成的康复治疗组共同完成，是保证假肢高质量装配的关键性工作。假肢的适合检查工作一般分为两个阶段，即初检和终检。①初检：是假肢初步安装、试样和调整后的检查，初检时的假肢是半成品，便于修改。通过反复试样、检查、修改，既保证了假肢的装配质量，又可以省工、省料。②终检：是假肢已经全部完成装配的检查，是假肢装配、使用训练工作的最后评定，只有终检合格的假肢才允许交付截肢者正式使用。

（一）上肢假肢的适合性检查

1. 接受腔适合程度的检查　①检查残肢与接受腔是否伏贴，残肢加用适当的衬垫后应与接受腔内壁伏贴，穿戴使用假肢时应无疼痛感觉。②检查接受腔的大小和深度是否适合。接受腔过小残肢穿戴不到位，过大容易引起残端疼痛。接受腔的深度一般应以截肢者感觉到残肢末端已接触到接受腔的底部为准。

2. 对线的检查　对线是指在空间上确定假肢部件与患者之间的相对关系。上肢假肢的对线主要是调整和确定假手、腕关节、肘关节、肩关节和接受腔之间的位置和角度关系，使之既符合人体的自然肢位，又便于发挥假手的功能。①前臂假肢主要检查腕关节的安装位置和角度。②上臂假肢主要检查肘关节的安装位置和角度。③肩关节假肢还需要确定肩关节的位置和肩的角度。

3. 悬吊带及操控系统的检查　有悬吊带时应采用“8”字形悬吊带，操控系统能有效控制假肢的传动机构，牵引索能有效控制假手的开合、屈肘和松锁等机构。截肢者在操纵假肢时应无勒痛感。

4. 假肢长度检查　检查上肢假肢长度时，应保持两肩水平，使假手拇指末端与健侧手拇指末端平齐或稍短。前臂假肢自肘关节到假手拇指末端的长度可比健侧短 1cm。

（二）下肢假肢的适合性检查

1. 接受腔适合程度的检查　主要检查接受腔的松紧度、残肢与接受腔是否能全面接触，残肢是否全面负重，重点负重部分是否合适，是否有压迫和疼痛等。一般应以截肢者感觉到残肢末端已接触到接受腔的底部为准。残肢穿戴不能到位，可能是由于接受腔容积不够大，或由于残肢水肿、残肢体积变大等原因引起。残肢末端承重过多，引起疼痛，可能是由于接受腔容积过大，或残肢萎缩，体积变小引起。

2. 对线的检查　穿戴假肢站立或步行时人体的重力线（或称重心线）与假肢的支撑力线（或称为来自地面的反作用力线）要求能近似地在一条直线上。这就是静态对线（站立时）和动态对线（步行时）的基本要求。如果上述两条线不能近似地在一条直线上，则这两条力线在人体的矢状面或额状面上形成一段旋转的力臂，形成假肢接受腔对残肢的侧方压力。这种过大的侧方压力可能引起皮肤损伤，也可以引起许多异常步态。检查时请截肢者将全部体重转移到假肢侧，观察和询问：①残肢有无被假肢向外、向内、向前、向后推的现象和感觉（要求没有这种现象和感觉）；②检查者在地面上转动假脚，要求假脚不能轻易地被转动；③用一张稍硬的纸，从假脚的内侧、外侧、后跟、前掌插入（要求不能插入），以确定假肢在额状面、矢状面是否有正确的对线，不正确的对线常会引起不正确步态，或引起残肢某些骨突起部位的疼痛。

3. 悬吊能力的检查　假肢悬吊能力评定主要取决于残肢长度及接受腔的适配程度。如果悬吊能力差，行走时假肢会出现上下窜动，影响其代偿功能。检查时检查者可以用拇指压在假肢接受腔的前上缘，要求截肢者反复地将全部体重放到假肢侧，然后再提起假肢。检查者用拇指感觉残肢在接受腔内的上下移动（要求不得感觉到有明显的移动）。

4. 假肢长度的检查　原则上要求假肢与健肢等长，骨盆处于水平位。为了便于假肢的迈步，允许假肢短一些，但一般不超过 1cm。

5. 步态检查　要求截肢者双眼平视前方，直线行走；检查者从截肢者的前方、后方、侧方进行检查。①截肢者步行中，残肢无不适感，无疼痛。②残肢在接受腔内没有过大的上下移动的感觉。③膝部无向前、向后、向内或向外侧被推动的感觉。④假脚尖向外旋转的角度与健侧对称。⑤假脚跟着地时，假脚无拍打地面现象，假脚尖无摆动现象。⑥假脚跟离地时，脚跟应无向内或向外摆动现象。⑦假肢支撑期躯干无明显地向假肢侧倾斜。⑧能顺利地上下斜坡和楼梯，跨越门槛和适应一些不同的路面。⑨达到了尽可能少的异常步态。

五、假肢使用的注意事项

下肢截肢者需要经常穿用假肢，为了保持假肢的正常功能，使用灵便和延长使用寿命，日常生活中应注意以下几点：

1. 保持适当的体重　现代假肢接受腔的形状、容量十分精确，一般体重增减超过 3kg 就会引起腔的过紧、过松，使接受腔变得不合适；下肢截肢者穿戴假肢行走，消耗的能量比正常人大得多，截肢水平越高，体重越大，能耗就越大；肥胖者残肢长度与残肢横径的比值减少，残肢外形接近半球形，残肢的杠杆作用减弱，对假肢的控制能力减弱，不利于发挥假肢的代偿功能。所以，保持适当的体重非常重要。

2. 防止残肢肌肉萎缩　残肢残留部分肌肉的训练常被忽略。如果这部分肌肉得不到训练，残肢就会继续萎缩，对假肢接受腔的适配及功能都不利。①小腿截肢者要训练小腿残肢的肌肉，具体方法是做幻足的屈伸动作，训练小腿的屈伸肌。②大腿截肢者要训练大腿残肢的肌肉，方法是做幻膝关节的伸直和屈曲动作，训练残留的股四头肌和腘绳肌，以防止大腿残肢的肌肉萎缩。

3. 防止残肢肿胀及脂肪沉积　佩戴假肢的截肢者在不穿戴假肢时，残肢要使用弹力绷带，尤其是夜间或因某些原因有一段时间不能穿戴假肢时。这是防止残肢肿胀及脂肪沉积较好的方法。

4. 保持残肢的日常护理　要保持残肢的清洁和干燥，每天晚上用温水清洗，仔细检查残肢有无伤痕或变色，防止残肢皮肤发生红肿、肥厚、角化、毛囊炎、疖肿、溃疡、过敏、皮炎等。残肢皮肤出现异常时，应暂停假肢使用，即时处理。

5. 保持假肢接受腔的清洁　①大腿接受腔多由丙烯酸树脂制成，一般是不透气的。在使用过程中，尤其是在夏天，残肢会出汗，汗液在接受腔内会滋生大量的细菌，产生难闻的气味，因此截肢者每天晚上应用温热毛巾擦净接受腔内表面，然后晾干。②小腿内接受腔多由聚乙烯泡沫制成，可以用温水清洗，但水温不要太高，水温太高会造成内接受腔变形。小腿假肢的残肢袜套应多备一些，每天清洗更换，最好用棉织的残肢袜，因其吸汗能力较好。

6. 做好假肢的日常保养　假肢的日常保养非常重要。假肢的大部分零部件是金属件，使用中必然有磨损。为了穿着假肢的安全，应定期到假肢装配点对假肢进行保养和维修。此外，截肢者不要随意换穿与制作假肢时设计的鞋跟高度不同的鞋，这样会造成假肢对线发生变化。如确需更换鞋跟高度，必须到假肢装配点对假肢重新进行对线调整。

（武继祥）

第二节　上肢假肢适配指南

哲学家康德讲过：“人的双手是大脑在体外的表现。”可以说，双手是具备灵性的。我们用手拿取物品，感知温度和触感，通过手势表情达意，平时不常被注意到的双手，其中蕴含着复杂精彩的能力。

当为失去手的患者安装上肢假肢时，这种“假手”能否如同下肢假肢一样成为截肢者生活中不可缺少的一部分，人们多少还有一些疑问。在确定上肢假肢处方时，更重要的是综合考虑患者的残肢情况、生活上的需求、经济状况等，来确定安装假肢的种类，同时需要充分沟通，尊重患者本人的意见立场。

一、部分手假肢的适配

按截肢部位可分为指骨截肢、掌骨截肢。无论是手指还是手掌，截肢时都应以尽量保存残肢长度为原则，这不仅是为了保留更多的功能，同时也是为了方便后期康复中假肢的装配，尤其是拇指，作为主要的功能指，人手主要的功能都是由拇指和示指、中指配合达成的，所以更应该尽一切努力保留长度（图 2-2-1）。

1. 装饰性假肢　对于部分手截肢，推荐使用硅橡胶材质的假体进行补缺，这种材料制成的产品外观逼真，使用寿命较长，可进行单独定制，是目前在装饰性上肢中非常理想的选择。

当某根或某几根手指被截去，还残余一段手指时，残余的手指长度足够时，可以安装装饰性硅胶手指（图 2-2-2），直接套在手指的残肢上。

手指在根部被截去，剩下的残肢很短，用常规的方法很难使假手指悬吊住而不掉下来。对于这种情况，往往需要采取别的方法将其固定在残肢上，比如在相邻的手指上做指套，以手掌其他的部位帮助悬吊（图 2-2-3），或者在假手指上固定一枚戒指，将戒指套在其他的手指上，起到固定的作用。

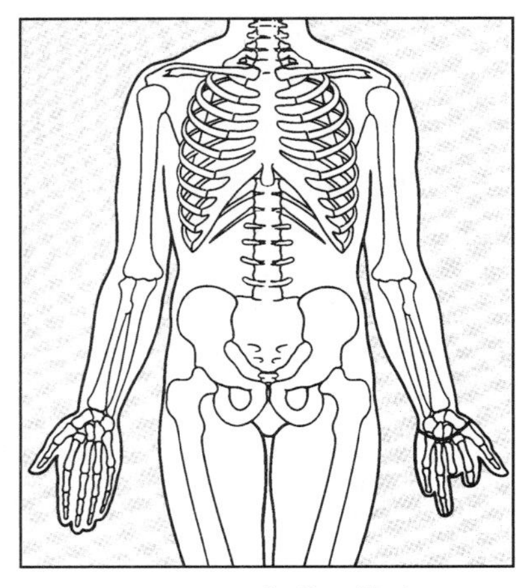

图 2-2-1　部分手截肢

经掌骨或腕骨的截肢，可以利用装饰性硅胶手套来达到外观代偿重建的目的，手套缺失的部分应该用轻质柔软的材料如软泡沫等填充，以使其外形保持丰满的形状。

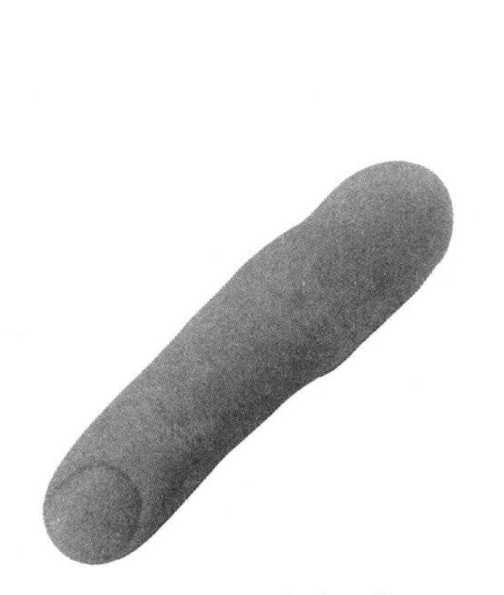

图 2-2-2　硅胶手指

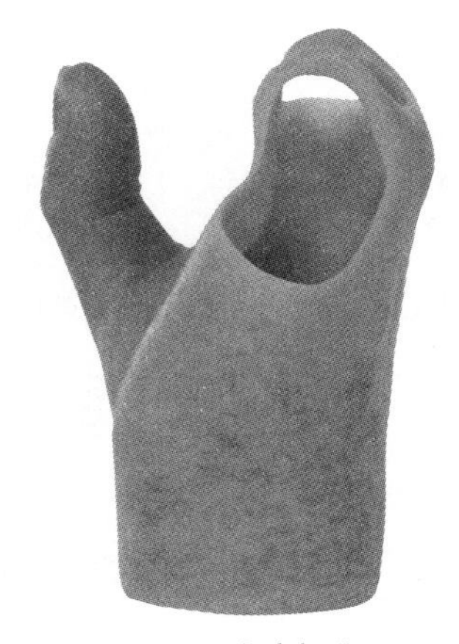

图 2-2-3　硅胶部分手

2. 功能性部分手假肢　手的功能很多，动作非常精细，一共有二十多个自由度，手部截肢后，许多功能丧失，可以通过一些特殊的设计，部分实现手的功能代偿与重建。

大拇指对于手的功能所起的作用最大，如果大拇指保留，别的手指或手掌部分或全部被切除，可以设计制作手掌和其余手指的替代物，以便充分利用大拇指的功能，实现部分抓握功能。

经过掌骨或腕骨截肢，由于残肢较长，不具备安装普通肌电假肢的条件，如果保留的腕关节以上部分的长度在合理的范围内（3~4cm 以内），可以选择安装特殊结构设计的半掌肌电控制假手，由于特殊的设计，其结构高度相比普通的肌电手降低了很多，预留出了一部分安装空间（图 2-2-4）；部分手指截肢者，根据残肢的具体情况，有一些特殊的设计，可以考虑为部分手指整体截肢的患者安装肌电控制手指（图 2-2-5）。

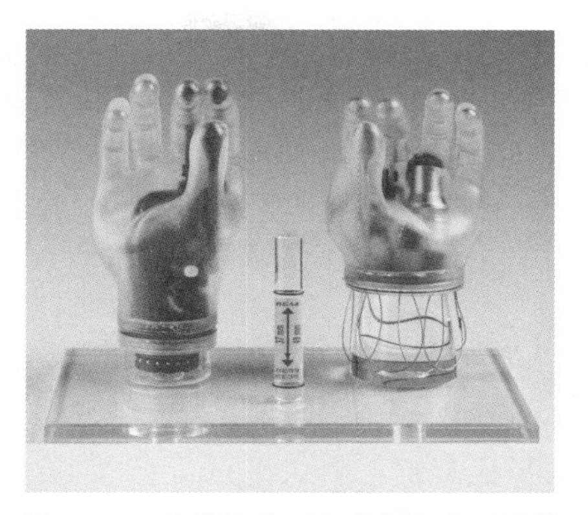

图 2-2-4　半掌肌电手与普通肌电手比较

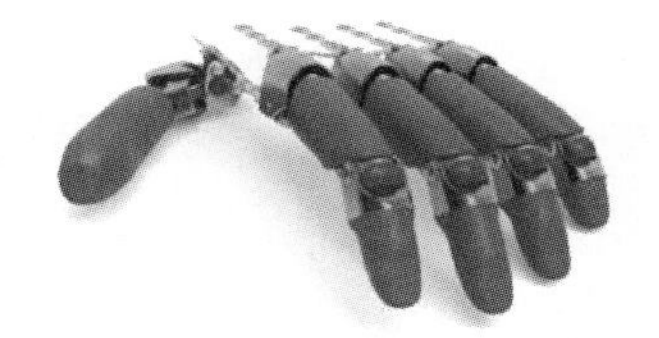

图 2-2-5　肌电控制手指

二、腕离断假肢的适配

腕离断假肢适用于腕关节离断或前臂超长残肢的截肢者，在腕离断截肢平面，前臂的功能大部分得以保留，残肢自身功能较好（图 2-2-6）。

（一）残肢的评定

残肢条件会影响腕离断假肢接受腔的设计、产品的选择及患者的使用效果。①理想残肢：理想的腕离断残肢应有完整的尺骨和桡骨的保留，残肢末端较平整圆滑，基本完好地保留了尺桡骨的旋转功能，残肢软组织保留完好，皮肤表面无瘢痕。②非理想残肢：残肢远端尺桡骨保留不够完整，骨远端面不够圆滑，尺桡骨的旋转功能丧失，残肢软组织缺失比较严重，皮肤表面瘢痕面积较大，肘关节活动受限。

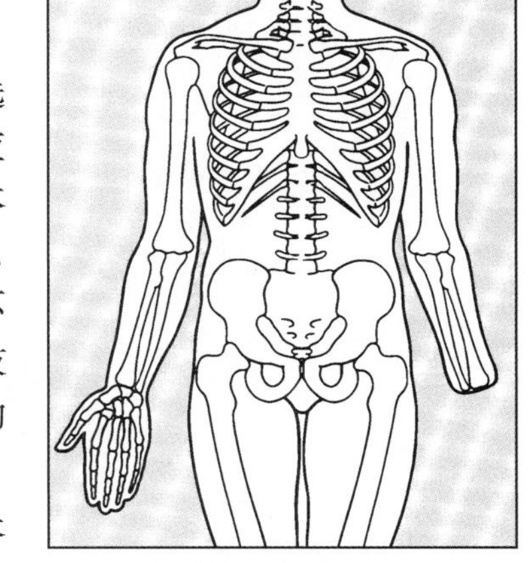

图 2-2-6　腕离断截肢

1. 残肢长度　由于腕离断截肢平面的特殊性，残肢长度在此就不作划分。

2. 残肢的形状　由于手术处理方式的不同，残肢的远端形状会存在差异，接受腔的适配应该遵循残肢的形状来进行设计。为了更好地适配假肢，残肢的末端应保有适当的软组织覆盖，骨末端平整圆滑。

3. 肌力检查　主要检查其残肢侧肘关节屈伸及肩关节前屈和外展的肌力，如果肘关节和肩关节的肌力不足（3 级及以下），会影响到假肢的实际使用效果。当然，其健侧的上肢肌力水平同样也会影响到假肢在使用过程中的效果，较严重的健侧肌力丧失还会影响到假肢整体的设计和选配方案。

4. 残肢侧的相应关节活动范围　残肢肘关节和肩关节的活动度是影响假肢功能的重要因素，较严重的关节活动受限会影响假肢整体的设计装配方案。

5. 皮肤情况　皮肤条件的好与坏直接影响假肢的穿戴。注意检查残肢皮肤有无瘢痕、溃疡、窦道，残端皮肤有无松弛、肿胀、皱褶，残肢感觉有无减弱，皮肤的血液循环状况等。

（二）假肢的适配

1. 理想残肢的假肢适配

（1）接受腔：腕离断截肢残肢长，远端膨大，大部分腕离断假肢可以实现在桡骨远端进行悬吊，无须将假肢接受腔包容到肘关节上，几乎全部保住了前臂功能，大大减少了尺、桡骨旋转的限制，安装假肢后可以自主旋腕，但是会损失一定的外观。腕离断截肢优于前臂截肢，保留了前臂的尺桡关节，尽管不是百分之百的旋前旋后功能被传递到假肢，但当患者需要从不同方向抓取物体时，前臂的旋转能够帮助患者方便地达到目的，这对患者的日常生活非常重要。

（2）假手：如果是标准的腕离断截肢，就需要选择专门为腕离断截肢平面设计的假手，这种假手有专门设计的低结构高度的腕关节，可以最大限度地缩短假手结构部分所占的空间（图 2-2-7）；同时，腕离断假肢适配时需要特别注意相比于健侧上肢的长度，如果剩余的长度空间不足，在选择假手时通常可以考虑选择比健侧手小一些的假手，如果长度依然无法达到理想的要求，需要在适配时与患者进行明确的沟通。

（3）产品种类的选择：对于理想的腕离断残肢，肌电、机械、美容假肢都可以作为选择的对象。由于此类残肢截肢平面相对较低，很多情况下适配假肢后其长度会比健侧稍长，但同时这类残肢长度较长且残肌力较好，患者控制假肢相对比较容易，因此，适配肌电、机械假肢都会得到相对比较理想的功能发挥；对于没有功能的美容假肢，适配时需要特别注意假肢相对健侧的长度控制，同时接受腔末端即腕关节部位的膨出对于美容手的外观也会产生影响，为了得到更好的外观效果，必要时在保证安装强度的前提下可以考虑通过改装假肢产品部件来降低假肢部件所占用的空间，尽量缩短假肢的长度（图 2-2-8）。

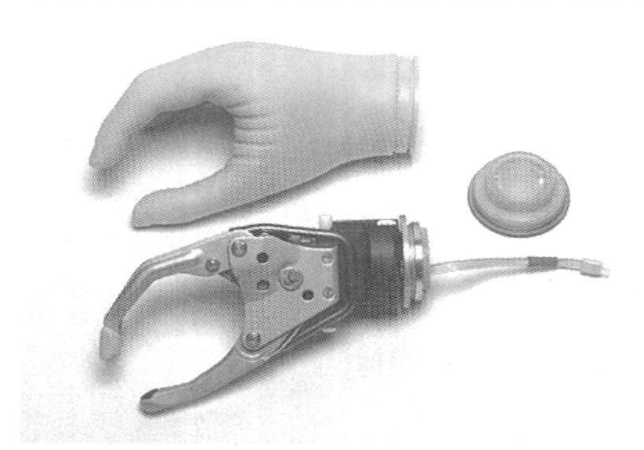

图 2-2-7 腕离断专用肌电假手

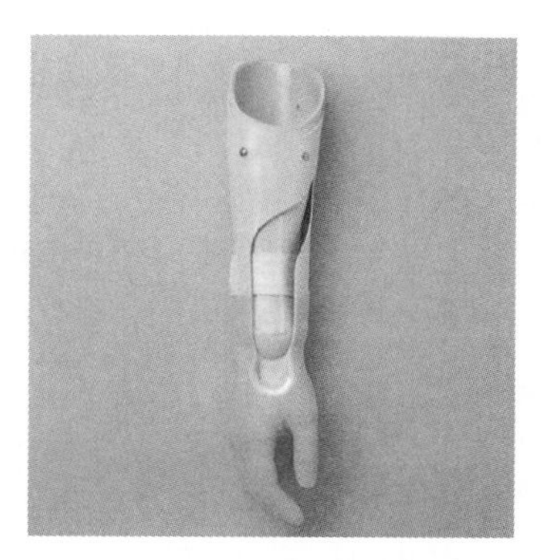

图 2-2-8 腕离断装饰性假肢

2. 非理想残肢的假肢适配

（1）接受腔：残肢形状不规则，需要考虑接受腔的悬吊方式和如何方便患者穿脱，如果残肢缺少了尺、桡骨远端的骨突而无法悬吊，就需要考虑用前臂接受腔的方式悬吊。

（2）产品种类选择：①对于肘关节、肩关节功能受限或肌力严重不足的患者，选择功能性假肢时需要慎重考虑，特别是机械牵引控制的假肢，肩关节、肘关节的功能受限很大程度上会影响机械牵引假手的操作。②对于无法检测到肌电信号，或肌电信号不良的患者，要慎重选择肌电控制的假肢，特别是高功能的肌电假肢，一般来说，假手的功能越多，其对肌电信号的要求也就越高。

三、前臂假肢的适配

（一）残肢的评定

前臂截肢部位的选择及残肢条件会影响假肢接受腔的设计方案、产品选择和假肢适配后的效果。①理想的前臂残肢：理想的前臂残肢应整体呈圆柱形，残肢应为中等残肢或长残肢，残肢表面皮肤较好，无大面积的瘢痕、溃疡等，残肢侧肘关节和肩关节活动正常且肌力在4级以上，尺桡骨保留了一定的旋转功能，残肢具有较好的肌电信号。②非理想残肢：残肢形状不规则，残肢长度不足，肘关节活动受限或肌力不足，如计划选配肌电手的肌电信号无法达到要求，残肢表面有大面积瘢痕等情况（图2-2-9）。

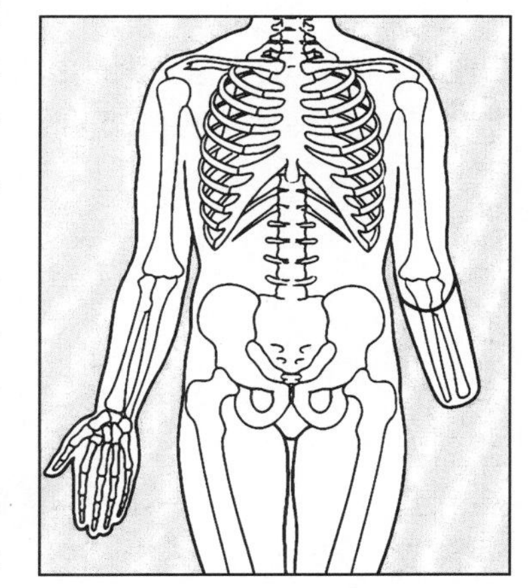

图2-2-9　前臂截肢

1. 残肢长度　①长残肢：一般来说前臂残肢长度大于80%健侧前臂长度的残肢为长残肢；②中等残肢：长度介于健侧前臂长度50%~80%的残肢；③短残肢：残肢长度小于50%健侧前臂长度残肢。

2. 残肢的形状　由于手术处理方式的不同，残肢的远端形状会存在差异，接受腔的适配应该遵循残肢的形状来进行设计。为了更好地适配假肢，残肢的末端应保有适当的软组织覆盖，残肢形状呈圆柱形。

3. 肌力检查　对于前臂截肢，主要检查其残肢侧肘关节屈伸及肩关节前屈和外展的肌力，如果肘关节和肩关节的肌力不足（3级及以下），会影响到假肢的实际使用效果，对于选择不同的产品方案，其对肌力也有不同的要求。当然，其健侧上肢的肌力水平同样也会影响到假肢在使用过程中的效果，较严重的健侧肌力的丧失还会影响到假肢整体的设计和选配方案。

4. 残肢侧的各关节活动范围　残肢肘关节和肩关节的活动度是影响假肢功能的重要因素，较严重的关节活动受限会影响到假肢整体的设计装配方案。

5. 皮肤情况　皮肤条件的好与坏直接影响假肢的穿戴。注意检查残肢皮肤有无瘢痕、溃疡、窦道，残端皮肤有无松弛、肿胀、皱褶，残肢感觉有无减弱，皮肤的血液循环状况等。

6. 肌电信号　对于计划选择肌电假肢产品的患者，需检测肌电信号是否能够满足要求，特别是对于计划安装高功能的肌电假肢的患者，肌电信号是否足够满足要求非常重要。

（二）假肢的适配

1. 理想残肢的假肢适配

（1）接受腔：对于理想的前臂截肢，其接受腔形式选择比较多样，需要注意的是，在适配接受腔时，可将前侧的边缘线相对于肘窝位置向下2~3cm，这样可以最大限度地保留肘关节的活动范围，同时可以考虑选择适配硅胶套，使用硅胶套可以有效地替代利用肱骨内外髁的悬吊方式，如果残肢长度足够，可以将接受腔的边缘设计到肘关节以下，这样可以最大限度地保留肘关节的活动功能。

（2）假肢种类的选择：对于理想的前臂截肢，肌电假肢、机械式假肢、美容假肢都可以作为选择的对象。

1）肌电控制前臂假肢：对于有功能需求的患者，建议首选肌电控制方式，由于残肢条件理想，患者控制肌电手相对比较容易，同时前臂截肢通常有良好的肌力和关节活动度，适配后也能得到比较好的使用效果，特别是具备高功能的肌电假手或最新的多电极控制系统，通过训练可以得到相对理想的控制和使用效果；一般的前臂长残肢（前臂残肢长/健侧前臂长≥80%）与腕离断截肢的患者选择类似，前臂本身保留了一定的旋转功能，就不必要装配带有旋腕功能的腕关节，同时装配全接触悬吊良好的接受腔。一般前臂中残肢（残肢长/健肢长=55%~80%）可以随患者的需求选择各种假手。如果需要满足不同的功能需求，可以同时选择一个肌电工具假手，通过快换的腕关节，患者自己能够快速更换，以满足不同的需求（图2-2-10）。这一截肢平面的患者前臂旋转功能保留不多，可以根据患者的需求装配具有被动或主动旋转功能的腕关节，以便完成简单的工作。

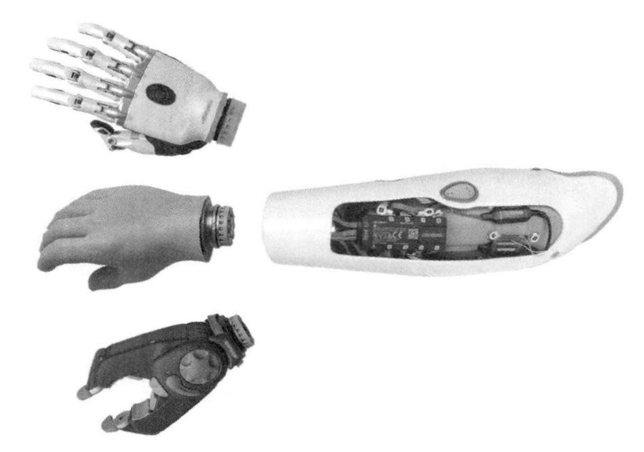

图2-2-10 不同类型肌电手配置

近些年，多自由度、能够实现更复杂动作的肌电手开始在市场上出现并得以应用，这类假手的手指动作更加多样化，可以实现不同角度的抓握、捏合动作，为使用者提供了实现更多动作的可能（图2-2-11），当然，如果使用传统的双电极控制，相对会复杂一些。对于有更高操控需求的截肢者，可以选择带有多电极控制系统的肌电手，使用多电极控制具有多自由度功能的肌电手，操控起来相对会更加简单，也可以不经过模式切换就实现更多的动作（图2-2-12）。

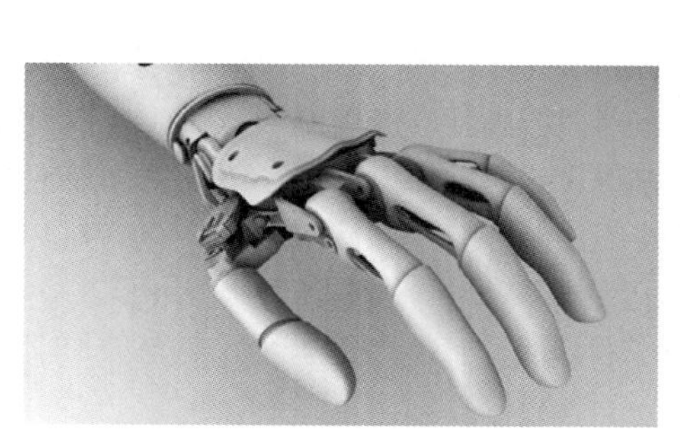

图2-2-11 多自由度肌电手

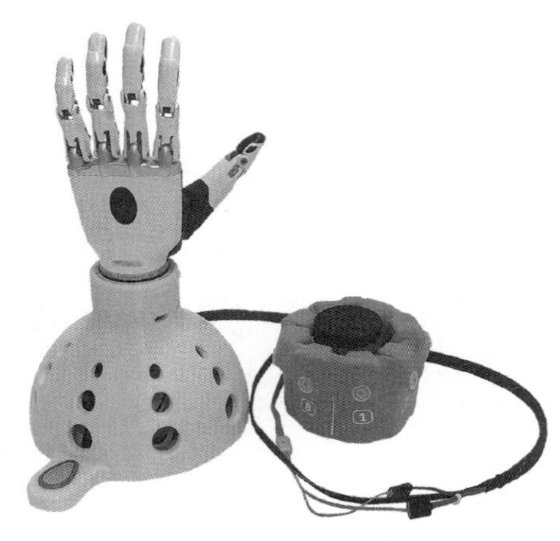

图2-2-12 多电极控制系统

2）机械式前臂假肢：装配机械式前臂假肢也是不错的选择，其价格相对低廉，使用和维护费用较低，同时也能实现一些简单的抓握功能，对于无法适配肌电假肢的患者非常适用。

3）前臂美容假肢：重量轻，价格低廉，后期几乎没有维护成本，可以作为没有功能需求患者的选择对象。

2. 非理想残肢的假肢适配　影响前臂假肢选择的因素主要有：肘关节的屈伸功能、残肢长度、残肢残留的旋前旋后功能、肌电信号强度、双侧肩胛带 - 肩关节功能等。

1）接受腔：对于短残肢或极短残肢，需要考虑通过适当限制肘关节的最大屈曲角度来保证接受腔的悬吊效果，特别是极短残肢，较大的屈曲角度将使接受腔从残肢上脱出，同时对于短残肢患者，如其没有选择肌电假肢，可以通过选配硅胶套来解决悬吊的问题。

2）产品种类的选择：①对于肘关节、肩关节活动能力严重受限的患者，尽量不要选择功能性前臂假肢，前臂截肢后，肘关节的屈伸运动尤为重要，一旦该功能受限，会使假肢难以充分发挥作用。②极短残肢的患者选择肌电手时，要特别注意假手的重量对于其使用假肢的影响，同时极短残肢在使用时肘关节的屈曲角度会受到一定程度的限制，因此在适配前应向患者充分说明。③装饰性前臂假肢具有重量轻、穿脱简便、价格相对低廉且后期维护简单的特点，部分产品具备有限的被动功能，可做辅助手，套在假肢外的美容手皮，其外形、色泽和表面结构都近似于正常人手，具有良好的装饰功能，对于使用功能性上肢受限的患者是一种理想的适配方案。

四、肘离断假肢的适配

（一）残肢的评定

肘关节离断术后残肢的髁部有利于假肢的悬吊。肘关节离断的残肢较长，肌肉肌腱保留相对完整，能最大限度地保留上臂和肩部的基本动作。①理想残肢：理想的肘离断残肢应当具有良好的肩关节活动度，残肢有丰满的软组织覆盖，肌肉肌腱保留相对完整，能最大限度地保留上臂和肩部的基本动作；远端形状没有明显缺失，且能够帮助悬吊假肢，肌电信号能够满足控制肌电手的要求，残肢表面无大面积瘢痕。②非理想残肢：残肢软组织缺失严重，肩关节活动受限且肌力不良，肱骨髁部保留不完整，无法悬吊假肢，选配肌电手的患者肌电信号强度无法达到控制假肢的要求，残肢表面有大面积瘢痕等（图 2-2-13）。

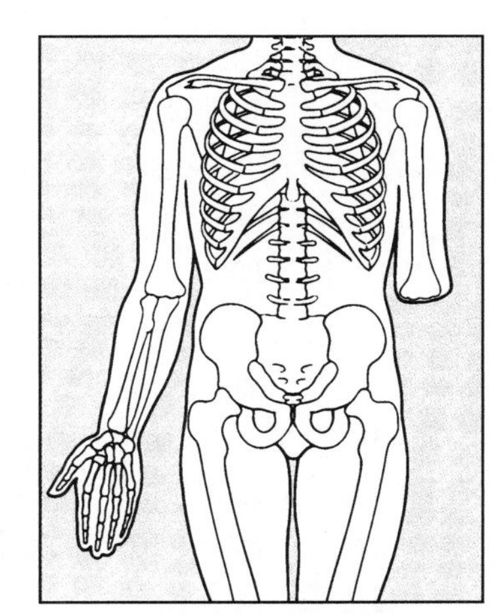

图 2-2-13　肘离断截肢

1. 残肢的形状　由于手术处理方式的不同，残肢的远端形状会存在差异，接受腔的适配应该遵循残肢的形状来设计。为了更好地适配假肢，残肢的末端应有适当的软组织覆盖，骨末端平整圆滑。

2. 肌力检查　主要检查其残肢侧肩关节屈、伸和外展的肌力，如果肩关节的肌力不足（3 级及以下），会严重影响到功能性假肢的操控和使用效果。当然，其健侧上肢的肌力水平同样也会影响到假肢在使用过程中的效果，较严重的健侧肌力丧失还会影响到假肢整体的设计和选配方案。

3. 残肢侧肩关节活动范围　残肢肩关节的活动度是影响假肢功能的重要因素，较严重的关节活动受限会影响到假肢整体的设计装配方案。

4. 皮肤情况　皮肤条件的好与坏直接影响假肢的穿戴。注意检查残肢皮肤有无瘢痕、溃疡、窦道，残端皮肤有无松弛、肿胀、皱褶，残肢感觉有无减弱，皮肤的血液循环状况等。

（二）假肢的适配

肘离断假肢适用于肘关节离断或者上臂长残肢（保留了上臂 90% 以上）的截肢者，多种类型的假肢都可以适配于肘离断患者。

1. 理想残肢的假肢适配

（1）接受腔：由于肘离断残肢形状较为特殊，假肢的接受腔前侧通常需要开口或开窗，以便膨大的残肢末端髁部穿脱。通过肱骨内外髁的形状可以解决假肢的悬吊问题，接受腔近端就不需要设计到肩关节以上，这样可以最大限度地保留肩关节的活动。由于这类截肢残肢长，没有足够的空间安装肘关节，通常采用铰链式肘关节。

（2）产品种类的选择：无论是具有功能的肌电 + 机械混合控制假肢、机械索控假肢，还是装饰性假肢，都可以作为选择对象。①肌电 + 机械混合控制假肢：就功能性而言，肌电 + 机械混合控制假肢是这个截肢平面比较理想的选择，假手及腕关节部分的控制可以用肌电信号来控制，由于肘离断的残肢较长，肌肉保留较好，一般患者控制起来相对比较容易，由于没有安装电动肘关节的空间，因此建议选择铰链式肘关节，将肘关节安装在残肢远端的两侧，通过机械牵引索控制肘关节的屈伸和锁定；如果选择具有多自由度的高功能肌电假手，需要对患者的肌电信号进行测试，以便确认是否能够完全达到要求。②机械索控假肢：机械牵引索控式的假肢同样可以作为选择的对象，通过传统的三重牵引带分别控制假肢的开手、屈肘、锁肘，一般来说，对于具备理想残肢的肘离断截肢者，通过短时间的训练就可以掌握操作。③装饰性假肢：对于肘离断截肢平面来说，由于残肢远端的形状及肘关节铰链的使用，适配装饰性假肢时，其肘关节处的围长尺寸和宽度会比较大，其整体美观程度会受到一定的影响，功能性假肢在外观上也有同样的问题（图 2-2-14）。

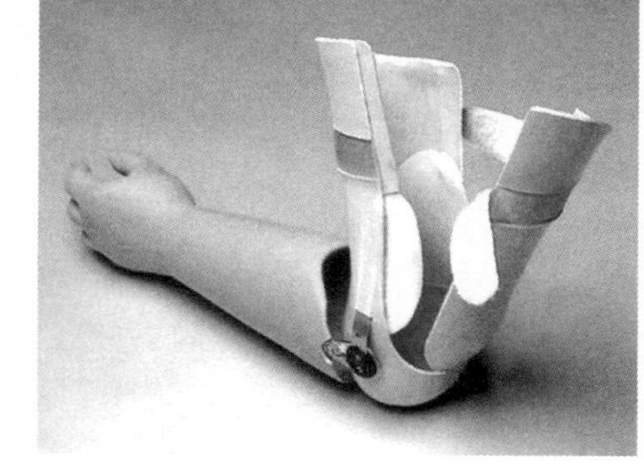

图 2-2-14 肘离断美容假肢

2. 非理想残肢的假肢适配

（1）接受腔：对于残肢末端形状不规则且无法起到悬吊接受腔作用的残肢，通常需要按照上臂假肢来设计接受腔，通过肩带来解决悬吊问题。对于残肢表面有大面积瘢痕的残肢，可以考虑使用聚合凝胶的残肢袜或内衬套，通过内衬套来缓解残肢与接受腔之间的摩擦，同时也不会影响接受腔的悬吊。

（2）产品种类的选择：对于双侧肩胛带 - 肩关节功能受限，或肩关节肌力差，活动严重受限的患者，不适合安装索控式肘离断假肢及混合型肘离断假肢，肩关节功能的缺失将会影响索控牵引带的操控，无法实现其功能。对于软组织缺失严重或残肢形状畸形的患者，根据其具体情况可考虑定制内衬套来弥补残肢形状的缺失，同时也为安装肘关节铰链创造条件，如无法解决悬吊问题，可考虑使用肩带来辅助悬吊。

五、上臂假肢的适配

（一）残肢的评定

影响上臂截肢患者假肢装配和使用的主要因素包括：残肢长度、残肢形状、肩关节的活动度和力量、皮肤情况与残肢表面的肌电信号。①理想的上臂残肢：理想的上臂残肢应保留 50%~85% 的肱骨长度，残肢软组织均匀呈圆柱状，残肢表面皮肤较好，无大面积的瘢痕、溃疡等，残肢侧肩关节活动正常且肌力特别是肩关节前屈肌力在 4 级以上，残肢具有较好的肌电信号。②非理想残肢：残肢形状不规则，残肢长度不足，肩关节活动受限或肌力不足，残肢的肌电信号强度无法达到肌电假肢的控制要求，残肢表面有大面积瘢痕等情况。（图 2-2-15）

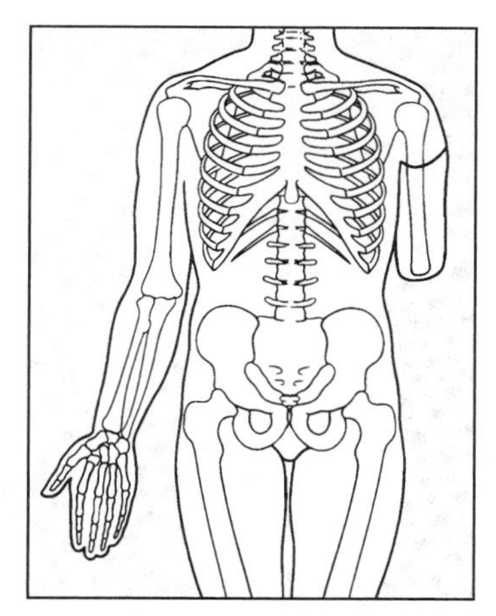

图 2-2-15　上臂截肢

1. 残肢长度　残肢长度是影响假肢选配的重要因素。较长的残肢会提供更大的杠杆力臂，患者更容易控制假肢，但是过长会影响假肢零部件的装配和假肢外观，如双侧上臂长度不对称，肘关节转动中心较远等问题。较短残肢不利于患者对假肢的控制。上臂极短残肢需要按照肩离断假肢进行装配。所以长度接近健侧肱骨长度 50%~85% 的残肢较为理想。

2. 残肢的形状　患者在创面愈合后，应尽早进行残肢的塑形。患者残肢的形状会直接影响假肢的外观，对假肢的装配造成影响，如残肢末端软组织肿大，患者穿脱假肢困难。

3. 肌力检查　主要检查其残肢侧肩关节屈、伸、内收和外展的肌力，特别是肩关节前屈的肌力，对于患者使用机械控制上臂功能性假肢非常重要，机械式肘关节的屈肘和带动假肢向前运动都需要良好的肩关节前屈的肌力。在日常使用假肢时，许多动作需要健侧辅助，所以健侧上肢的肌力也需要进行检查。

4. 残肢侧肩关节活动范围　残肢肩关节的活动度是影响假肢功能的重要因素，较严重的关节活动受限会影响到假肢整体的设计装配方案。

5. 皮肤情况　皮肤条件的好与坏直接影响假肢的穿戴。穿戴假肢后，腋下、残肢的前面与侧面为主要受力面，注意检查残肢皮肤有无瘢痕、溃疡、窦道，残端皮肤有无松弛、肿胀、皱褶，残肢感觉有无减弱，皮肤的血液循环状况等。

6. 肌电信号　对于计划选择肌电假肢产品的患者，需检测肌电信号是否满足要求，通常前面提到的肌力、皮肤情况等与残肢表面的肌电信号有着直接联系。

（二）假肢的适配

1. 理想残肢的假肢适配

（1）接受腔：上臂假肢接受腔需要具有稳定的悬吊功能，接受腔包裹的面积通常较大。对于较为理想的残肢，可根据假肢的悬吊方式减少接受腔上边缘的高度，必要时可将接受腔的上边缘降低到肩峰以下，可将对肩关节外展的影响降到最低。接受腔在尽可能贴合软组织的情况下，需要为肩关节的屈曲运动留有空间，同时避免肩关节运动时接受腔边缘对锁骨、肩胛冈的压迫。较理想的残肢可以选择吸着式接受腔或硅胶套悬吊，减少悬吊带的摩擦和对腋下的压迫。

（2）假肢种类的选择：对于理想的上臂截肢，建议首选肌电控制方式或肌电与机械共同控制的方式。肌电控制的上臂假肢，重量较重，但功能性好。残肢有良好的肌电信号，患者更容易控制假肢。通过采集肱二头肌与肱三头肌收缩产生的肌电信号，放大转化为四种脉冲信号，分别控制假手的开合与肘关节的屈伸等（图 2-2-16）。通过肌电与机械共同控制的方式也可以实现较好的功能性，如通过肌电信号控制假手的开闭与旋转，通过索控带或残肢的摆动控制肘关节的屈伸与锁定。这种假肢操作起来也十分简便，是目前上肢假肢装配的主要类型。

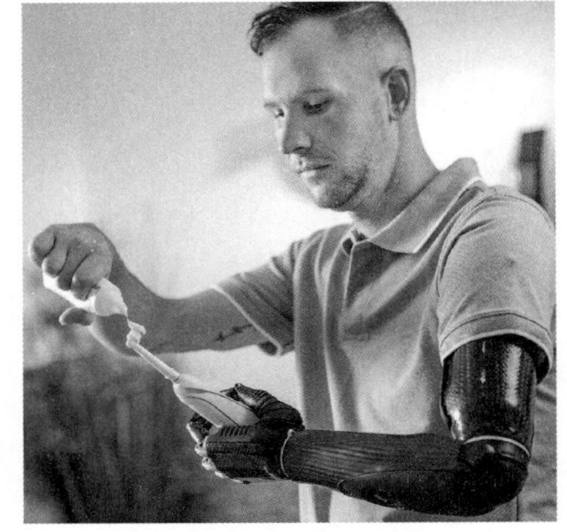
图 2-2-16 上臂肌电假肢

机械式上臂假肢质量较轻，由于需要装配索控带，穿戴的舒适性更差一些。机械式上臂假肢由索控带通过残肢和肩关节、肩胛带的活动，分别控制假手的开闭、肘关节的屈肘和锁定，因此残肢和肩背部的肌力、肩关节的活动范围均会明显影响假肢的操作。装饰性上臂假肢适用于不愿意装配功能性假肢的患者，以满足患者对外观的需求。较为理想的残肢在装配装饰性假肢时，也可以做到更为逼真。装饰性假肢可选用带锁肘关节，被动调节肘关节屈伸，通过棘轮锁将关节锁定在不同屈肘位。装饰性假手可被动打开持物，具有有限的辅助功能。

2. 非理想残肢的假肢适配

（1）接受腔：上臂残肢长度和悬吊方式会影响接受腔的设计，对于短残肢，需要考虑通过适当增加接受腔的包覆面积增强悬吊，接受腔上缘要包过肩峰 2.5~4cm。极短残肢可能需要对其用肩离断的方式进行设计制作。对于残肢软组织不均匀或对侧上肢功能障碍的患者，要注意患者穿戴接受腔是否方便。

（2）产品种类的选择：同上文所述，残肢的评定对假肢的零部件选择尤为重要。对于极短残肢或肩关节活动障碍的患者，不建议选择功能性的假肢，以装饰性假肢为主。残肢过长会影响上臂假肢肩关节的选择，为了美观，假肢的肘关节最好与健侧的肘关节在同一水平高度，如果残肢过长，同时又考虑肘关节的对称问题，建议安装肘离断假肢使用的铰链式关节。对于残肢肌电信号较差的患者，可以选择机械式假肢或装饰性假肢。

六、肩离断假肢的适配

肩关节离断、半侧肩胛带离断、上臂极短残肢（成年人肩峰下小于 8cm 或与腋下平面齐平），在适配假肢时应按照肩离断假肢设计并选配（图 2-2-17）。

（一）残肢的评定

对于肩关节离断截肢，由于其截肢平面的特殊性，和其他截肢平面相比较，不同截肢位置的选择不会产生非常明显的差异，无论保留肱骨头与否，还是前臂极短残肢，只要选择合适的部件，对于假肢适配的结果不会产生明显的影响。

1. 残肢长度和形状　由于截肢平面的特殊性，在此不做讨论。

2. 肌力检查　从单纯假肢适配的角度，健侧的肌力情况并不会对假肢的设计和适配产生直接的影响，但从患者应用假肢的方面考虑，可以对其健侧肢体的肌力进行检查。

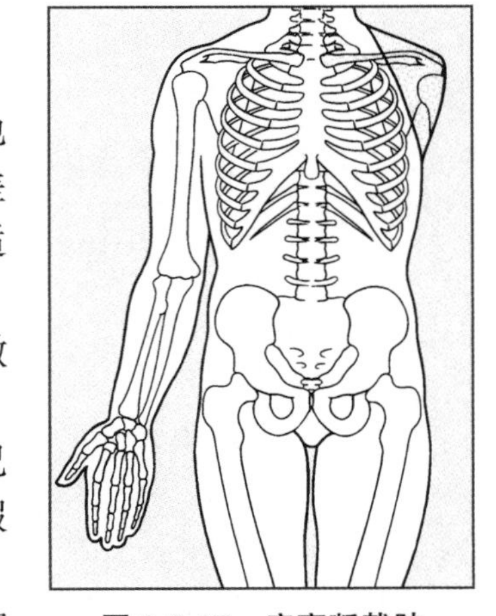
图 2-2-17 肩离断截肢

3. 皮肤情况　皮肤条件的好与坏直接影响假肢的穿戴和

接受腔的设计，注意检查残肢皮肤有无瘢痕、溃疡、窦道，残端皮肤有无松弛、肿胀、皱褶，残肢感觉有无减弱，皮肤的血液循环状况等。

4. 肌电信号 对于计划选择肌电假肢产品的患者，需检测肌电信号是否能够满足要求，通常前面提到的肌力、皮肤情况等与残肢表面的肌电信号有着直接联系。

（二）假肢的适配

1. 功能性假肢的选配 对于肩关节离断假肢，由于其截肢平面的特殊性，在选择功能性假肢时需要比较慎重，不建议选择机械牵引控制的假肢，从理论上讲可以实现机械牵引假肢的制作和安装，但由于肩离断患者上臂缺失，无法利用肩关节的前屈运动驱动机械肘关节的屈曲运动，同时，整个肩部的运动也会受到接受腔适配贴合度的影响而不易有效传递，患者通过肩带来驱动假肢就显得非常困难，甚至有些动作几乎无法实现，因此不建议为肩离断患者选配机械牵引式假肢。

对于肌电假肢，肌电信号的训练显得比较重要，由于需要在胸部和背部获取肌电信号，此部分的肌电信号控制假手的开合对于患者来说相对更困难一些，同时肩离断的接受腔对于残肢电极位置的贴合度和位置也会受到接受腔穿戴位置的影响，因此，相比于前臂，肩离断患者需要更多的时间来训练和熟悉肌电信号的控制方式。另外，整套的肩离断肌电假肢的重量也比较重，特别是电动肘关节和肌电假手的重量，对于患者较长时间穿戴假肢也带来了挑战，以上这些因素需要假肢制作师和患者之间有充分的沟通，患者对于假肢的实际效果和期望值也应在合理的范围内。

2. 装饰性假肢 是肩离断患者比较理想的选配方案，装饰性假肢结构简单，重量轻，肩关节、肘关节可以被动活动，部分假手也有被动抓握的功能。假肢由组件式部件构成，外层包裹海绵等装饰材料构成外形。包裹肩部的接受腔通过背带固定于肩胛带上，佩戴相对比较容易。①保留了肱骨头的患者建议选配盘式结构的肩关节，这种肩关节占用的空间较小，通过外展角度的调整可比较灵活地放置肘关节；②没有保留肱骨头的患者建议选择球形结构的肩关节，这种关节具备屈伸、内收外展等万向活动的功能，方便调节角度。装饰性假肢很好地弥补了缺失的外观，重量轻、结构简单，同时价格低廉，是非常理想的适配选择（图 2-2-18）。

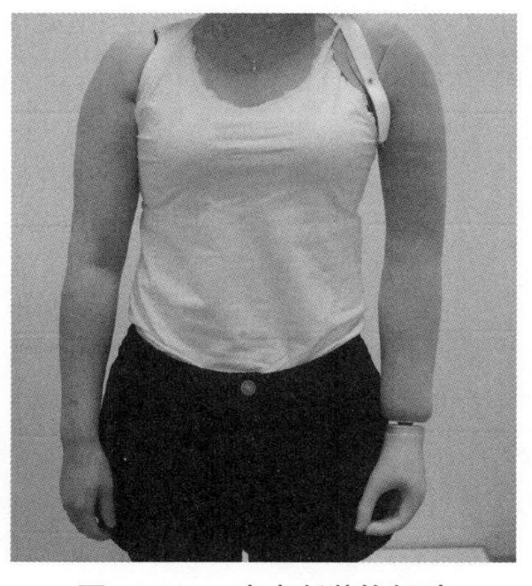

图 2-2-18 肩离断装饰假肢

七、安装上肢假肢前的康复训练

（一）弹力绷带包扎

截肢术后 2 周残肢伤口基本愈合，会出现残肢肿胀现象。解决办法之一是在残肢缠绕弹力绷带，改善静脉和淋巴回流，减轻截肢术后残肢疼痛、肿胀，可促进残肢早日定形。弹力绷带包扎时应采用远端紧、近端较松的方法，不要像止血带那样中间部位缠绕过紧，反而会影响静脉淋巴回流。每 4 小时可以打开一次，夜间可持续包扎。

（二）残肢皮肤护理

截肢术后残肢皮肤应保持清洁和干燥，注意防止皮肤擦伤、水疱、汗疹和真菌或细菌感染。

截肢术后手术创伤面积大，血液循环差，再加上术后需要使用弹力绷带缠绕，皮肤通透性差，皮肤易出现上述情况。一旦问题发生，将影响肢体的功能训练，因此需要保持残肢的清洁干燥，具体做法如下：

1. 残肢部位每日睡前用手撩水于残端进行清洗，用干毛巾擦干，局部进行轻轻拍打。

2. 保持残肢套清洁干燥，每天至少更换一次，如出汗较多，应增加更换次数。

3. 一旦残肢出现上述问题，应积极采取措施，局部用外用药涂抹，视情况暂时减少或停止训练。

（三）关节活动范围训练

1. 肩关节活动范围训练　术后第 2 周，截肢者可采取坐位，开始肩肱关节外展、前屈、后伸运动。以主动运动为主，如有关节挛缩，治疗师一手放于患侧肩峰处，一手置于残肢，缓慢用力地扩大关节活动范围。

2. 肩胛胸廓关节活动范围训练　术后，截肢者可取坐位，主动做肩部上抬（耸肩动作）、肩胛骨外展（围绕胸廓向前移）和内收（围绕胸廓向脊柱靠拢）运动。

八、上肢假肢的使用训练

（一）上肢假肢的穿脱训练

上肢假肢的设计制作无论多么灵巧，如果没有截肢者的主观努力，或缺乏必要的功能训练，也将会有很大一部分人不会或不习惯使用假肢。因此，上肢截肢者的功能训练对发挥假肢的代偿功能有着重要意义。训练中必须坚持因人制宜、先易后难、发挥截肢者特长的原则。对于单侧上肢截肢的患者，如果截肢侧是利手，利手转换也是首先需要进行的训练。

1. 索控式前臂假肢的穿脱训练　假肢穿戴时，将残肢穿入接受腔后再将健肢穿上肩背带。脱下假肢时，先从健侧脱下肩背带，然后再将残肢从接受腔中脱出。

（1）单侧前臂截肢者穿脱假肢的训练：单侧前臂截肢者通常可自行穿脱假肢。穿戴假肢时，先用健手将肩背带按照试穿后的松紧度，把肩背带的一端与肘部吊带连接在一起，另一端连接在牵引索上，然后将残肢穿入接受腔中，健肢伸入肩背带的套环内，耸肩，使肩背带套在健肢侧的腋下，使交叉点重叠于背部正中，最后系好上臂围箍的皮带。脱下假肢时，先将肩背带脱下，然后将残肢从接受腔内抽出。

（2）双侧前臂截肢者穿脱假肢的训练：如果是双侧前臂截肢者，训练时应在康复训练指导人员的帮助下穿脱假肢。由训练人员把假肢的固定牵引装置按照试穿假肢后的松紧度连接好，放在一个便于截肢者穿戴的地方，让截肢者背向假肢站立，然后让截肢者双上臂向后伸，将两侧残肢分别伸入左、右两个接受腔内，像穿衣服一样，抬起双上臂后将两个假肢悬挂在双肩上，系好上臂围箍的皮带。如果遇到残肢的软组织较多或残肢长度较短的情况，在穿脱假肢时也可不用解开上臂围箍的皮带，这样可更加方便截肢者穿脱假肢。经过正确的指导训练，也可使双侧截肢的截肢者逐步做到自行穿脱假肢。

2. 索控上臂式假肢的穿脱训练　单侧上臂截肢者借助于健侧手可以自行穿脱假肢。穿戴假肢时，要先用健侧手将假肢的固定牵引装置按照试样时已经试好的松紧度将其连接好，而后将残肢伸入上臂假肢接受腔中，将肩背带置于残肢侧的肩部，胸围带套在对侧腋下。脱下假肢的程序与穿戴假肢相反。

（二）上肢假肢的使用训练

上肢假肢的训练人员，除指导患者训练工作外，还应该做好患者的心理康复工作，充分调动患者的积极因素，提高患者使用假肢的信心。在开始训练之前，应告知患者上肢假肢的功能有哪些，能够做什么，不能做什么，因人制宜，先易后难，注意培养患者坚持训练的毅力，发挥患者的特长，使患者熟练掌握操纵上肢假肢的方法。

1. 五种基本控制动作的训练

（1）肩胛骨外移控制动作：这是双侧肩胛骨围绕胸廓外移（离开脊柱）的动作，常与双侧肩关节前屈动作联合用于控制开手。

（2）升肩控制动作：上臂假肢的三重控制系统中常以残肢一侧肩部升高运动作为肘关节锁的开锁动力源。在残肢侧肩部升高时，健侧肩部必须保持静止，作为牵引索一端的稳定支点，在残肢侧提肩时才能产生相对位移。

（3）肩关节屈曲控制动作：残肢侧肩关节的前屈运动是控制上臂假肢假手开合的主要动力源，残肢侧肩关节前屈时，健侧肩部应该保持相对静止，这样才能形成控制假肢所必需的牵引位移。

（4）肩关节后伸控制动作：肩关节后伸运动实际上是一个组合动作，它是由残肢侧肩关节的后伸与同侧肩胛骨内收的组合动作。

（5）前臂旋前、旋后控制动作：前臂残肢的旋前、旋后控制动作常用于腕离断假肢或长残肢的前臂假肢的控制。

2. 索控式前臂假肢的使用训练

（1）开闭手训练：前臂假肢的手部开闭分为两种，一种是不屈肘开手，适合于远离躯干的工作，另外一种是屈肘开手，适合于近体工作。在训练手部开闭动作时，可先在职业训练台上进行，然后再逐渐增加水平移动练习，变换其他高难度的动作，直到截肢者熟练掌握为止。这种训练一般先从最易抓握的物体开始，再逐步训练抓握形状不规则不易抓握的物体，如使用玻璃球、乒乓球、1cm/3cm/5cm 的积木、大圆盘、小圆盘等物体来训练手部抓握功能的熟练程度。还可以采用插柱板进行训练，训练截肢者插大小不同、形状（方杆、圆杆）各异的插桩，以此提高他们的训练兴趣，使他们能够在各种位置熟练做手部动作。

（2）腕关节屈伸和旋转动作的训练：腕关节的屈伸和旋转均为被动动作，需借助另一只手或他人的帮助。首先要向截肢者讲明腕关节机构的操作方法、注意事项，这样截肢者就会很快掌握腕关节屈伸和旋转的要领，进行熟练操作。

3. 索控式上臂假肢的使用训练　与索控式前臂假肢相比，索控式上臂假肢的结构较为复杂，在操纵、使用上臂假肢时也有一定的难度。因此，训练操纵假肢的屈肘、开手、闭手就显得尤为重要。截肢者只有在熟练掌握索控式上臂假肢的操纵方法后，才能准确、无干扰地完成各种独立的动作或某一联合动作。索控式上臂假肢操纵训练内容，除索控式前臂假肢所进行的训练项目外，还需增加屈肘、开锁和锁定肘关节的训练内容。训练使用三重控制索系统的假肢时，让截肢者处于站立位或坐位。训练截肢者下沉肩胛带，将肩肱关节向后伸，以此来控制肘关节锁。外展前屈双侧肩胛带，控制开手。前屈肩关节，控制屈肘。训练时，要各个动作单独训练，然后再训练各动作的协调性。为了增加截肢者训练的兴趣，可采用前述抓握物体的方法。

4. 肌电上肢假肢的使用训练　肌电假肢由残肢肌肉活动产生的生物电流作为信号来

控制假肢的动作。截肢者的残肢情况、关节活动度、肌力条件、肌电信号的状态直接影响肌电假肢功能的发挥，特别是肌电信号的状态更是至关紧要。因此，在装配肌电假肢前，要对截肢者进行充分的残肢训练，主要是增大残肢肌力和活动范围的训练、肌电信号源的训练。假肢装配完成后主要进行基本操作和模拟生活场景两方面的训练。

（1）基本操作训练：主要让患者学习假肢基本功能动作的操作，一般先从开闭手开始，首先训练患者能够通过一次肌电信号的发出完成假手的完全打开或闭合，再次分阶段操作假手的开合，即每次操作能在规定的幅度内实现对假手的开合操作；这个阶段可以借助一些辅助的训练器具帮助患者练习，训练方法可参照机械手的训练方法（图 2-2-19）。如果假肢具有旋腕和屈肘功能，再进一步练习相应的动作，第一阶段的训练目标是让使用者既能轻松地完成一个完整的动作，又可以控制小幅度的动作。

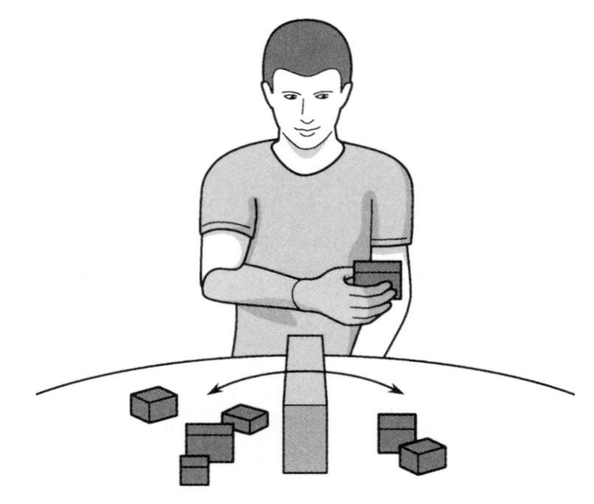

图 2-2-19　基本抓握训练

（2）模拟生活场景训练：患者熟练掌握肌电假肢的控制后，可以借助一些物品进行模拟生活场景的训练，如拿杯子、叠毛巾等（图 2-2-20），训练时要注意假肢侧与健肢侧的协调配合，这个阶段的主要目的是学习在生活场景中，假肢如何配合健肢完成动作。

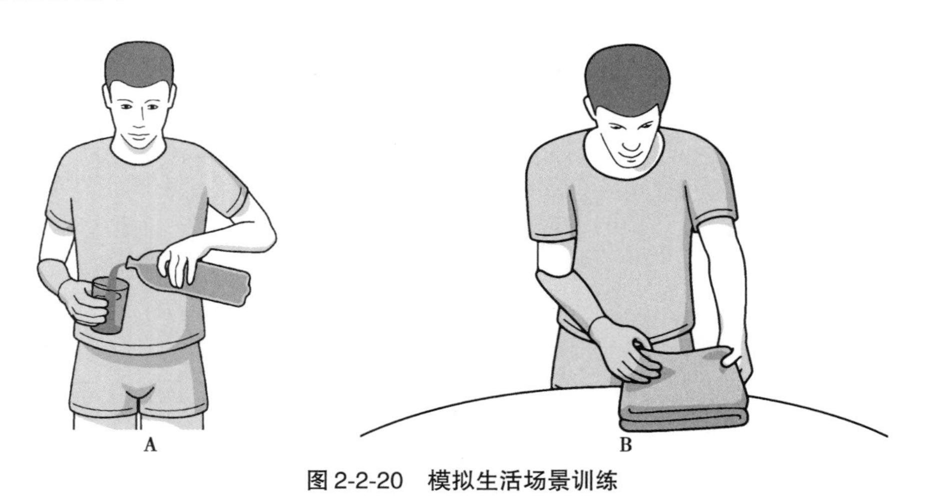

图 2-2-20　模拟生活场景训练

（卢　山　刘劲松）

第三节　下肢假肢适配指南

一、部分足假肢的适配

足是人体承重与行走的重要组成部分，主要由足骨、肌肉和韧带构成。足的内在结构和复杂的力学组织能吸收震荡，为足和身体提供稳定性，直立时和步行中推动身体前进。经足和踝部截肢后会产生相应的功能障碍。

（一）残肢的分类和评定

1. 趾间关节离断与跖趾关节离断　此类截肢平面会造成单个或多个趾骨的截除。一般情况下，截除单个足趾对站立及步态影响较小，截除一个踇趾不影响站立和正常速度下的行走，但快速行走时会由于前足推进力的减弱而影响步态。第 2 足趾切除后形成足部缺损空隙，踇趾失去第 2 足趾的依靠作用，会向第 3 足趾倾斜来弥补空隙，经常会导致严重的踇外翻畸形。截除其他足趾中的一个对足的功能影响甚小。截除所有足趾虽对慢速行走影响不大，但肯定会影响快速行走、下蹲和足部的弹跳力。

2. 经跖骨截除前足　此类残肢特征多为截骨平面对跖骨横切并与跖趾关节平行。皮肤切口多为从足内外侧中线向远侧做跖侧长、背侧短的皮瓣，跖侧皮肤翻向背侧缝合伤口。经跖骨截肢，由于缺少了足部运动轴的一个主要支点而明显影响行走时的推进力量，其影响程度随截肢平面越向近端而越严重。

3. 利斯弗朗（Lisfranc）截肢与肖帕特（Chopart）截肢　①利斯弗朗截肢：是经趾跗关节截除前足，手术切口从第 5 跖骨基底开始，向远侧至第 5 跖骨颈而后转向跖侧，平行于各跖骨头转向足内侧，返回近侧至第 1 趾跗关节处，背侧皮瓣略向趾跗关节远侧（图 2-3-1）；②肖帕特截肢：经跗骨截肢，它是指经过距舟关节和跟骰关节的截肢手术，手术时从距舟关节和跟骰关节处截断足部，保留距骨和舟骨（图 2-3-2）。从趾跗关节或经跗骨截肢，由于背伸肌失去止点，后足容易发生严重马蹄畸形而影响行走，其中后者更易产生马蹄内翻畸形。

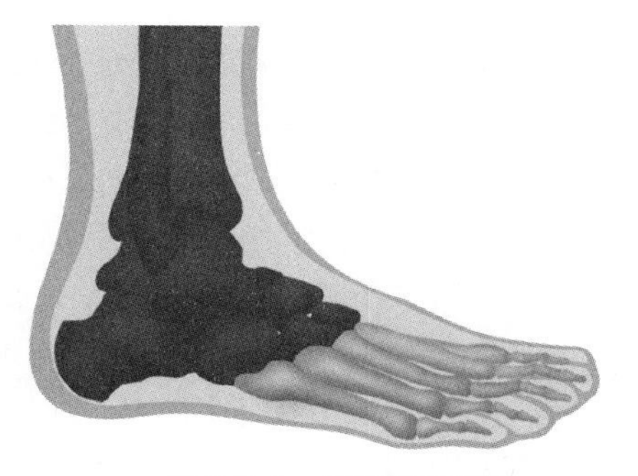

图 2-3-1　利斯弗朗截肢

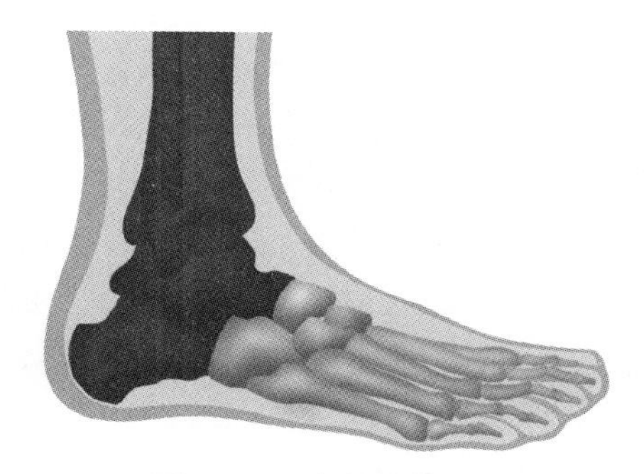

图 2-3-2　肖帕特截肢

4. 皮罗果夫（Pirogoff）截肢　皮罗果夫截肢术是经跟骨垂直截骨后，断面向前翻转与胫骨下端融合。这种截肢术后，患者可以通过跖侧皮肤和残足负重。

5. 赛姆（Syme）截肢　对于踝关节处的截肢，不仅需要满足残端的负重要求，而且在残端和地面之间必须留出安装假肢的空间，对于这一要求，赛姆截肢术更为合适。截骨平面位于胫腓骨远端、踝关节边缘上约 6mm 处。赛姆截肢有很多优点，包括避免了趾跗关节截肢所致的严重马蹄畸形，避免了皮罗果夫截肢术后跟骨和胫骨下端之间骨性融合的困难，既形成了一个利于负重的残端，又使下肢具有一定空间安装假肢（图 2-3-3）。

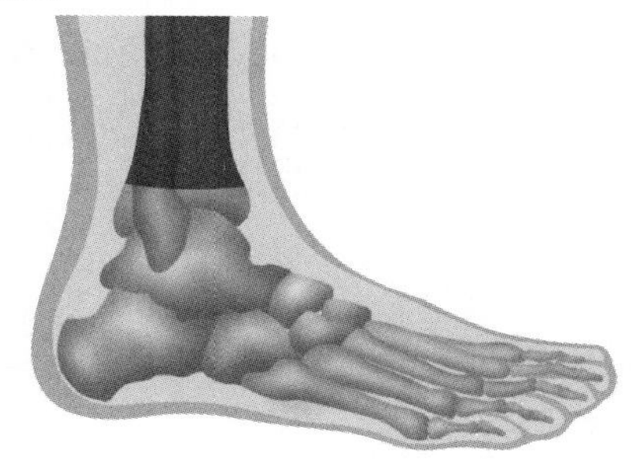

图 2-3-3　赛姆截肢

6. 残肢的评定　与任何截肢术一样，对残肢的评定极为重要，包括：①残肢及对侧肢体的肌力和活动范围；②残肢皮肤表面情况；③残肢的负重能力；④残肢可用于假肢悬吊与固定的位置；⑤双下肢的长短差；⑥患者的运动能力与行走目标。

（二）假肢的适配

1. 趾间关节离断与跖趾关节离断　大多数足趾截肢的假肢由足趾填充物（如海绵、硅胶等材料）组成，用来恢复正常足的形状，达到稳定、舒适和美观的目的。①踇趾截肢：在所有足趾中，踇趾的作用占比最大，对于踇趾截肢的患者，除了形状的缺失，还会失去站立后期的大部分后蹬力量，所以建议对其取模制作填充。②第2趾截肢：第2趾截肢后，踇趾容易向第3趾倾斜，出现踇外翻，需要用假足趾填充弥补空隙。③全部足趾截肢与跖趾关节离断：除了单纯的形状填充外，也可配合矫形器进行使用。由于前足承重面积减少，残端承重增大，足部容易出现不适和疼痛。为了改善承重，可以定制矫形鞋垫，鞋垫不仅可以将填充物进行固定，也能通过对鞋垫材料的选择和形状设计改善足底压力的分布。如需要加强前足的蹬离，可以佩戴踝足矫形器，帮助患者改善步态，获得稳定性。这类残肢也可在鞋底上附加滚动前掌，将滚动边后移，为了避免鞋头变形，可在鞋头内填充较柔软的填充物。

2. 经跖骨截除前足、利斯弗朗截肢与肖帕特截肢　这类截肢的假肢需要根据残肢的悬吊与承重能力进行选择与设计，因为缺失了大部分前足，前足的旋前旋后功能大幅减弱，因此设计假肢时要特别注意假肢接触地面的旋转稳定性。①对于残端承重能力良好的患者可选用硅胶套式的假脚，硅胶假脚既有成品也可定制，具有逼真的外形和肤色。另外，硅胶良好的弹性提供了较好的舒适性。②对于残肢悬吊良好的患者可选择足套式的半足假肢，足套式的半足假肢接受腔部分，过去常用皮革或橡胶制成，现在也可选择使用树脂真空负压成型或高分子板材热塑成型制作。足套式半足假肢足底可用碳纤维板或高分子板材进行加强，前部的形状补充通常使用泡沫、橡胶和海绵等材料黏合而成，可在滚动边的上方黏接一楔形的软性材料，使前足滚动更加自然。③残肢出现马蹄内翻畸形、末端无法承重的，适合使用小腿式的半足假肢，这类假肢可以像小腿假肢一样将承重转移到髌韧带和胫骨嵴两侧。由于这类截肢术后肢体长度没有减少，在制作假肢时应尽量减薄接受腔的底部，必要时需对侧补高。

3. 皮罗果夫截肢　这类残肢有着良好的负重能力，患者甚至可以不用假肢步行，但是残肢长度较长，对于假肢部件的选择有着局限性。皮罗果夫截肢残肢的末端膨大有利于假肢的悬吊，可选用小腿式的半足假肢，一般采用将接受腔与静踝脚或碳纤维假脚黏接的方式进行制作。

4. 赛姆截肢　赛姆截肢是一个较为理想的截肢平面，残肢可以完全负重，同时残肢侧缩短，留出了假脚的装配空间，使假脚可以更好地弥补残肢足的缺失，因此患者装配假肢后，步态更为自然。赛姆截肢后，残肢末端膨大利于悬吊，但不便于假肢的穿脱，所以需要在接受腔上设计合适的开口或开窗。与此同时，在设计制作接受腔时可让胫骨近端适当承重，分散压力。假脚可选用具有特殊木踝结构的橡胶假脚和较低结构高度的碳纤维假脚，如专为赛姆截肢设计的、具有特殊连接结构的假脚（图2-3-4），其专用连接盘可以实现接受腔在不同方向上的调整，同时碳纤维结构可以在步态周期中更好地储存与释放能量。

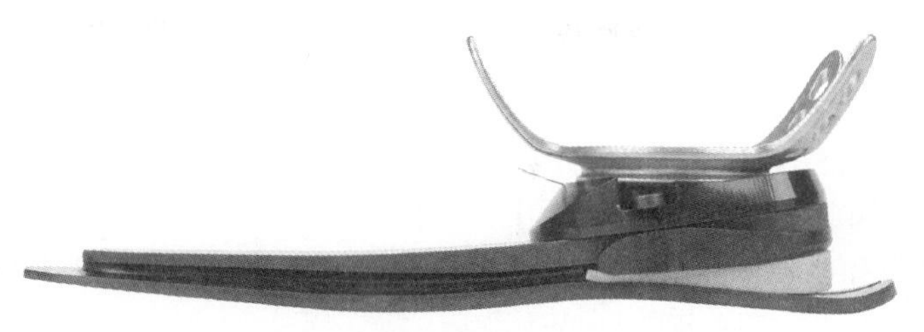

图 2-3-4　为赛姆截肢设计的碳纤维假脚

无论何种假肢，良好的对线都是必要的。对于半足假肢，接受腔与假脚之间没有空间安装调节对线的部件，但仍需假肢师对假肢的对线进行合理优化，这对患者形成良好的步态至关重要。

二、小腿假肢的适配

小腿截肢是指膝关节以下、踝关节以上部位的截肢。小腿截肢后影响假肢选用的因素包括患者年龄、体能、残肢条件、活动需求和经济条件等。

（一）残肢的评定

残肢条件直接影响假肢装配和穿戴假肢后的代偿功能，残肢可分为理想残肢和非理想残肢。①理想残肢：理想的小腿残肢应有一定的长度且为圆柱形，多为肌肉丰满，残端皮肤瘢痕少，末端有厚的筋膜瓣覆盖，有一定的承重能力，无神经瘤造成的疼痛，髋关节及膝关节活动度正常；②非理想残肢：残肢长度不足，残肢呈圆锥形，残肢末端完全无承重能力，残端有骨刺，残肢皮肤有大面积瘢痕，残肢关节活动不良等。

1. 残肢长度　小腿残肢长度是指髌韧带中间点（MPT）到小腿残肢末端的距离。测量方法：①确定髌韧带中间点，即髌骨下端和胫骨粗隆上缘之间的中间点；②用专用尺测量MPT到残肢末端之间的距离，即为小腿残肢长度。

评定标准：①小腿长残肢：将小腿划分为三等份，在小腿下 1/3 范围内的截肢，为小腿长残肢。长残肢杠杆力量好，有很好地控制假肢的能力，但残肢过长，其远端的软组织覆盖就会很少，一般残肢末端的承重能力会随之减低，同时长残肢末端距地面的空间有限，从而影响了一些高功能碳纤维假脚及部件的选择。②小腿中等长度残肢：在小腿中 1/3 范围内的截肢，为小腿中等长度残肢。在此范围内小腿远端更容易得到良好的软组织覆盖，通常残肢末端承重能力更好，有较好地控制假肢的能力，同时又为装配高功能的部件和产品留出了空间，是理想的截肢部位。③小腿短残肢：在小腿上 1/3 范围内的截肢，为小腿短残肢。这类残肢由于杠杆力臂短，控制假肢的能力较差。④极短残肢：经胫骨粗隆截肢的残肢，其长度通常只有 2~3cm。这类残肢对于适配小腿假肢接受腔来说非常困难，不建议保留这类长度的小腿残肢。

2. 皮肤状况

（1）皮肤有无瘢痕：若有瘢痕或大面积瘢痕存在，应检查瘢痕的部位、大小、厚度、成熟度、是否愈合。

（2）皮肤有无粘连：若有粘连存在，应检查皮肤粘连的范围、程度，以及对关节活动的影响。

（3）皮肤有无内陷：若有皮肤内陷存在，应检查其内陷深度。

（4）有无开放性损伤：若有开放性损伤存在，应检查其大小、形状、渗出物。

（5）有无植皮：若有植皮，需注意植皮的部位、类型、愈合程度。

3. 肌力检查 包括残肢、健肢和躯干的肌力，重点是检查残肢肌力。小腿截肢后要重点检查膝关节周围肌肉的肌力，如股四头肌、半腱肌、半膜肌和股二头肌等，这些肌肉肌力减弱会影响患者对小腿假肢的控制和使用，导致明显的异常步态。

4. 残肢髋关节和膝关节的活动范围 残肢各关节的活动度是影响假肢功能的重要因素。①髋关节活动正常：髋关节的屈伸不受限，髋关节无屈曲外展畸形。②髋关节活动受限：髋关节屈曲外展畸形，髋关节呈屈曲外展位，不能完全伸直和内收。③膝关节活动正常：膝关节屈曲不受限，膝关节无屈曲外展畸形。④膝关节活动受限：膝关节屈曲外展畸形，不能完全伸直。髋关节和膝关节的活动范围受限或有较严重的变形将会影响小腿假肢的使用和步态效果。

（二）假肢的适配

1. 长残肢及中等长度残肢

（1）理想的长残肢和中等长度残肢

1）接受腔：具备这类残肢条件的小腿截肢患者通常有较好的活动能力，可选择多种接受腔形式。①全接触式接受腔：推荐首选此类接受腔，此类接受腔受力更加均匀，由于残肢末端可以适当地承重，有利于患者利用残肢控制和驱动假肢行走，同时对于保持残肢远端的血液循环有很好的促进作用。对于接受腔内衬套的选择，推荐使用常规厚度硅橡胶材质的内衬套，其可以很好地保护残肢的皮肤，辅助假肢悬吊，同时，部分带有外层织物的硅胶内衬套的特性又决定了行走时残肢在接受腔内不会有很大幅度地窜动，保证了行走特别是快速行走时假肢的跟随性。当然，传统的聚氨酯泡沫材质的内衬套也是一种更经济的选择。②带有单项排气阀门的吸附式小腿接受腔：对于活动能力较强同时又热爱运动的年轻患者，可以推荐使用，这种接受腔的底部安装了一个小型的单项排气阀门，通过在膝关节部位使用内层带有凝胶的护膝，将接受腔的近端封闭，使接受腔内部形成一定的负压，从而使假肢和残肢的接触更加紧密，大大提高了步行跟随性。

2）假脚：小腿假肢步行时的功能体现主要来自假脚，具备理想残肢条件的患者可选择的范围非常广泛。推荐具备很好的向前滚动功能和储能释能效果的高功能碳纤维假脚，例如具有 L 型“碳纤维踝关节功能”或类似弓型结构的假脚，这样的设计能够在行走过程中通过 L 型碳纤维结构实现很好地储能和释能的过程，从而为患者行走提供更好的向前动力（图 2-3-5）。此类患者通常具备很好地控制假肢的能力，选择高功能的假脚能让患者的步行能力得到很好的发挥，同时能够体验到碳纤维假脚带来的步行时向前的驱动力，满足患者高活动等级的需求。对于长残肢患者，在选择时要注意残肢末端距地面的空间是否足够，大多数运动级别高的假脚结构高度通常比较高。低功能等级的碳纤维假脚和普通的橡胶假脚也可以选择，但这类产品不能发挥出残肢应有的能力，虽然患者控制起来没有问题，但步行时体验感会降低，体能消耗也会增加；特别要注意的是，传统的单轴橡胶假脚最好不要选择，因为其单轴结构在步行时会使假脚快速跖屈，使足部滚动过程中断，限制了向前步行的动力和残肢功能的发挥。

（2）非理想的长残肢和中等长度残肢

1）接受腔：对于残肢存在各种问题的患者，要根据具体情况来选择不同的产品和接受腔的类型。对于残肢表面皮肤状况不好的，推荐使用聚合凝胶的内衬套，相比于硅橡胶，聚合凝胶材料的流动性好，与皮肤的亲和度更高，可以更好地保护皮肤，使其避免受到伤害。

对于骨突部位非常多且较敏感的患者，建议使用聚亚安酯材质的内衬套，这种材料的内衬套有非常好的流动性，可以有效地分散局部的压力，避免骨突等敏感部位过度受力。

2）假脚：假脚的选择同样需要视残肢状况兼顾患者的自身情况而定；对于年轻且残肢肌力没有受到影响的患者，可参照理想残肢的选择原则；对于残肢肌力和活动能力受到影响的，推荐使用具有较好支持稳定性的碳纤维假脚或储能假脚，如具有更稳定支撑结构的碳纤维假脚（图 2-3-6），这样可以更容易控制假肢的稳定性；对于膝关节不稳定，如膝伸肌肌力不足的患者，可以考虑选择具有明显踝关节跖屈功能的产品，例如传统的单轴假脚。

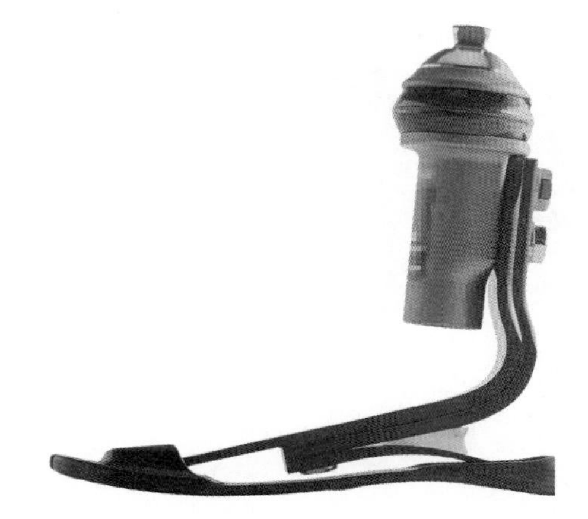

图 2-3-5　带弹力扭力器的运动型碳纤维假脚

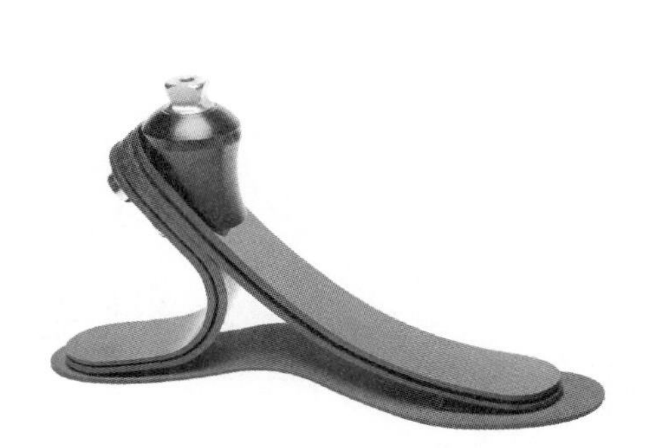

图 2-3-6　1C30 碳纤维假脚

2. 短残肢

（1）接受腔：接受腔的悬吊是首要考虑的问题，可以选择硅胶套、凝胶套等接受腔内衬套来辅助悬吊，如果出于经济的考虑无法选用硅胶套，可以选择使用 PTS 口型的接受腔来帮助改善悬吊问题，另外通过使用弹力护膝也可起到很好的辅助悬吊的作用（图 2-3-7）。

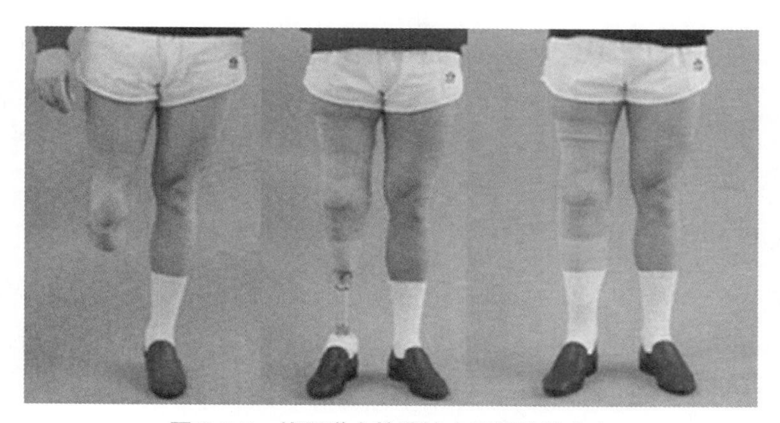

图 2-3-7　使用弹力护膝的小腿短残肢患者

（2）假脚：一般来说，短残肢控制假肢的能力会减弱，因此具有高运动等级的假脚要慎重选择，特别是年龄较大、膝关节肌力不足的患者，由于其控制能力较差，在支撑期控制假肢稳定性的难度较大，这一点在双侧截肢的截肢者身上会更明显。当然，肌力和控制能力较好的短残肢患者，如果其有更强的活动能力和需求，依然可以考虑选择具有一定活动能力的碳纤维假脚，毕竟这类产品能够为使用者行走提供有效的帮助。

（三）假肢装配前的康复治疗

小腿截肢后应尽早开始残肢的康复，为假肢接受腔的适配做好准备。

1. 维持残肢的良肢体位　膝关节应处于伸直位，避免膝关节屈曲挛缩。①仰卧时，残肢下方不可垫东西，膝关节需要处在伸直位；②坐轮椅时，残肢膝盖不宜长时间弯曲，可使用专用的支撑板，让膝关节处在伸直位（图 2-3-8）。

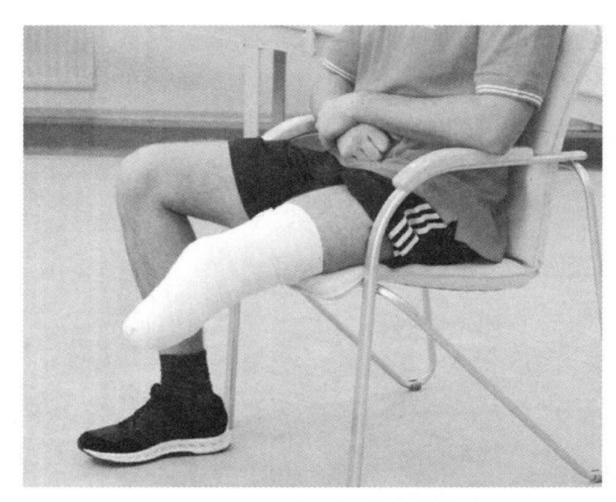

图 2-3-8　残肢体位保持

2. 残肢的基本康复训练

（1）术后弹力绷带包扎：弹力绷带的包扎有利于减少残肢肿胀，促进残肢定形；同时包扎弹力绷带可增加残肢整体的耐受力，降低幻肢痛的影响，为适配假肢做准备。

（2）残肢皮肤耐受力和弹性训练：可对残肢末端进行适当的拍打，增加残肢对外界刺激的反应；选择软毛刷、毛巾等反复摩擦残肢远端皮肤，增加皮肤的耐受力，可降低皮肤的敏感度。

（3）残端承重训练：可有意识地用残肢末端进行不同程度的承重训练。

（4）肌力训练：重点训练膝关节屈伸肌力，特别是膝关节伸肌肌力训练，这对于稳定膝关节非常重要；适当地进行核心肌力练习对于稳定躯干、保持良好的步态也非常重要。

（5）关节活动度训练：保持膝关节的正常活动范围。

三、膝离断假肢的适配

膝离断假肢是为膝关节离断、小腿极短残肢（膝关节间隙下 3~4cm 以内）和经股骨髁上（膝关节间隙上 3~4cm 以内）截肢的患者选择适配的假肢。膝离断截肢后影响假肢选用的因素包括患者年龄、体能、残肢条件、活动需求和经济条件等。

（一）残肢的评定

残肢条件直接影响假肢装配和穿戴假肢后的代偿功能，残肢可分为理想残肢和非理想残肢。①理想残肢：理想的膝离断残肢应有较完整的股骨保留，末端可以承重，残肢肌肉丰满且形状规则，残端皮肤瘢痕少；②非理想残肢：残肢股骨远端保留不够完整，残肢末端完全无承重能力或仅可少部分承重，残肢皮肤大面积瘢痕，残肢关节活动不良等。

1. 残肢长度　由于膝离断截肢平面的特殊性，残肢长度在此就不做划分。

2. 残肢的形状　由于手术处理方式的不同，残肢的远端形状会存在差异，接受腔的适配应该遵循残肢的形状来进行设计。为了能更好地适配假肢，残肢的末端应保有适当的软组织覆盖，骨末端平整圆滑，如果考虑适配假肢后的外观，在保证能够悬吊的情况下，可适当地对股骨内外髁部形状进行处理。

3. 肌力检查　包括残肢、健肢和躯干的肌力。膝离断截肢由于保留了完整的股骨，因此位于大腿部分的肌肉大部分保留比较完整，残肢肌力和控制假肢的能力都比较好。检查残肢肌力，应重点检查髋关节周围肌肉的肌力，如臀大肌、臀中肌、髂腰肌等。这些肌肉肌力弱会影响患者对下肢假肢的控制和使用，导致明显的异常步态。

4. 残肢髋关节的活动范围　残肢髋关节的活动度是影响假肢功能的重要因素。①髋关节活动正常：膝离断截肢一般来说不容易出现髋关节屈曲外展畸形，髋关节的屈伸不受限。②髋关节活动受限：由于其他原因导致的髋关节活动受限同样会影响假肢的适配，严重的屈曲外展畸形会影响假肢的装配和使用。

5. 皮肤情况　皮肤条件的好与坏直接影响假肢的穿戴。注意检查残肢皮肤有无瘢痕、溃疡、窦道，残端皮肤有无松弛、肿胀、皱褶，残肢感觉有无减弱，皮肤的血液循环状况等。

（二）假肢的适配

1. 理想残肢

（1）接受腔：理想残肢可选择适配标准的双层接受腔，腔内层为聚氨酯泡沫材质的内衬套，一般选用 4mm 或 5mm 厚度的材料制作，如有必要，可在远端增加一层厚度，以便让残端受力面承重时更舒适。

（2）膝关节：出于对大腿长度控制和外观的考虑，推荐使用膝离断专用膝关节进行适配，专用关节的连接方式和常规的大腿假肢使用的关节不同，结构高度更低，占用的空间更少，同时专用关节的特殊设计也使膝关节在屈曲到 90° 时近端结构长度更短（图 2-3-9）；如果不用充分考虑外观，对于活动等级高的年轻患者来说，高功能的单轴液压关节也是非常理想的选择，这类截肢者良好的控制能力和身体素质可以有效地发挥关节的功能。

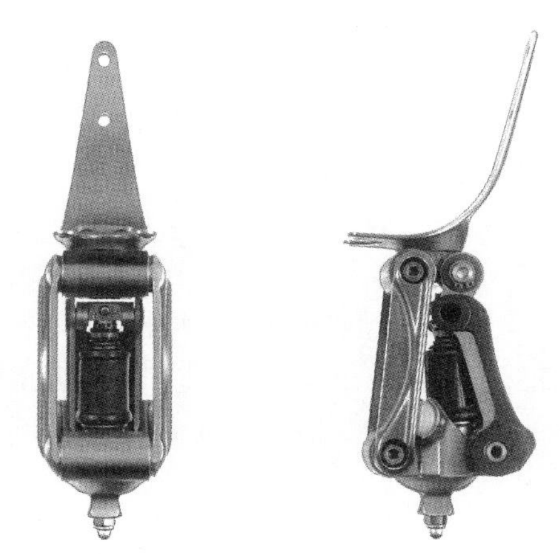

图 2-3-9　膝离断专用膝关节

智能膝关节同样可作为选择的对象，良好的残肢控制能力可以很好地发挥出这类关节在摆动期的优异性能，同时可通过使用这类关节的某些特点实现一些特定的功能，如交替上楼，同时，理想的残肢条件配合高功能的假肢膝关节，可以通过训练得到理想的步态效果。

（3）假脚：对于此类患者，建议首先考虑选择具有 L 型“碳纤维踝关节功能”或类似结构的碳纤维假脚，此类型的假脚通常具有较高的结构高度，通过 L 型碳纤维结构可以在行走过程中起到很好的储能和释能的效果，从而为患者行走提供更好的向前动力。

2. 非理想残肢

（1）接受腔：对于残肢条件不够理想的截肢患者，要根据具体情况来考虑选择哪种形式的接受腔。①残肢末端形状不规则的，需要考虑残肢末端能够均匀承重的问题，在制作接受腔内衬套的时候要对缺失的部分进行填补，使外形更加规则，同时也更有利于残肢的承重。②残肢皮肤有大面积瘢痕的，可以考虑使用聚合凝胶套来保护残肢的皮肤，通过股骨内外髁进行悬吊或加装单向排气阀门、密封圈等来辅助悬吊。③小腿极短残肢需要按照膝离断假肢来适配的，在设计接受腔时需要根据实际情况改变接受腔的形式，必要时需要使用开窗式或全开口式接受腔。

（2）膝关节：对于非理想残肢，在选用膝关节时主要考虑残肢肌力不足及关节活动度受限带来的影响。①残肢肌力不足，特别是髋关节伸展肌力不良的患者，如果使用膝离断关节依然不容易控制其稳定性，则可以考虑选择带有特殊连接方式的、稳定性强的大腿假肢膝关节，或者选择带有锁定装置的膝离断专用关节。②残肢侧髋关节活动范围受限的患者，可以根据情况分别进行判断；如果髋关节活动范围受限程度有限，且残肢肌力较好，可以考虑按照常规的膝离断关节选择。

（3）假脚：对于非理想残肢的患者，如残肢肌力不足或髋关节活动受限，在选择假脚时首先要考虑支撑期的稳定性，尽量不要选择具有很好向前滚动功能的、带有碳纤维弓形结构的假脚，高运动性能的假脚使得患者在行走过程中更不容易控制假肢的稳定性，在行走过程中，患者可能会出现跟不上假肢速度的感觉。稳定、重量轻、具有较柔软的弹性是选择假脚时首要考虑的因素。

患者的残肢条件和身体条件是假肢适配和产品选择非常重要的影响因素，但不是唯一的因素，患者的年龄、生活环境、活动水平和意愿都是假肢适配过程中需要考虑的因素，例如生活在城市从事办公室工作的人需要考虑假肢长时间坐下时的舒适性和方便性；热爱运动的年轻患者需要考虑膝关节摆动期的灵活性和是否有较大的阻尼调整范围；对于生活在山区经常需要在坡路上行走的患者，关节在支撑期的控制方式、是否能够实现交替下坡、假脚是否需具备各个方向的活动性等是需要考虑的因素。

总之，假肢的适配和产品的选择需要收集更多的信息，全面检查评估患者的残肢和身体状态，深入了解患者的生活状态、对假肢的需求等，综合所有的因素来考虑，才能尽可能地满足患者的需求。

（三）康复治疗

1. 假肢装配前的康复治疗　膝关节截肢后应尽早开始残肢的康复。

（1）残肢髋关节活动范围训练：术后早期应行髋关节全关节范围的被动活动，如有可能，尽早行关节的主动活动，以维持髋关节的活动范围，尤其是后伸和内收的范围。

（2）残肢塑形：膝离断残肢视情况可考虑使用弹力绷带进行塑形，促进残肢萎缩定型。

（3）残肢脱敏：在手术创面愈合后，应进行残肢皮肤的脱敏和耐压耐磨训练，以消除残肢感觉过敏、增加残肢耐压耐磨能力，如残端手法按摩按压、残端拍打、残端负重等。

（4）残肢的肌力和耐力训练：通过主动和抗阻训练，提高残肢肌力和耐力。

2. 假肢使用训练

（1）膝离断假肢穿脱训练：穿假肢时，患者取坐位，首先将内衬套套在残肢上，如不能完全穿到位，可在内衬套远端打孔，用纱套牵引到位。穿好内衬套后，将接受腔按照对位标记穿到位，患者感觉到残端完全接触到位并承重后，确认假肢穿到位。

（2）站立平衡训练：①侧方重心转移训练：截肢者双脚分开站在平行杠中间，两脚与肩同宽，双手握住平行杠，训练截肢者逐渐将重心从健肢横向转移到假肢，再从假肢转移到健肢，反复训练直到截肢者能完成双手脱离平行杠进行假肢负重和单腿平衡等；另外，在康复训练师的指导下，也可以借助一些训练辅助器材进行身体侧方向平衡训练（图 2-3-10）。②前后重心转移训练：截肢者双脚分开站在平行杠中间，双手握住平行杠，重心移到假肢，健肢向前迈一步，躯干向前移动，健足着地，重心移到健肢，实现重心的前后转移，然后假肢向前迈一步，按前面的方法训练重心前后转移。在训练中要注意提醒患者挺胸抬头，两眼平视前方。

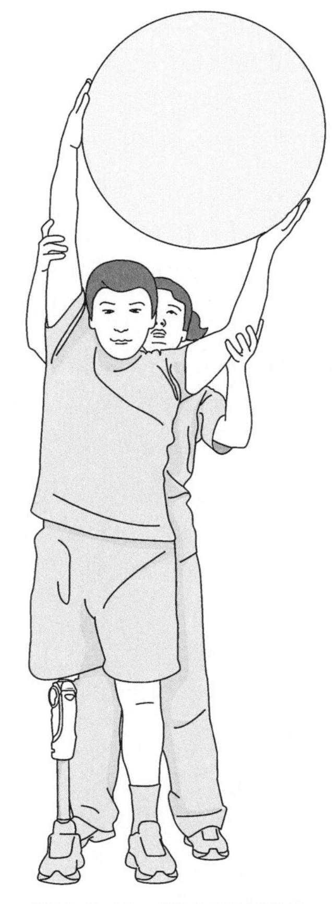
图 2-3-10　侧方平衡训练

（3）步行训练：迈步和步行训练需要在平行杠内进行，一般要求平行杠的长度在 6m 以上。在平行杠一侧放置落地镜子，用于观察训练时的姿势。①假肢迈步训练：假肢退后半步，使假肢负重。在假脚趾触地时，将重心移向健肢，迈出假肢，使其足跟部落在健肢足尖前面，伸直膝关节，假肢负重。为使膝关节保持伸直位，臀大肌要用力收缩，防止膝关节屈曲。②健肢迈步训练：将健肢后退半步，使健肢完全承重。在健侧脚趾触地时，将重心移向假肢，腰部挺直，迈出健肢，提起假肢足跟部，使脚趾着地后蹬，屈曲假肢膝关节，健肢负重。③步行训练：在平行杠内进行步行训练，患者最易出现假肢步幅小、支撑时间短的问题。要提醒截肢者注意假肢步幅不要太小，要向正前方摆出，腰身要挺直，早期也可借助手杖、腋杖和助行器等练习步行。

（4）假肢实用训练：当截肢者步行能力改善后，进一步训练在不同路面的行走，由坐位站起、由站位坐下，上楼（健肢先上）、下楼（假肢先下），如果使用具备交替下楼功能的关节，则应按照关节说明所描述的训练方法训练；上斜坡（健肢长跨步，假肢短跨步）、下斜坡（与上斜坡方法相反），摔倒后从地面起来，从地面拾物，跨越障碍物等实用动作的训练。

四、大腿假肢的适配

大腿截肢是指髋关节以下、膝关节以上部位的截肢。大腿截肢后影响假肢选用的因素包括患者年龄、体能、残肢条件、活动需求和经济条件等。

（一）残肢的评定

残肢条件直接影响假肢装配和穿戴假肢后的代偿功能。残肢可分为理想残肢和非理想残肢。①理想残肢：理想的大腿残肢应有一定的长度且为圆柱形，多为肌肉丰满，残端皮肤瘢痕少，末端有厚的筋膜瓣覆盖，有一定的承重能力。②非理想残肢：残肢呈圆锥形，残肢末端完全无承重能力，残肢皮肤大面积瘢痕，残肢关节活动不良等。

1. 残肢长度　残肢长度影响假肢的控制能力和稳定性。①长残肢：经大腿远侧 1/3 的截肢为长残肢，其力臂最长，控制假肢能力强，但会限制假肢膝关节的选择。残肢过长可能需要选择膝离断专用假肢膝关节。②中残肢：经大腿中 1/3 的截肢为中残肢，大腿中 1/3 与下 1/3 的截肢是理想的截肢平面，残肢既有较长的力臂，又有足够的膝关节安装空间，可选择的假肢膝关节种类多。③短残肢：经大腿近侧 1/3、小粗隆以远的截肢为短残肢。它的力臂短，假肢控制和悬吊能力差，接受腔最好选用坐骨包容式接受腔，可能需要腰带悬吊。④极短残肢：从股骨颈至小粗隆近侧的截肢，假肢需要按髋关节离断装配。

2. 残肢的形状　由于现代假肢制作技术的发展，为适应接受腔的要求，残肢形状应为圆柱状，避免出现圆锥形残肢。如果残肢外形不良，残肢不能与接受腔全面接触，会导致残肢承重不均匀，个别部位承重过大，引起不适和疼痛，影响假肢的穿戴和使用。

3. 肌力检查　包括残肢、健肢和躯干的肌力，重点是检查残肢肌力。大腿截肢后要重点检查髋关节周围肌肉的肌力，如臀大肌、臀中肌、髂腰肌等。这些肌肉肌力弱会影响患者对下肢假肢的控制和使用，导致明显的异常步态。

4. 残肢髋关节的活动范围　残肢髋关节的活动度是影响假肢功能的重要因素。①髋关节活动正常：髋关节的屈伸不受限，髋关节无屈曲外展畸形；②髋关节活动受限：大腿截肢容易出现髋关节屈曲外展畸形，髋关节呈屈曲外展位，不能完全伸直和内收。严重的屈曲外展畸形会影响假肢的装配和使用。

5. 皮肤情况　皮肤条件的好与坏直接影响假肢的穿戴。注意检查残肢皮肤有无瘢痕、溃疡、窦道，残端皮肤有无松弛、肿胀、皱褶，残肢感觉有无减弱，皮肤的血液循环状况等。

（二）假肢的适配

1. 长、中残肢

（1）理想的长、中残肢

1）接受腔：此类型残肢可适用多种接受腔形式，可选用不带接受腔内衬套、密闭的或者佩戴硅胶内衬套的全接触或全承重接受腔，由于残肢末端可以适当地承重，全接触式接受腔对于患者利用残肢控制假肢、保持关节的稳定和安全都有很好的帮助，同时，这类接受腔对于保持残肢远端的血液循环有很好的促进作用。

2）膝关节：原则上各种膝关节都可以作为选配对象，从患者使用效果及如何发挥关节的最佳功能的角度考虑，优先选择具备良好动态性能的单轴液压膝关节，如单纯的摆动期液压控制膝关节，也可选用同时具备支撑期和摆动期液压控制的膝关节（图 2-3-11）。这种类型的膝关节都有很好的摆动期液压控制功能，在行走过程中可提供较快的摆动速度，步行跟随性较好。理想残肢的肌肉力量好，控制能力强，能很好地发挥这类关节在行走过程中的摆动控制优势。尤其是单纯摆动期液压控制膝关节，能够更好地发挥残肢控制能力，更容易控制支撑期关节稳定性，是理想长残肢首选的膝关节。

当然并不是说其他膝关节不适用于此类患者，具有较好支撑期稳定控制的多轴关节、支撑期具备安全锁定功能的关节都可以使用，但没有发挥出残肢本身应有的能力，得不到更好的步态效果和行走感受。

智能膝关节同样可作为选择对象，良好的残肢控制能力可以很好地发挥出这类关节在摆动期的优异性能，可通过使用这类关节的某些特点实现一些特定的功能，如交替上楼，同时，理想的残肢条件配合高功能的假肢膝关节，通过训练可以得到理想的步态效果（图 2-3-12）。

3）假脚：对于此类患者，首先考虑选择具有 L 型“碳纤维踝关节功能”或类似弓型结构的假脚，这类产品通常具有较高的碳纤维结构高度，通过 L 型碳纤维结构可以在行走过程中很好地实现储能和释能的过程，从而为假肢患者行走提供更好的向前动力。当然，假肢患者也可以选择其他类型的假脚，如普通的静踝假脚或结构简单的碳纤维假脚，但这类产品可能无法很好地满足假肢患者的功能需求。

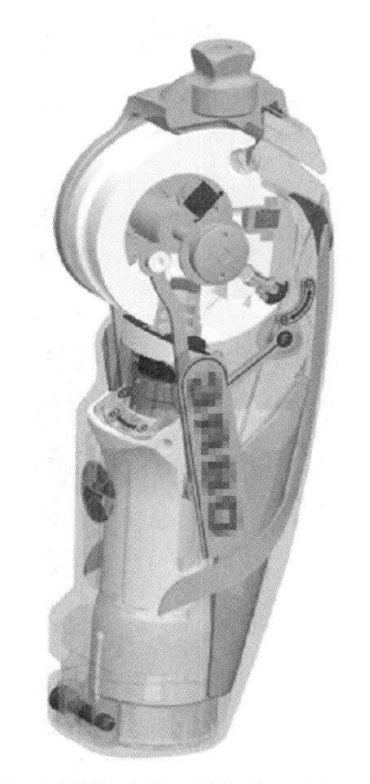

图 2-3-11　具备支撑期和摆动期液压控制的膝关节

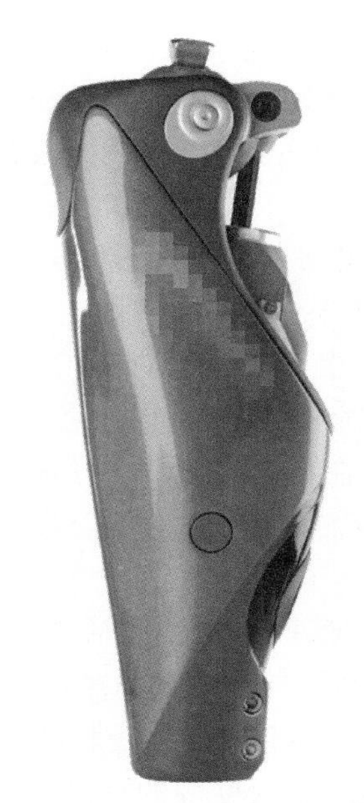

图 2-3-12　可实现交替上楼功能的智能膝关节

（2）非理想的长、中等长度的残肢

1）接受腔：对于残肢条件不够理想的截肢者，要根据具体情况来考虑选择哪种形式的接受腔。①圆锥状残肢：特别是残肢远端锥形及骨突明显的残肢，如果残肢末端可以适当受力，建议首先考虑如何增加残肢远端负重的可能性，可以考虑在残肢末端增加免压垫的结构，通常可以选用具有弹性的聚氨酯内衬套材料制作，免压垫的形状应和残肢末端的形状相符，将免压垫放置在接受腔底端，这样可以最大程度地使残肢远端与接受腔底部贴合；如果选择硅胶内衬套接受腔的形式，则可以在残肢远端制作硅胶定制的残端垫，以便远端形状能和硅胶内衬套形状相吻合。②末端完全不能负重的残肢：可以适当增加一点接受腔的长度，同时再在接受腔远端使用软性免压垫的形式，残端在接受腔内可以很轻微地贴在软垫上，这样可以尽量避免残肢远端在接受腔内完全悬空。当然，这对接受腔的制作技术要求更高。③皮肤大面积瘢痕的残肢，需要考虑选择硅胶或聚合凝胶材质的内衬套，使用内衬套的目的主要是能较少乃至避免残肢皮肤与接受腔摩擦，同时对于残肢皮肤能起到一定的保护作用。

2）膝关节：对于非理想的长残肢和中等长度的残肢，在选用膝关节时主要考虑残肢肌力不足及关节活动度受限带来的影响。①残肢肌力不足，特别是髋关节伸展肌力不良的患者，在选用关节时需要考虑用支撑期稳定性高的膝关节，例如具有机械四连杆结构的液压或气压膝关节，特别是具有支撑期屈曲功能并可改变连杆角度的多轴液压膝关节（图 2-3-13），四连杆结构及角度的改变可以使支撑期稳定控制变得更加容易，为髋关节伸展肌力不良的患者提供更稳定的支撑期控制；对于残肢肌力更差的患者，也可以考虑选择支撑期锁定的膝关节。②残肢侧髋关节活动范围受限的患者，可以根据情况分别进行判断。如果髋关节活动范围受限程度有限，且残肢肌力较好，可以考虑选择具备一定摆动期功能的多轴关节或具有支撑期稳定控制的单轴液压关节，尽可能让患者利用残余肌力去控制和发挥假肢功能；如果患者残肢侧髋关节活动范围受限程度比较明显，在选择关节时尽量不选择具备高功能的膝关节，特别是摆动期功能较好的关节，因为髋关节活动范围受限会影响其膝关节功能的发挥，同时也会影响患者的步态效果，使得假肢的膝关节无法发挥其应有的功能。

3）假脚：对于非理想残肢的患者，如残肢肌力不足或髋关节活动受限，在选择假脚时首先要考虑支撑期的稳定性，慎重选择具有很好向前滚动功能的、带有碳纤维踝关节结构的假脚，其高运动性的特点使得患者在行走过程中更不容易控制假肢的稳定性，在行走过程中，患者可能会出现跟不上假肢速度的感觉。稳定、重量轻、具有较柔软的弹性是选择假脚时首要考虑的因素。

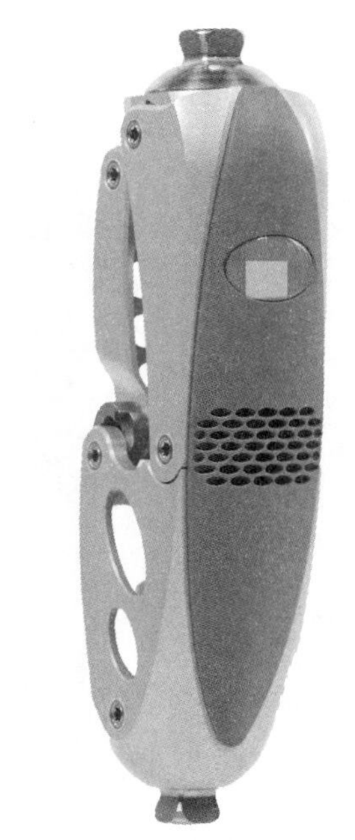

图 2-3-13　具有支撑期屈曲功能的多轴液压膝关节

2. 短残肢　短残肢通常为非理想残肢，尤其是合并有髋关节屈曲畸形、伸髋无力的短残肢。

（1）接受腔：如果残肢条件不足以满足接受腔悬吊的需求，首先需要考虑接受腔的悬吊方式，能够很好地把接受腔悬吊在残肢上，让患者能够比较稳定地控制假肢，对于患者来说是非常重要的因素。首先可以考虑硅胶材质的接受腔内衬套，硅胶套可以很好地将残肢包裹，减少残肢表面与接受腔的摩擦，并可以起到很好的辅助悬吊作用，也可以考虑其他的辅助悬吊方式，如辅助悬吊裤、悬吊腰带等，但不能只考虑悬吊而忽略了残肢与接受腔紧密适配这个重要因素，因此选择悬吊方式的同时还要综合考虑其他因素。

（2）膝关节：如何能够确保这类患者在行走过程中膝关节的稳定性和安全性是首要考虑的因素，特别是老年人，应注意选择稳定性好的膝关节，如四连杆液压或气压膝关节，特别是具有增加支撑期稳定控制的膝关节，必要时可选择带锁的膝关节。同时，可以考虑选择专门为活动能力较差的患者设计的智能关节产品。

当然，对线同样会影响膝关节的稳定性，这一问题需要假肢技师在适配过程中特别注意和调整确认，在此不做展开讨论。

（3）假脚：对于这类患者，假脚的功能并不是首要考虑的因素，而产品的重量、是否稳定则是会影响患者使用感受的主要因素。一个重量很轻、结构相对简单的假脚是良好的选择。

患者残肢条件和身体条件是影响假肢适配和产品选择非常重要的因素，但不是唯一的因素。患者的年龄、生活环境、活动水平和意愿都是假肢适配过程中需要考虑的因素。例如生活在城市从事办公室工作的人需要考虑假肢长时间坐下时的舒适性和方便性；热爱运动的年轻患者需要考虑膝关节摆动期的灵活性和是否有较大的阻尼调整范围；对于生活在山区、经常需要在坡路上行走的患者，关节在支撑期的控制方式、是否能够实现交替下坡、假脚是否需具备各个方向的活动性等是需要考虑的因素。

总之，假肢的适配和产品的选择需要收集更多的信息，全面检查评估患者的残肢和身体状态，深入了解患者的生活状态和对假肢的需求等，综合所有的因素来考虑，才能尽可能地满足患者的需求。

（三）康复治疗

1. 假肢装配前的康复治疗　大腿截肢后应尽早开始残肢的康复。

（1）维持残肢的良肢体位：术后应尽可能维持髋关节于伸直位，避免髋关节屈曲外展，如卧床时，可阶段性地采取俯卧位姿势（图 2-3-14），以保持和避免残肢侧髋关节的屈曲体位，在截肢术后早期需要特别注意避免错误的姿势及不良的残肢体位的形成（图 2-3-15）。

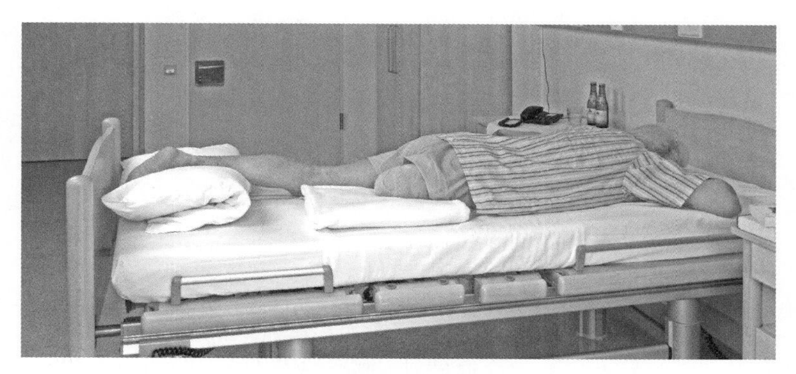

图 2-3-14　髋良肢位

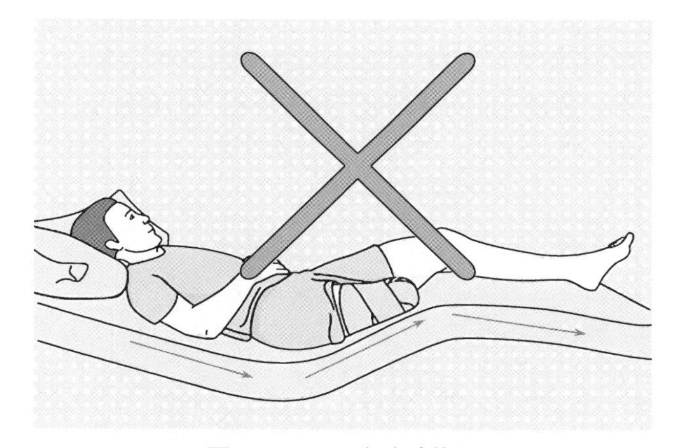

图 2-3-15　不良残肢体位

（2）残肢髋关节活动范围训练：术后早期应行髋关节全关节范围的被动活动，如有可能，尽早行关节的主动活动，以维持髋关节的活动范围，尤其是后伸和内收的范围。

（3）残肢塑形：多采用弹力绷带包扎技术，以促进残肢定型，形成圆柱形残肢（图 2-3-16）。

（4）残肢脱敏：在手术创面愈合后，应进行残肢皮肤的脱敏和耐压耐磨训练，以消除残肢感觉过敏、增加残肢耐压耐磨能力，如残端手法按摩按压、残端拍打、残端负重等。

（5）残肢的肌力和耐力训练：通过主动和抗阻训练，提高残肢肌力和耐力，同时核心肌力的训练对于截肢者来说也非常重要。

2. 假肢使用训练

（1）大腿假肢穿脱训练：①穿假肢时，患者取坐位，先将爽身粉涂在残肢上，再用绸布条缠绕残肢，将残肢垂直插入接受腔内，将绸布条从阀门孔拉出，引导残肢伸入接受腔，直到截肢者感觉残端已完全接触到接受腔底部，再将绸布条全部抽出，盖上阀门拧紧；②脱假肢时，打开阀门，取下假肢（图 2-3-17）。

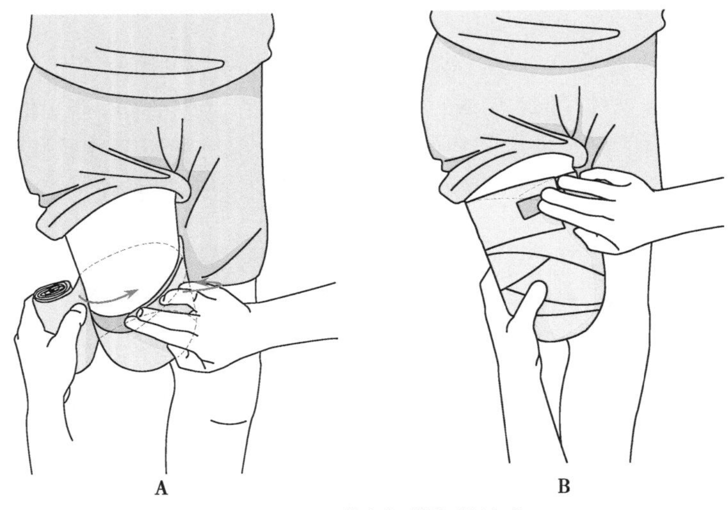

图 2-3-16　弹力绷带包扎技术

（2）站立平衡训练：①侧方重心转移训练：截肢者双脚分开站在平行杠中间，两脚与肩同宽，双手握住平行杠，训练截肢者逐渐将重心从健肢横向转移到假肢，再从假肢转移到健肢。反复训练直到截肢者能完成双手脱离平行杠进行假肢负重和单腿平衡等。②前后重心转移训练：截肢者双脚分开站在平行杠中间，双手握住平行杠，重心移到假肢，健肢向前迈一步，躯干向前移动，健足着地，重心移到健肢，实现重心的前后转移。然后假肢向前迈一步，按前面的方法训练重心前后转移（图 2-3-18）。在训练中要注意提醒患者挺胸抬头，骨盆保持稳定，两眼平视前方。

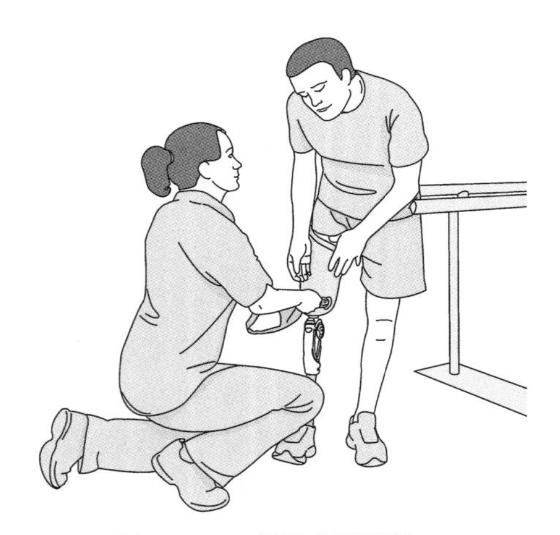
图 2-3-17　假肢穿脱训练

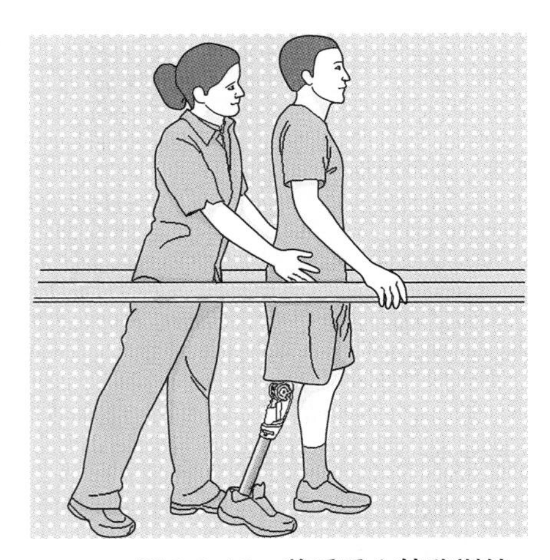
图 2-3-18　前后重心转移训练

（3）步行训练：迈步和步行训练需要在平行杠内进行，一般要求平行杠的长度在 6m 以上。在平行杠一侧放置落地镜子，用于观察训练时的姿势。①假肢迈步训练：假肢退后半步，使假肢负重。在假脚趾触地时，将重心移向健肢，迈出假肢，使其足跟部落在健肢足尖前面，伸直膝关节，假肢负重。为使膝关节保持伸直位，臀大肌要用力收缩，防止膝关节屈曲。②健肢迈步训练：将健肢后退半步，使健肢完全承重。在健侧脚趾触地时，将重心移向假肢，腰部挺直，迈出健肢，提起假肢足跟部，使脚趾着地后蹬，屈曲假肢膝关节，健肢负重。③步行训练：在平行杠内进行步行训练，患者最易出现假肢步幅小、支撑时间短的问题，要提醒截肢者注意假肢步幅不要太小，要向正前方摆出，腰身要挺直。早期也可借助手杖、腋杖和助行器等练习步行。

（4）假肢实用训练：当截肢者步行能力改善后，进一步训练在不同路面的行走，由坐位站起、由站位坐下，上楼（健肢先上）、下楼（假肢先下），上斜坡（健肢长跨步，假肢短跨步）、下斜坡（与上斜坡方法相反），摔倒后从地面自行起来（图 2-3-19），从地面拾物，跨越障碍物等实用动作的训练。

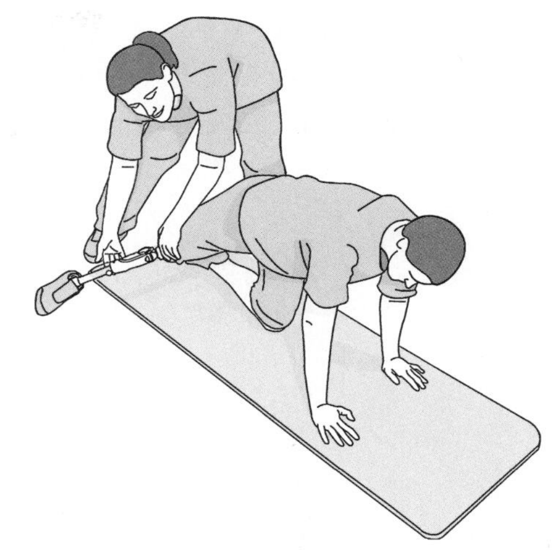

图 2-3-19　摔倒后自行爬起

五、髋离断假肢的适配

一般来说，我们将大腿极短残肢、髋关节离断和半骨盆切除的截肢统一按髋离断假肢来分析评估。

（一）残肢的评定

1. 理想残肢　保留股骨头、股骨颈，在小转子平面的截肢，这种截肢方式很好地保留了残肢侧的整体形状，一般来说软组织相对也比较丰满，这样的残肢在穿戴和使用假肢时可以更好地承重和驱动假肢（图 2-3-20）。

标准的髋关节离断：对于标准的髋离断残肢，如果残肢侧保留了一定的软组织，且残端能够良好地负重，同样有利于假肢的适配。

2. 非理想残肢

（1）大腿极短残肢：一般来说，经坐骨下 3~5cm 的截肢，通常会按照髋离断假肢来进行适配，但残留的这段残肢对于假肢适配来说是不利的，会影响到接受腔的设计。

（2）半骨盆切除：半骨盆切除的患者，视其残肢具体情况进行假肢的设计，但通常会影响到接受腔的承重或悬吊。

（二）假肢的适配

1. 接受腔

（1）理想残肢接受腔的适配：对于理想残肢，可以直接选择软硬树脂一次成型的标准接受腔，这种接受腔相比于健侧使用皮革或软性材料与残肢侧硬接受腔铆接的形式，整体性和悬吊效果更好。

（2）非理想残肢接受腔的适配：①大腿极短残肢的接受腔：对于大腿极短残肢，重点需要考虑剩余的一小段残肢如何在接受腔内放置的问题，通常可以考虑让患者保持屈髋位放置，但如果剩余残肢还保有一些长度，很可能会影响到机械髋关节的放置位置。②半骨盆切除的接受腔：对于半骨盆切除的患者，主要需要考虑接受腔的承重和悬吊问题，可以通过软组织的被动膨出来帮助悬吊，必要时可通过辅助悬吊装置来解决悬吊问题，如使用肩带等，如果患者残肢侧坐骨部分已经被切除，可以通过大面积的软组织受力，加大腹压来辅助承重等方案，必要时可以延长接受腔的上缘部分，通过增加接触面积来解决承重问题。

2. 髋关节　髋离断截肢者可使用的髋关节种类不多，建议选择设计结构在接受腔前端的假肢髋关节，如此在坐下时姿态和舒适性会更好一些，当然，对于经济条件好一些的患者，可以选用带有液压控制系统的髋关节（图 2-3-21），摆动期和支撑期液压控制会使步行时关节的摆动更加柔和，在支撑初期髋关节的伸展过程让患者感觉更加舒适。

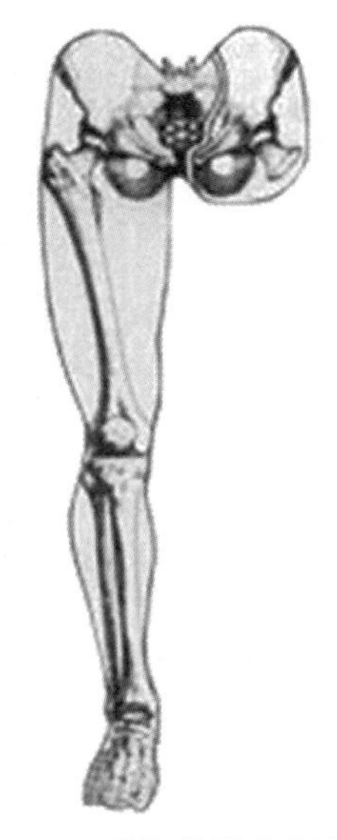

图 2-3-20　理想的髋离断截肢

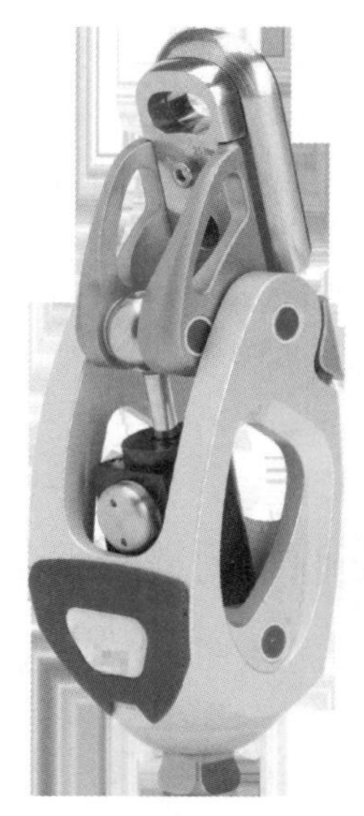

图 2-3-21　液压髋关节

3. 膝关节　在髋离断的假肢关节选配过程中，膝关节的选择首先考虑的是如何更容易保持稳定，而不是考虑是否具有很强的摆动期控制和摆动速度，因此建议首先选择具有四连杆结构的摆动期气压或液压控制的膝关节，这样可以充分保证步行时足跟着地的稳定性；对于活动能力更差的患者，可以选择带有手动锁定功能的膝关节，或者可改变连杆角度的多轴膝关节；对于经济条件好的患者，也可以考虑具有支撑期和摆动期分别控制功能的智能假肢膝关节。

4. 假脚　对于髋离断截肢者，假脚的选择以轻便、支撑稳定功能好为原则，如具有初级储能功能的非碳纤维假脚；同时，重量轻、中低活动等级、弹性相对柔软的碳纤维假脚都是不错的选择，对于功能要求不高的，普通的 SACH 脚也是不错的选择。

（三）康复治疗

1. 装配假肢前的康复治疗　对于髋关节离断截肢者，需要通过骨盆的摆动来带动假肢，因此，核心肌力的训练就显得尤为重要。对于截肢者来说，核心肌力训练可以根据自身的体能状况有选择地进行。①仰卧架桥训练：这种方式动作难度较低，不需要借助器械或其他人的帮助，自己可以独立完成。训练时截肢者平躺，膝关节屈曲，通过抬起臀部并使大腿部分和躯干部分尽量形成一条直线来训练腰腹部的力量。可以通过增加手部的动作来增加训练的难度。②平板支撑训练：俯卧位和侧卧位的平板支撑训练同样是训练核心肌力的有效方法，其动作难度相比仰卧架桥训练更大，可以作为核心肌力的高阶训练。

2. 假肢使用训练　对于髋离断假肢的使用训练需要更侧重于重心转移训练，特别是前后重心转移训练，具体的训练方法可参照大腿假肢的训练方法。

（卢　山）

参考文献

[1] 赵辉三. 假肢与矫形器学[M]. 北京：人民文学出版社，2005.

[2] 缪鸿石. 康复医学理论与实践[M]. 上海：科学技术出版社，2000.

[3] Seymour R. Prosthetics and Orthotics Lower Limb and Spinal[M]. Philadelphia: Lippincott Williams & Wilkins, 2001.

[4] Grabois M. Physical medicine and rehabilitation the complete approach[M]. Houston: Blackwell Science, 2000.

[5] Delisa JA. Rehabilitation medicine Principles and Practice[M]. New York: Lippincott-Raven Publishers, 1998.

[6] 金德闻，张济川. 康复工程学的研究与发展[J]. 现代康复，2000，4(5)：643-646.

[7] 赵辉三. 假肢穿戴后的适合性检查[J]. 中国临床康复，2002，6(24)：3642-3643.

[8] 张晓玉. 现代假肢中新结构、新材料和新工艺[J]. 中国临床康复，2002，6(22)：2989-2991.

[9] Waters WL, Mulroy SJ. The energy expenditure of normal and pathologic gait[J]. Gait Posture, 1999, 9(3): 207-231.

[10] Murray MP, Mollinger LA, Sepic SB, et al. Gait patterns in above-knee amputee patients: Hydraulic swing control vs constant-friction knee components[J]. Arch Phys Med Rehabil, 1983, 64(8): 339-345.

[11] Gleim GW, Stachenfled NS, Nicholas JA. The influence of flexibility on the economy of walking ang jogging[J]. J Orthop Res, 1990, 8(6): 814-823.

[12] Shem KL, Breakey JW, Werner PC. Pressures at the residual limb-socket interface in trastibial amputees with thigh lacer-side joints[J]. J Proethet Orthot, 1992, 4: 119-125.

[13] Hsu MJ, Nielsen DH, Yack J, et al. Physiological comparisons of physically active persons with transtibial amputation using static and dynamic prostheses versus persons with nonpathological gait during multiple-speed walking[J]. J Prosthet Orthot, 2000, 12: 60-67.

[14] Bowker JH. Partial foot amputations and disarticulations[J]. Foot Ankle Clin North Am, 1997, 2: 153.

[15] Bowker JH, San Giovanni TP. Amputations and disarticulations, in Myerson MS(ed): Foot and Ankle Disorders[M]. Philadelphia: WB Sainders, 2000.

[16] Moore JW. Prostheses orthoses and shoes for partial foot amputees[J]. Clin Podiatr Med Surg, 1997, 14(4): 775-784.

[17] Camilleri A, Anract P, Missenard G. Amputations et désarticulations des membres: Membre inférieur, in Encyclopédie Médico-Chirurgicale[M]. Paris, France: Editions Scientifiques et Médiacales Elsevier, 2000.

[18] Petty J. Gait Analysis, Normal and Pathological Function[M]. New York: McGraw-Hill Inc, 1992.

[19] Lipsky BA, Berendt AR. Principles and practice of antibiotic therapy of diabetic foot infection[J]. DiabetMetab Res Rev, 2000, 16(1): 42-46.

[20] Fridman A, Ona I, Isakov E. The influence of prosthetic foot alignment on transtibial gait[J]. Prosthet Orthot Int, 2003, 27(1): 17-22.

第三章 矫形器适配指南

第一节 矫形器概论

一、矫形器的定义和作用

1. 定义 矫形器(orthosis)是用于人体四肢、躯干等部位，通过力的作用以预防、矫正畸形，治疗骨骼、关节、肌肉和神经疾患并补偿其功能的体外支撑装置。

2. 矫形器的基本作用

(1)稳定和支持：通过限制肢体或躯干的异常活动，维持脊柱、骨和关节的稳定性，减轻疼痛或恢复其承重功能，如腰椎间盘突出症患者急性期使用的腰围，脊髓损伤后截瘫使用的膝踝足矫形器等。

(2)固定和保护：通过对病变肢体或关节的固定和保护以促进病变的愈合，如用于骨折后固定的矫形器。

(3)支撑和免荷：通过减少肢体的轴向承重，可以减轻或免除肢体或躯干的长轴承重，从而促进病变愈合，如胸腰骶脊柱过伸矫形器用于治疗胸腰椎压缩性骨折，坐骨承重的膝踝足矫形器用于治疗股骨头无菌性坏死。轴向免除承重可分为两类：部分免荷，一般为足跟悬空，前足着地；完全免荷，一般为全足悬空。其原理是在需免荷部位的上部对肢体进行支撑，达到免荷的目的。支撑部位的承重应准确有效，在克服外力对骨、关节产生负荷作用的同时，一定要避免内力(肌肉收缩)对骨关节的负荷作用。这类矫形器多用于下肢，统称为免荷性矫形器，多应用于骨折、假关节、骨结核、股骨头无菌性坏死等。

(4)预防和矫正：通过固定病变部位来矫正肢体已出现的畸形，预防畸形的发生和发展，多用于儿童。儿童生长阶段，由于肌力不平衡，骨发育异常或外力作用，导致肢体生物力线异常，常引起肢体的畸形，应以预防为主。由于儿童骨、关节生长发育存在着生物可塑性，通过矫正异常的生物力线，可以有效预防肢体发生畸形或防止畸形快速发展，如用于儿童脑瘫后马蹄内翻足的踝足矫形器。

(5)代偿和助动：通过矫形器的外力源装置(如橡皮筋、弹簧等)代偿已瘫痪肌肉的功能，对肌力较弱者予以助力，使其维持正常运动，如手指肌腱损伤后的矫形器。

(6)补偿肢体不等长：双下肢不等长是临床常见问题。下肢不等长的主要原因包括先天性或后天性发育障碍、创伤后短缩畸形愈合、关节畸形、关节功能障碍等。对双下肢不等长进行长度补偿的基本原则是站立位达到骨盆水平。补偿方法是鞋内补高与鞋外补高相结合；要求补高后的肢体承重应符合生理对线要求。将补高后的鞋后跟适当前移，有助于步行中减轻踝关节背屈肌的疲劳，增加足跟着地时膝关节的稳定性；将补高后的鞋后跟适当外移，有助于步行中外侧的稳定。若双下肢长度差距大于14cm，可采用补高假足技术，使短肢长度与健侧肢等长。

二、矫形器的命名和分类

1. 命名 历史上矫形器的名称很多，过去用于上肢的矫形器称为夹板，用于下肢的矫形器称为支具或支持物等。1960 年，由美国矫形外科医师学会、美国科学院假肢矫形器教育委员会和美国假肢矫形器学会共同负责开发了系统的假肢矫形器术语，随后在美国及世界的一些地区进行了试用和修改，并形成了国际假肢矫形器技术术语的核心。1992 年，国际标准化组织（ISO）公布的残疾人辅助器具分类（ISO 9999 1992）采用了系列化的矫形器术语。1996 年，国家质量监督检验检疫总局公布了我国国家标准《残疾人辅助器具——分类》（等同采用国际标准 ISO 9999 1992），标准中也采用了系统的矫形器统一命名方案，该方案规定，按矫形器的安装部位英文字头的缩写命名（表 3-1-1）。

表 3-1-1 矫形器的命名

中文名称	英文名称	缩写
颈矫形器	cervical orthosis	CO
颈胸矫形器	cervico-thoracic orthosis	CTO
胸矫形器	thorax orthosis	TO
胸腰骶矫形器	thorax-lumbus-sacrum orthosis	TLSO
腰骶矫形器	lumbus-sacrum orthosis	LSO
骶髂矫形器	sacro-iliac orthosis	SIO
手矫形器	hand orthosis	HO
腕矫形器	wrist orthosis	WO
腕手矫形器	wrist-hand orthosis	WHO
肘矫形器	elbow orthosis	EO
肘腕矫形器	elbow-wrist orthosis	EWO
肩矫形器	shoulder orthosis	SO
肩肘矫形器	shoulder-elbow orthosis	SEO
肩肘腕矫形器	shoulder-elbow-wrist orthosis	SEWO
肩肘腕手矫形器	shoulder-elbow-wrist-hand orthosis	SEWHO
足矫形器	foot orthosis	FO
踝足矫形器	ankle-foot orthosis	AFO
膝矫形器	knee orthosis	KO
膝踝足矫形器	knee-ankle-foot orthosis	KAFO
髋矫形器	hip orthosis	HO
髋膝踝足矫形器	hip-knee-ankle-foot orthosis	HKAFO

2. 分类 矫形器的种类很多，通常可以按照治疗部位、作用、制造材料、产品状态及所治疗的疾病进行分类，其中按治疗部位分类是临床上最常采用的方法。

（1）按治疗部位分类：①上肢矫形器（upper extremity orthosis）；②下肢矫形器（lower

extremity orthosis）；③脊柱矫形器（spinal orthosis）。

（2）按矫形器的治疗目的：①临时用矫形器（quick made orthosis）；②保护用矫形器（protective orthosis）；③固定用矫形器（stabilization orthosis）；④免负荷用矫形器（weight bearing orthosis）；⑤功能用矫形器（functional orthosis）；⑥站立用矫形器（standing orthosis）；⑦步行用矫形器（walking orthosis）；⑧夜间用矫形器（night orthosis）；⑨牵引用矫形器（traction orthosis）；⑩功能性骨折治疗用矫形器（functional fracture orthosis）等。

（3）按产品状态：①成品矫形器（off-the-shelf orthosis），是一类针对各种常见的功能障碍和临床表现而批量生产的已商品化的成品矫形器，有多种尺寸型号，根据患者的治疗部位选择不同型号的产品，其特点是装配迅速、调整简便，无须大的修改，主要对肢体或关节起到保护、稳定及维持功能位的作用，如各种限制颈部活动的围领、各种腰围、平足鞋垫等。该类矫形器不适合畸形明显、皮肤表面感觉丧失的患者。②半成品矫形器（prefabricated orthosis），是一类高温塑料板模塑制成的成品矫形器。与预制式成品矫形器的区别是这些制品可根据患者的肢体形状和治疗需要，在成品矫形器的局部进行加工或调整，如加热塑形、修改矫形器的边缘等，比较适合患者的解剖特点。③定制矫形器（customized orthosis），是一类根据患者的解剖特点、功能障碍情况等进行个性化设计和制作的矫形器，具有良好的生物力学控制能力，其矫形器的结构针对性强，符合患者个体矫形器的治疗特点。

（4）按所治疗的疾病：①脊髓灰质炎后遗症用矫形器；②马蹄内翻足矫形器；③脊柱侧凸矫形器；④骨折治疗矫形器；⑤股骨头无菌坏死矫形器等。

三、矫形器的临床应用

现代医学的发展，使得许多疾病的临床救治率有了显著提高。但这些疾患常留下不同程度的功能障碍，如骨关节损伤后关节活动范围受限，脑卒中患者的足下垂、内翻畸形，脊髓损伤患者的站立、行走功能丧失等都严重影响患者的正常生活，矫形器的应用能恢复或改善患者的功能活动，提高患者的生活自理能力。

1. 临床应用的目的　矫形器应用是康复医学的重要治疗技术，常常与其他的治疗方法配合，以提高、改善患者的功能。要使矫形器发挥应有的治疗作用，首先要明确矫形器在不同疾病及疾病的不同阶段的治疗目的和作用，才能有的放矢地选好矫形器。

（1）保护组织、预防损伤和缓解疼痛：通过固定和保护，限制肢体的活动，预防损伤、缓解疼痛、促进修复，如软组织、韧带损伤后选用的矫形器。

（2）处理畸形：包括预防畸形、矫正畸形、适应畸形，如脑瘫患儿选用的踝足矫形器。

（3）限制骨关节的异常活动：通过固定，限制骨关节的异常活动，如用于骨折后固定的矫形器，用于限制膝关节过伸的膝矫形器等。

（4）补偿肢体长度和形状的缺损：肢体不等长时选用的鞋垫、矫形鞋等。

（5）处理神经、肌肉病变引起的功能异常：中枢神经系统病变常引起肌张力增高、痉挛和关节挛缩，可选用抗痉挛矫形器；相反，外周神经损伤后出现肌肉张力低，弛性无力，关节不稳，可选用相应矫形器固定松弛关节于功能位。

（6）其他目的：包括安慰、保温、提示和姿势反馈等。

2. 临床应用的范围　随着新材料、新工艺、新技术的问世，矫形器的种类越来越多，矫形器的功能作用更加明确，矫形器的临床应用范围越来越广，也越来越普及。涉及的临床科室涵盖骨科、创伤科、神经内科、神经外科、整形外科、康复科、儿科、老年科和内分泌科等多个临床学科，使用对象几乎囊括了所有年龄段的患者。在严重创伤、神经系统和骨关节病损、糖尿病、儿童疾病和老年病等疾病的中早期，合理地选用矫形器，能够有效预防、矫正或代偿这些病损可能造成的功能障碍，提高患者的独立生活能力，帮助患者回归社会。

（1）在骨关节系统病损中的应用：骨关节系统病损后的功能障碍是矫形器应用的主要范围，许多矫形器都是由于骨关节病损后预防和改善功能障碍的需要而发展起来的，如四肢、躯干骨折后用于固定的矫形器，在关节损伤、脱位后用来固定、预防和矫正畸形的矫形器；用于预防和治疗骨关节退行性疾病、类风湿病后关节病变的矫形器；在肌肉、韧带和软组织损伤后用来制动、保护、促进功能恢复的矫形器等。

（2）在神经系统病损中的应用：许多中枢神经系统的疾病，如脑卒中、脑外伤、脊髓损伤、外周神经损伤等都会带来严重的运动功能障碍，包括肌张力的异常、肌力的减退或丧失、运动的协调和平衡能力异常等。在这些疾病的不同阶段都需要使用矫形器，以改善患者的功能、预防和治疗可能出现的畸形，如脑出血偏瘫后用于抗痉挛的上肢矫形器，防治足下垂内翻的踝足矫形器；截瘫后帮助患者站立和行走的截瘫行走器；外周神经损伤后固定关节于功能位，防治关节挛缩的矫形器等。

（3）在儿童疾病中的应用：儿童疾病，尤其是儿童常见残疾性疾病是矫形器应用的又一重要领域。由于儿童处于生长发育期，如果肢体存在异常的生物力线、肌肉发育的不平衡未能得到矫正，常常引起肢体畸形，因此矫形器在儿童疾病中的应用更强调预防作用。通过矫正异常的生物力线，可以有效预防肢体发生畸形或降低畸形的程度，如儿童脑瘫的马蹄内翻足，如果早期康复治疗和穿戴矫形器能将踝关节矫正到中立位，使下肢异常的生物力线得到矫正，就可能避免出现足部畸形。

另外，在矫形器的应用中还需要尽可能不影响儿童的生长发育，在满足矫形器装配要求的情况下，尽可能减少矫形器的固定范围，不需要固定的关节一定不要去固定，要尽可能不限制儿童正常的生理活动。

（4）在代谢系统疾病中的应用：代谢系统疾病似乎与矫形器的应用没有太大的关系，但有些代谢性疾病会带来严重的肢体病变，尤其是糖尿病引起的糖尿病足。2013 年，中华医学会糖尿病学分会公布糖尿病流行病学调查结果，我国 30 岁以上人群糖尿病患病率达 11.6%，估计全国有 1.39 亿糖尿病患者。按照欧美发达国家的统计资料，15% 的糖尿病患者会在其一生中发生足溃疡，最后导致截肢。糖尿病足治疗困难，但预防则十分有效。良好的预防措施可以有效降低糖尿病足的发生。穿戴具有保护功能的鞋和具有压力缓解作用的鞋垫是预防糖尿病足发生的重要措施。

3. 临床应用的程序

（1）处方前检查：最好以康复协助组的形式进行，检查内容包括患者的一般情况、病史、体格检查、拟制作或穿戴矫形器的部位、关节活动范围和肌力情况、是否使用过矫形器和使用情况等。

（2）矫形器处方：矫形器处方是依照医学和生物力学的原则，医生对患者装配矫形器治疗的医嘱，像医疗药品一样是临床医疗的一种方法，是总体治疗方案或康复计划中的一部分，是医生向矫形器制作师表达完整的矫形器医疗要求的责任性文件，是临床医生与矫形器制作师联系的主要形式，是医学和工程技术结合的重要环节。矫形器处方应以患者的残疾特点、功能状况和个体差异为依据，以代偿功能、治疗疾病和矫治畸形为目的，对矫形器的装配及其有关的服务工作做出明确的、详细的描述和要求，根据所掌握的情况，在许多可用的矫形器中选择最适合于患者使用的品种。

医生在书写处方时应深入了解病情，并能从生物力学的角度去考虑肢体存在的缺陷和解决办法。同时还应注意患者的一般身体状况和心理因素。然后综合各种条件和因素，选出一种最为合适的品种。处方书写要明确无误，切实可行，写清目的、要求、固定范围、体位及作用力的分布。遇到复杂病例或特殊要求，应与矫形器制作师共同商定处方细节。目前我国矫形器处方书写方法尚未统一，通常采用国际上常用的书写矫形器处方的方法，具体方法参见各章节。

（3）矫形器装配前的治疗：应根据患者检查评定情况，制定康复治疗方案，主要进行增强肌力、关节活动范围和肌肉协调能力的训练，以消除肢体水肿，为穿戴矫形器创造条件。

（4）矫形器制作：由矫形器制作技师按矫形器处方进行设计、测量、绘图、制取石膏阴模、阳模，制成半成品后试穿。

（5）初检：初检是指矫形器在正式使用前，要进行试穿，以了解矫形器是否达到处方要求、对线是否正确、动力装置是否可靠、穿戴是否舒适，并进行相应的调整。初检由矫形器师负责完成。初检合格的矫形器交付治疗师对患者进行适应性使用训练，训练时间的长短、训练的方法和强度取决于患者的情况。

（6）终检：终检是指矫形器正式交付患者前，应对矫形器的质量及患者功能代偿情况，矫形器功能训练所达到的熟练程度，以及患者身体和心理状况进行一次综合性的检查和评定。终检由处方医生、制作师和理疗师共同参加。由原处方医生负责检查矫形器装配是否符合原处方的各项要求和该矫形器装配的常规要求，对不符合要求的项目有权要求制作师即时修改、反复修改，直至医生满意，签字，才能交付患者使用。

（7）注意事项：矫形器制成交付使用时，应认真向患者讲明矫形器的使用方法和穿用时间（白天用、夜间用、昼夜用等），指导患者在穿戴矫形器期间，出现副作用（如皮肤发红、疼痛、褥疮等）和故障时的临时处置方法和对策。此阶段的指导工作是有效使用矫形器的关键一环，绝不可忽视。长时间使用矫形器，更应当定期检验评定矫形器的使用效果。

四、矫形器副作用的预防与处理

三点力学系统是矫形器治疗中最常见的治疗方式之一。但矫形器在矫正肢体畸形、纠正异常体位、保持关节正常对线、纠正异常步态等的同时，往往会带来两种主要的负面效应，一是导致躯干或肢体长期处于静止状态，即制动状态；二是使躯干或肢体长时间受压，即局部机体组织持续受到压力作用。康复治疗的目的在于恢复患者自主活动能力，因此矫形器的副作用成为康复治疗过程中不可忽视的环节。

1. 失用性肌萎缩与肌无力　由于制动限制了机体肌肉活动，引起肌力、肌耐力与肌容积进行性下降。有研究报道，当肌肉完全休息时，肌力每日下降 1%~3%，每周下降 10%~15%。为了预防肌肉萎缩，固定部位肌肉应做等长收缩，未固定部位做主动运动。

2. 关节僵硬挛缩　长时间固定制动容易引起关节僵硬挛缩。相关研究表明，关节在任何位置的长时间制动均会造成肌肉纤维和胶原纤维缩短，而且肢体的位置、制动的时间、关节活动范围及原发病因素等均会直接影响挛缩发生的速度。为预防关节僵硬挛缩，在穿戴矫形器的过程中，每天需要在治疗师的帮助下做 2~3 次全关节范围的被动运动，达到关节最大的活动度。此外，除骨折明显移位，确需将邻近关节固定外，应尽量减少矫形器对关节活动的限制，以防止正常关节因制动出现僵硬挛缩。

3. 骨质疏松 机体全身或某个肢体完全制动可诱发全身性或局部性骨质疏松，这种情况常见于骨折后、四肢瘫、截瘫、脊位灰质炎或脑血管意外等患者。有学者研究发现，由于制动而引发弥漫性骨质疏松的患者，可在比较短的时间内丢失全部骨量的30%~40%。为此应指导患者做一些主动运动和被动运动，尽早站立和行走，增强骨代谢、加大骨能负载、强化骨密度、增加骨矿含量。

4. 肌痉挛程度加重 痉挛是一种运动性功能障碍，是上运动神经元损伤的基本表现之一。其病理机制是由于患者牵张反射兴奋性增高，导致速度依赖性的张力性牵张反射亢进，同时伴随腱反射亢进。有学者从痉挛角度分析认为，轻度痉挛患者通过联合应用关节活动度训练、穿戴矫形器及口服药物等可以获得满意疗效，而对于重度痉挛患者，采用上述保守治疗则效果不佳，应尽早选择矫形手术改善其功能状况。如果在短时间内频繁地穿脱矫形器或穿脱动作粗暴等，常会刺激肌张力增高，需要在穿戴矫形器前，采用轻柔、缓慢的牵伸手法使患者高张力的肌肉放松，然后再穿戴矫形器并持续牵伸2小时以上，则有助于放松肌张力过高的肌肉。

5. 压疮 压疮可发生于身体软组织的任何部位，引起压疮的原因很多，最重要的是压力作用，其主要影响因素包括3个方面：压力强度、压力持续时间及组织对压力的耐受能力。矫形器对机体长时间、持续性的机械压力作用可造成压疮。有研究发现，短时间的高强度压力作用与长时间的低强度压力作用的损害程度类似，而且机体组织耐受间歇性压力的能力远大于耐受持续性压力的能力。定期取下矫形器进行检查是预防压疮的重要方法，一旦发现局部皮肤有发红、疼痛，就应暂停矫形器的使用或减少矫形器使用的时间，同时修理矫形器。

6. 心理依赖性 长时间使用矫形器后，有些患者可能出现心理依赖。矫形器使用中的一个重要原则是将其视为暂时的工具，一旦患者功能恢复、症状改善，就应及早放弃矫形器治疗。对于无须继续使用矫形器而又对矫形器存在依赖心理的患者，矫形器师应耐心向患者解释，并同时对其进行试验性训练，以消除患者对矫形器的心理依赖。

（李 磊 武继祥）

第二节 骨折的矫形器适配指南

一、骨折概述

（一）定义与分类

1. 定义 骨折（fracture）是指骨或骨小梁的完整性和连续性发生离断。

2. 原因 引起骨折的原因很多，包括外伤、肿瘤和骨质疏松等，外伤是引起骨折最常见的原因，骨质疏松可引起病理性骨折。

3. 分类 ①根据骨折的稳定性，可分为稳定性骨折和不稳定性骨折；②根据骨折周围软组织损伤程度，可分为闭合性骨折和开放性骨折；③根据导致骨折的原因，可分为外伤性骨折和病理性骨折。

采用什么样的固定方法与骨折的稳定程度密切相关，应用矫形器固定骨折时，需要准确判断骨折稳定程度和骨折的移位情况。需要注意的是，稳定与不稳定型骨折是相对的，某些骨折如股骨干横行骨折，因受肌肉强大的牵拉力影响，难以保持良好对位，也属不稳定型骨折。

骨折常见的移位有以下 5 种类型，且临床常见几种移位可同时存在。①成角移位：两骨折段的纵轴线交叉成交角；②侧方移位：以近侧骨折段为准，远侧骨折段向侧方移位；③短缩移位：两骨折断端相互重叠或嵌插，使其缩短；④分离移位：两骨折段在纵轴上相互分离，形成间隙；⑤旋转移位：远侧骨折段围绕骨的纵轴旋转（图 3-2-1）。

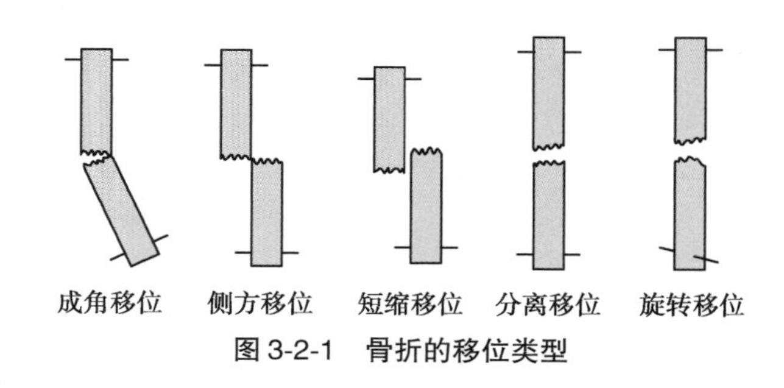

图 3-2-1　骨折的移位类型

（二）临床表现和治疗原则

1. 临床表现

（1）症状：有明确的外伤史，受伤局部出现疼痛、肿胀、瘀斑、畸形。

（2）体征：伤处压痛明显，有畸形。在检查或移动时会出现异常活动、骨摩擦音或骨摩擦感。

（3）辅助检查：X 线平片检查能明确诊断，确定骨折的部位、程度、移位情况。X 线平片须包括正、侧位，以及邻近关节，有时还要加摄特定位置或健侧相应部位的对比 X 线平片。

2. 临床治疗原则　整复（修复）、固定和功能锻炼是骨折治疗的三大基本原则。骨折是临床常见病，多发病，治疗上均需要复位、手术内固定或矫形器外固定和功能训练。

（三）功能障碍和康复目的

1. 功能障碍　骨折愈合是骨连续性恢复，重新获得原有骨的结构和性能。从组织学和生理学的变化来看，骨折愈合可分 6 期：①撞击期；②诱导期；③炎症期；④软骨痂期；⑤硬骨痂期；⑥重建期。骨折愈合过程是通过血肿诱导，纤维血管性肉芽组织机化，软、硬骨痂直至重建，以恢复骨的连续性及结构。

骨折愈合需要良好的复位固定、充足的血供和有利的力学环境，但是长时间制动会造成患者固定肢体的肿胀、肌肉萎缩、肌力下降、组织粘连、关节僵硬挛缩等功能障碍，严重影响患者的康复。

2. 康复目的　骨折康复的目的是促进骨折愈合，尽最大可能恢复损伤部位的解剖和功能，预防或减少功能障碍的发生。整复（修复）、固定和功能锻炼是治疗骨折的三个基本步骤，也是骨折康复应遵循的基本原则。某些骨折达不到解剖结构对位，也应根据患者骨折的部位、严重程度、年龄和职业等，达到功能对位。所谓功能对位，即骨折整复以后，无重叠、无旋转移位、无成角畸形。待骨折愈合后，应与健侧肢体等长，无外观畸形，肢体功能恢复到满意程度，对患者今后的生活及工作无影响。

（四）矫形器应用目的和原则

1. 目的　骨折后穿戴矫形器的目的是固定骨折部位，维持骨折的稳定，防止骨折移位，促进骨折的愈合，防止关节挛缩畸形。

2. 原则

（1）肢体摆放位置正确：一般应将肢体固定于治疗要求的保护位或者是功能位，既可以让患者有限制地进行活动，又能妥当地维持固定，避免骨折移位。

（2）固定牢靠：一般情况下均应包括骨折段上下两个关节，如骨折线距关节少于2cm时，则可以不包括骨折线的远处关节。

（3）包裹力量适当：外固定矫形器既要稳定固定患肢，又不能过度压迫肢体，损伤局部软组织。

（4）方便功能训练：外固定矫形器既要保持骨折整复后的位置，又要为功能锻炼创造便利条件。

（5）便于调整：可及时调整固定，在患肢外固定期间，会因肢体肿胀或水肿消退、肌肉萎缩等而产生肢体外固定矫形器松紧度的变化，应及时进行调整。

（6）低温板材固定：使用低温热塑矫形器固定，要保证足够的强度，制作时要依据固定部位选择合适的热塑板材厚度，如手指可选用1~2mm，手部选择3mm，下肢选择4mm以上甚至高温板材制作。

患者若在早期直接使用，可能会因不适感而擅自拆卸调整矫形器，从而引起骨折移位。为此，一般情况下建议患者术后或保守治疗前期先用石膏固定1~2周，有利于局部更加稳定，让患者习惯并接受束缚感。其后，为促进功能训练，再更换较为轻便或易卸除的矫形器，患者体验感会更好也更容易配合。

二、上肢骨折

上肢骨折多由撞击、挤压等直接暴力导致，也有可能因间接暴力导致，如扑倒时手或肘部着地，暴力经前臂或肘部传至各部位引起。

（一）肱骨外髁颈骨折

1. 主要功能障碍　肱骨外髁颈骨折可发生于任何年龄，患者有明确的外伤史，伤后患侧局部疼痛、活动受限，主动和被动活动均可引起疼痛加重，常出现瘀斑，可有畸形、骨擦音等表现。后期常出现的功能障碍为关节囊粘连、关节挛缩和肩关节周围肌肉萎缩（图3-2-2）。

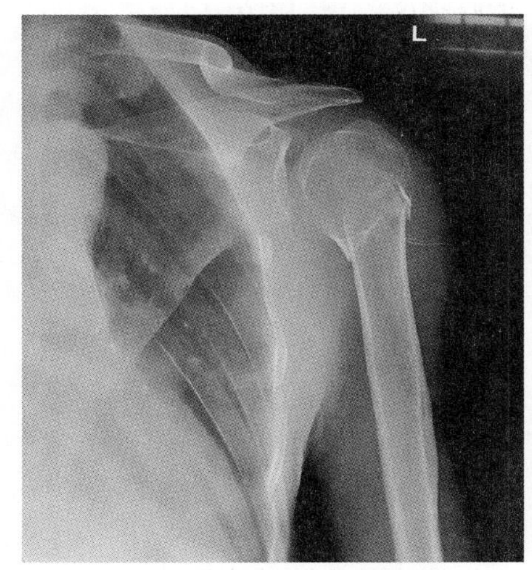

图3-2-2　肱骨外髁颈骨折

2. 康复治疗要点　康复治疗一般先从远端关节开始，复位固定后2~3天嘱患者做掌指关节主动活动。1周后开始做肘屈伸、前臂内外旋的主动训练。3周后，可做耸肩及肩胛骨内外旋等训练。1个月后行X线平片检查，检查骨痂形成情况，骨折愈合后可在治疗师指导下去除外展矫形器，进行肩关节的功能康复锻炼。

3. 矫形器应用

（1）应用矫形器目的：维持骨折的稳定，限制肩关节前屈、后伸和外展活动。

（2）矫形器适配：肱骨外科颈骨折复位固定后，因重力作用骨折断端常逐渐向内侧成角移位，影响骨折愈合或造成后期畸形，因此复位成功后往往用肩关节外展矫形器固定 4~6 周（图 3-2-3）。

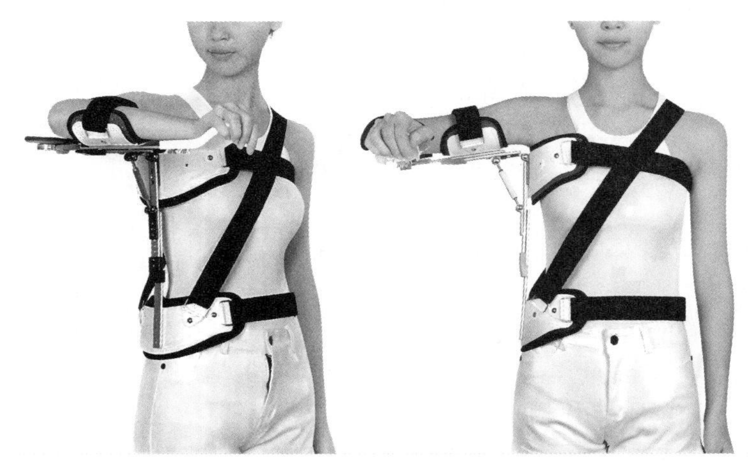

图 3-2-3　肩外展矫形器

（3）使用注意事项：肩外展矫形器的各部件固定位置需依据患者体型进行调整，患者放松状态下托起患侧上肢，肩部固定 70°~90° 外展位，肘关节处屈曲 90° 功能位，可活动。

（二）肱骨干骨折

1. 主要功能障碍　伤后肩部较长时间固定，可出现上臂肌肉萎缩、肌力下降、肩关节及肘关节活动受限。中下 1/3 处骨折容易累及桡神经，发生桡神经损伤，引起患侧腕、手不能背伸及手背部桡侧半皮肤感觉异常或消失（图 3-2-4）。

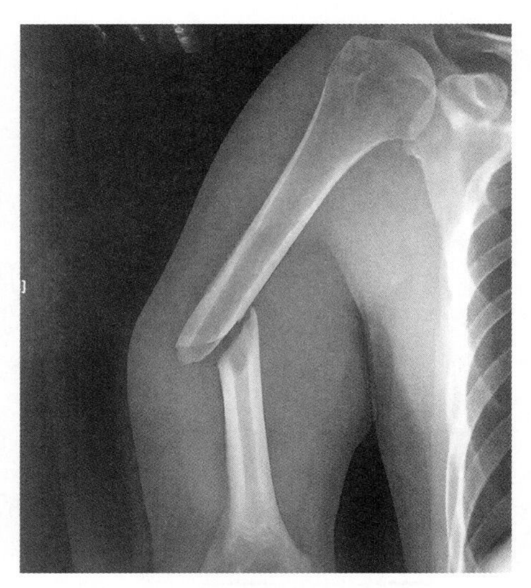

图 3-2-4　肱骨干骨折

2. 康复治疗要点　患者复位固定早期，宜抬高患肢多做握拳、屈腕、屈伸手指及耸肩活动，促进血液循环，避免周围关节僵硬挛缩。2~3 周后，患肢可在矫形器保护下做上肢摆动运动、等长肌肉收缩训练及前臂内旋外旋活动。4~6 周去除外固定后，逐渐增加主动活动的幅度，增加肩、肘关节不同方向的活动。

3. 矫形器应用

（1）应用矫形器目的：维持骨折的稳定，防止骨折移位。

（2）矫形器适配：①肱骨干稳定型骨折无移位（如裂缝骨折等），可用低温热塑板制作肩肘矫形器固定。②有移位的稳定型骨折，复位后可先用石膏固定 2 周后，更换低温热塑板矫形器固定。③不稳定型的肱骨干骨折，需行内固定手术后再使用矫形器固定，骨折前期固定需经肩关节与肘关节（图 3-2-5）。1 个月后行 X 线平片检查，检查骨痂愈合情况，在治疗师的协助下做肘关节被动运动到逐渐主动运动，在矫形器的保护下，多做腕部与掌指关节的活动。

（3）使用注意事项：矫形器应固定牢靠，松紧适度，随着患者上臂消肿或肌肉萎缩，可能导致矫形器松动，需及时调整矫形器重新固定。

（三）肱骨髁上骨折

1. 主要功能障碍　肱骨髁上骨折是儿童常见骨折，根据移位的方向，可分为伸直型和屈曲型，前者占90% 以上。患者往往肘部肿胀疼痛，肘部压痛剧烈，肘关节功能丧失，骨折部位有异常活动和骨擦音。需注意伸直型肱骨髁上骨折的骨折近端向前下移位可能损伤正中神经和肱动脉（图 3-2-6）。肱骨髁上骨折处理不当，长时间固定容易出现肘关节僵硬和畸形，肌肉萎缩和肌力减退，影响手的功能。有神经损伤可出现所支配肌群瘫痪和皮肤感觉消失。

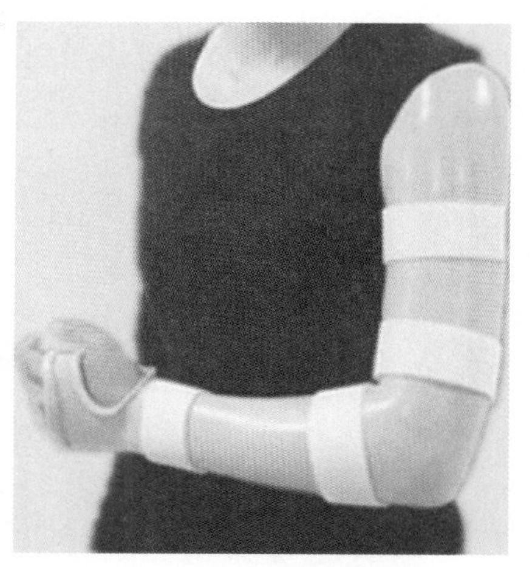

图 3-2-5　肩肘腕手矫形器

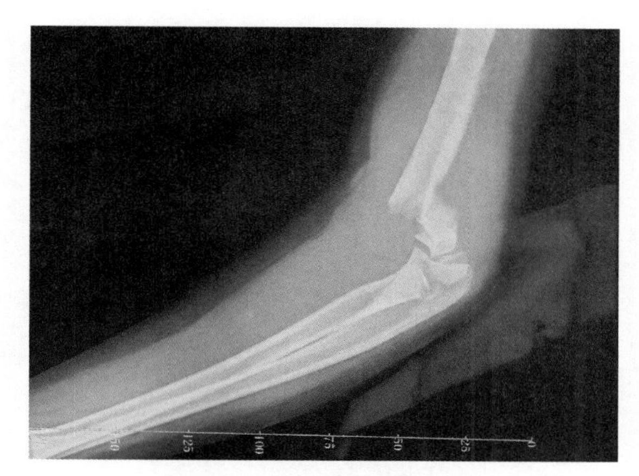

图 3-2-6　伸直型肱骨髁上骨折

2. 康复治疗要点　术后即可抬高患肢，早期进行手指及腕关节的屈伸活动。1 周后增加肩部主动运动训练并逐渐增大运动幅度，对腕、手部肌肉进行抗阻训练。外固定去除后，开始恢复肘关节屈伸及前臂内、外旋活动范围的主动运动训练。注意该处骨折易发生骨化性肌炎，早期康复治疗时禁止被动强力屈伸肘关节，应以患者主动屈伸训练为主。

3. 矫形器应用

（1）应用矫形器目的：维持骨折的稳定，防止骨折移位，有利于肘关节的被动活动。

（2）矫形器适配：非手术治疗的肱骨髁上骨折复位后先用石膏固定 2 周，更换肘关节矫形器（图 3-2-7）。2 周后进行 X 线平片复查，根据骨愈合情况更换带铰链肘关节矫形器，固定腋窝以下至腕关节处，维持肘关节的功能，指导患者做肘关节的屈伸运动，避免关节僵硬（图 3-2-8）。手术治疗的患者石膏固定 1 周，待患肢拔除引流管并消肿后，再更换带铰链肘关节矫形器。

（3）使用注意事项：因肱骨髁上骨折易损伤正中神经和肱动脉，复位及固定后应严密观察肢体的血液循环及手的感觉、运动功能。矫形器应固定至肩关节下至腕关节处，松紧度适中，需定期检查患者上臂是否因消肿或肌肉萎缩导致矫形器松动，及时调整矫形器重新固定。

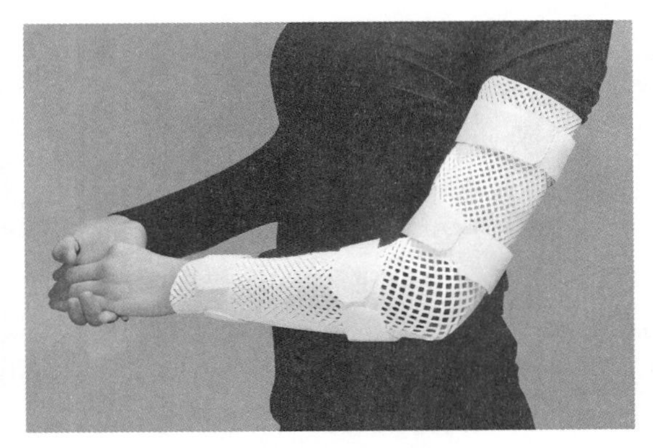

图 3-2-7 肘关节矫形器

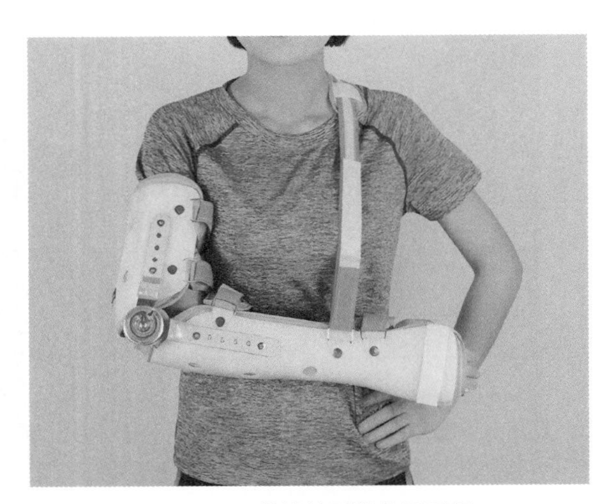

图 3-2-8 带铰链肘关节矫形器

（四）前臂尺骨和桡骨骨折

1. 主要功能障碍 骨折处理不当，长时间固定容易引起前臂的旋前、旋后活动受限，腕和手的功能障碍（图 3-2-9）。

2. 康复治疗要点 术后 1 周内进行手指及腕关节屈伸活动（桡骨下段骨折除外），在健肢扶持帮助下活动肩关节。2 周开始做手指抗阻训练，肱二头肌、肱三头肌等长收缩训练，肩关节各方向运动训练。3 周后增加患肢肩关节主动活动训练，肘关节保护下屈曲训练，4 周后可做肘关节不负重状态下主动运动训练。6 周后进行腕关节及前臂旋转训练。约 8 周后拍片证实骨折愈合后可完全去除外固定，增加抗阻运动训练。有旋转功能障碍时，可采用前臂内旋与外旋被动牵引，促进前臂旋转功能的恢复。

3. 矫形器应用

（1）应用矫形器目的：维持骨折的稳定，防止骨折移位。

（2）矫形器适配：对前臂骨折的患者，复位后先用石膏固定 2 周，更换低温板材肘腕手矫形器，固定上臂中下段至掌部，注意控制前臂旋转活动（图 3-2-10）。

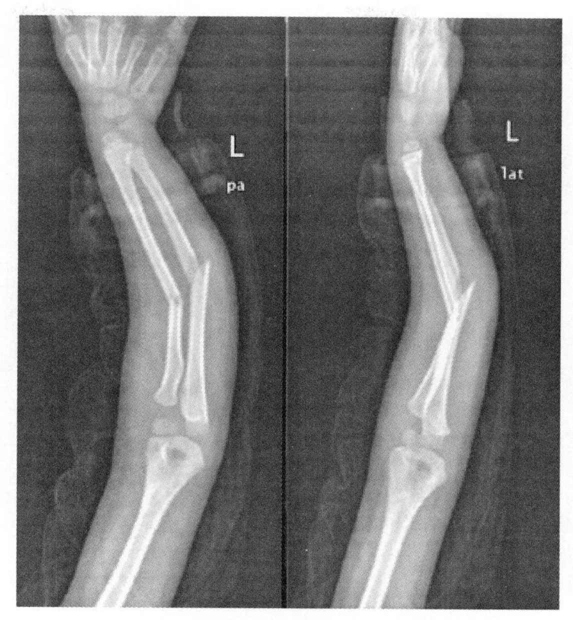

图 3-2-9　前臂尺骨和桡骨骨折

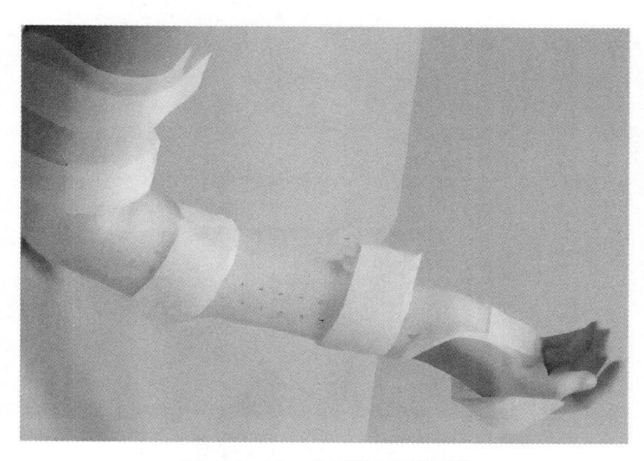

图 3-2-10　肘腕手矫形器

（3）使用注意事项：前臂骨折易引发骨筋膜隔室综合征，无论手法复位后的外固定或切开后的内固定加矫形器固定，均应抬高患肢，严密观察肢体肿胀程度、感觉、运动功能及血液循环情况，按时检查矫形器松紧度并及时调整，防止骨筋膜隔室综合征的发生。

（五）桡骨远端骨折

桡骨远端骨折多为间接暴力引起，跌倒时手部着地，暴力向上传导导致骨折，常见伸直型与屈曲型两种。①伸直型 Colles 骨折：指外伤后，因骨折远端向背侧移位，从侧面看呈"银叉"畸形，正面看呈"枪刺样"畸形，因骨折远端向桡侧移位，且有缩短移位，桡骨茎突上移至尺骨茎突同一平面，甚至高于尺骨茎突的平面（图 3-2-11）。②屈曲型 Smith 骨折：骨折表现与伸直型骨折移位方向相反，故也称反 Colles 骨折，可见骨折远端向掌侧桡侧移位，而近端向背侧移位（图 3-2-12）。

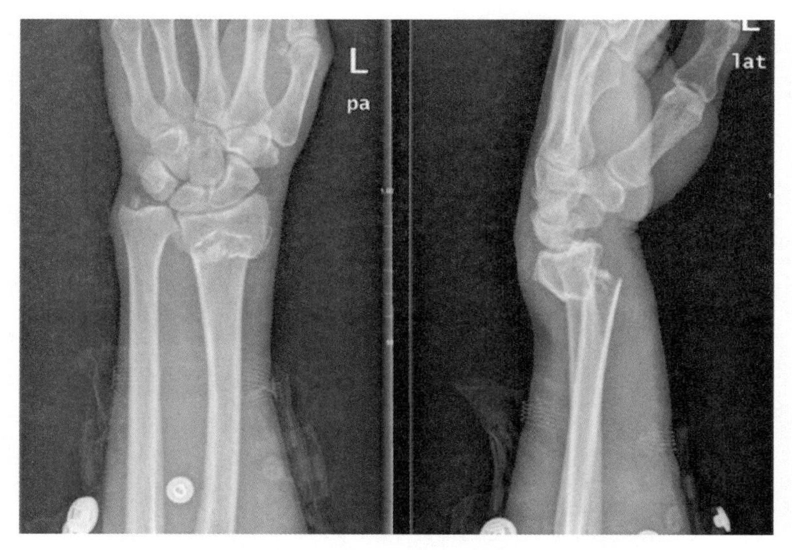

图 3-2-11 Colles 骨折

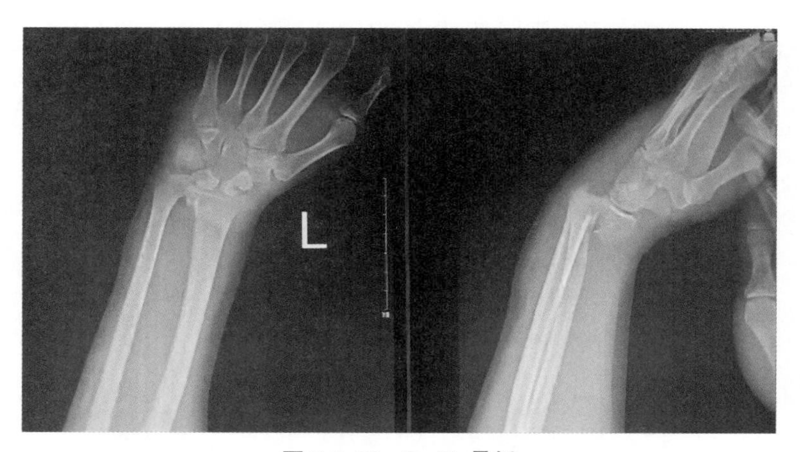

图 3-2-12 Smith 骨折

1. 主要功能障碍 桡骨远端骨折容易出现腕关节活动受限，前臂旋前旋后受限和手功能障碍。

2. 康复治疗要点 早期嘱患者尽可能多活动手指远端关节，逐渐增加手指轻度抓握动作，手术 1 周后，可在无痛范围内逐渐开始前臂的旋转活动与肩关节和肘关节的主动活动。

3. 矫形器应用

（1）应用矫形器目的：保护骨折部位、维持骨折的正确对位、固定腕关节于功能位。

（2）矫形器适配：腕关节骨折患者无论是否手术，都应依骨折类型采用低温板材制作腕手矫形器固定，长度应至肘关节前，掌部可视情况留出指关节活动空间，以方便患者活动手指（图 3-2-13）。Colles 骨折应保持尺侧偏，掌屈位固定，矫形器固定于患肢背侧，而 Smith 骨折应将矫形器置于掌侧，腕关节背伸固定。

（3）使用注意事项：为患者适配矫形器时需注意不同类型的骨折复位与固定。解剖复位或近似解剖复位是最理想的复位，它在康复治疗阶段为骨折打下良好基础，兼顾了手腕的功能与外观。但是，盲目追求解剖复位未必能获得良好的运动功能恢复，要注意腕关节某些客观的骨折状态和功能恢复的要求，给予腕关节功能复位与必要的固定方法：如 Colles 骨折应保持尺侧偏，掌屈位固定，矫形器固定于患肢背侧，而 Smith 骨折应将矫形器置于掌侧，腕关节背伸固定。无论是 Colles 骨折，还是 Smith 骨折，2 周后均应调整更换矫形器为功能位继续固定 4 周。

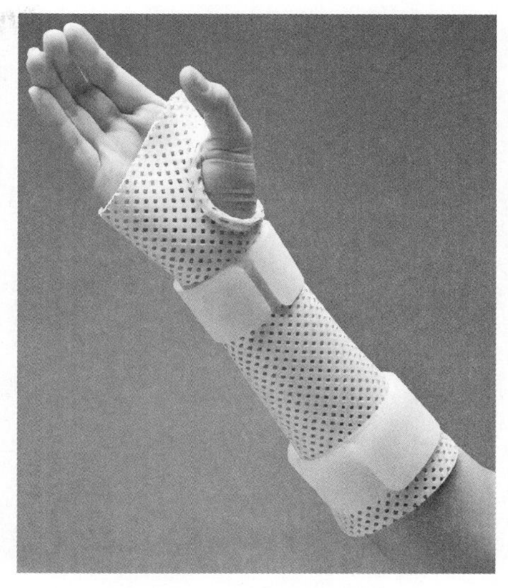
图 3-2-13　腕手矫形器

（六）手部骨折

手部骨折常见掌骨骨折与指骨骨折，因掌部骨骼结构排列复杂，且手部精细运动较多，对后期功能恢复影响较大，一般会采用克氏针加石膏或矫形器固定治疗。

1. 主要功能障碍　手部骨折包括手部舟骨、钩骨、豌豆骨等骨折，以及掌骨骨折与指骨骨折。手的骨骼较小，数量较多，结构复杂，手部骨折及其他组织损伤常常导致感觉与运动功能减弱或缺失，局部疼痛，水肿明显，抓握功能下降或不能，而且往往合并肌腱损伤，愈合后容易遗留屈曲畸形（图 3-2-14）。因此治疗时应根据患者的年龄、职业、损伤部位和程度、功能需求等方面综合考虑，制定治疗方案。

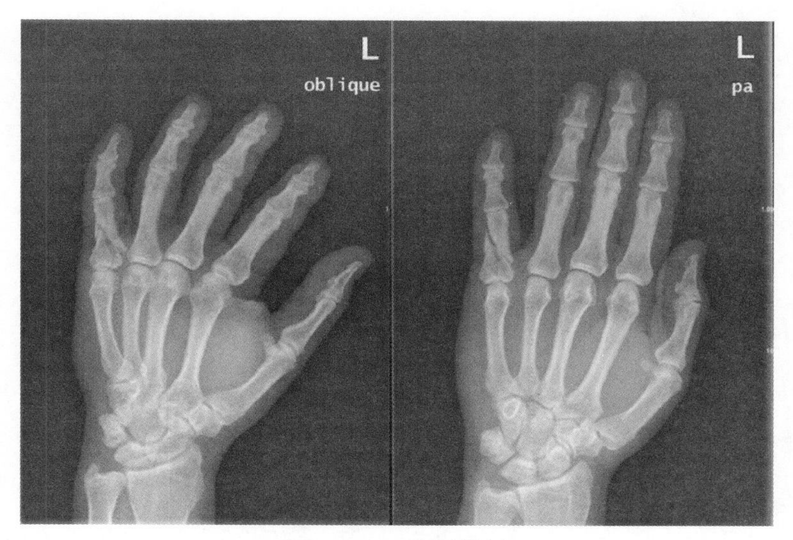

图 3-2-14　指骨骨折

2. 康复治疗要点　早期鼓励患者进行健康手指与肩肘关节的主动活动。根据患者的愈合状况，约 8 周后，在骨折处初步愈合阶段，可拔出克氏针，进行抓握对掌、对指等精细训练。

3. 矫形器应用

（1）应用矫形器目的：保护骨折部位，维持骨折的正确对位。

（2）矫形器适配：①手舟骨、钩骨、豌豆骨等腕部骨骼的骨折和掌骨骨折，都可依骨折类型用低温热塑板制作腕手矫形器进行固定，具体样式视骨折部位而定，长度一般需达前臂中段以确保固定牢靠（图3-2-15）；②手部指骨骨折，指骨中段或远段骨折可制作指关节矫形器固定，近段骨折则需制作掌指关节，如合并肌腱骨折，在制作时需考虑依据肌腱损伤的情况设计过伸位或屈曲位（图3-2-16）。

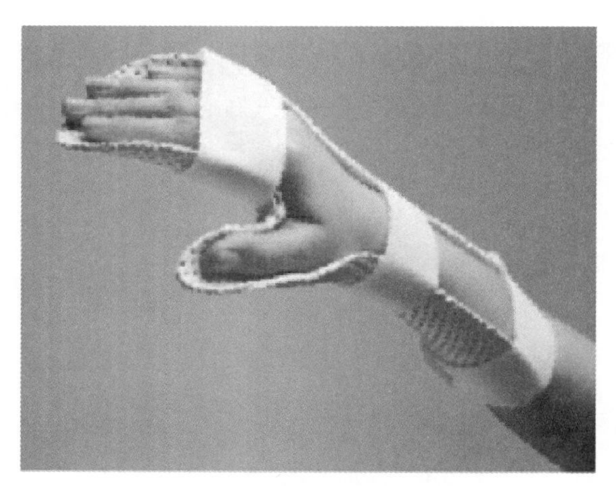

图3-2-15 掌骨骨折腕手矫形器

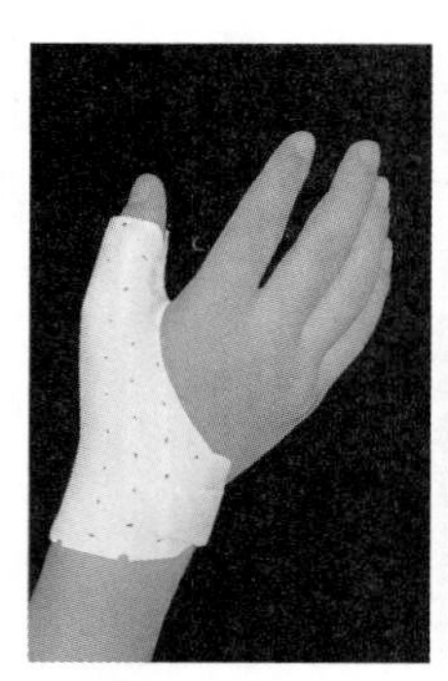
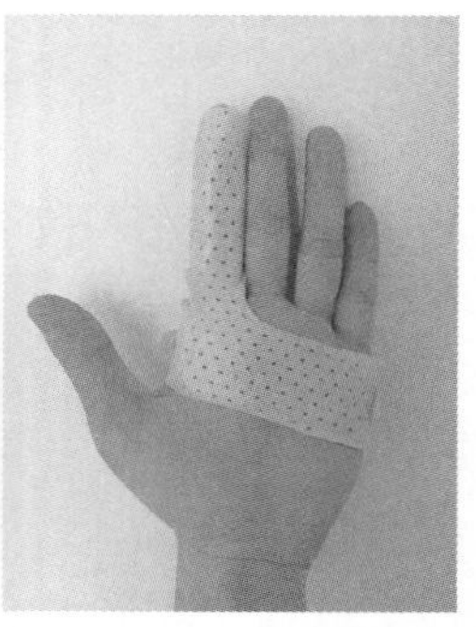
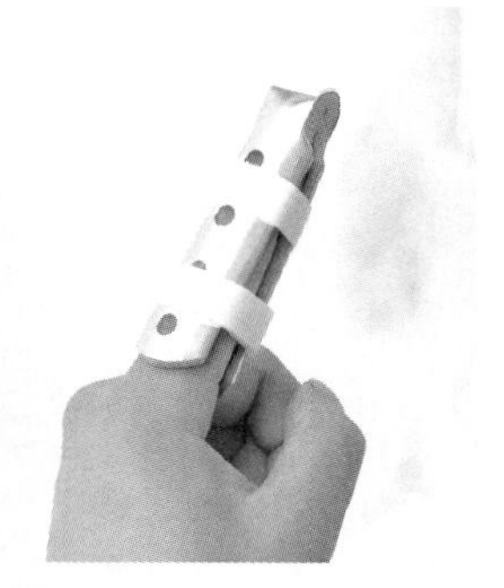

图3-2-16 指关节矫形器

（3）使用注意事项：根据损伤部位进行矫形器固定，依据不同骨折部位设计不同种类的矫形器，除损伤部位之外的手指可进行适当活动。

三、下肢骨折

（一）股骨颈骨折

1. 主要功能障碍 股骨颈骨折多发生于老年人跌倒事件中，与骨质疏松、饮酒、过量使用激素等因素有关。骨折后，局部肿胀、疼痛，患者不能站立行走，少数患肢延迟愈合或不愈合，需要长期卧床，容易引起下肢内收、内旋，屈曲畸形，髋关节活动障碍，大腿肌肉萎缩、乏力，影响站立和行走，也常引发一些全身性并发症，如肺部感染、尿路感染、压疮等，致残率较高。因此近年多主张对股骨颈骨折采用手术治疗，应尽早离床活动，为早期康复创造条件。深静脉血栓和假体脱位等是术后常见并发症，需重点关注积极预防（图3-2-17）。

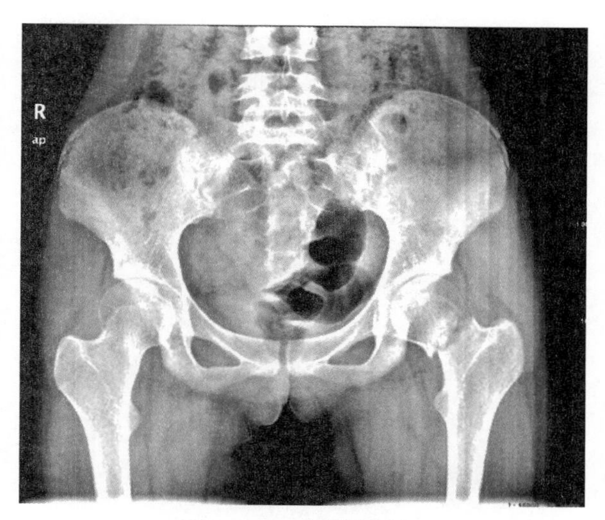

图 3-2-17　股骨颈骨折

2. 康复治疗要点　术后即可嘱患者活动足趾和踝关节，进行股四头肌和腘绳肌的等长收缩练习。具体康复计划视手术方式制定，一般鼓励患者尽早活动下肢，在患者可耐受的情况下逐渐进行负重活动。

3. 矫形器应用

（1）应用矫形器目的：固定和保护股骨颈骨折，保持骨折正确的对位，减少疼痛，限制髋关节活动，促进骨折愈合。

（2）矫形器适配：股骨颈骨折后，无论手术或保守治疗，患者都需要卧床，将患侧髋关节置于外展中立位，一般采用髋外展矫形器固定患肢于外展 30°（图 3-2-18），并穿着丁字鞋（图 3-2-19）将脚部固定于中立位，确保患者卧床时下肢不会产生旋转而引起畸形。

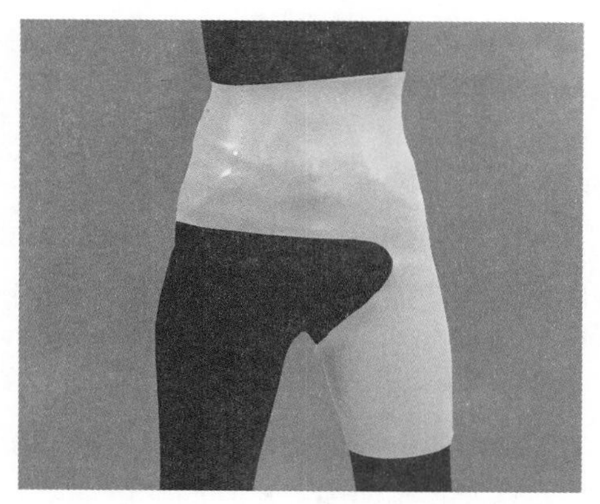

图 3-2-18　股骨颈骨折后用的髋外展矫形器

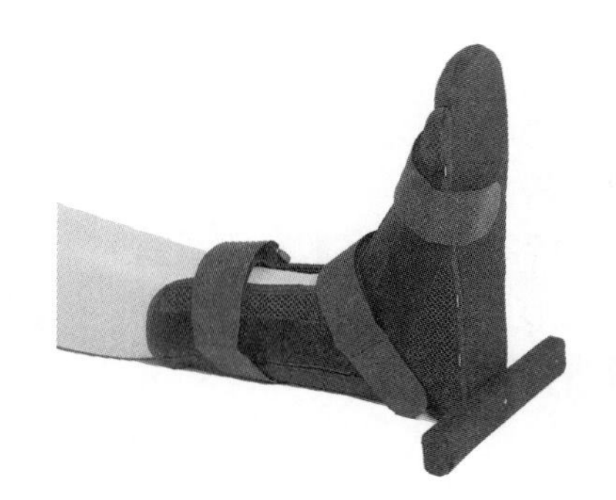

图 3-2-19　丁字鞋

（3）使用注意事项：股骨颈骨折术后应注意将患肢摆放于外展中立位，穿戴髋外展矫形器与丁字鞋可有效保持良肢位，避免髋关节内收内旋动作，不得向患侧翻身，可用枕头垫于腿下，微屈髋 10° 左右，抬高患肢预防肿胀。

（二）股骨干骨折

1. 主要功能障碍　股骨干骨折常见于车祸等严重暴力损伤，由于大腿肌群强有力的牵拉和肢体的重力作用，骨折远折端向后上方移位，近折端屈曲外展，向前上方移位，形成短缩畸形。下 1/3 段骨折，由于远折端向后移位，有可能损伤腘动脉、腘静脉和胫神经、腓总神经，查体时应仔细检查远端肢体的血液循环及感觉、运动功能（图 3-2-20）。股骨干骨折后长时间固定容易引起膝关节和髋关节功能障碍，下肢肌肉萎缩和无力，影响站立和行走。

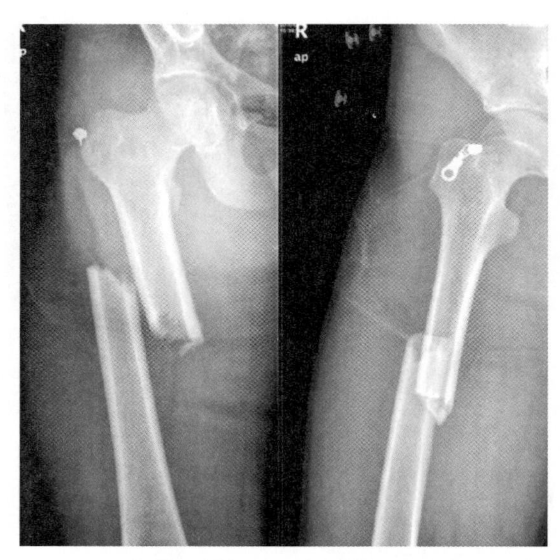

图 3-2-20　股骨干骨折受肌肉力量作用形成短缩畸形

2. 康复治疗要点　患者早期可进行踝关节及足趾等远端关节的活动训练，1 周后开始股四头肌肌力训练及膝关节 ROM 训练。3~4 周后，可做髌骨被动活动，在牵引架上做膝关节主动屈伸运动。8~10 周后，可取消牵引，于坐位做躯干及髋、膝、踝关节主动运动。内固定患者，可在膝下垫枕，逐渐加高，以增加膝关节主动伸展活动范围，于卧位下做髋、膝关节主动活动训练，防止肌萎缩、粘连和关节僵硬。8~10 周后照 X 线平片确认骨痂愈合后，开始扶双拐练习非负重行走，并逐步过渡到正常行走。

3. 矫形器应用

（1）应用矫形器目的：固定和保护股骨骨折处，维持骨折正确的对位，减少疼痛，避免外力对骨折部位的冲撞，促进骨折愈合。

（2）矫形器适配：股骨干骨折患者早期卧床固定可使用石膏夹板，后期训练时则应穿戴髋膝踝矫形器，该矫形器应具备髋、膝、踝关节活动功能，且强度能支撑患者站立、行走，便于患者进行功能训练（图 3-2-21）。

（3）使用注意事项：股骨干骨折患者，可用髋膝踝矫形器固定患侧下肢，由髋部至足部或小腿部，早期维持体位，后期支持负重，应注意腿部肿胀变化，及时调整矫形器松紧度。保守治疗时，由于骨折部位在腿部强大肌肉力量的作用下，容易出现畸形愈合，影响功能和外观，常采用牵引治疗。

（三）胫骨骨折

1. 主要功能障碍　胫骨中上段的横切面是三棱形，至中下 1/3 交界处变成四方形，两者移行交界处，骨的形态发生转变，是骨折的好发部位。胫骨的前内侧位于皮下，又有棱角，故骨折端极易穿破皮肤而形成开放性骨折。小腿严重挤压伤会引起小腿的骨筋膜隔室综合征，合并腓骨上端骨折可能伤及腓总神经。这些都是应对胫骨和腓骨骨折需注意的要点（图 3-2-22）。胫骨和腓骨骨折长时间固定容易引起膝关节和踝关节功能障碍，下肢肌肉萎缩和无力，影响站立和行走。胫骨中下 1/3 骨折，由于附着的肌肉较少，周围血液供应不充足，很容易发生骨折延迟愈合，甚至不愈合。

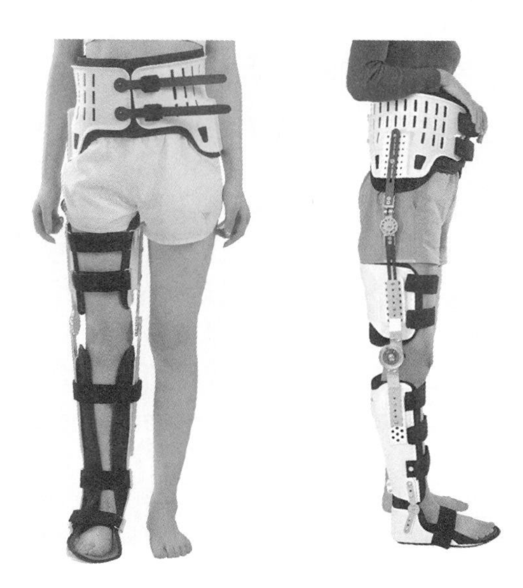

图 3-2-21 髋膝踝矫形器

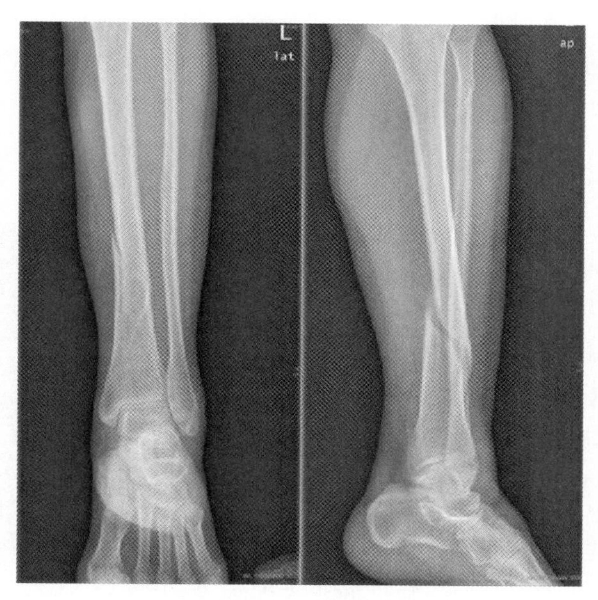

图 3-2-22 胫骨骨折

2. 康复治疗要点 在复位、固定术后早期，可嘱患者抬高患肢，每天定时、重复进行足趾屈伸活动及股四头肌等长收缩活动，可有效防止深静脉血栓形成。1 周后做踝关节屈伸活动，2 周后开始屈膝、屈髋活动，6~8 周后开始扶拐不负重行走，10~12 周后可部分负重行走，逐步恢复正常行走。

3. 矫形器应用

（1）应用矫形器目的：固定和保护胫骨和骨折部位，防止旋转、短缩，促进骨折愈合。

（2）矫形器适配：胫骨骨折矫形器一般需要拥有足够的强度，可在骨折后期负重行走。若是胫骨下 1/3 段骨折，一般可不经过膝关节固定，而胫骨中上段或胫骨平台骨折，则需用矫形器固定至膝关节以上，患者骨折初步愈合后应将静态膝关节矫形器改为动态膝关节矫形器，指导患者进行膝关节的康复训练，避免术后关节粘连（图 3-2-23）。

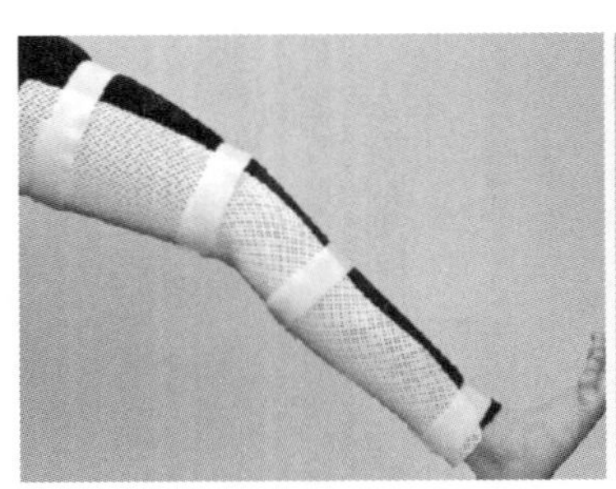
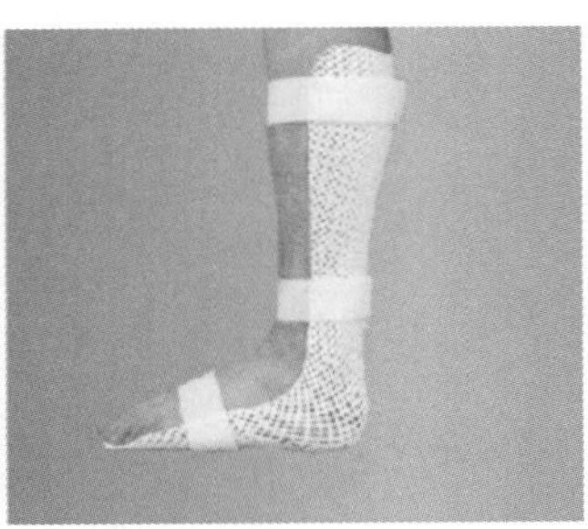

图 3-2-23 胫骨骨折使用的长款矫形器与短款矫形器

（3）使用注意事项：骨折如发生在胫骨下段，矫形器需固定至足底部，如发生在上段则需固定至大腿部，防止矫形器固定不牢产生滑动。矫形器固定时，松紧强度需适度，既要达到固定效果又不能压迫肢体影响血供，定时检查患肢血液循环及感觉、运动功能，预防骨筋膜隔室综合征的发生，后期肿胀消除后，应及时调整矫形器松紧度重新固定。

（四）足部骨折

足部由距骨、跟骨、跖骨及趾骨等众多骨骼和韧带、关节联结成为一个整体；足底部由骨和关节形成了内纵弓、外纵弓和前面的横弓，这是维持身体平衡的重要结构。足弓还具有弹性，可吸收震荡、负重，完成行走、跑、跳等动作。足部骨折若破坏了这一结构，可能带来严重的功能障碍，因此足部骨折的治疗目的是尽可能恢复正常的解剖关系和生理功能。

1. 主要功能障碍 ①距骨骨折：局部肿胀、疼痛、活动功能障碍，被动活动踝关节时距骨疼痛剧烈，明显移位或脱位时则出现畸形；②跟骨骨折时，除足跟疼痛、肿胀、功能障碍外，可出现瘀斑，多见于跟骨内侧及足底；③跖骨骨折、趾骨骨折时，前半足或趾骨部位肿胀、疼痛明显（图 3-2-24）。一旦怀疑足部骨折，都应拍摄 X 线平片，明确骨折的部位、移位程度、类型等，以选择合适的治疗方案。

2. 康复治疗要点 早期康复应垫高患肢以缓解肿胀，限制足部的屈伸活动和负重，加强腿部的肌力训练，行膝关节和髋关节的屈伸运动，以避免长时间不活动引起腿部肌肉失用性萎缩及膝关节、髋关节的粘连挛缩；后期的训练主要是脚趾、踝关节的屈伸活动，腿部力量的训练，促进腿部及脚趾、踝关节正常的活动，在矫形器保护下逐渐加大负重训练。

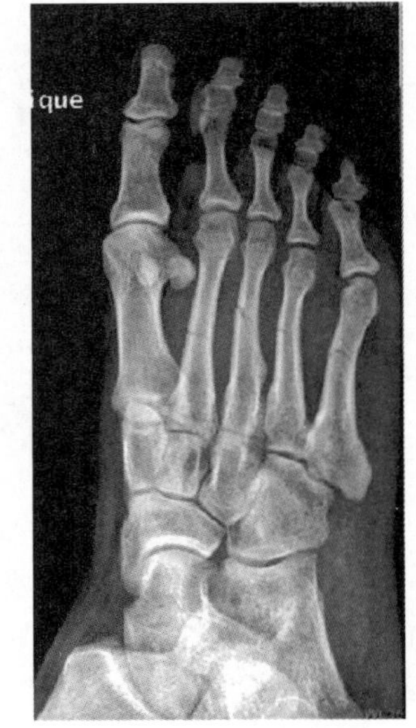

图 3-2-24 跖骨骨折

3. 矫形器应用

（1）应用矫形器目的：固定和保护骨折部位，促进骨折愈合，使患者能尽早下地站立和行走。

（2）矫形器适配：无论足部哪块骨头骨折，为了避免活动时带来的移位损伤，一般可选配踝足矫形器将足部整个固定，后期可穿戴矫形器进行站立与步行训练，保持足部稳定性（图 3-2-25）。

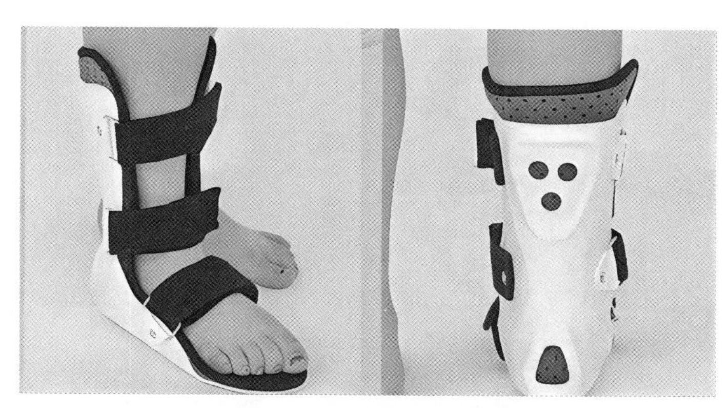

图 3-2-25　踝足矫形器

（3）使用注意事项：足部骨折的矫形器固定一般至踝关节以上小腿处，以整体限制足踝部活动。

四、脊柱骨折

脊柱骨折多由间接外力，如高处坠落时臀部或足部着地，冲击性外力向上传至胸腰段导致椎体骨折；少数由直接外力引起，如房子倒塌压伤、汽车撞击或头部甩动所致的压伤及火器伤、钝器击打伤。病情严重者可致截瘫或四肢瘫，甚至危及生命。

（一）颈椎骨折

1. 主要功能障碍　颈椎骨折依损伤方向常分为：屈曲型损伤、垂直压缩损伤、过伸损伤。多数发生在高空坠落或高台跳水、车祸时头部撞击甩动等间接暴力。临床表现主要有局部肿胀和疼痛、活动受限等。患者常有头颈疼痛不能活动，颈部不稳定空虚感，伤员常用两手扶住头部。颈部肌肉痉挛，活动受限，严重者合并脊髓损伤，造成截瘫，患者丧失全部或部分活动能力。

2. 康复治疗要点　依据患者损伤情况行牵引治疗或手术治疗，早期需做好体位护理，预防压疮、泌尿系统感染等并发症。对有脊髓损伤的患者，需加强功能锻炼，防止发生肌肉萎缩和关节僵硬。早期应在颈部完全固定的状态下进行康复训练，包括上肢与下肢的活动等，中后期逐渐增加辅助坐起与翻身等训练。尽早锻炼患者生活自理能力，如进食、洗澡、排便等，随着训练的加强，患者体质恢复，可进行上肢作业活动的练习和轮椅上各种动作的练习，如床与轮椅之间的转换，轮椅与便池之间的转换等。患者由于突然的瘫痪容易产生心理问题，需进行心理干预，鼓励其积极训练。

3. 矫形器应用

（1）应用矫形器目的：维持颈椎的稳定性，促进骨折愈合，防止脊髓损伤。

（2）矫形器适配：①事故现场处理：采用颈部固定矫形器将头、颈部固定，必要时可采用颈胸腰脊柱矫形器将整个脊柱予以固定再进行患者的搬运，避免非固定下的搬运造成骨折加重或脊髓损害。②术后早期：术后早期或患者存在不稳定因素需使用带金属支条的头颈胸矫形器固定，能够对颈椎作较充分的固定，除了能限制颈部运动外，也能对颈椎有牵引作用，穿戴后可在患者坐在床上活动或下地行走时提供保护（图 3-2-26）。③术后 3 周：可改用费城颈托，由硬塑料作前后支撑托，内衬泡沫塑料，限制颈部屈伸和旋转活动，保护颈部免受损伤且相对更舒适轻便（图 3-2-27）。

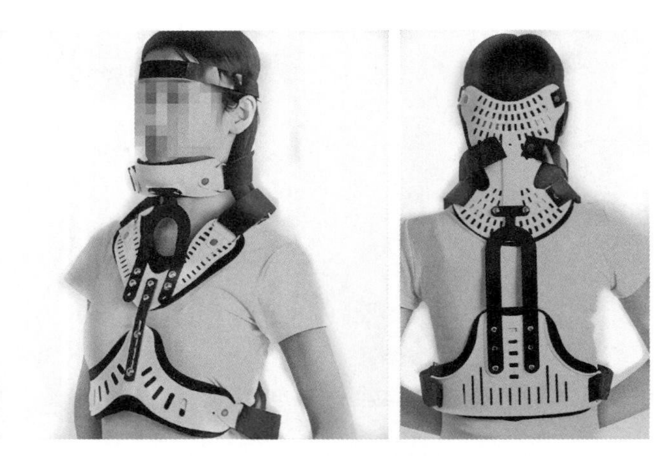

图 3-2-26 头颈胸矫形器

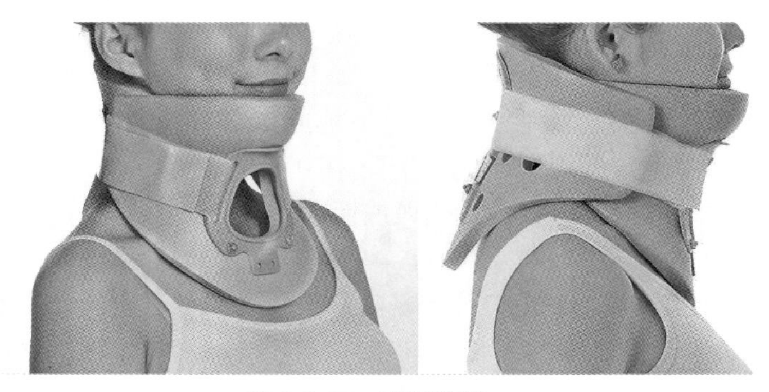

图 3-2-27 费城颈托

（3）使用注意事项：颈椎骨折患者往往会导致严重的高位截瘫，需在转移过程中严格规范地对颈部进行保护，使用矫形器时需严格检查各连接部件，确保固定牢靠，尽可能避免患者出现二次脊髓损伤（图 3-2-28）。

（二）胸腰椎骨折

1. 主要功能障碍　胸腰椎骨折与颈椎骨折类似，往往由高空坠落或剧烈暴力撞击所致，并容易导致相应节段的脊髓损伤（图 3-2-29）。一般可分为单纯性楔形压缩性骨折、稳定性爆破型骨折、不稳定性爆破型骨折、脊柱移动性损伤等。主要症状有局部疼痛和肿胀、活动受限和脊柱畸形，严重者合并脊髓损伤造成截瘫，主要表现为双下肢感觉与运动功能减弱和丧失。在救治伤员与转移过程中需严格规范地对脊柱进行保护，避免患者出现脊髓损伤。搬运时至少需三人用手同时平托将伤员移动（图 3-2-30），不可使躯干扭转或屈伸，严禁采用搂抱或一人抬腋下、一人抬足的方式。

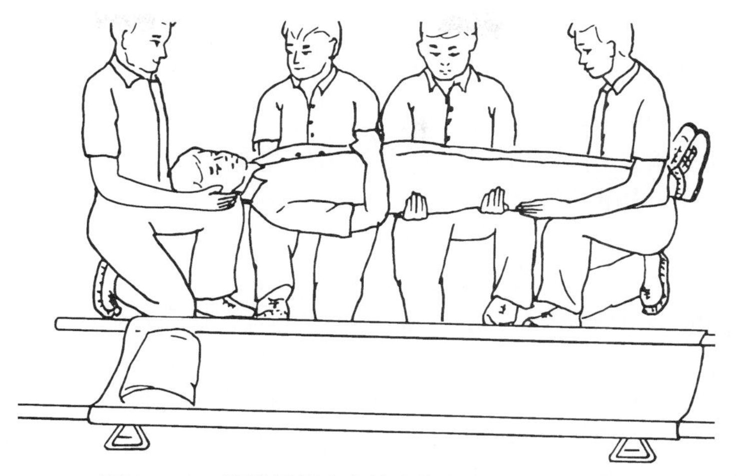

图 3-2-28　颈椎骨折患者转移需多人平举保护颈部

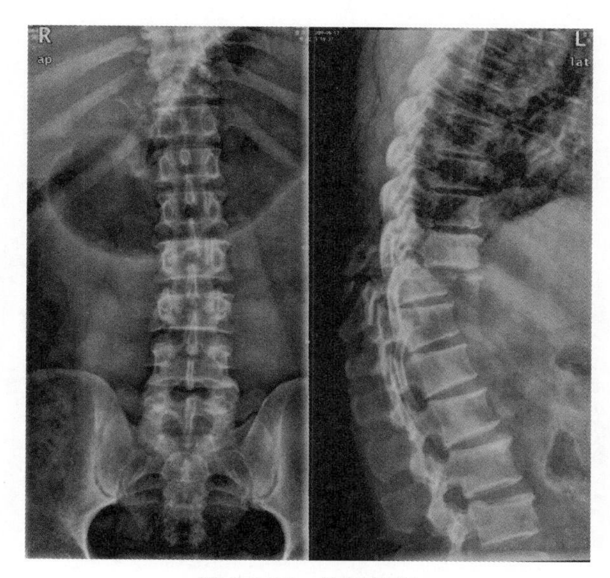

图 3-2-29　胸椎骨折

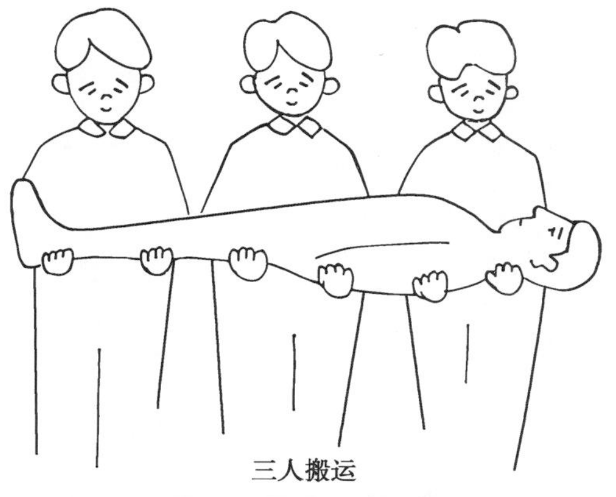

图 3-2-30　脊柱损伤三人搬运法

2. 康复治疗要点 康复过程中需做好肢体护理，预防压疮、泌尿系统感染等并发症。应加强功能训练，预防肌肉萎缩和下肢关节僵硬。若患者已存在脊髓损伤，则需进行针对性康复训练，如早期的翻身训练，上肢肌肉力量强化，下肢肌肉与关节的被动活动锻炼，腰部力量训练，起坐训练，轮椅转移训练等，后期借助截瘫步行矫形器进行站立与行走训练等，训练过程中需有专人陪护，谨防跌倒。

3. 矫形器应用

（1）应用矫形器目的：维持胸腰椎的稳定性，促进骨折愈合，防止脊髓损伤。

（2）矫形器适配：①胸腰椎骨折：术后或保守治疗时，均应对脊柱进行严格保护，避免出现二次损伤，可选用分体两片式的胸腰椎固定矫形器，辅助和保护患者尽早由卧床转向坐起与站立，便于早期康复训练（图 3-2-31）。②胸段高位骨折：需固定至颈部避免颈部活动牵拉（图 3-2-32）。③腰椎稳定型骨折或术后 4 周：可改用较为舒适便利的硬性腰围（图 3-2-33）进行保护，方便患者康复训练与活动。对于已经出现截瘫的患者，后期可使用截瘫步行矫形器进行辅助步行训练（图 3-2-34）。

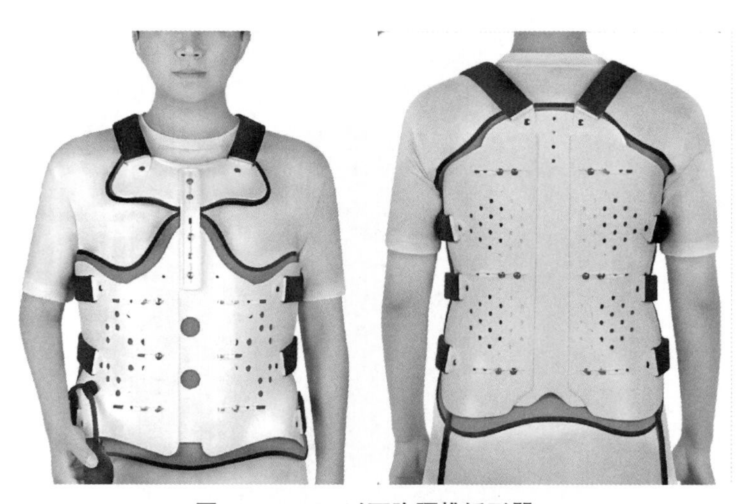

图 3-2-31 T_8 以下胸腰椎矫形器

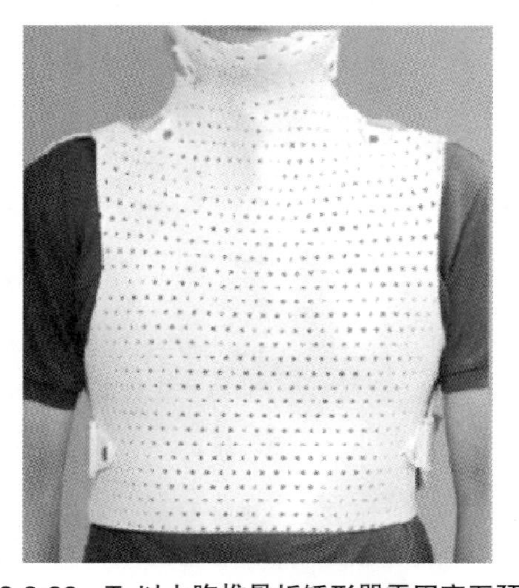

图 3-2-32 T_8 以上胸椎骨折矫形器需固定至颈部

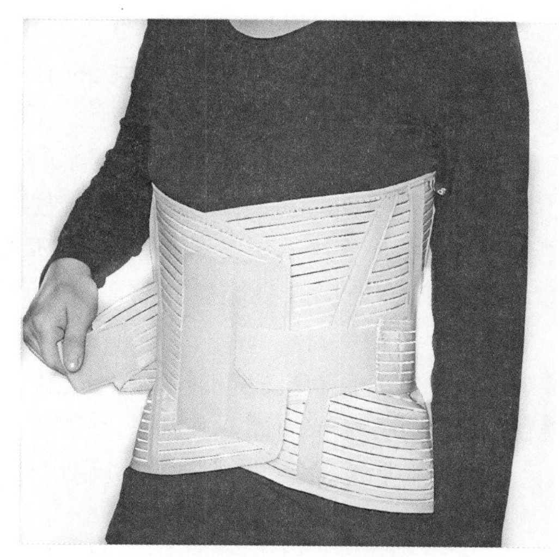

图 3-2-33　后部带支撑条的硬性腰围

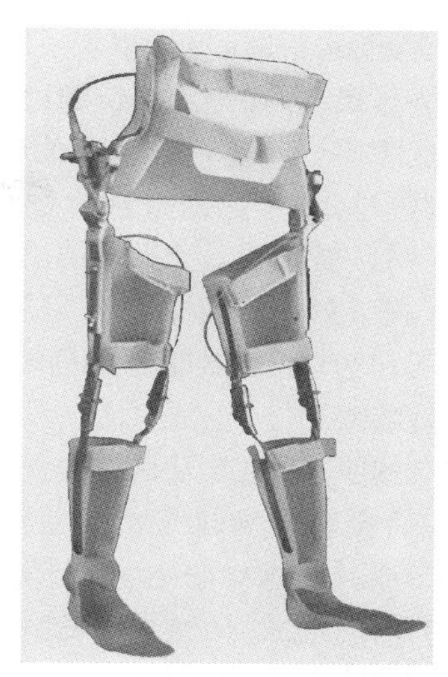

图 3-2-34　截瘫步行矫形器

（3）使用注意事项：使用脊柱矫形器固定必须牢靠且有足够的长度，既能稳定限制患者躯体活动，又可防止脊髓二次损伤。患者体表骨性突起的部位需注意预防压疮，可增加缓冲垫等保护。

（林志伟　练振坚）

第三节　运动损伤的矫形器适配指南

一、运动损伤

在全民健康理念的引导下，体育运动得到越来越多人的重视和喜爱。但是由于科学运动知识的欠缺和运动的特性，从专业运动员到普通大众，因训练或运动不当导致的运动损伤发生率逐年增高。运动损伤已经成为体育运动和日常生活中常见的损伤，对专业运动员和普通大众的运动甚至正常生活造成了很大影响。运动损伤的预防、诊疗也逐渐成为康复医学领域研究和实践的热点和重点。本节将重点介绍常见运动损伤的康复治疗及矫形器适配。

（一）概述

体育运动中，造成人体组织或器官在解剖上的破坏或生理上的紊乱，称为运动损伤（sports injury）。运动损伤多与体育运动项目及动作特点密切相关，因此有些运动损伤以运动的主要部位、运动项目、运动特点冠名，例如“网球肘”“跑步膝”等。

（二）治疗原则

为了促进运动损伤的早日康复，取得理想的疗效，运动损伤的治疗应遵循以下原则：

1. 合理安排运动损伤后的运动与训练　运动损伤发生后，多数情况下不需要完全卧床休息，可以继续从事日常生活和工作，但必须根据创伤的类型、严重程度，适时调整活动项目，避免加重损伤或者引起再损伤。

2. 运动损伤后的局部保护　运动损伤后的局部保护十分重要。以往由于相关知识未普及、临床诊断水平的限制，患者及医务人员对没有骨折的运动损伤处理相对简单，结果导致许多关节部软骨、韧带等损伤的治疗不规范，影响患者的生活与工作，甚至引起再损伤导致关节功能障碍。其实绝大多数关节部运动损伤后，只要采用有效的局部保护措施，短则数周，长则数月，即可达到完全治愈的目的，大大减轻患者的痛苦。现代康复工程技术的发展与应用，明显提高了运动损伤的治疗效果。关节部损伤后，佩戴相应的矫形器保护，使损伤的韧带、关节囊在非应力状态下逐渐愈合，恢复功能。目前全身各关节都有相应的矫形器可以适配，这些矫形器能提供有效的保护和治疗，且造型简洁美观、佩戴方便舒适，甚至可在佩戴后继续工作、正常生活。

运动员的肌肉、肌腱及韧带损伤后，其治疗需要一定的时间，在此期间运动员不能停止训练活动，否则将影响训练计划，因此在治疗时就必须使用各种矫形器。使用矫形器可避免受伤韧带或其他组织松弛，限制伤后修复的肌肉、肌腱超常范围活动，保护关节稳定性，限制关节的活动范围，从而预防发生劳损、再伤并减轻疼痛。

3. 运动损伤后的局部治疗　运动损伤后局部治疗的方法很多，需对症选用。对运动员来说，只有合理的伤后训练及适宜的局部保护结合运用才能达到更好的疗效。目前常用的局部治疗方法有：物理因子治疗、传统推拿、中药外敷、局部封闭、关节镜技术等。

值得重视的是运动损伤的现场处理，目前通用“POLICE”原则，即保护（protection），适当负重（optimal loading），冰敷（ice），加压包扎（compression），抬高患肢（elevation）。尤其是伤后立即使用矫形器保护后冰敷，可以明显止痛、消肿、止血。关节矫形器佩戴一般持续6~12周，并在专业人员的指导下进行康复性训练，逐步恢复肌肉力量和关节的本体感觉。

4. 运动损伤后的全身治疗　运动损伤的发生，有时与全身营养状况和人体生物力学不良有关。因此，治疗时也应注意全身状况的改善，做到根据不同运动情况、不同生理代谢特点和需要，合理安排膳食营养，保证伤者获得符合生理要求的饮食营养；同时还应评估伤者的身体姿势和生物力学状况，根据存在的问题进行干预，综合治疗才能促进运动损伤的早日、全面恢复。

（三）处理方法

1. 诊断

（1）病史调查与物理检查：运动损伤的原因复杂多样，受伤的机制、程度也千差万别，而且每个运动员的自身素质和情况也不尽相同，因而诊断的难度较大。这就要求仔细、认真、全面地询问受伤史和受伤机制，进行系统全面的体格检查。运动损伤的诊断通常要结合运动损伤发生的时间、姿势与伤后表现进行综合判断。

物理检查原则包括按序检查、两侧对比和综合分析。检查的内容包括望诊、触诊、动诊、量诊等。不同部位的运动损伤有不同的物理检查方法，以踝足部运动损伤为例：①望诊：足常见畸形有马蹄足、马蹄内翻足、外翻足、高弓足、平底足、外翻和锤状等。②触诊：足背动脉是胫前动脉的末支，检查这一动脉的脉搏对了解足和下肢的血液循环极为重要。它行走于第1、2跖骨之间，在跖骨基部扪摸脉搏最清楚。③动诊：足的运动是复杂的，有三个运动轴和三个运动面。矢状面的动作包括背屈和跖屈，水平面的动作包括外展和内收，冠状面的动作包括内翻和外翻，距下关节的旋前和旋后常用来形容跖面的位置。

（2）辅助检查：运动损伤后的辅助检查包括X线、CT、磁共振、超声、肌电图、等速肌力测试、步态分析、关节测量仪等。

2. 康复评定　运动损伤会引起多层面的功能障碍、活动障碍和参与障碍。主要的功能评定内容包括肌力、肌张力、关节活动度、疼痛、感觉、平衡与协调，以及损伤部位功能评分、残疾评级等，康复评定强调整体功能状态、日常生活活动能力、社会参与能力评定等。

康复评定贯穿于康复治疗前、中、末期，用于制定康复目标和康复计划、对康复治疗效果进行评估等。

3. 康复治疗　运动损伤的康复治疗手段多样，需要根据损伤类别、程度和康复目标来进行选择。主要的康复治疗方法包括：运动治疗、手法治疗、物理因子治疗、作业治疗、辅助器具（含矫形器、保护支持带、肌内效贴布、石膏和小夹板等）、心理康复、疼痛康复、传统治疗、营养支持等。

4. 矫形器适配　矫形器具有保护、支撑、协调或替代肢体、防止不随意运动，以及预防和矫正畸形等作用，是运动损伤后手术治疗、非手术治疗、康复治疗的重要辅助手段之一。具体内容将在后文中详细介绍。

二、肩袖损伤

（一）概述

1. 定义　肩袖（rotator cuff），又称旋转袖，由冈上肌、肩胛下肌、冈下肌和小圆肌 4 块肌肉组成，肌腱止于肱骨大、小结节及部分外侧颈部，组成联合腱，分别司外展、内旋、外旋上臂。在负重转肩时（如投掷、扣球等）容易受伤，同时与肩峰紧贴而易磨损。因此，肩袖是肩关节活动的解剖弱点，在运动损伤中，肩袖肌腱的退行性改变急性加剧常会引起肩袖损伤。

2. 主要功能障碍　①疼痛：活动时疼痛加重，部分有夜间疼痛，部分撕裂比完全撕裂更痛。②关节活动受限：主要是主动关节活动受限。③肌力下降：肩关节周围肌群进行性肌力下降。

3. 康复治疗要点　以肩袖修补术后为例。康复治疗方法是：①早期（术后 3 周内）：目的是减轻疼痛、肿胀；肌力训练防止肌肉萎缩；早期进行关节活动度训练，以避免关节粘连。术后 3 周内需固定。②中期（术后 3~6 周）：目的是进一步减轻疼痛，增加关节活动范围，改善肌肉力量，继续并强化以上训练，逐渐增加负荷，练习时基本无痛或不感到疲劳的训练可以不再继续；肩 45° 外展位内、外旋训练。③后期（术后 7~12 周）：目标是无痛、改善关节活动范围、增强肌力、增加功能活动和减少残余痛；术后 7~10 周继续加强活动度训练；术后 8~10 周强化关节活动度训练，在术后 10 周基本达到全范围活动；术后 10~12 周强化肌力并逐渐增加负荷。以绝对力量训练为主。④功能恢复期（术后 13~26 周）：目的是保持全范围无痛活动、强化肩部力量、改善神经肌肉控制并逐渐恢复各项功能活动等。

（二）矫形器应用

1. 急性期

（1）主要功能障碍：肩袖损伤主要表现为肩关节的疼痛和活动受限。

（2）应用矫形器目的：固定肩关节在外展位，避免因关节持续活动而加重组织损伤，使肩袖组织处于放松状态，减轻肩关节负荷和疼痛，促进损伤组织修复。

（3）矫形器适配：在损伤初期或术后，可选用肩外展矫形器将肩关节固定在外展位 3 周左右。此类矫形器可分为：①框架式肩外展矫形器（图 3-3-1），贴身框架由高强度铝合金制作成，内侧还有一层软性织物提高舒适度，可进行适度的角度调整，以达到固定所需角度，使其更好地贴合体表轮廓。②一体式肩外展矫形器(图 3-3-2),主体由记忆海绵或聚氨酯泡沫构成,有一根肩带与腰带将主体固定在身体侧面,但该矫形器较为笨重,对患者的行走平衡可能有一定影响。以上两种矫形器都宜将肩关节固定在外展 45°~80°、前屈 15°~30°、内旋 15°,屈肘 90°,腕关节背伸 30°的功能位。

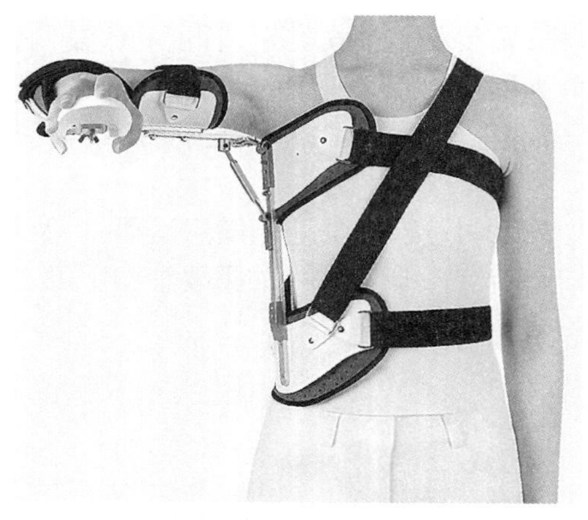

图 3-3-1 框架式肩外展矫形器

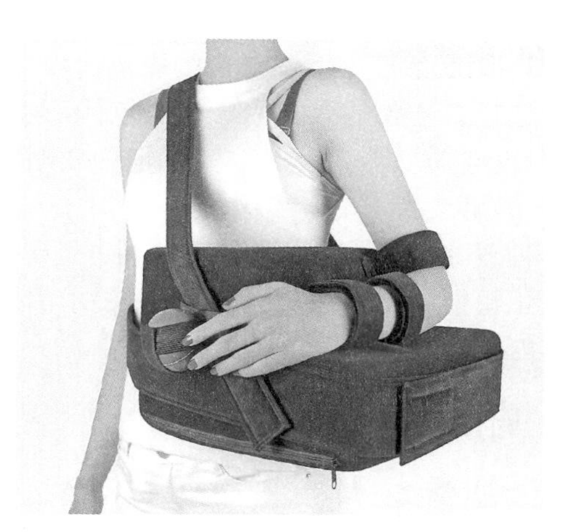

图 3-3-2 一体式肩外展矫形器

2. 恢复期

(1)主要功能障碍:此期肩关节疼痛减轻,主要功能障碍为肩关节活动度减少。

(2)应用矫形器目的:主要是保护肩关节,在确保安全的情况下进行肩关节功能训练,以促进肩关节功能恢复,在矫形器的保护下适应性地重返生活和工作。

(3)矫形器适配:①术后 3~6 周,仍宜使用肩外展矫形器,使患者在肩关节外展 45°内逐步进行外展外旋的训练。②术后 7~10 周,在肩外展矫形器的保护下达到关节全范围活动。③术后 10~12 周,该阶段主要以力量训练为主,可使用软性护肩对训练中的肩关节进行保护(图 3-3-3)。④术后 13~26 周,患者功能基本恢复,可在软性护肩的保护下逐渐重返生活和工作。软性护肩主要由丙纶织物构成,具有较好的舒适性和保暖性,可给予肩关节适度的压力以促进血液循环及淋巴回流,但因护肩的结构所限,其只能提供有限的支撑力。适配前需测量肩周尺寸并根据尺寸选择护肩型号,以更好地贴合肩关节的轮廓,提高佩戴的舒适性。一般在患者日常活动或运动时佩戴该矫形器,休息时取下。

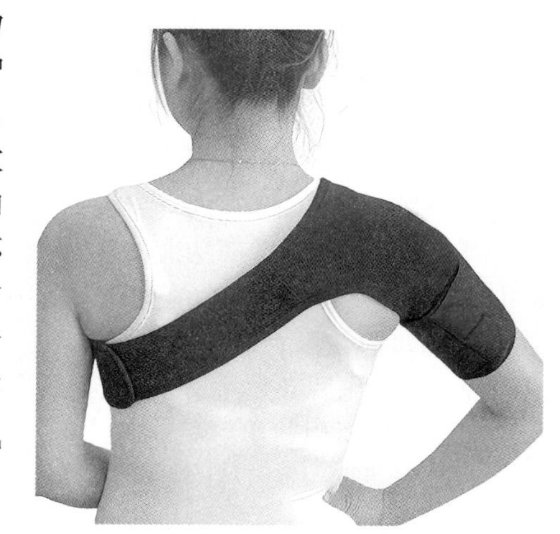

图 3-3-3 软性护肩

三、肩关节撞击综合征

(一)概述

1. 定义 肩关节撞击综合征(shoulder impingement syndrome)是由肩峰和肩袖及肩峰下滑囊撞击引起的肩袖肌腱炎和肩峰下滑囊炎。

2. 主要功能障碍 典型特征是疼痛在肩前侧方且做高举过头的动作时出现。运动员撞击征（Hawkins 征）呈阳性，肩袖和肱二头肌的无力程度各异。主要功能障碍：①疼痛，疼痛弧通常在外展位 70°~120°，沿肱二头肌肌腱前方和大结节处有典型压痛。外旋至内旋的过程中可有明显的摩擦感。②肌肉萎缩，可有冈上肌和冈下肌萎缩。③关节活动受限，尤其是内旋。

3. 康复治疗要点　根据疾病病理分期的康复治疗方案是：①撞击征Ⅰ期，又称水肿出血期。早期制动，在肩峰下间隙注射皮质激素和利多卡因能取得明显的止痛效果。口服非甾体抗炎药能促进水肿消退，缓解疼痛，同时可应用物理治疗。一般治疗 2 周症状基本缓解之后开始做肩的功能练习，即向前弯腰，使患臂在矫形器保护下做肩关节前后、左右方向的摆动运动（Codman 钟摆运动）。3 周之后开始练习抬举上臂，初始阶段应选择非疼痛方向的上举运动。宜在症状完全缓解 6~8 周后，再从事原劳动或体育运动，过早恢复体力活动与体育运动易使撞击征复发。②撞击征Ⅱ期，即慢性肌腱炎及滑囊纤维变性期。促进关节功能康复，并改变劳动姿势和操作习惯，调整工种，避免肩峰下撞击征复发。③撞击征Ⅲ期，即肌腱断裂期，是外科治疗的适应证。

（二）矫形器应用

1. 急性期

（1）主要功能障碍：主要表现为肩关节的肿胀、疼痛和活动受限。

（2）应用矫形器目的：固定肩关节，减轻关节周围软组织负荷，避免因关节持续活动而加重肩关节周围组织的损伤和渗出，减轻关节肿胀和疼痛。

（3）矫形器适配：在损伤初期，可选用：①吊带（图 3-3-4），为预制成品矫形器，由丙纶材质制作而成，可进行轻微调整，以更好地达到所需的角度。②三角巾（图 3-3-5），是一块三角形的布，将肘关节包裹住，且悬挂在颈部。需要注意的是，这两种矫形器都使肩关节处于内收、内旋的休息位约 2 周，佩戴期间需在医生或治疗师的指导下进行早期功能锻炼，避免因长时间固定导致关节粘连的发生。

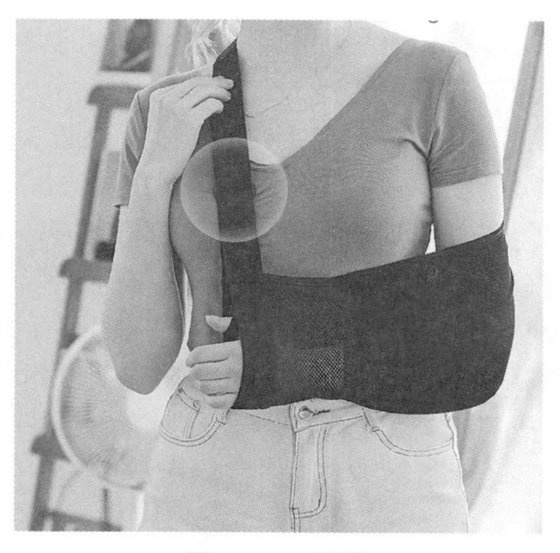

图 3-3-4　吊带

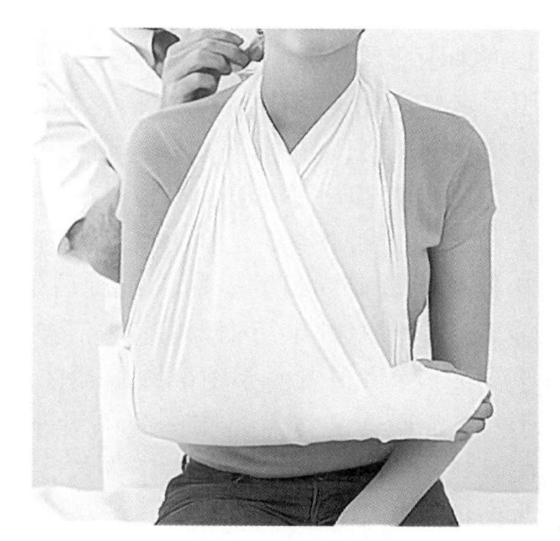

图 3-3-5　三角巾

2. 恢复期

（1）主要功能障碍：此期肩关节疼痛减轻，主要功能障碍为肩关节肌肉力量下降、活动度减小。

（2）应用矫形器目的：主要是减轻关节负荷，对软组织起支持、稳定和保暖的作用，同时在确保安全的情况下进行肩关节功能训练，以促进肩关节功能恢复。

（3）矫形器适配：在制动2周之后，患者可逐渐加强功能训练的强度，此时宜选用软性护肩（图3-3-3）在训练中对肩关节进行保护。6~8周后，功能已明显改善，但仍可佩戴软性护肩进行保护，防止症状反复。软性护肩由丙纶织物制作而成，具有较好的舒适度，并可进行轻微调整，以更好地贴合肩关节轮廓。此阶段矫形器只在患者活动或运动时佩戴，休息时需取下。

四、肱骨外上髁炎

（一）概述

1. 定义　肱骨外上髁炎（external humeral epicondylitis）也称网球肘，顾名思义多发于网球运动员，是一种由于前臂前伸及反复牵拉伤引起的肱骨外上髁伸肌总腱处的慢性损伤性肌筋膜炎。

2. 主要功能障碍　患者有患肢过度活动及提搬重物史。肘关节外侧活动痛与上肢活动有明显的相关性，典型体征是Mills试验阳性，即让患者的前臂旋前，腕关节掌屈，再伸直肘关节，可出现肱骨外上髁疼痛。主要功能障碍是疼痛，患者以肘关节外侧疼痛为主，做伸腕动作时疼痛加剧，休息时减轻，少有夜间痛。桡侧腕短伸肌起点即肘关节外上方有压痛点，伸腕抗阻时可诱发肱骨外上髁处疼痛。

3. 康复治疗要点　早期前臂近端肌腹处缠绕弹性绷带可减轻症状，物理因子和按摩治疗在早期有良好效果。疼痛缓解后，应加强前臂及上臂的肌肉力量训练，防止反复发作。

（二）矫形器应用

1. 主要功能障碍　主要表现为肘关节肱骨外上髁处的疼痛和活动受限，有时疼痛会放射到前臂。

2. 应用矫形器目的　固定前臂近端肌腹处或腕关节，避免因关节持续活动、前臂伸肌反复用力牵拉而加重损伤，减轻关节疼痛，促进损伤的软组织修复。

3. 矫形器适配　在损伤初期，可选用前臂固定带（图3-3-6）、肘部抗旋后带（图3-3-7）或休息位的低温腕手矫形器（图3-3-8）、成品腕手矫形器（图3-3-9）固定2~3周来减轻症状。①前臂固定带：主要是由弹性织物制作而成，通过对屈肌肌群、旋前肌群加压，从而达到卸掉肌肉负荷的目的。肘部抗旋后带是将整个肘关节完全包覆，通过弹性拉带防止前臂旋后。②低温腕手矫形器：采用低温热塑板材，由矫形器师根据患者的前臂、手腕部量身定制而成，将患者的手腕部固定在休息位，减少伸肌肌群与旋前肌群在外上髁附着点的应力，该矫形器的特点是制作简单快速、轻便透气、佩戴方便。③成品腕手矫形器：为预制成品矫形器，掌侧有金属支条支撑，并可进行轻微调整，以达到我们所需固定的一个腕关节角度。

前臂固定带与肘部抗旋后带对上肢活动影响不大，适合日常活动或运动时佩戴；低温腕手矫形器与成品腕手矫形器将前臂与腕关节固定在休息位，比较适合夜间休息时佩戴。在损伤恢复期，患者在参加运动训练或日常生活活动时，仍可佩戴前臂固定带以减轻上肢活动时前臂伸肌的牵拉张力，防止症状反复发作。

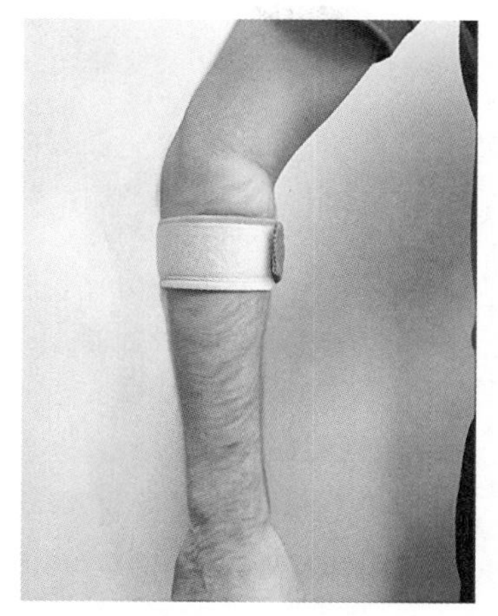

图 3-3-6　前臂固定带

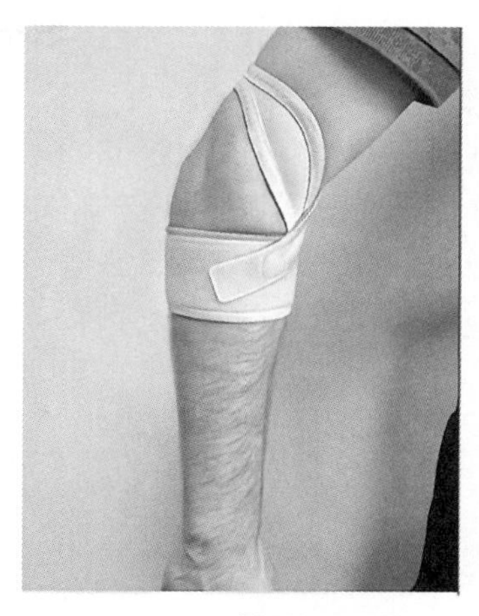

图 3-3-7　肘部抗旋后带

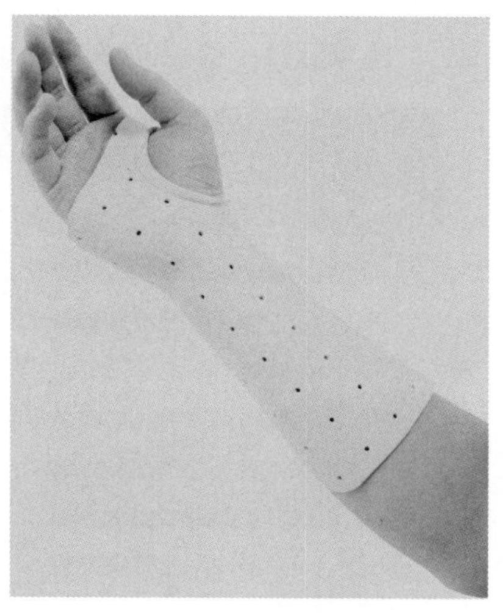

图 3-3-8　低温腕手矫形器

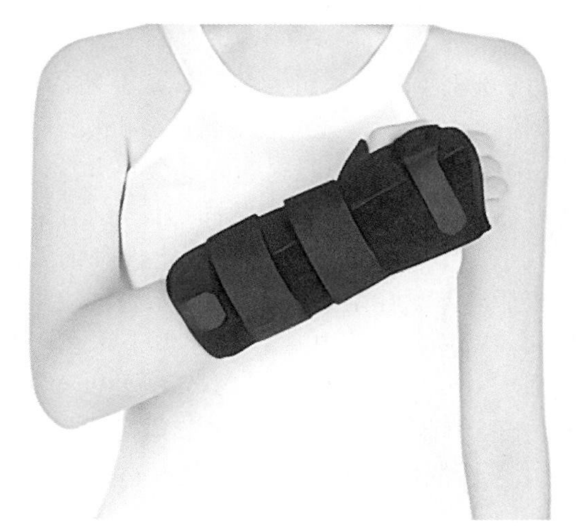

图 3-3-9　成品腕手矫形器

五、尺骨脱位

（一）概述

1. 定义　尺骨脱位分为肘关节尺骨脱位与腕关节尺骨脱位，肘关节脱位多由间接暴力引起，常发生在坠落时上肢外展着地时，是由剪切力造成的，大多数脱位为后脱位。尺骨远端相对于桡骨背侧脱位是远端尺桡关节不稳定，腕关节尺骨脱位最常见的表现形式，在腕关节全范围旋转时最为明显。

2. 主要功能障碍　肘关节尺骨脱位主要表现为肘关节肿胀，肘关节呈半屈曲状，伸屈功能障碍，肘后三角形骨性标志紊乱。腕关节尺骨脱位亦出现腕关节明显疼痛、局部肿胀、握力下降。

3. 康复治疗要点　尺骨脱位经复位后早期康复治疗主要是缓解疼痛症状，维持关节活动度和肌肉功能。后期康复治疗以肌力训练、握力训练、腕关节及前臂活动度训练、手上肢灵巧性及协调性训练为主。

（二）矫形器应用

1. 急性期

（1）主要功能障碍：主要表现为腕关节或肘关节的畸形、肿胀、疼痛和活动受限。

（2）应用矫形器目的：固定腕关节或肘关节于关节生理解剖位，避免因关节持续活动而导致再次脱位、预防关节畸形、减轻关节及软组织肿胀和疼痛。

（3）矫形器适配：根据关节脱位和损伤的部位，选用适宜的矫形器。

1）腕关节尺骨发生脱位：在损伤初期或复位后，可选用腕手矫形器，宜将腕关节固定在背伸 30° 的功能位。①低温腕手矫形器（图 3-3-8）：采用低温热塑板材，由矫形器师根据患者手、前臂形状量身定制而成，特点是制作简单快速、轻便透气、佩戴方便。②成品腕手矫形器（图 3-3-9）：为预制成品矫形器，掌侧有金属支条支撑，并可进行轻微调整，以更好地贴合腕关节轮廓。

2）肘关节尺骨发生脱位：在损伤初期或复位后，可选用矫形器将上肢固定在屈肘 90°，前臂处于中立位。①低温肘矫形器（图 3-3-10）：采用低温热塑板材，由矫形器师根据患者上肢形状量身定制而成，特点是制作简单快速、轻便透气、佩戴方便。②带内外侧板的固定式肘矫形器（图 3-3-11）：为预制成品矫形器，内外侧板为塑料板材或金属支条，并可进行轻微调整，以更好地贴合上肢轮廓。③数字卡盘调节肘矫形器（图 3-3-12）：由上臂固定件、前臂固定件和数字调节卡盘组成。上臂固定件和前臂固定件包括内外侧轻型铝合金钢架、上臂固定尼龙扣带和前臂固定尼龙扣带。数字调节卡盘可调节范围为 0°~180°。此类矫形器可自由调节肘关节角度，但在急性期宜将肘关节角度锁定在屈曲 90° 位，后期可根据患者康复状况适时调节关节角度。

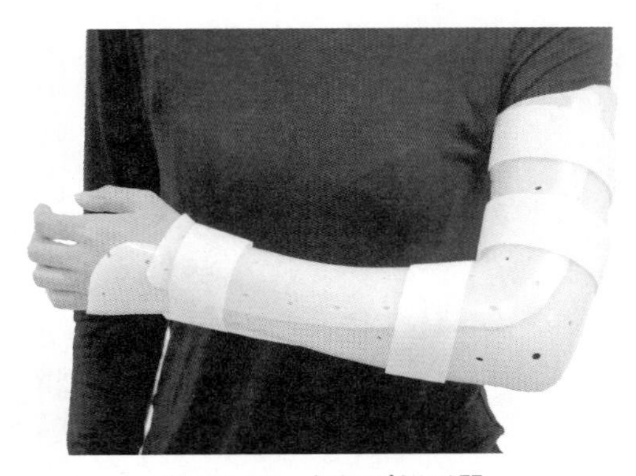

图 3-3-10 低温肘矫形器

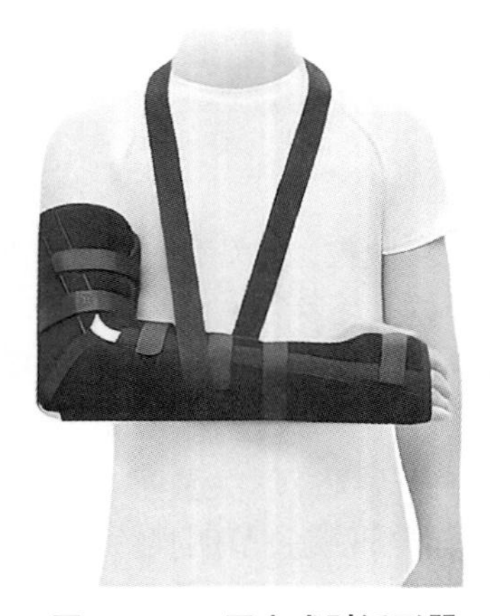

图 3-3-11 固定式肘矫形器

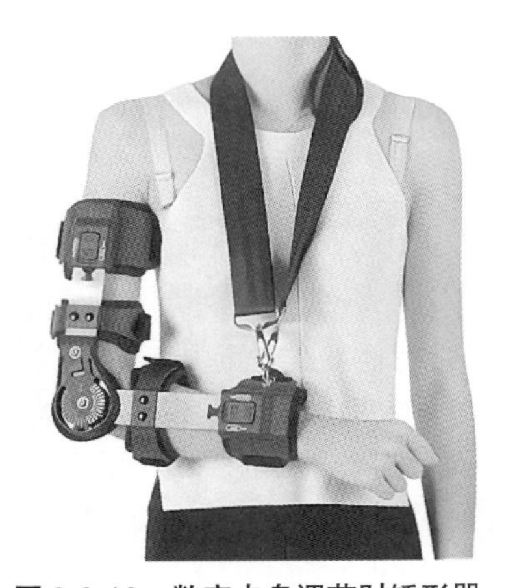

图 3-3-12 数字卡盘调节肘矫形器

2. 恢复期

（1）主要功能障碍：此期肘关节或腕关节的肿胀与疼痛减轻，主要功能障碍为前臂肌力减退、关节活动度减小。

（2）应用矫形器目的：主要是保护肘关节或腕关节，在关节获得稳定支持的情况下进行功能训练，促进功能恢复。

（3）矫形器适配：在恢复期，主要以肌力训练、握力训练、腕关节及前臂活动度训练、手上肢灵巧性及协调性训练为主。可选用软性护腕（图 3-3-13）、软性护肘（图 3-3-14），对腕关节或肘关节进行保护，两者均采用弹性织物材料，可更好地贴合腕关节与肘关节轮廓，故具有较好的舒适度，也可进行轻微的局部调整。此阶段矫形器只在患者功能训练或运动时佩戴，休息时需取下。

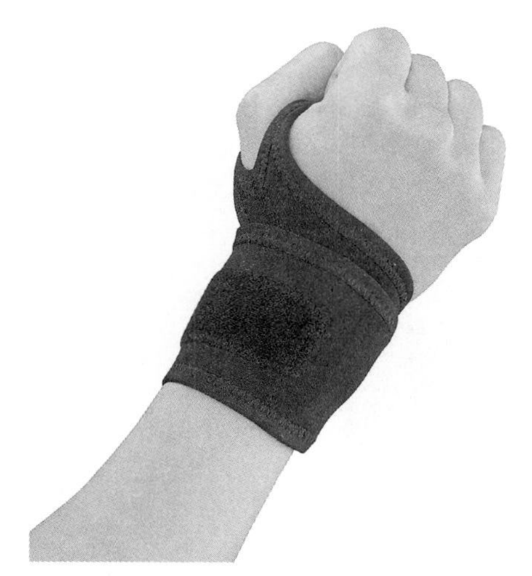

图 3-3-13　软性护腕

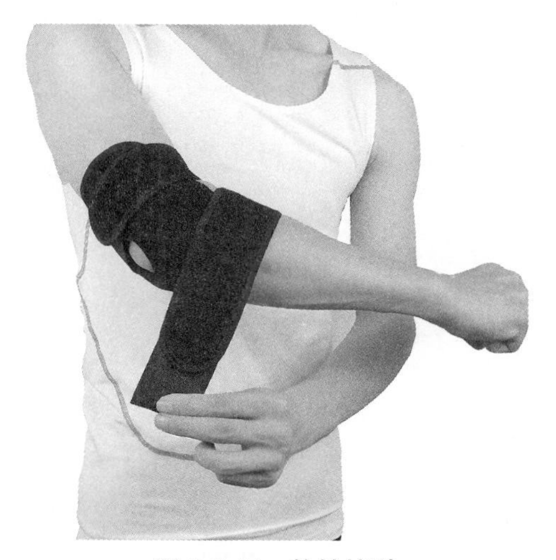

图 3-3-14　软性护肘

六、腕关节腱鞘炎

（一）概述

1. 定义　腕关节腱鞘炎（wrist tenosynovitis），又称桡骨茎突狭窄性腱鞘炎或 De Quervain 腱鞘炎，是因拇指的慢性劳损或外力损伤，致腕关节处拇长展肌腱和拇短伸肌腱腱鞘肿胀或狭窄引起的无菌性炎症。

2. 主要功能障碍　桡骨茎突部疼痛、腕部及手部活动受限、手指弹响等，严重影响患者的生活和工作。

3. 康复治疗要点　运动治疗包括腕关节的环转运动、腕关节的拉伸训练、腕关节屈曲练习、腕关节背伸训练、握力练习、对指训练；其他治疗方法包括限制活动、中医治疗、手法治疗、牵引治疗、冲击波治疗、肌内效贴布等。

（二）矫形器应用

1. 主要功能障碍　主要表现为腕关节或手指（多为拇指）的肿胀、疼痛和活动受限。

2. 应用矫形器目的　固定腕关节或拇指于休息位，避免因关节持续活动而加重损伤和炎症，减轻关节水肿和疼痛。

3. 矫形器适配　在损伤初期，可由矫形器师采用低温热塑板材根据患者拇指及前臂形状量身定制矫形器，特点是制作简单快速、轻便透气、佩戴方便。①低温掌指矫形器

（图 3-3-15）：佩戴该矫形器时手掌和四指活动比较自由，不影响日常生活，更适合患者全天佩戴使用。②低温腕手矫形器（图 3-3-8）：相对于掌指矫形器而言，具有更好的固定作用。

也可选择成品腕手矫形器，此类矫形器款式较多。①腕关节与拇指固定腕手矫形器（图 3-3-16）：能同时保护拇指与腕关节，固定性好，更适合患者在夜间佩戴。②拇指固定腕手矫形器（图 3-3-17）：手掌和四指活动比较自由，基本不影响日常生活，更适合患者全天佩戴。

矫形器佩戴应依据病情严重程度和患者需求决定，一般需固定 4~6 周。需要注意的是，由于桡骨茎突狭窄性腱鞘炎肌腱物质中存在黏液样变化，全天固定会对肌腱恢复产生不利影响，所以在佩戴矫形器的同时应配合科学的运动训练和其他康复治疗。

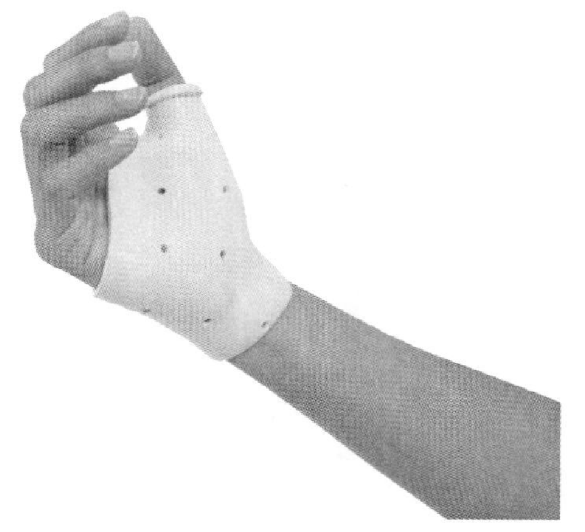

图 3-3-15　低温掌指矫形器

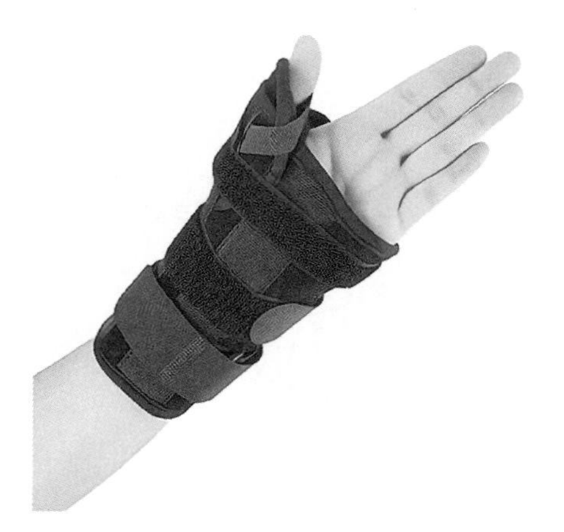

图 3-3-16　腕关节与拇指固定腕手矫形器

七、腕管综合征

（一）概述

1. 定义　腕管综合征（carpal tunnel syndrome，CTS）是正中神经在腕管内被卡压而出现的一组症状和体征。对于运动员，腕部重复性的动作是其重要发病因素。

2. 主要功能障碍　主要表现为手指的麻木、无力、疼痛和感觉异常，严重时可出现大拇指底部的肌肉萎缩，以及由此带来的手指捏抓力下降。疼痛在夜间或清晨较重，主要体征包括 Tinel 征、Phalen 试验及正中神经压迫试验阳性。

3. 康复治疗要点　主要方法为神经和肌腱的滑动训练、康复宣教、腕关节固定与解压、工具和环境调整等。

（二）矫形器应用

1. 主要功能障碍　主要表现为腕关节的疼痛和精细运动受限。

2. 应用矫形器目的　固定腕关节在功能位，避免因重

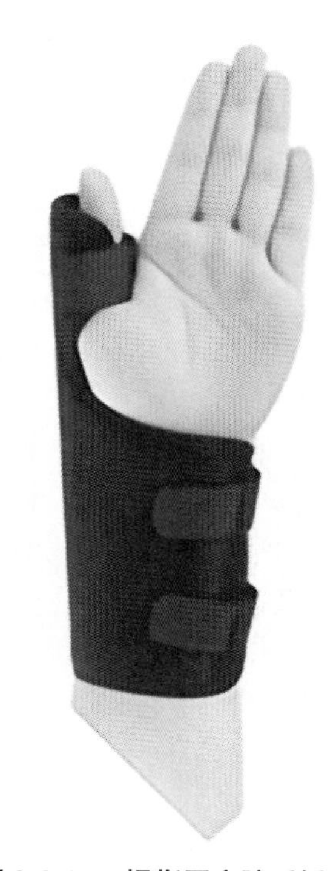

图 3-3-17　拇指固定腕手矫形器

复活动而加重腕管内组织压力性损伤、减轻疼痛，促进肌腱鞘的愈合和神经修复。

3. 矫形器适配　在损伤初期或术前，可选用：①低温腕手矫形器（图 3-3-8）：采用低温热塑板材，由矫形器师根据患者掌部及前部形状量身定制而成，特点是制作简单快速、轻便透气、佩戴方便。②带掌侧支撑的成品固定腕手矫形器（图 3-3-18）：为预制成品矫形器，并可对金属支条支撑进行轻微调整，以达所需的固定角度。

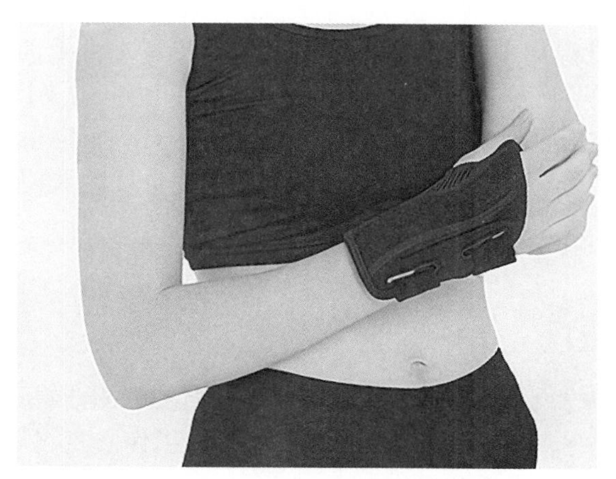

图 3-3-18　成品固定式腕手矫形器

当腕关节处于功能位时，其腕管内的压力明显低于弯曲或伸展时；全天一直佩戴比单独夜间佩戴更能改善症状，当患者处于睡眠状态时，腕部会无意识地屈曲，腕管内的压力必然会随之增高，因此夜间睡觉更应该佩戴矫形器，可减轻腕管压力，促进静脉回流，消除神经膜水肿，改善临床症状。两种腕手矫形器都宜将腕关节固定在功能位，同时应该全天佩戴。

八、三角纤维软骨复合体损伤

（一）概述

1. 定义　三角纤维软骨复合体（triangular fibrocartilage complex，TFCC）是手掌尺侧的软骨、韧带复合体结构，位于尺骨远端和尺侧腕骨之间，具有缓冲暴力、稳定远侧桡尺关节和尺侧腕骨的作用，创伤性损伤是常见的损伤原因，可由上肢外展、旋前位摔伤、前臂急性旋转性损伤、前臂尺侧缘轴向负荷突然增加和牵拉伤所致。由于 TFCC 结构深藏于尺腕关节较小的空间内，受伤后的疼痛和肿胀症状不一定会特别明显，患者通常误认为是普通的手腕扭伤，常延误就诊和治疗。

2. 主要功能障碍　主要表现为腕部尺侧疼痛、腕部酸胀无力。急性损伤者可出现局部肿胀；尺骨远端及 TFCC 区域压痛；可出现腕关节活动度下降、肌力下降；尺腕应力试验阳性。

3. 康复治疗要点　保守治疗包括休息、矫形器保护、非甾体抗炎药、冲击波治疗、激素封闭疗法、功能锻炼、改变工作或职业环境等。保守治疗无效的患者可选择手术，术后根据病程分期：①早期，主要是抬高患肢、消肿、主动活动手指。②恢复期，可允许患者进行无痛性旋前 - 旋后练习，软化瘢痕，松解腕部肌腱的粘连，增强屈腕肌和伸腕肌的肌力训练、握力训练等。

（二）矫形器应用

1. 急性期（损伤早期）

（1）主要功能障碍：此期主要表现为腕关节的疼痛和活动受限。

（2）应用矫形器目的：固定腕关节在功能位，避免因关节持续活动而加重损伤，减轻关节疼痛。

（3）矫形器适配：在损伤初期或术前，需将腕关节固定3~6周，可选用：①低温腕手矫形器（图3-3-8）：采用低温热塑板材，由矫形器师根据患者掌部及前臂形状量身定制而成，特点是制作简单快速、轻便透气、佩戴方便。②成品腕手矫形器（图3-3-9）：为成品矫形器，掌侧有可进行轻微调整的金属支条支撑，以达到所需腕关节固定角度。有研究表明，早期活动手指有助于后期功能训练，故此类矫形器在制作或选用时要将腕关节固定在功能位，同时不能限制手指活动。

2. 恢复期

（1）主要功能障碍：此期关节疼痛减轻，主要功能障碍为关节活动度减少、肌力减退、手功能差。

（2）应用矫形器目的：此阶段早期主要是在保护腕关节的前提下，进行关节活动训练、肌力训练和本体感觉训练，以促进三角纤维软骨复合体损伤修复、恢复关节功能；后期在矫形器的保护下适应性地重返生活和工作。

（3）矫形器适配：在恢复期，宜选用软性护腕（图3-3-13），主要由弹性织物制作而成，大小根据患者腕部尺寸而选用。腕关节锻炼须严格遵循循序渐进的原则，逐步增加强度。一般先在佩戴矫形器的情况下做无负重的小角度关节活动训练，再过渡到逐渐负重和大角度关节活动训练，后期在矫形器的保护下逐渐恢复生活与工作。

九、锤状指

（一）概述

1. 定义　锤状指（mallet finger）是指远端指间关节在伸直状态下遭受外力撞击，使关节突然屈曲，造成远端指间关节处指伸肌腱或指伸肌腱远端指骨附着点处断裂，或指伸肌腱附着点处指骨撕脱骨折，导致远端指间关节呈屈曲、锤状畸形，伴伸直受限，一般分为腱性和骨性锤状指。锤状指可分为闭合性损伤和开放性损伤，其中闭合性损伤较常见。棒球、篮球运动员被绊倒戳伤、排球运动员救球时手指戳在地面上等均可造成锤状指。

2. 主要功能障碍　主要表现是受伤的手指处疼痛、伸直受限。

3. 康复治疗要点　早期康复治疗主要是缓解疼痛促进组织愈合，稳定期在保护下进行关节活动度训练、力量训练和手灵活性训练。

（二）矫形器应用

1. 急性期

（1）主要功能障碍：主要表现为远端指间关节的疼痛和活动受限。

（2）应用矫形器目的：固定指间关节，避免因关节持续活动而加重损伤，矫正指间关节，使其恢复正确的生物力学对线。

（3）矫形器适配：在损伤后或术后，可采用由矫形器师用低温热塑板材根据患者手指形状量身定制而成的矫形器。包括：①远端指间关节过伸10°~15°的低温指矫形器（图3-3-19）。②掌指关节屈曲30°~40°，近指间关节屈曲60°~70°，远指间关节过伸0°~15°的低温掌指矫形器(图 3-3-20)。

也可选择由铝板和软性材料构成的矫形器,包括背侧铝夹板(图 3-3-21)和掌侧铝夹板(图 3-3-22),它们通过绑带将铝板固定在手指上,可进行轻微调整,使其达到我们所需的角度。低温指矫形器较铝板矫形器而言,患者在矫形器固定期间可正常进行日常生活活动,依从性较高,远端指间关节主动活动度大。

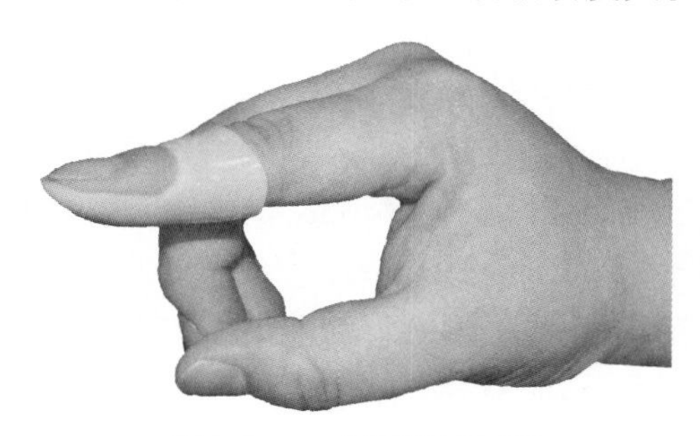

图 3-3-19 低温指矫形器

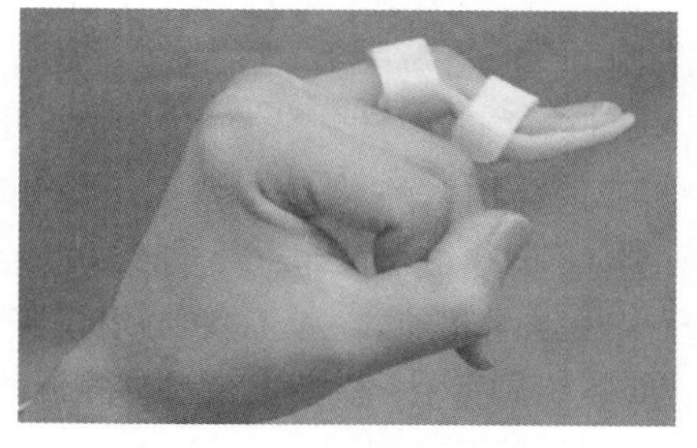

图 3-3-20 低温掌指矫形器

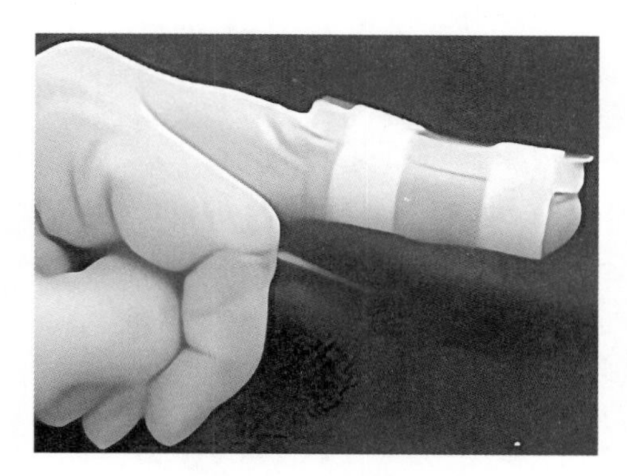

图 3-3-21 背侧铝夹板

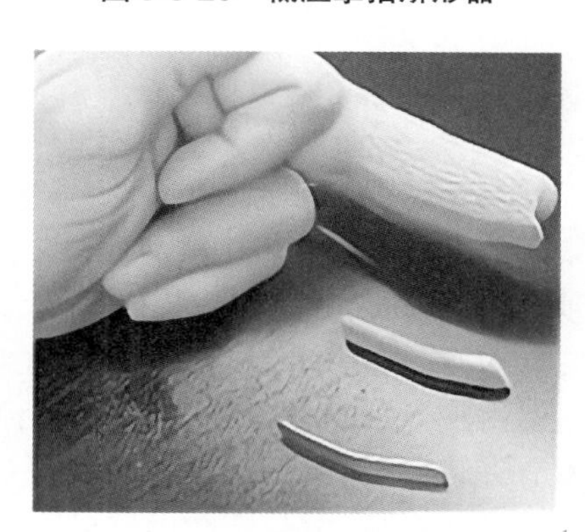

图 3-3-22 掌侧铝夹板

2. 恢复期

(1)主要功能障碍:此期指间关节疼痛减轻,主要功能障碍为手指活动度减少。

(2)应用矫形器目的:主要是保护指间关节,在确保安全的情况下进行手指功能训练,以促进手指功能恢复。

(3)矫形器适配:宜选用动态指矫形器(图 3-3-23),动态指矫形器主要是由低温板材与金属弹簧构成,低温部分采用低温热塑板材,由矫形器师根据患者手指形状量身定制而成,后与金属弹簧连接。该矫形器佩戴可以辅助患者进行手指伸展及肌力恢复锻炼,因此,恢复期患者可全天佩戴矫形器。

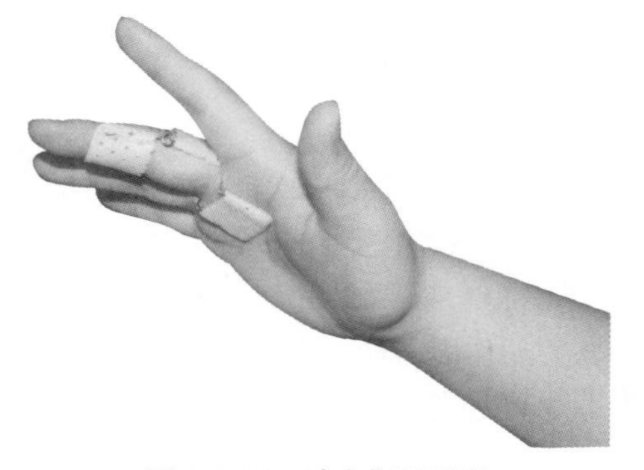

图 3-3-23 动态指矫形器

十、髋关节撞击综合征

(一)概述

1. 定义 髋关节撞击综合征(femoroacetabular impingement,FAI)是指由于髋臼或股骨的形态异常，加上剧烈的髋关节运动，反复碰撞、损伤关节内的软组织结构，导致髋关节疼痛的一种临床病症。

2. 主要功能障碍 FAI的主要表现是髋关节疼痛、活动受限、髋关节周围肌肉肌力下降、本体感觉减退、髋关节周围深层肌激活模式和协调性改变、腰及骨盆活动度下降等。

3. 康复治疗要点 主要集中在髋关节周围肌肌力训练、神经肌肉训练、核心肌肌力训练、中医传统康复疗法、物理因子治疗和注射疗法。FAI患者髋关节周围肌肌力训练可有效减轻髋关节疼痛、增加关节活动度，提高关节稳定性；神经肌肉训练可增加髋关节局部肌肉肌力，改善髋关节本体感觉，提高深层肌肉协同作用；核心肌肌力训练可稳定腰椎和骨盆，减少腰椎骨盆代偿性动作，增强髋关节周围肌肌力训练效果；髋关节镜术前术后康复训练可减轻髋关节镜术后疼痛，改善患者功能，提高髋关节镜治疗效果；中医传统康复疗法和物理因子治疗可有效消除关节炎症和肿胀，缓解关节疼痛；关节内注射皮质类固醇和透明质酸钠，在短期内可有效减轻FAI髋部疼痛，改善髋关节功能。

（二）矫形器应用

1. 主要功能障碍 此期主要表现为髋关节的疼痛和活动受限。

2. 应用矫形器目的 固定、支撑、保护髋关节，减少关节负荷，避免因关节持续活动而加重损伤，减轻关节疼痛。

3. 矫形器适配 可选用角度可调节的髋矫形器（图3-3-24），该矫形器为预制成品矫形器，尺寸可选，外侧为金属支条，可对髋关节的屈曲、伸展、内收、外展的角度进行一定的限制，贴身框架由硬性材料制作而成，内部是弹性织物，矫形器可在髋关节矢状面、冠状面进行轻微调整，以更好地贴合腿部轮廓。有研究表明，佩戴髋矫形器可明显减少髋关节撞击运动，并通过改变患者的运动模式，限制髋关节的运动，达到缓解关节及软组织疼痛症状的作用。

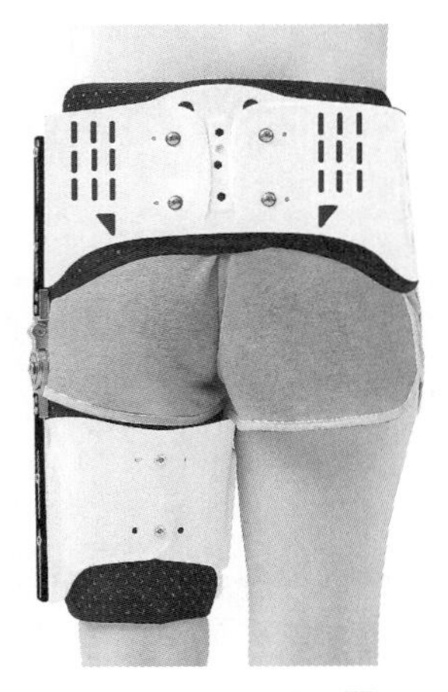

图3-3-24 髋矫形器

十一、半月板损伤

（一）概述

1. 定义 半月板是位于膝关节内的新月形状纤维软骨结构，在膝关节内侧的为内侧半月板，呈“C”形，在膝关节外侧的为外侧半月板，呈“O”形。半月板损伤多见于青壮年、运动员、有退行性病变的中老年人。在运动过程中，膝关节在屈曲、回旋状态下进行伸直的急骤强力动作时，半月板受到强烈冲击、挤压而造成完整性和连续性受到破坏。半月板损伤若不及时适当治疗，很容易引起关节退化。

2. 主要功能障碍 半月板损伤分为急性损伤和慢性损伤，在不同的时期会出现不同的功能障碍，但主要表现为疼痛和活动受限。

（1）疼痛：外伤后立即产生剧烈的疼痛，其性质可呈牵扯样、撕裂样、绞痛样的持续痛，疼痛范围发生在损伤的一侧，常在关节间隙位置上有较固定的疼痛点，活动膝关节或可引出弹响并伴疼痛，或有过伸痛或过屈痛，在走路时更明显，坐下或躺下休息时会明显减轻。

（2）活动受限：患者走平路或下楼梯时，可出现打软腿的症状，表现为膝关节突然无力感。少数患者于活动时发生屈伸受限，突然听到“咔嗒声”后，关节便不能伸直，可屈曲，为关节绞锁。自行或他人协助将患肢在膝旋转摇摆后，突然弹响或弹跳，再次听到“咔嗒声”后，关节又可伸直，即“解锁”。频发绞锁会影响患者走路、站起或蹲下等有膝关节参与的日常活动。在损伤后期，患者可能出现股四头肌萎缩、肌力减弱等表现。

3. 康复治疗要点　根据半月板损伤的类型和患者的症状、体征，可采取手术治疗或非手术治疗。康复治疗在非手术治疗及手术治疗后宜尽早介入。

（1）康复治疗目的：对于急性损伤（损伤早期），避免损伤加重、减少关节活动、消除局部炎症、控制关节肿胀和疼痛是治疗的关键。慢性期以增强肌肉力量、改善关节活动度、增加膝关节稳定性、促进半月板修复、恢复关节功能、重返生活和工作为主要目的。

（2）康复治疗方法：急性损伤后，患肢冰敷、加压、制动、抬高等对症治疗。慢性期采用 TENS、磁疗等各种物理因子治疗，关节松动、保护下负重、肌力训练等循序渐进的运动治疗，按摩、针灸、中药外敷等传统康复治疗。

（二）矫形器应用

1. 急性期（损伤早期）

（1）主要功能障碍：此期主要表现为膝关节的肿胀、疼痛和活动受限。

（2）应用矫形器目的：固定膝关节，避免因关节持续活动而加重损伤和渗出，减轻关节水肿和疼痛。

（3）矫形器适配：在损伤初期或术后需将膝关节固定 2~3 周，可选用：①角度完全固定的低温膝矫形器（图 3-3-25）：采用低温热塑板材，由矫形器师根据患者下肢膝关节形状量身定制而成。②带内外侧板的成品固定式膝矫形器（图 3-3-26）：为预制成品矫形器，内外侧板材料为塑料板材或金属支条，可进行轻微调整以更好地贴合膝关节轮廓。上述两种矫形器宜将膝关节矢状面固定在屈曲 5°~15°，冠状面处于中立位。

也可选用膝关节角度可调膝矫形器，此类矫形器品种较多，包括：①软性角度可调膝矫形器（图 3-3-27）：由侧方金属支条连接多轴膝关节包裹式设计，穿脱方便，可使用小插件限制膝关节屈伸。②数字卡盘调节膝矫形器（图 3-3-28）：由大腿固定件、小腿固定件和数字调节卡盘组成。大腿固定件和小腿固定件包括内、外侧轻型铝合金钢架，大腿固定尼龙扣带和小腿固定尼龙扣带。数字调节卡盘包括关节活动底盘、调节盘和关节度数控制钮。关节活动底盘标有伸直、屈曲度数，伸直可调节范围 0°~90°，屈曲可调节范围 0°~135°。③硬性框架可调膝矫形器（图 3-3-29）：按肢体解剖结构设计，贴身框架由高强度铝合金制作成，带有胫骨垫，高度可调节，关节可限位。此类矫形器虽可自由调节膝关节角度，但在此期宜将膝关节矢状面角度固定在屈曲 5°~15°位。

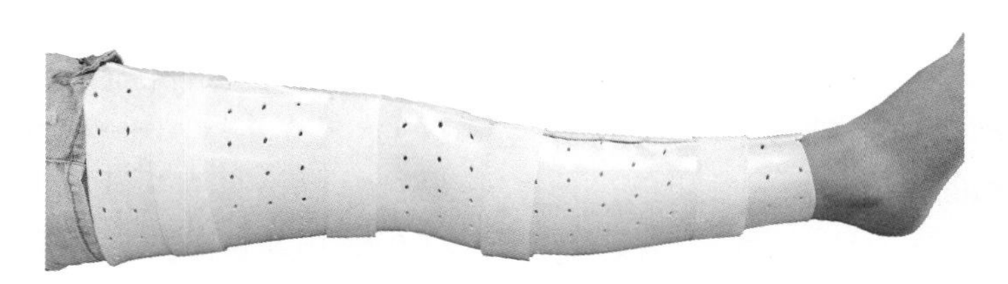

图 3-3-25　低温膝矫形器

2. 恢复期

（1）主要功能障碍：此期关节疼痛和渗出减轻，肿胀消退，主要功能障碍为关节活动度减少、肌力减退、下肢负重能力差。

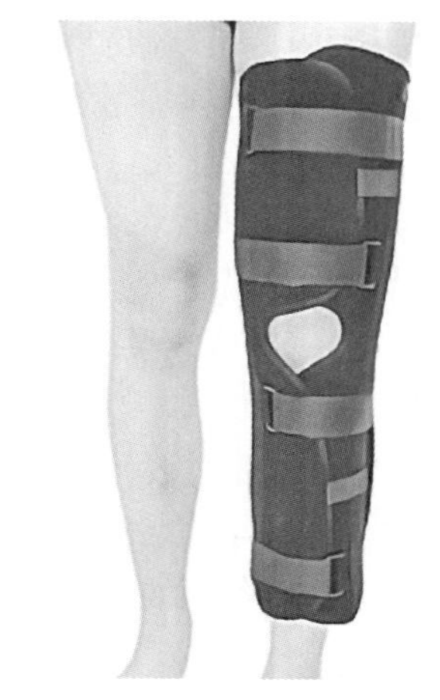

图 3-3-26 成品固定式膝矫形器

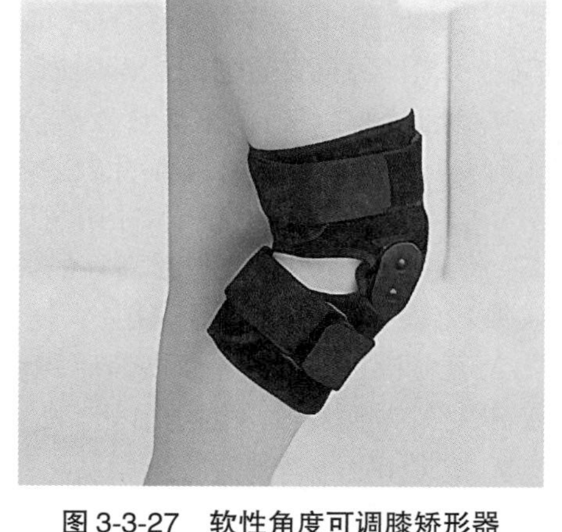

图 3-3-27 软性角度可调膝矫形器

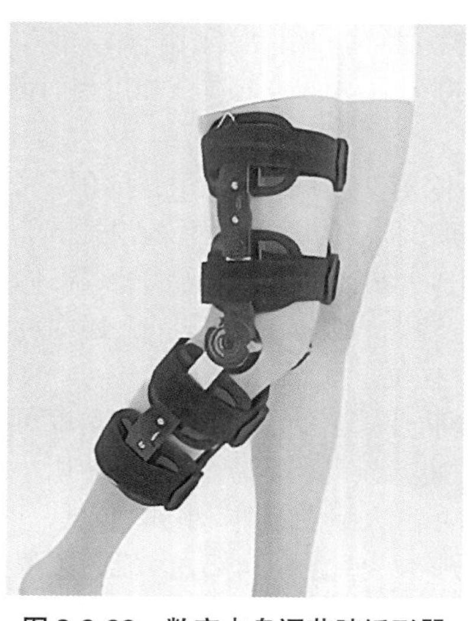

图 3-3-28 数字卡盘调节膝矫形器

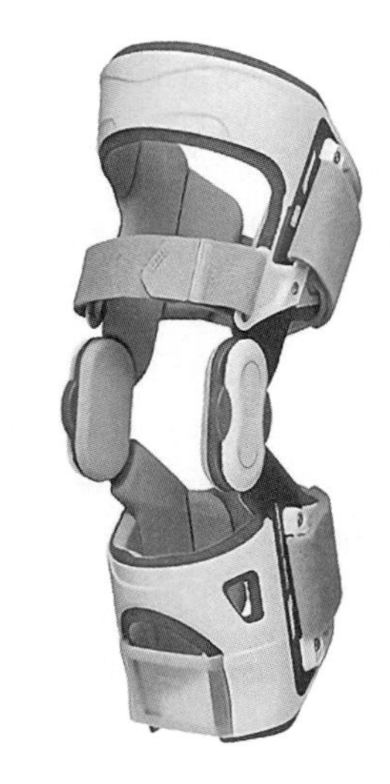

图 3-3-29 硬性框架可调膝矫形器

（2）应用矫形器目的：此期可分为两个阶段，第一阶段（3~8 周）主要是保护膝关节，在确保安全的角度下进行下肢负重训练、关节活动训练、肌力训练和本体感觉训练，以促进半月板修复、恢复关节功能；第二阶段（8 周后）主要是通过佩戴矫形器改善下肢本体感觉、增强运动控制能力，在矫形器的保护下适应性地重返生活和工作。

（3）矫形器适配：①第一阶段：宜选用可调节膝关节角度的膝矫形器，膝关节角度须严格遵循循序渐进的原则，并根据下肢功能恢复的状况逐步增加矫形器屈曲度数。一般先在佩戴矫形器的情况下做无负重的小角度关节活动训练，再到逐渐负重、大角度关节活动训练，直至可进行独自站立训练。②第二阶段：可选用软性膝矫形器，包括各种软性护膝（图 3-3-30）、弹性支撑护膝（图 3-3-31），此类矫形器由弹性织物制作而成，可在护膝的内外侧用硬性或弹力支条增加膝关节的稳定性，不限制膝关节屈伸活动。此阶段应指导患者在活动或运动时佩戴，长时间坐位及休息时应停止佩戴。需要注意的是，该病基于保守治疗或者手术治疗的恢复进程区别较大，矫形器介入时间亦有区别，以上仅作为常规参考。

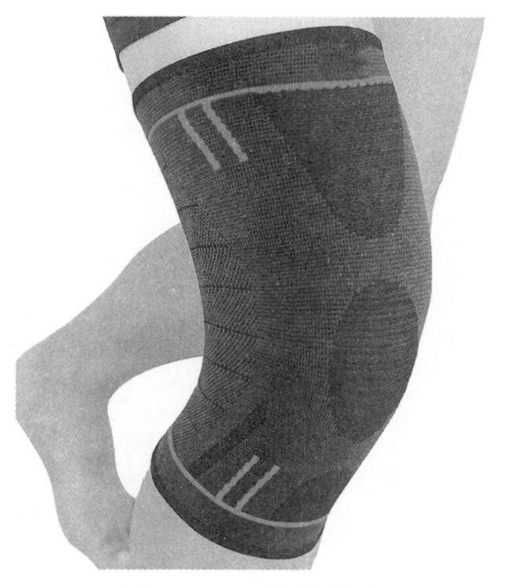

图 3-3-30 软性护膝

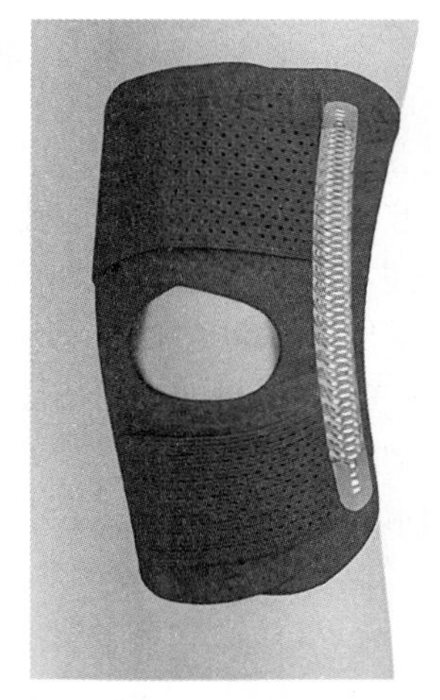

图 3-3-31 弹性支撑护膝

十二、髌股关节疼痛综合征

（一）概述

1. 定义 髌股关节疼痛综合征（patellofemoral pain syndrome，PFPS）是指在下蹲、跑步、上下楼梯、坐位站起时出现前膝弥漫性疼痛，目前发病机制仍不明，但是多项研究均证实，髌骨运动轨迹的改变是 PFPS 的致病因素。PFPS 可能与股四头肌和腘绳肌的力学失衡，股内斜肌与股外侧肌的力学失衡，臀中肌和臀小肌的肌力减弱，阔筋膜张肌、腓肠肌、比目鱼肌延展性降低，Q 角异常，足过度旋前（距下关节内转）等有关。

2. 主要功能障碍 患者通常会出现疼痛，可能是单侧或双侧，有时会出现膝关节的不稳定、无力，这种无力和不稳定与髌骨脱位、半脱位或韧带损伤引起的不稳定有所不同，可能是由于疼痛对股四头肌收缩的抑制作用而导致的。偶尔可能会出现轻度的肿胀，但是很少见到严重的积液。

3. 康复治疗要点 非手术治疗方法主要有肌力训练、牵伸、肌内效贴布、神经肌肉训练、肌肉灵活性训练、矫形器、理疗、中医治疗等。

（二）矫形器应用

1. 急性期（损伤早期）

（1）主要功能障碍：此期主要表现为膝关节的疼痛和活动受限。

（2）应用矫形器目的：固定髌骨，减轻髌股关节压力、减轻疼痛、激活股四头肌。

（3）矫形器适配：在损伤早期，可选用：①低温膝矫形器（图 3-3-25）：采用低温热塑板材，由矫形器师根据患者膝关节形状量身定制而成，矫形器与患者腿部形状服帖度高，髌股关节固定牢固不易发生窜动。②成品固定膝矫形器（图 3-3-26）：为成品膝矫形器，内外侧板为塑料板材或金属支条，穿戴前需进行微调整。此两种膝矫形器都需让膝关节处于矢状面屈曲 5° 功能位，固定 2~4 周。矫形器能对髌股关节提供侧向支撑，防止髌骨发生侧向倾斜，使髌股关节处于正确的关节生理对线位，通过佩戴矫形器结合科学的运动康复功能锻炼，从而起到激活股四头肌，减轻关节疼痛的作用。

2. 恢复期

（1）主要功能障碍：此期膝关节疼痛减轻，主要功能障碍为肌力减退、下肢力线偏移。

（2）应用矫形器目的：在矫形器的辅助下进行关节活动训练、肌力训练和本体感觉训练，从而恢复关节功能；同时在矫形器的保护下适应性地重返生活和工作。

（3）矫形器适配：可根据下肢生物力线的异常所在，选用矫形器对下肢力线进行矫正，同时也可控制继发性距下关节动态外翻。包括：①踝足矫形器（图 3-3-32）；②足矫形器（图 3-3-33）；③生物力学鞋垫（图 3-3-34）。有研究显示，将运动治疗与足踝矫形器相结合可能比单独运动治疗更有益。

在早期重返生活和工作时，可选用软性膝矫形器，包括各种软性护膝（图 3-3-30）和弹性支撑护膝（图 3-3-31）。此类矫形器由弹性织物制作而成，大小可选，可在护膝的内外侧用硬性或弹性支条增加膝关节侧向稳定性，不限制膝关节屈伸活动。此阶段的矫形器只在患者活动时佩戴，长时间坐位和休息时需取下，以固定髌骨，从而保护髌股关节。

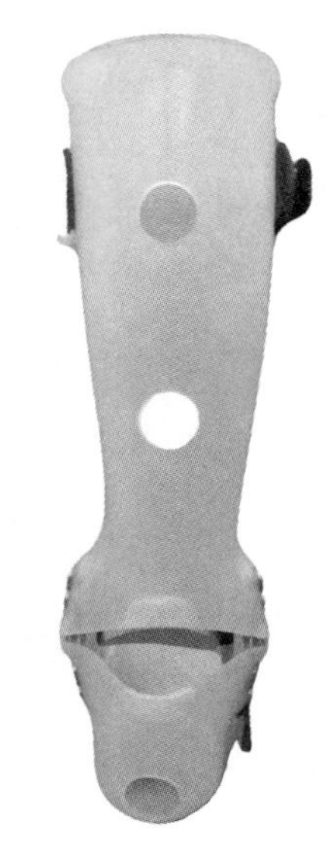

图 3-3-32　踝足矫形器

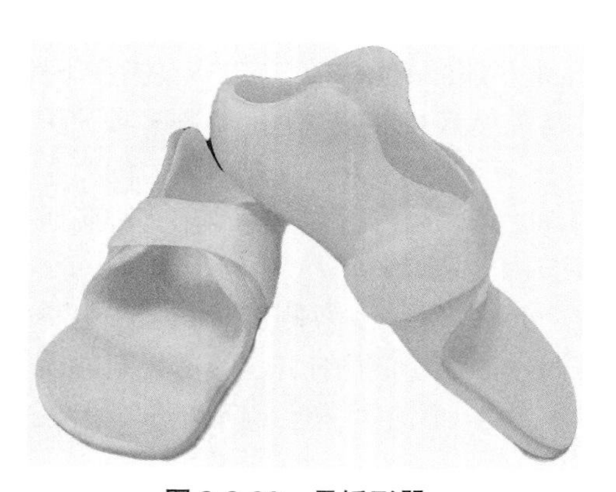

图 3-3-33　足矫形器

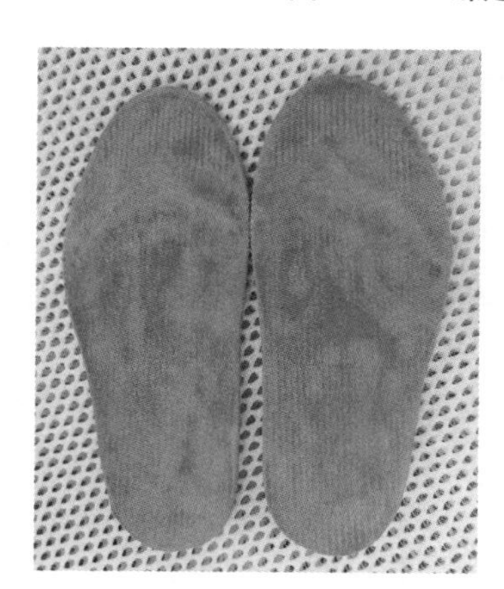

图 3-3-34　生物力学鞋垫

十三、交叉韧带损伤

（一）概述

1. 定义　①前交叉韧带（anterior cruciate ligament，ACL）：起自胫骨间隆起的前方，斜向后、外、上方，附于股骨外侧髁内侧面的后半部分。ACL 根据纤维走向的不同，可大体分为前内束和后外束。前内束在屈膝时紧张，而后外束在伸膝时紧张。ACL 对于维持膝关节的稳定至关重要，主要的力学稳定功能包括：限制胫骨过度前移；限制膝关节过伸；限制胫骨的旋转；限制伸膝位的侧向活动。ACL 损伤大多是由运动损伤导致，如打篮球、踢足球、滑雪等。足球运动中与对方球员对脚发生的外翻伤、滑雪运动中高速下滑时膝关节外翻旋转等，都是较为典型的 ACL 非接触性损伤机制。②后交叉韧带（posterior cruciate ligament，PCL）：起自胫骨髁间隆起的后方，胫骨平台关节面下方 0.5cm 处，斜向前、上、内方，附于股骨内侧髁的髁间侧面。PCL 也分前内和后外两束，后外束伸膝位紧张，前内束在屈膝时最紧张。PCL 可防止胫骨后移和过伸，是维持膝关节后方稳定的重要结构，在膝关节伸屈时起着运动轴心的作用。足球、滑雪等体育运动中膝关节的过伸、过屈、跪地等关节的突然变向易致PCL损伤。

2. 主要功能障碍　主要功能障碍是关节疼痛、肿胀、活动受限、肌力下降及步行障碍、日常生活活动能力下降、职业功能受限等。

3. 康复治疗

（1）前交叉韧带损伤康复策略：康复治疗原则是鼓励尽早进行运动锻炼、力量训练和功能恢复。通常来说可以将ACL重建后的康复分为三个阶段，包括术后早期阶段（术后4~6周）、力量和神经肌肉控制阶段、重返体力活动和运动阶段。ACL重建后的康复还应考虑控制术后疼痛和肿胀，保护愈合的移植物，加强稳定膝关节、髋关节和躯干的肌肉力量，加强神经肌肉的控制，恢复与对侧膝关节对称的全部运动。康复治疗方法主要包括矫形器保护、持续被动活动、肌力训练、神经肌肉训练、理疗和心理康复等。

（2）后交叉韧带损伤康复策略：①第1阶段（0~6周），进行渐进式运动（ROM）练习，术后2周进行被动屈曲锻炼，屈曲范围为0°~90°，并逐步发展到可耐受的渐进式运动，防止过度伸展和胫骨后移，以保护后交叉韧带移植物，逐渐负重到可忍受的最大限度，6周后可通过渐进式运动。②第2阶段（6~12周），进行双下肢力量训练（不超过70°屈膝）和单下肢力量锻炼。③第3阶段（13~18周），渐进性负重训练、腘绳肌肌力训练，16周后可以在训练过程中使双下肢屈曲超过70°。④第4阶段（19~24周），不断增强力量和下肢肌肉耐力，并越来越重视力量训练。⑤第5阶段（25~36周），如果患者准备好，可以在24周时取下矫形器，然后开始直线慢跑训练，当慢跑训练完成后，进入多平面运动的尝试，最终重返运动。

（二）矫形器应用

1. 急性期（损伤早期）

（1）主要功能障碍：此期主要表现为膝关节的肿胀、疼痛和活动受限。

（2）应用矫形器目的：固定膝关节，限制膝关节活动，避免因关节持续活动而加重损伤和渗出，以及出现关节其他继发损伤，减轻关节水肿和疼痛。

（3）矫形器适配：在损伤初期或术后，可选用：①角度完全固定的低温矫形器（图3-3-25）：采用低温热塑板材，由矫形器师根据患者膝关节形状量身定制而成。②带内外侧板的成品固定式膝矫形器（图3-3-26）：为预制成品矫形器，内外侧板为塑料板材或金属支条，可进行轻微调整，以更好地贴合膝关节轮廓。上述矫形器宜将膝关节固定在矢状面屈曲5°功能位4~6周。

也可选用膝关节角度可调膝矫形器，此类矫形器品种较多，包括软性角度可调膝矫形器（图3-3-27）、数字卡盘调节膝矫形器（图3-3-28）和硬性框架可调膝矫形器（图3-3-29）。此类矫形器虽可自由调节膝关节角度，但在此期的第一阶段宜将膝关节角度固定在矢状面屈曲5°功能位，第二阶段可根据患者的康复恢复状况及关节功能适时调节矫形器关节角度。这些矫形器的特点可参考本章半月板损伤的矫形器适配部分。

2. 恢复期

（1）主要功能障碍：此期关节疼痛和渗出减轻、肿胀消退，主要功能障碍为关节活动度减少、肌力减退、下肢负重能力差。

（2）应用矫形器目的：此期康复分为四个阶段，第一阶段主要是保护膝关节，使膝关节限制在安全的屈曲角度下进行下肢负重训练、关节活动训练、肌力训练和本体感觉训练，以促进交叉韧带修复、恢复关节功能；第二阶段主要是通过佩戴矫形器进行力量训练，训练时控制膝关节屈曲角度不超过 70°；第三阶段是在矫形器的保护下开始渐进性负重、行走训练；第四阶段是在矫形器的保护下适应性地重返生活和工作。

（3）矫形器适配：①第一阶段和第二阶段，宜选用支撑强度高、可调节限制膝关节角度的矫形器。第一阶段在佩戴矫形器的保护下根据运动康复师的指导做负重及 0°~30° 小角度膝关节活动训练，以促进交叉韧带修复、恢复关节功能。第二阶段控制膝关节屈曲角度不超过 70° 进行膝关节力量训练。②第三阶段，可使用弹性支撑护膝矫形器（图 3-3-31）进行保护，并逐渐过渡到大负重和大角度膝关节活动训练，此类矫形器对于膝关节稳定性较差的患者，可在护膝的内外侧用硬性或弹性支撑物以增加膝关节的侧向稳定性，但不限制膝关节屈伸活动。③第四阶段，可选用软性护膝（图 3-3-30），此类矫形器由弹性织物制作而成，此阶段患者可在矫形器的保护下适应性地重返生活和工作，建议在活动或运动时佩戴矫形器，长时间坐位和休息时需取下。

十四、髂胫束综合征

（一）概述

1. 定义　髂胫束是起自髂嵴并沿大腿外侧下行，跨过膝关节外侧，最终止于胫骨近端的带状结构，主要功能是维持足跟落地时膝关节的稳定性。髂胫束综合征（iliotibial band syndrome，ITBS）也叫膝外侧疼痛综合征、跑步者膝，是由于膝关节反复屈伸活动而致髂胫束损伤或劳损引起的病症，是临床常见的运动损伤，是职业运动员及运动爱好者的常见疾病。生物力学异常可能是本病的主要原因。

2. 主要功能障碍　膝关节外侧疼痛和膝关节屈伸活动障碍，体征表现为 Ober 征阳性，即患者侧卧，健侧在下，屈髋屈膝 90°，检查者一手固定骨盆，另一只手握住患肢踝部，之后屈髋、外展再伸直，此时放松握踝的手，正常可自然下落到健肢后方，如不能落下或者在健肢前方则为阳性。

3. 康复治疗要点　ITBS 的治疗是一个长期的综合过程，以疼痛管理为主，通过口服药物、药物注射及功能锻炼等保守治疗来有效缩短疼痛时间，改善关节活动障碍，矫正下肢生物力线，缓解局部症状，只有保守治疗失败后才考虑外科介入。

（二）矫形器应用

1. 急性期

（1）主要功能障碍：此期主要表现为膝关节的肿胀、疼痛和活动受限。

（2）应用矫形器目的：保护膝关节，避免因关节持续活动而加重髂胫束和关节损伤，减轻肿胀和疼痛。

（3）矫形器适配：在损伤初期，可选用低温膝矫形器（图 3-3-25）或数字卡盘调节膝矫形器（图 3-3-28）将膝关节控制在矢状面屈曲 5° 的功能位，固定 3~5 周。前者采用低温热塑板材，由矫形器师根据患者膝关节形状量身定制而成。后者由大腿固定件、小腿固定件和数字调节卡盘组成。大腿固定件和小腿固定件包括内、外侧轻型铝合金钢架、大腿固定尼龙扣带和小腿固定尼龙扣带。数字调节卡盘包括关节活动底盘、调节盘和关节度数控制钮。关节活动底盘标有伸直、屈曲度数，可根据患者的临床症状作伸 / 屈 0°~135° 调节，但在此期宜将膝关节角度固定限制在功能位。后期根据患者的恢复程度，可选用弹性支撑护膝（图 3-3-31），该矫形器的弹性支撑可以在控制膝关节冠状面、矢状面运动的同时，增加膝关节的活动度。

2. 恢复期

（1）主要功能障碍：此期疼痛减轻、肿胀消退，主要功能障碍为肌力减退。

（2）应用矫形器目的：主要是在减轻对髂胫束的应力前提下，进行下肢负重训练、关节活动训练、肌力训练和本体感觉训练，以促进髂胫束修复、恢复关节功能，提高运动及日常生活能力。

（3）矫形器适配：宜选用髂胫束保护带（图3-3-35），通过对髂胫束施加压力，从而减轻股骨上髁髂胫束附着点的应力。对于扁平足、长短腿等下肢生物力学因素引发的髂胫束综合征，可使用生物力学鞋垫（图3-3-34）对下肢生物力线进行调整及矫正，以降低髂胫束的应力。此阶段建议患者在日常活动或运动时佩戴膝部矫形器，休息时需取下。

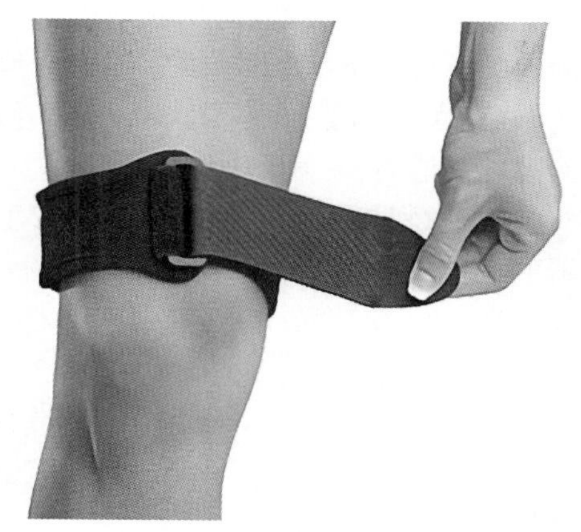

图3-3-35　髂胫束保护带

十五、髌腱炎

（一）概述

1. 定义　髌腱炎（patellar tendinitis），也称为“跳跃者膝”，是由于髌骨韧带过度使用造成了肌腱慢性损伤。该病症在篮球、足球、排球、自行车、跑步等运动爱好者中很常见。

2. 主要功能障碍　主要表现为蹲跳痛、上下楼梯痛、下蹲时腿打软，但平路行走不受影响。查体可见髌尖或髌腱部有压痛，髌腱变粗。单脚蹲起试验阳性（患者单腿下蹲，逐渐下蹲到90°~135°时出现疼痛、发软，蹲下后单腿不能起立）、抗阻伸膝试验阳性（90°左右最痛）。

3. 康复治疗要点　康复治疗的主要方法为物理治疗和运动训练，包括静蹲、俯卧抗阻勾脚练习、单腿屈膝练习、抗阻侧滑步、单腿硬拉等。

（二）矫形器应用

1. 急性期

（1）主要功能障碍：此期主要表现为膝关节的肿胀、疼痛和活动受限。

（2）应用矫形器目的：固定膝关节，避免因关节持续活动而加重损伤，减轻关节疼痛。

（3）矫形器适配：在损伤初期，可选用角度完全固定的低温膝矫形器（图3-3-25）或带内外侧板的成品固定式膝矫形器（图3-3-26）使膝关节处于矢状面屈曲5°功能位固定3~4周，前者采用低温热塑板材，由矫形器师根据患者腿型量身定制而成。后者为预制成品矫形器，内外侧板为塑料板材或金属支条，可进行轻微调整，以更好地贴合膝关节轮廓。距下关节过度内外翻引起髋、膝关节生物力学异常、髌骨剪切力增加，并可能引发疼痛，因此可根据足踝力线偏移程度从重度到轻度逐级选用足踝矫形器（图3-3-32）、足矫形器（图3-3-33）、生物力学鞋垫（图3-3-34）进行生物力线矫正。

2. 恢复期

（1）主要功能障碍：此期关节疼痛减轻，主要功能障碍为关节活动度减少、肌力减退、下肢功能需要锻炼。

（2）应用矫形器目的：此期也分为两个阶段，第一阶段主要是保护膝关节，在确保安全的角度下进行下肢负重训练、关节活动训练、肌力训练和静态本体感觉训练，以促进髌腱修复、恢复关节功能；第二阶段主要是通过佩戴矫形器结合康复训练提高下肢本体感觉、增强运动控制能力，在矫形器的保护下适应性地重返生活和工作。

（3）矫形器适配：①第一阶段，宜选用膝关节可调角度的矫形器。一般在佩戴矫形器的保护下根据运动康复师的指导做 0°~45° 小角度膝关节微负重活动训练，再过渡到逐渐负重和大角度关节活动训练。②第二阶段，可选用软性膝矫形器，包括各种软性护膝（图 3-3-30）、弹性支撑护膝（图 3-3-31），此类矫形器由弹性织物制作而成，对于关节肌力及稳定性稍差的患者，可使用内外侧带有硬性或弹性支撑物的矫形器来提高膝关节的侧向稳定性，但不宜限制膝关节屈曲活动。此阶段建议在活动或运动时佩戴矫形器，长时间坐位和休息时需取下。

十六、踝关节韧带损伤

（一）概述

1. 定义　急性踝关节韧带损伤（acute ankle sprain），又被称为踝扭伤，是运动创伤外科和骨科门急诊中最常见的损伤之一。据统计，踝关节损伤占整个运动损伤的 15%，其中 85% 为外侧副韧带损伤。如果早期对踝关节损伤未能正确诊断和处理，常会遗留踝关节慢性疼痛、肿胀，产生踝关节不稳，影响生活和工作。踝关节外侧副韧带包括距腓前韧带、距腓后韧带和跟腓韧带。与内侧副韧带相比，外侧副韧带结构较薄弱，且足内翻肌群力量较外翻肌群强大，因此在进行快速行走等运动时，如果足部未能及时协调位置，极易造成足跖屈内翻位着地，使外侧副韧带遭受超过生理限度的强大张力而发生损伤。当足在跖屈位受内翻应力时，距腓前韧带最先被撕裂，其次是跟腓韧带，最后是距腓后韧带。由于暴力大小不同，外侧副韧带损伤的程度也不同，可部分断裂、完全断裂、韧带完全断裂合并胫距关节脱位或跗骨间脱位，甚至可合并外踝尖撕脱骨折。距腓前韧带是防止距骨前移的重要结构，断裂后可以发生向前不稳，在足跖屈内翻时受到的张力最大，因此也最容易受损伤。

踝关节内侧副韧带损伤的发生率显著低于外侧副韧带损伤。但由于受强烈暴力作用，经常合并胫腓骨骨折和下胫腓联合损伤，如果未得到适当治疗，可导致踝关节不稳，并发创伤性关节炎。踝关节内侧副韧带的主要结构为三角韧带，分为浅、深两层。其损伤机制为踝关节突然强制外翻或外旋，如从高处坠落，患足突然被动外翻、外旋。由于三角韧带较为坚强，多为不完全撕裂，完全断裂少见，外翻或外旋应力易引起内踝的撕脱性骨折。更严重的暴力可造成外踝骨折、下胫腓韧带和骨间膜损伤，踝关节显著不稳定，多需要手术治疗。尽管单纯三角韧带损伤少见，但韧带深层断裂可引起距骨半脱位，对踝穴的稳定有很大影响。

2. 主要功能障碍　踝关节韧带损伤的主要功能障碍是疼痛、肿胀、关节活动度障碍、步行等运动功能受限，习惯性、陈旧性踝关节韧带损伤还可能引起肌肉萎缩、平衡障碍、心理障碍，对日常生活活动产生影响。

3. 康复治疗要点　不同程度、类型和不同临床处理的踝关节韧带损伤，其康复治疗策略不同。以踝关节外侧副韧带断裂术后为例，肌力训练、本体感觉训练、关节活动度训练等是常用的治疗方法。根据病程分期：①术后1周：抬高患肢，术后24小时开始足趾被动活动，1周内开始趾和跖趾关节的主动运动并逐渐加强，使用助行器进行不负重的站立和行走。②术后2周：继续第1周的练习，进行趾和跖趾关节的非抗阻屈伸练习，踝关节在固定矫形器内进行背伸和跖屈的等长收缩练习。③术后第4~6周：继续上述练习，进行趾和跖趾关节的非抗阻屈伸练习，去除矫形器时，进行踝关节和距下关节轻柔的主动运动；踝关节进行背伸和跖屈的等长收缩练习，根据骨折的类型和程度，选择部分负重的站立和行走或不负重的站立和行走。④术后6~8周：脱下矫形器，进行踝关节和距下关节轻柔的主动和被动运动，踝关节和距下关节周围肌肉等长和等张收缩练习；根据骨质生长情况，部分负重或全负重。

对累及关节面的骨折，固定2~3周，如有可能，应每日短时取下固定物，做受损关节不负重的主动运动，并逐步增加活动范围，运动后固定，可促进关节软骨的生化修复，并使关节面有较好的塑形，同时防止或减轻关节内粘连。固定解除后，进行适当的锻炼，踝关节功能方可完全恢复。功能训练时活动足的内翻肌、外翻肌、背屈肌和跖屈肌，在锻炼中应做背伸-跖屈-走步动作。但当踝关节被固定在跖屈位置时，因为距骨前宽后窄，足尖向下时，距骨窄的部分正好在踝穴中，如长时间在此位置固定，踝穴就会变窄，解除固定后活动踝关节，变窄的踝穴不能容纳距骨前方宽的部分，使背伸受限，所以应注意早期做背伸、跖屈活动。若患者踝关节达到70%的活动范围，就可开始行走、跑步、散步或上下楼梯训练，使站立相和摆动相的周期恢复正常，起初以患者能接受为宜，逐渐加大训练强度。出院后的康复训练非常重要，患者需要掌握科学的康复训练方法，在日常生活中通过训练维持和改善踝关节稳定性。

（二）矫形器应用

1. 急性期

（1）主要功能障碍：此期主要表现为踝关节的肿胀、疼痛和活动受限。

（2）应用矫形器目的：固定踝关节，避免因关节持续活动而加重损伤，减轻关节水肿和疼痛。

（3）矫形器适配：在损伤初期或术后，可选用低温踝足矫形器（图3-3-36）或成品硬性踝足矫形器（图3-3-37），前者采用低温热塑板材，由矫形器师根据患者足踝关节形状量身定制而成。后者为预制成品矫形器，内外踝位置为弹性钢片。使患者踝关节处于背伸0°功能位，固定4~6周，同时配合早期康复治疗和训练，防止长时间固定导致的关节僵硬。

2. 恢复期

（1）主要功能障碍：此期关节疼痛减轻、肿胀消退，主要功能障碍为关节活动度减少。

（2）应用矫形器目的：保护踝关节，早期锻炼时，应在确保安全的情况下进行下肢负重训练、关节活动训练、肌力训练和本体感觉训练，以促进踝关节韧带修复、恢复关节功能；后期主要是改善本体感觉、增强运动感觉控制能力，在矫形器的保护下适应性地重返生活和工作。

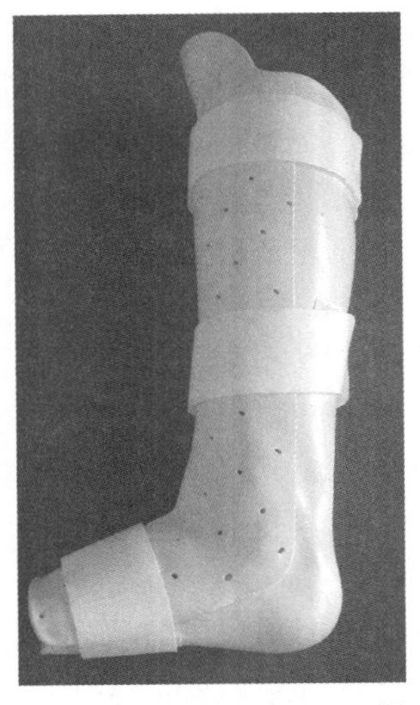
图 3-3-36　低温踝足矫形器

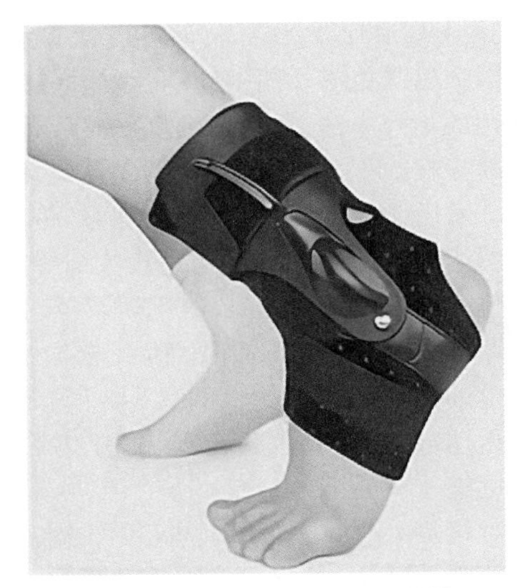
图 3-3-37　成品硬性踝足矫形器

（3）矫形器适配：该时期宜选用弹性护踝，弹性护踝又分为绷带式弹性护踝（图 3-3-38）与半筒袜式弹性护踝（图 3-3-39），两者均采用弹性材料对患处进行包覆，同时对踝关节矢状面活动限制较少。上述矫形器为踝关节提供支撑、保护，增加踝关节冠状面稳定性，此阶段矫形器建议在日常活动或运动时佩戴，长时间坐位和休息时需取下。对于踝关节缺乏稳定性的患者，亦可在剧烈运动时佩戴，防止踝关节韧带扭伤。

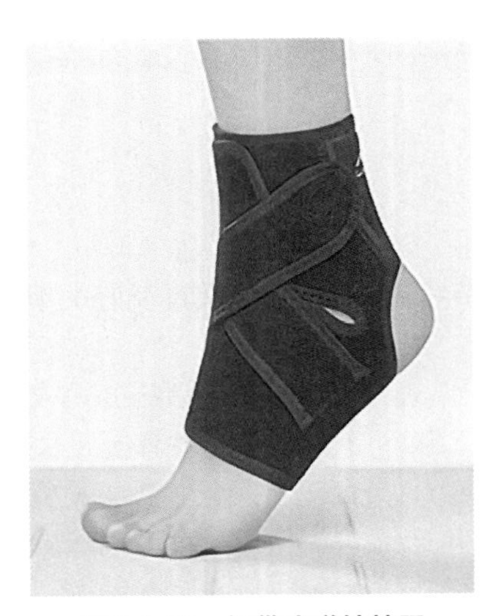
图 3-3-38　绷带式弹性护踝

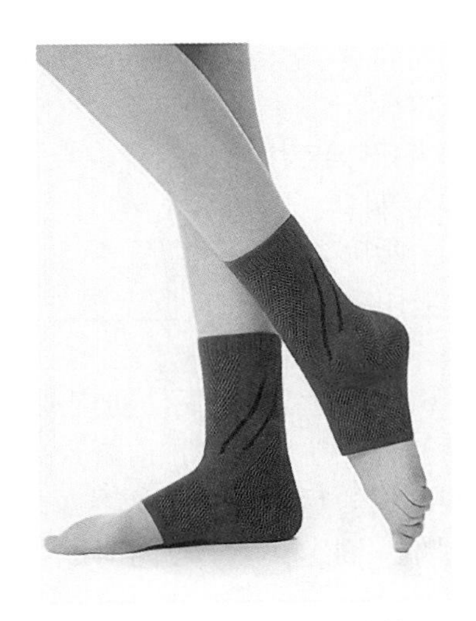
图 3-3-39　半筒袜式弹性护踝

十七、踝关节撞击综合征

（一）概述

1. 定义　踝关节撞击综合征（ankle implement syndrome），是踝关节慢性疼痛的最常见原因之一，指踝关节周围软组织（或骨）之间相互撞击、挤压、反复摩擦等引起的踝关节疼痛、活动受限的一组临床综合征。按照撞击部位的不同可分为：前外侧撞击综合征、前撞击综合征、前内侧撞击综合征和后撞击综合征等，通常以前外及前踝撞击多见。

2. 主要功能障碍　主要功能障碍是踝关节疼痛、肿胀、活动受限，尤其是背伸受限、步行障碍等。

3. 康复治疗要点　以踝关节撞击综合征术后康复为例，术后即可开始康复训练，主要包括关节活动度训练、负重训练、肌力训练、拉伸训练、提踵训练等。

（二）矫形器应用

1. 急性期

（1）主要功能障碍：此期主要表现为踝关节的肿胀、疼痛和活动受限。

（2）应用矫形器目的：固定踝关节并将踝关节保持在功能位，避免因关节持续活动而加重损伤，减轻关节肿胀和疼痛。

（3）矫形器适配：在损伤初期，可选用低温踝足矫形器（图 3-3-36）或固定式踝足矫形器（图 3-3-40）使踝关节处于功能位固定 3~4 周，前者采用低温热塑板材，由矫形器师根据患者腿型量身定制而成。后者由两部分塑料制成，矫形器内面贴有衬垫，以提高舒适度，脚背部增加了一个护盖，以更好地固定保护踝关节。

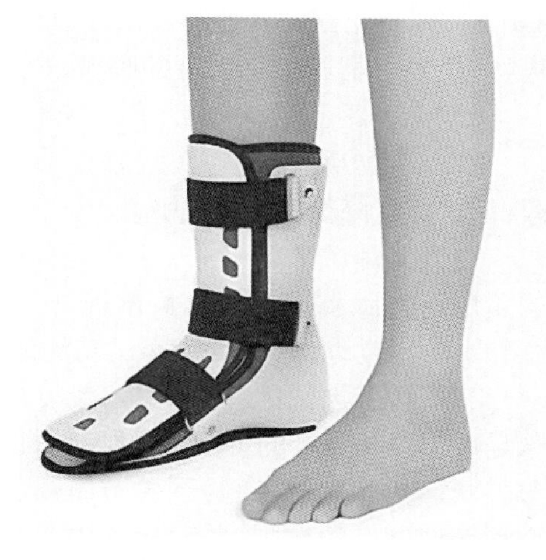

图 3-3-40　固定式踝足矫形器

2. 恢复期

（1）主要功能障碍：此期关节疼痛减轻、肿胀消退，主要功能障碍为关节活动度减少、肌力减退。

（2）应用矫形器目的：第一阶段，在矫形器的保护下进行下肢负重训练、关节活动训练、肌力训练和本体感觉训练；第二阶段，通过佩戴矫形器结合康复训练提高本体感觉、增强运动感觉控制能力，在矫形器的保护下重返生活和工作。

（3）矫形器适配：①第一阶段，选用低温踝足矫形器（图 3-3-36）或成品硬性踝足矫形器（图 3-3-37）。一般先在佩戴矫形器的情况下做小范围的关节活动训练，再过渡到逐渐加大运动强度和大角度关节活动训练。②第二阶段，可选用软性护踝，软性护踝分为绷带式软性护踝（图 3-3-38）与半筒袜式软性护踝（图 3-3-39），此类矫形器由弹性织物制作而成，按人体解剖结构设计，具有良好的适配和舒适度，佩戴过程中不限制踝关节的屈伸活动，并能为关节提供一定的支撑、保护作用。此阶段只在患者活动或运动时佩戴，长时间坐位和休息时可取下。

十八、跟腱损伤

（一）概述

1. 定义　跟腱损伤（achilles tendon injury）多发生于运动活跃的年轻人，在剧烈活动时，跟腱作为人体最粗大的肌腱，承受着约 3 500N 的拉力，并且跟腱于跟骨上方，由腓肠肌和比目鱼肌向下融合而成，连接于跟骨后侧，传递腓肠肌的力量，调节踝关节活动，是人体足踝部的重要结构。若跟腱损伤后未能给予及时恰当的治疗，会严重影响生活质量。

2. 主要功能障碍　跟腱损伤后，主要的功能障碍是关节活动度障碍和步行受限。

3. 康复治疗要点　以跟腱断裂术后康复为例，要结合跟腱愈合的分期和患者个体恢复程度适时进行康复治疗：①急性期，重点是保护、控制水肿和疼痛，避免跟腱牵拉，维持下肢肌群肌力。②恢复期，早期包括肌力训练、关节活动度训练、平衡训练和步态训练等，此期要注意避免训练过程中跟腱出现疼痛和过度刺激；后期以功能训练为主，通过逐渐增加慢跑等功能性日常生活活动，直至全面运动能力恢复。

（二）矫形器应用

1. 急性期

（1）主要功能障碍：此期主要表现为踝关节的肿胀、疼痛和背屈活动受限。

（2）应用矫形器目的：固定踝关节，使关节处于跖屈位，降低跟腱张力，避免因关节背伸活动过大导致跟腱二次损伤。

（3）矫形器适配：在损伤早期或手术后，可使用角度固定的低温踝足矫形器（图 3-3-36）、成品硬性踝足矫形器（图 3-3-37）将踝关节固定在跖屈 20°~30°、内翻约 5°，固定时间通常在 3~6 周，同时需配合其他康复治疗以促进损伤修复，避免关节僵硬。该矫形器采用低温热塑板材，由矫形器师根据患者的脚型量身定制，特点是制作简单快速、轻便透气、佩戴方便。

2. 恢复期

（1）主要功能障碍：跟腱修复手术后踝关节背屈活动受限，肌肉力量降低，平衡能力差。

（2）应用矫形器目的：主要是保护踝关节，在确保安全的角度下对跟腱进行牵拉负重训练、关节活动训练、肌力训练和本体感觉训练，以促进运动功能的恢复。

（3）矫形器适配：可采用内置可调楔形补高鞋垫与静态踝足矫形器相结合的可调跟高踝足矫形器（图 3-3-41）对踝关节矢状面角度进行控制，踝关节由跖屈到背伸的角度须严格遵循循序渐进的原则，临床应用中通过调整鞋垫后跟高度控制踝关节角度。一般早期处于跖屈位进行功能训练，再逐渐过渡至功能位，直至最后在一定背伸角度下进行功能训练。该矫形器在患者活动或运动时佩戴，休息时可将其取下。

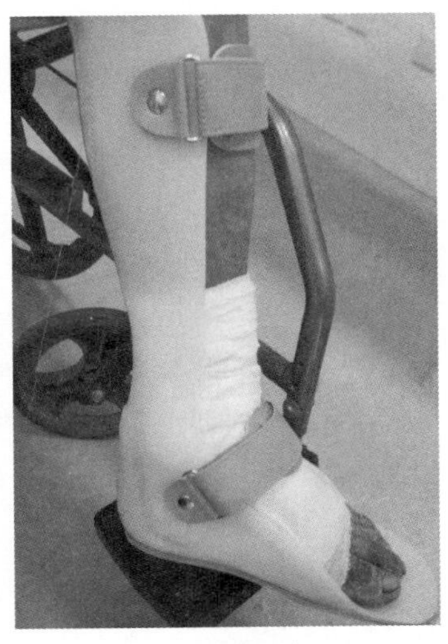

图 3-3-41 可调跟高踝足矫形器

十九、寰枢关节半脱位

（一）概述

1. 定义 寰枢关节半脱位（atlantoaxial subluxation）是指寰椎枢椎关节面因失去正常对位，或因外伤、炎症，或其他不明原因导致寰枢椎周围韧带及肌肉受损，从而引发斜颈、头晕、头痛、颈痛等一系列并发症。

2. 主要功能障碍 主要功能障碍是颈部疼痛、旋转和低头活动受限、头痛等，有些患者表现有颈部脊髓压迫症状。若未经及时治疗，则患者脱位程度常进行性加重，导致颈段脊髓受压而危及生命。

3. 康复治疗要点 早期主要的康复治疗方法有制动和日常生活活动指导，恢复期包括手法治疗、牵引治疗、肌力训练、关节活动度训练等。

（二）矫形器应用

1. 急性期

（1）主要功能障碍：主要功能障碍为颈部疼痛、畸形和活动受限。

（2）应用矫形器目的：固定颈椎，防止颈椎持续活动而加重损伤，减轻颈部疼痛，纠正颈椎畸形。

（3）矫形器适配：症状严重的寰枢椎半脱位患者可选用哈罗士架（Halo-Vest，图 3-3-42），需要外科手术介入固定，治疗过程复杂且舒适度不高，但有很好的限制头颈部活动的能力。对于无须手术治疗的患者，可选用低温头颈胸矫形器（图 3-3-43）或成品头颈胸矫形器（图 3-3-44）固定 3~4 周。低温头颈胸矫形器采用低温热塑板材，由矫形器师根据患者头颈部形状量身定制而成，对颈椎具有良好的固定作用。成品头颈胸矫形器为预制成品矫形器，根据患者体型选择型号及大小，外壳由塑料板材制成，内面贴有软性织物，可提高舒适度。

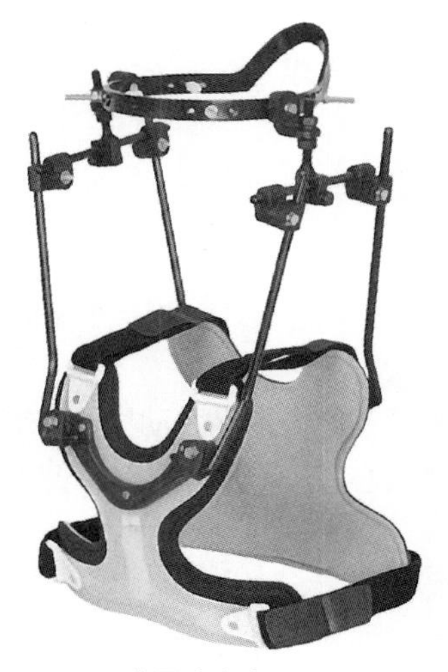

图 3-3-42　哈罗士架（Halo-Vest）

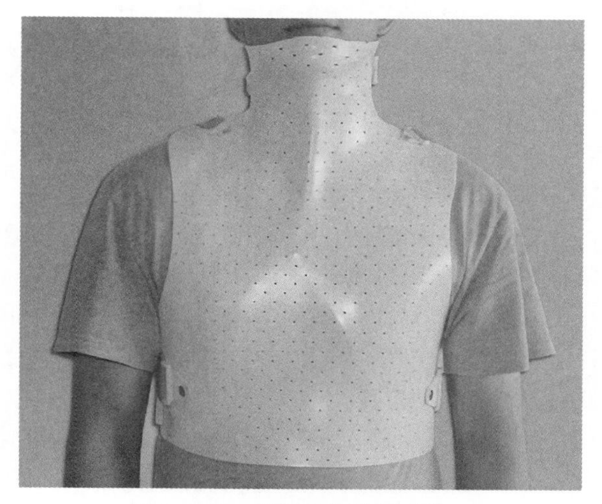

图 3-3-43　低温头颈胸矫形器

2. 恢复期

（1）主要功能障碍：此期颈椎疼痛减轻，主要功能障碍为颈椎活动度减少。

（2）应用矫形器目的：主要是保护颈椎，在确保安全的情况下进行颈椎功能训练，以防止颈椎脱位和促进颈椎功能的恢复，在矫形器的保护下适应性地重返生活和工作。

（3）矫形器适配：在恢复期，可选用费城颈托（图 3-3-45）或软性颈围（图 3-3-46）。费城颈托主要是以聚氨酯泡沫为主体制成，对颈椎的屈伸控制尚可，但对颈椎的旋转、侧屈控制不足；软性颈托主要是以记忆海绵为主体制成，该矫形器对颈椎屈伸运动可部分控制，对旋转和侧屈无控制作用，佩戴过程中主要是通过本体运动感觉对患者进行提示，并降低寰枢椎关节负荷，该矫形器具有佩戴舒适的特点，并对颈部具有保暖功能。患者可在进行功能锻炼、日常生活活动或运动时佩戴，休息时需取下。

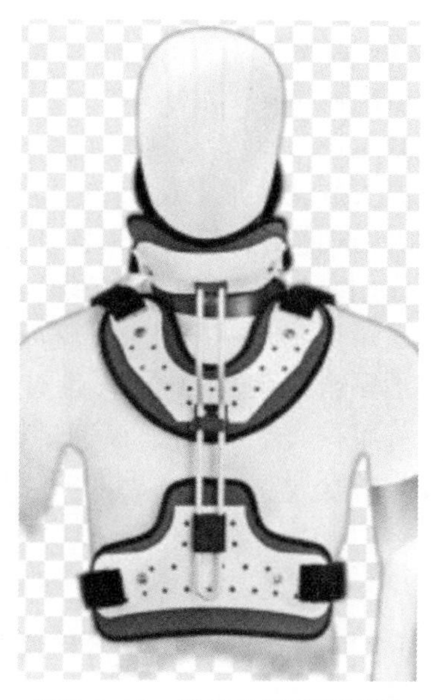

图 3-3-44　成品头颈胸矫形器

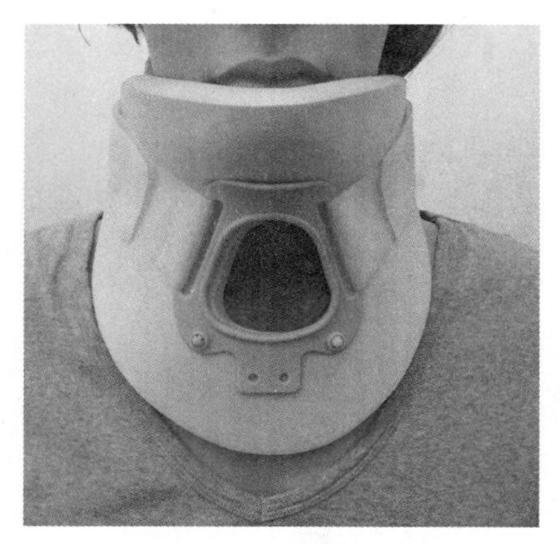

图 3-3-45 费城颈托

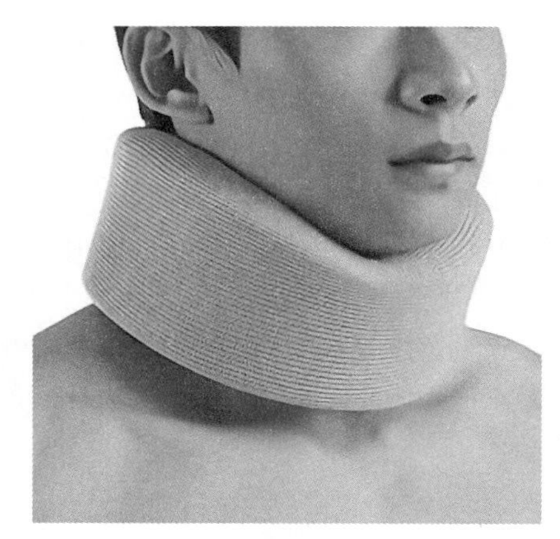

图 3-3-46 软性颈围

二十、颈椎不稳

（一）概述

1. 定义 颈部肌肉等软组织退化进而引起颈椎在生理载荷下不能维持椎体间的正常解剖位置而出现异常或者过度活动，即颈椎不稳。

2. 主要功能障碍 颈椎不稳常表现为颈肩部不适、疼痛，颈椎关节活动度受限等。

3. 康复治疗要点 康复治疗方法主要是健康宣教、颈部核心肌力训练、肌肉牵伸训练等。

（二）矫形器应用

1. 主要功能障碍 主要表现为颈部的疼痛和活动受限。

2. 应用矫形器目的 固定颈椎，避免因颈椎异常活动而加重颈部损伤。

3. 矫形器适配 在出现颈椎不稳的现象时，根据患者的严重程度，按照固定程度从低到高依次可选用：①软性颈围（图 3-3-46），对颈椎活动限制较小，主要起提醒和保暖作用。②费城颈托（图 3-3-45），由前后两片聚氨酯泡沫材料制成，较为常见。③硬性颈部矫形器（图 3-3-47），该矫形器相比费城颈托固定效果更好。④低温头颈胸矫形器（图 3-3-43），对于严重颈椎不稳患者，应使用头颈胸矫形器加强对头颈部的固定保护作用。常见的头颈胸矫形器多采用低温热塑板材，由矫形器师根据患者颈胸部形状量身定制，以更好地贴合颈胸部的轮廓，且对头颈部的前屈、后伸与旋转都有非常好的固定效果。需要注意的是，本病患者在佩戴矫形器期间需尽早配合运动训练，避免长时间固定引起颈椎周围肌肉力量下降而导致颈椎稳定性进一步下降。

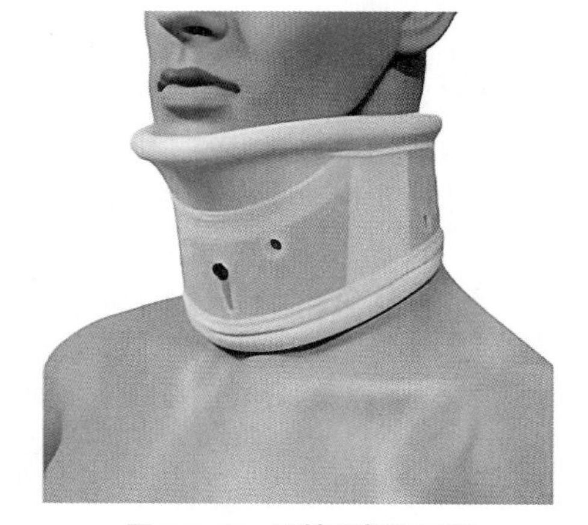

图 3-3-47 硬性颈部矫形器

二十一、腰椎退行性不稳

（一）概述

1. 定义 腰椎退行性不稳（degenerative lumbar instability syndrome，DLIS）是腰椎不稳

症之一，是腰椎间关节在正常负荷情况下，不能保存生理对合关系，超过正常活动范围，由此引起的一系列临床症状。

2. 主要功能障碍　主要表现为腰腿痛，对日常工作、生活有极大影响。

3. 康复治疗要点　康复治疗方法主要为康复宣教养成良好生活习惯、矫形器保护支持维持脊柱稳定、针灸理疗减轻症状、腰背肌力训练增加脊柱稳定性等。

（二）矫形器应用

1. 主要功能障碍　此期主要表现为腰椎的疼痛、腰椎不稳定和活动受限。

2. 应用矫形器目的　固定腰椎，减轻腰部疼痛，增加脊柱稳定性，防止腰椎进一步损伤。

3. 矫形器适配　①软性腰围（图 3-3-48）：软性腰围后侧设计有金属支条来增加对腰椎的支撑力，其余部位均由弹性织物制成，佩戴过程中，弹力材料可增加腹内压进而提高腰椎的稳定性。②低温胸腰骶矫形器（图 3-3-49）：低温胸腰骶矫形器采用低温热塑板材，由矫形器师根据患者胸腰骶形状量身定制而成。③成品胸腰骶矫形器（图 3-3-50）：外壳为塑料板材，内面包覆弹性织物，可提高舒适度。对于症状较重的患者，宜选用有良好稳定性的低温胸腰骶矫形器或成品胸腰骶矫形器，除进行局部治疗或休息时取下，其他时间需要全天佩戴；症状较轻或经治疗明显好转的患者，可佩戴软性腰围，于日常工作或运动时佩戴，长时间休息时需取下。需要注意的是，在佩戴矫形器期间需尽早配合运动训练，避免长时间固定引起脊柱周围肌肉力量下降而导致腰椎稳定性进一步下降。

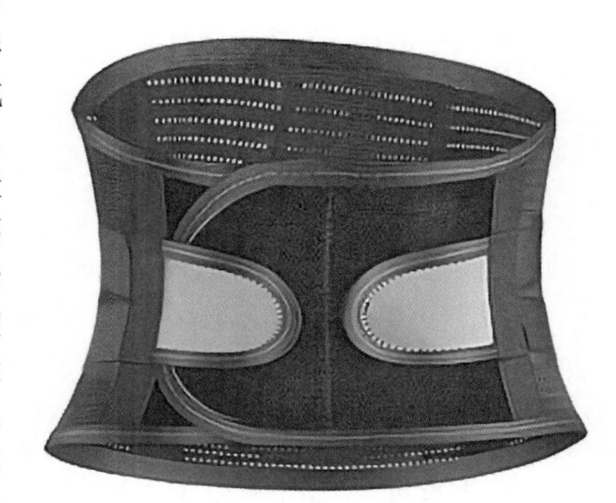

图 3-3-48　软性腰围

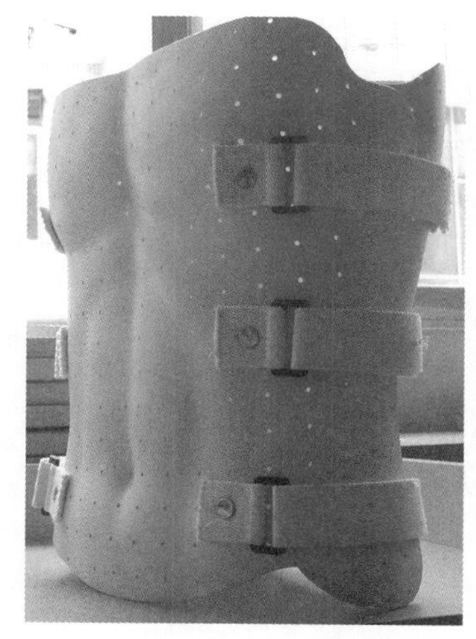

图 3-3-49　低温胸腰骶矫形器

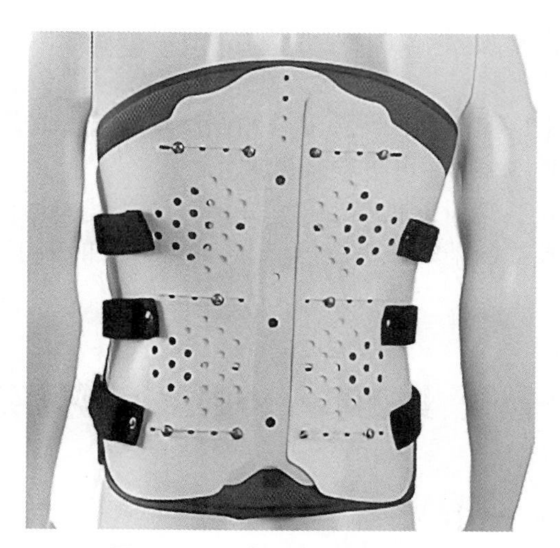

图 3-3-50　成品胸腰骶矫形器

二十二、腰椎间盘突出症

（一）概述

1. 定义　腰椎间盘突出症（lumbar disc herniation）是指腰椎间盘发生退行性改变以后，在外力作用下，纤维环部分或全部破裂，单独或者连同髓核、软骨终板向外突出，刺激或压迫窦椎神经和神经根引起的以腰腿痛为主要症状的一种病变。

2. 主要功能障碍　主要功能障碍有疼痛、感觉异常、肌力下降，严重影响行动能力、日常生活能力和工作。

3. 康复治疗要点　腰椎间盘突出的康复治疗策略主要是：①康复教育，包括卧床休息、活动方式调整、回归工作及工作场所的改造、正确姿势、床垫的选择、护具的使用，以及健康的生活方式等。②运动治疗，包括核心肌力训练、方向特异性训练与麦肯基（McKenzie）疗法、身心训练等。③手法治疗，包括脊柱手法治疗、按摩等。④牵引治疗。⑤物理因子治疗。⑥针灸治疗。

（二）矫形器应用

1. 急性期

（1）主要功能障碍：此期主要表现为腰或下肢的疼痛和活动受限。

（2）应用矫形器目的：此阶段采取矫形器固定有助于提高腰椎稳定性，保护腰椎软组织和神经，限制腰椎过度屈伸及旋转，防止二次损伤，减轻因急性炎性刺激而导致的腰腿疼痛症状。

（3）矫形器适配：在损伤初期，可选用低温胸腰骶矫形器（图 3-3-49）或成品胸腰骶矫形器（图 3-3-50）固定 2~3 周，前者采用低温热塑板材，由矫形器师根据患者体型量身定制而成，特点是制作简单快速、佩戴方便。后者为成品矫形器，外壳为塑料板材，内面包覆弹性织物，可提高舒适度。此期矫形器的佩戴需严格执行，由卧位转为坐位或站位时，应先佩戴好矫形器再起床；由坐位或站立位转为卧位时，应先躺下再松开或取下矫形器。

2. 恢复期

（1）主要功能障碍：此期腰椎疼痛减轻，主要功能障碍为腰椎活动度减少。

（2）应用矫形器目的：主要是保护腰部，在确保安全的情况下进行腰部功能训练，以促进损伤修复、恢复腰椎功能，在矫形器的保护下适应性地重返生活和工作。

（3）矫形器适配：随着患者病情恢复，宜从固定支撑力较强的矫形器逐渐过渡到软性腰围（图 3-3-48）。软性腰围后侧设计有金属支撑条，以增加对腰椎的支撑力，其余部位均由弹性织物制成，并可进行轻微调整，以更好地贴合腰部生理轮廓，提高舒适度。有研究表明，相对于长期卧床休养，尽早进行身体活动能加快损伤的愈合，缩短病程。建议此阶段患者在活动或运动时佩戴矫形器，长时间休息时取下。

（高　峰　崔金龙　韩林林）

第四节　神经系统常见疾病的矫形器适配指南

一、脑卒中

（一）概述

1. 定义　脑卒中（stroke），又称脑血管意外，是指突然发生的，由脑血管病变引起的局限性或全脑功能障碍，持续时间超过24小时或引起死亡的临床症候群。

2. 主要功能障碍

（1）运动功能障碍：主要表现为“偏瘫”，分为软瘫期、痉挛期、恢复期和后遗症期4个阶段。临床上通常采用Brunnstrom脑卒中运动功能恢复6期评定法来评定患者运动功能恢复情况（表3-4-1），也是选用矫形器的主要依据。①软瘫期：相当于Brunnstrom Ⅰ期，一般发病后持续数日至2周。主要表现为瘫痪侧肢体肌张力低下，反射消失，无任何自主运动。②痉挛期：相当于Brunnstrom Ⅱ~Ⅲ期，主要表现为瘫痪侧肢体肌张力增高，甚至痉挛，反射亢进，出现异常的姿势反射和运动模式，通常表现为上肢屈肌痉挛模式和下肢伸肌痉挛模式。③恢复期：相当于Brunnstrom Ⅳ~Ⅵ期，主要表现偏瘫侧肢体肌张力开始降低，痉挛减弱，共同运动消失，开始出现部分或完全性分离运动。④后遗症期：主要表现为肩关节半脱位、肘关节屈曲挛缩、腕手关节屈曲挛缩；膝过伸、足下垂和内翻畸形、跟腱挛缩等。

表3-4-1 Brunnstrom运动功能评定法

分期	上肢	下肢
Ⅰ期	软瘫，肌张力低下，无任何自主运动	软瘫，肌张力低下，无任何自主运动
Ⅱ期	出现痉挛、不随意的共同运动、联合反应，可有轻微的屈指动作	出现痉挛、极少的随意运动、联合反应
Ⅲ期	痉挛加重，出现随意运动，共同运动达到高峰，手钩状抓握，但抓握后不能伸指	痉挛加重，随意出现共同运动。取坐位和站位时，髋、膝协同性屈曲
Ⅳ期	痉挛减轻，出现分离运动 肩前屈90°，肘伸展位 肩0°，肘屈90°，前臂可旋前旋后 肘伸展位完成肩外展90°或前臂中立位 能侧捏及松开拇指，手指可做半随意、小范围的伸展动作	痉挛减轻，出现分离运动 坐位，可将足向后滑到椅子下方，屈膝>90° 在足跟不离地的情况下能完成踝背伸
Ⅴ期	痉挛明显减轻，分离运动充分 手臂可上举过头 肩前屈30°~90°，肘伸直时，可完成前臂旋前、旋后 手可做球状和圆柱状抓握 手指可同时做伸展动作，但不能单指伸展	痉挛明显减轻，分离运动充分 直立时，完成伸髋屈膝动作 伸髋伸膝位，完成踝背伸动作 直立位，可将足向前迈一小步
Ⅵ期	痉挛基本消失，接近正常运动 协调性近于正常，但速度比健侧慢（≤5s） 手能完成各种抓握，但速度和准确性比健侧稍差	痉挛基本消失，接近正常运动 站坐位或站立位时髋外展 坐位时，髋关节能内旋或外旋，同时踝关节能内翻或外翻

（2）感觉障碍：主要表现为偏身感觉障碍，如浅感觉障碍和深感觉障碍，偏盲等。

（3）认知障碍：主要表现为记忆力、注意力、计算力、理解力、判断力等障碍。

3. 康复治疗

（1）康复治疗目的：①抑制异常的、原始的反射活动，重建正常运动模式，改善协调运动和精细运动；②促进患者功能恢复，充分发挥残余功能；③防治并发症，减少后遗症；④调整心理状态；⑤学习使用康复辅助器具，指导家居生活，争取达到生活自理，回归家庭，回归社会。

（2）治疗方法：通常按照 Brunnstrom 的分期，根据不同功能障碍特点采用相应的康复治疗，主要包括良姿位、运动治疗、物理因子治疗、心理治疗和康复辅助器具适配等内容。

（二）矫形器应用

1. 软瘫期

（1）主要功能障碍：患侧肢体肌张力低、肌力 0 级，无任何活动，处于 Brunstrom Ⅰ期。坐位时上肢下垂、足下垂。平卧位时患肢外旋。

（2）应用矫形器目的：置肢体于功能位，预防肩关节脱位、预防或减轻腕手关节痉挛模式或畸形，预防足下垂和髋关节外旋畸形。

（3）矫形器适配：①肩关节有半脱位或预防肩关节半脱位，可选用肩托将上臂置于向上及内收位，预防或矫正肩关节半脱位，保护上肢进行功能性活动，肩托一般穿戴 4~6 周（图 3-4-1）；但进入 Brunstrom 的Ⅱ~Ⅲ期，肌张力增高，不必继续使用肩托。②腕关节和手指呈屈曲状，选用腕手功能位矫形器，将患侧腕手置于功能位，预防腕手挛缩畸形，保护手的抓握功能（图 3-4-2）。③患侧下肢有外旋和足下垂，可选用丁字鞋将患侧下肢置于无外旋、踝关节于功能位（图 3-4-3）；仅有足下垂可选用踝足矫形器，置踝关节于功能位，预防或矫正足下垂（图 3-4-4）。

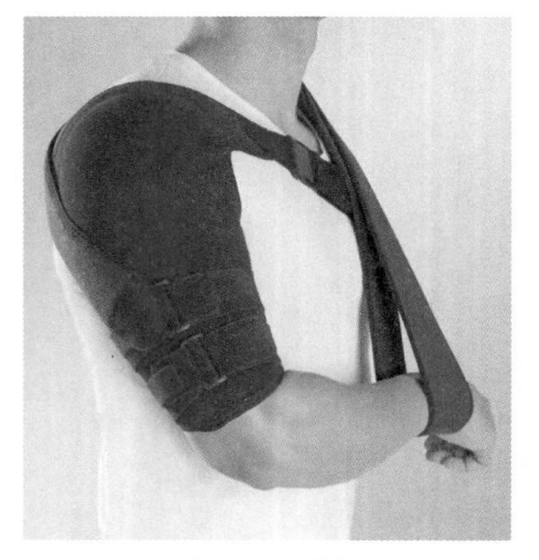

图 3-4-1　肩托

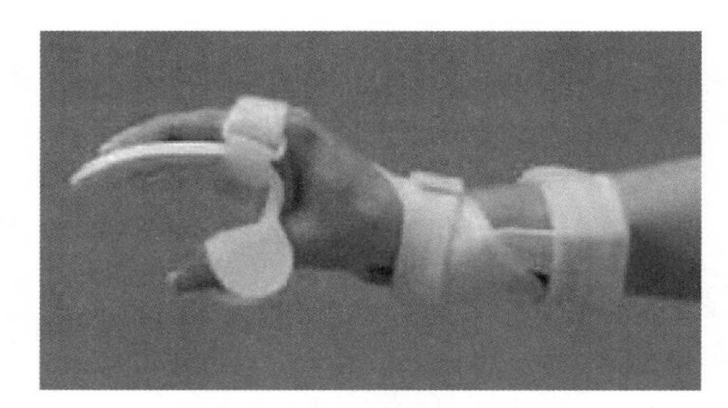

图 3-4-2　腕手功能位矫形器

2. 痉挛期

（1）主要功能障碍：患侧肢体肌张力增高，Ashworth 分级 2~4 级，处于 Brunstrom Ⅱ~Ⅲ期。①上肢屈肌痉挛模式：表现为肩胛骨后缩，肩带上提，肩后伸、外展、外旋，肘屈曲，前臂旋后（有时旋），腕屈曲伴尺侧偏，手指屈曲内收。②下肢伸肌痉挛模式：表现为髋后伸、内收、内旋，膝过伸，足跖屈、内翻，足趾屈曲和内收。

（2）应用矫形器目的：将肢体置于抗痉挛体位，通过持续牵张降低肌张力，防止腕手关节挛缩畸形、踝关节跖屈痉挛、足下垂和跟腱挛缩。

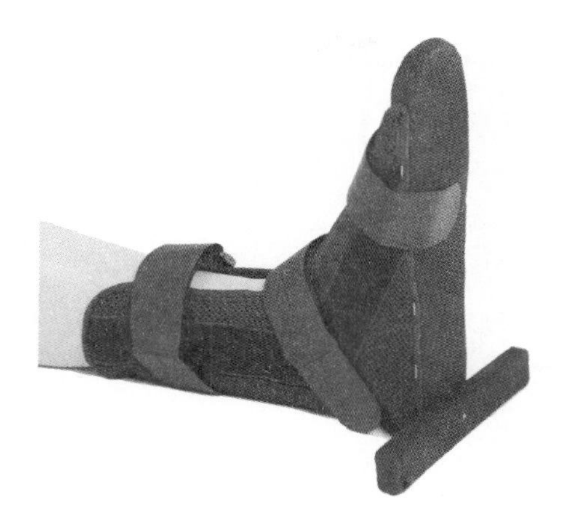

图 3-4-3 丁字鞋

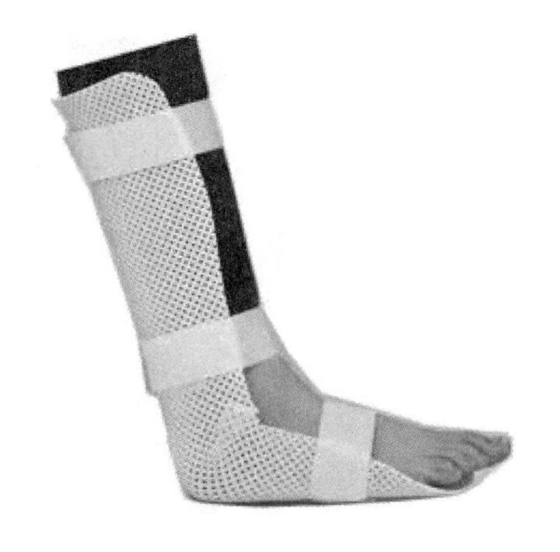

图 3-4-4 低温板材踝足矫形器

（3）矫形器适配：①上肢屈曲挛缩，肩关节半脱位或有肩手综合征：可选用肩肘矫形器将肱骨上移，使肱骨头回到关节盂内，肘关节置于伸直位，用于预防和治疗肩手综合征或肩关节半脱位（图 3-4-5）。②肘矫形器：将肘关节置于抗痉挛体位，预防肘关节屈曲挛缩（图 3-4-6）。③腕关节和手指屈曲挛缩：可选用腕手抗痉挛矫形器将患侧腕手置于抗痉挛体位，矫正腕手的屈曲挛缩（图 3-4-7）。④腕关节屈曲挛缩而手指屈肌痉挛不明显：可选用掌侧腕背伸矫形器，将腕关节置于背伸 20°~30°（图 3-4-8）；若腕关节屈曲痉挛或挛缩明显，可选用背侧腕背伸矫形器（图 3-4-9）。⑤手指屈曲挛缩：可选用腕手锥形握矫形器（图 3-4-10）；对腕手部屈肌痉挛严重的患者，也可选用分指矫形器（分指板）将腕置于功能位或更大的伸展位，手指置于分指且伸直位，矫正手指的屈曲挛缩，分指板长度超过前臂 2/3 为宜（图 3-4-11）。⑥足下垂内翻：可选用静态踝足矫形器，将踝关节置于功能位，矫正足下垂和内翻，防止跟腱挛缩（图 3-4-12）。

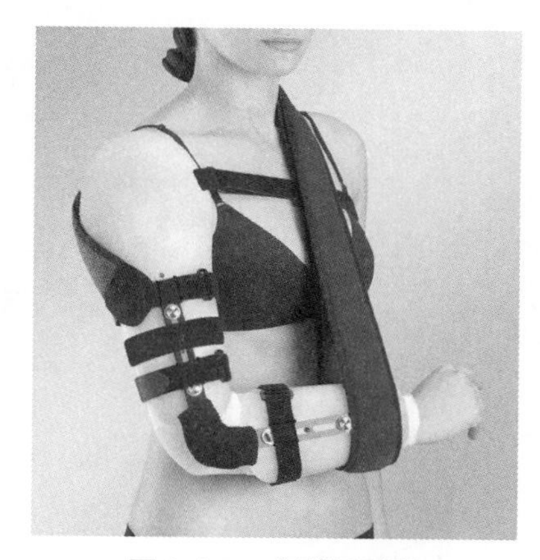

图 3-4-5 肩肘矫形器

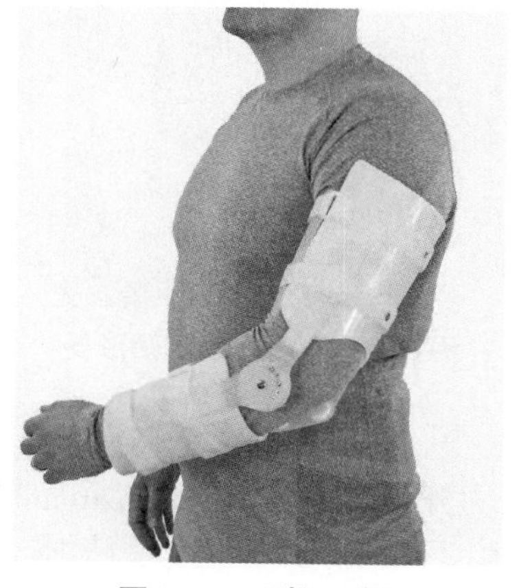

图 3-4-6 肘矫形器

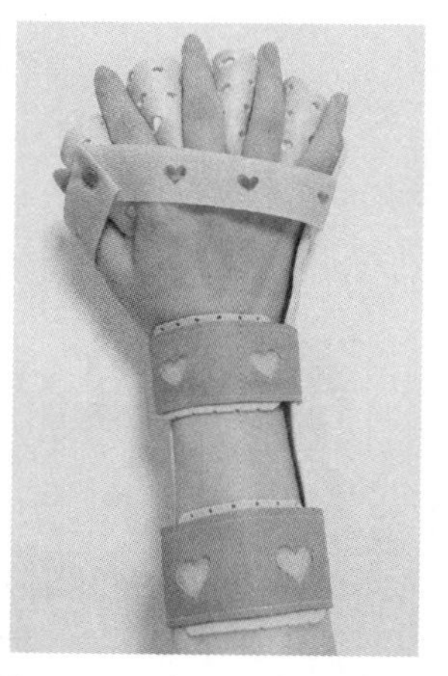

图 3-4-7 腕手抗痉挛矫形器

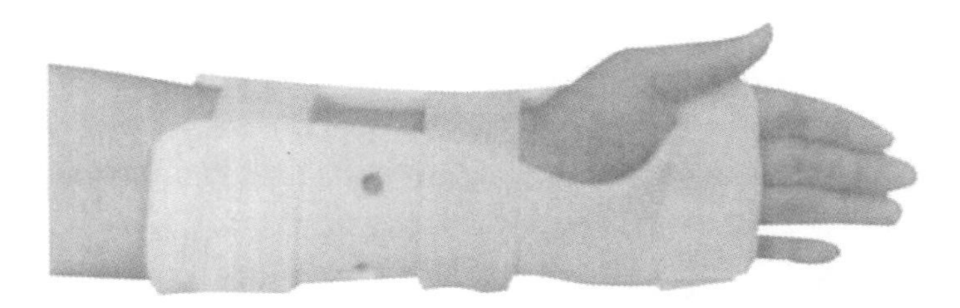

图 3-4-8　掌侧腕背伸矫形器

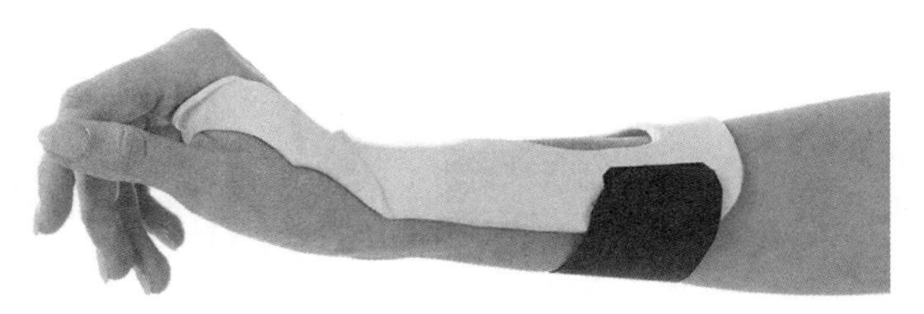

图 3-4-9　背侧腕背伸矫形器

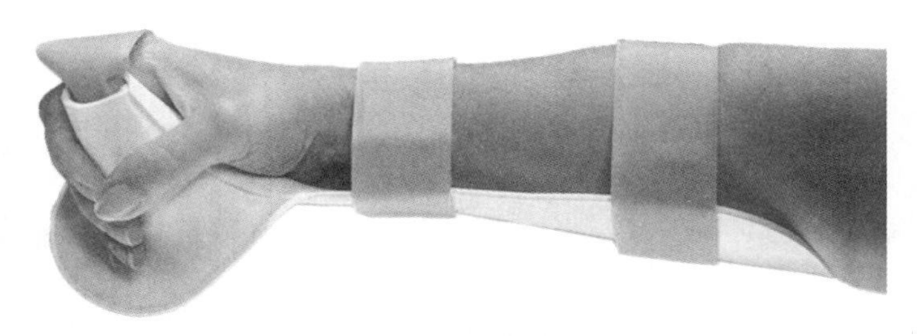

图 3-4-10　腕手锥形握矫形器

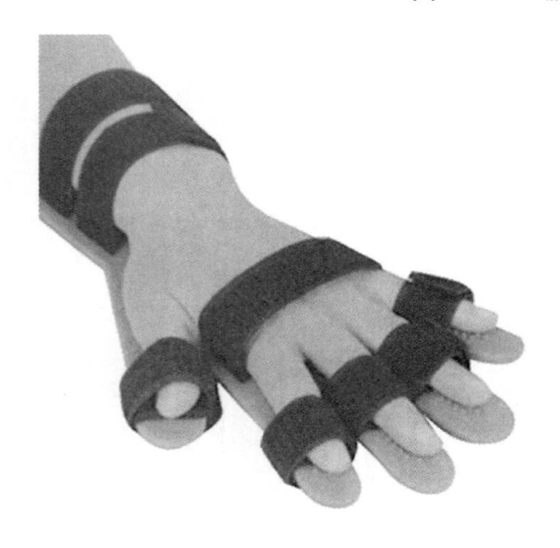

图 3-4-11　分指矫形器

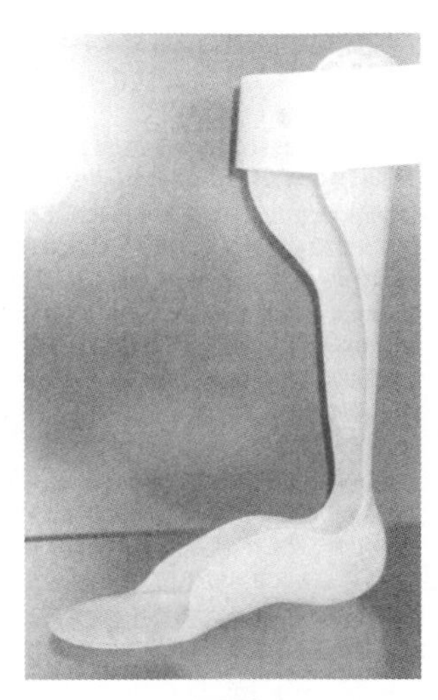

图 3-4-12　静态踝足矫形器

3. 恢复期

（1）主要功能障碍：患侧肢体肌张力开始下降，肌力开始恢复，处于 Brunstrom 的Ⅳ~Ⅵ期。表现为患侧出现分离运动，但分离运动不充分，腕手背伸运动困难，手精细运动不充分。膝关节伸展无力、足下垂、内翻，迈步时先脚尖着地然后足跟触地，或迈步过程中脚尖拖地，步行时患侧步幅小。

（2）应用矫形器目的：通过矫形器将肢体置于抗痉挛体位或功能位，防止或矫正腕关节和手的挛缩畸形，改善手的功能。采用矫形器将踝关节置于功能位，改善躯体平衡能力，防止膝关节不稳或过伸，提高步行能力。

（3）矫形器适配：①腕关节和手指背伸困难，可选用动态腕背伸矫形器，辅助腕手背伸，改善手的功能（图 3-4-13）。②步行时有足下垂和内翻，可选用静态踝足矫形器将踝关节置于功能位，纠正步行时的足下垂和内翻。对于有膝关节过伸的患者，也可选用静态踝足矫形器将踝关节置于超过功能位的背伸位（图 3-4-12）。③步行时因背屈肌无力的垂足，可选用后侧弹性踝足矫形器，将踝关节置于功能位，在足离地时有弹性助足背伸作用（图 3-4-14）。④行走时有膝关节屈曲不稳，可选用具有地面反作用力的踝足矫形器将踝关节置于背伸 90° 功能位，矫形器上端过膝，但不限制膝关节运动，防止行走时膝关节屈曲不稳（图 3-4-15）。⑤步行时足下垂，内翻明显，可选用动态踝足矫形器，将踝关节固定于功能位，限制足下垂和内翻（图 3-4-16）。⑥步行时无足下垂，但内翻明显，可选用踝上动态踝足矫形器将踝关节固定于功能位，限制足内翻（图 3-4-17）。⑦步行时足下垂，膝过伸，可选用对踝背屈运动有限制的踝足矫形器将踝关节置于功能位，防止行走时足下垂，通过阻止踝跖屈控制膝过伸（图 3-4-18）。

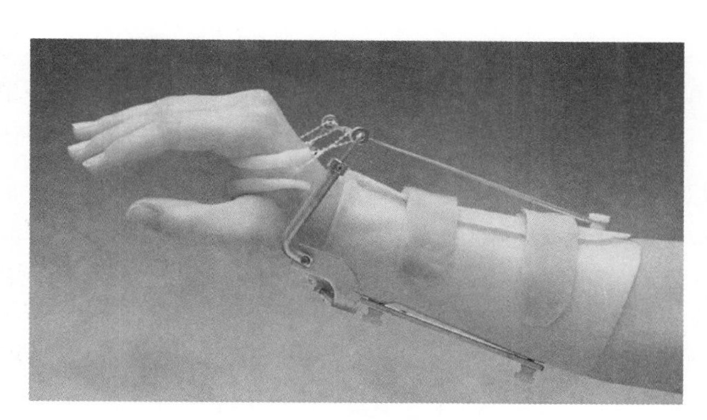

图 3-4-13　动态腕背伸矫形器

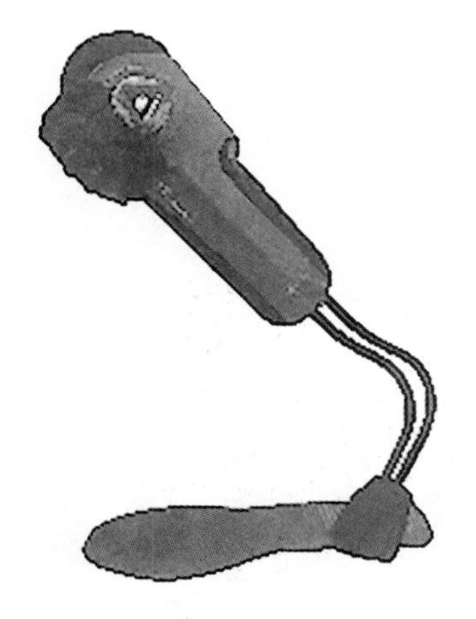

图 3-4-14　后侧弹性踝足矫形器

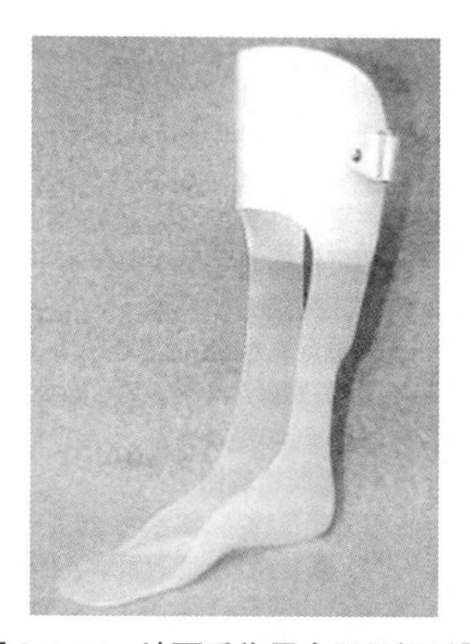

图 3-4-15　地面反作用力踝足矫形器

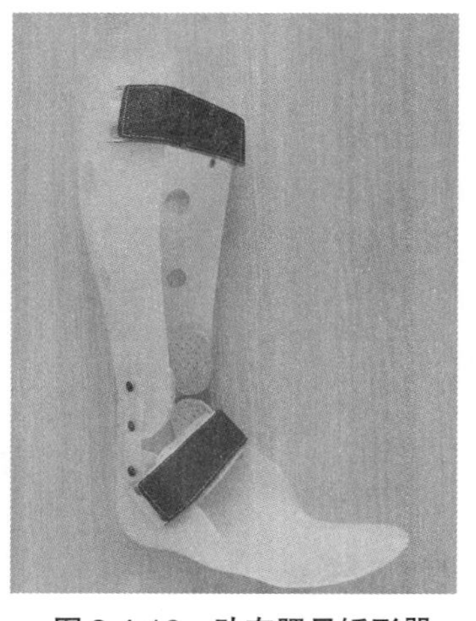

图 3-4-16 动态踝足矫形器

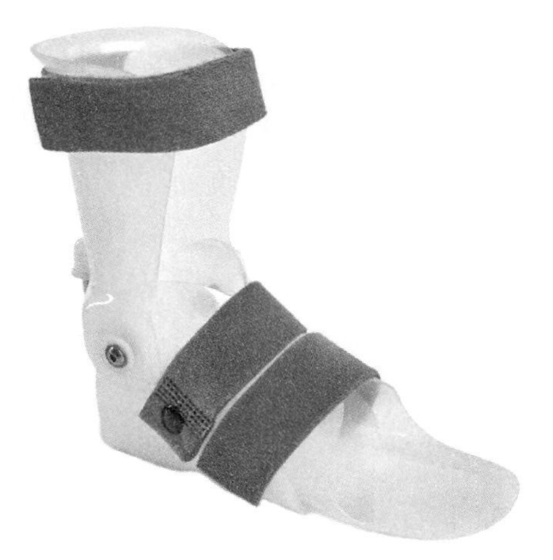

图 3-4-17 踝上动态踝足矫形器

4. 后遗症期

（1）主要功能障碍：患者可能仍会遗留一些功能障碍，包括肌张力仍然高、腕手屈曲挛缩、肌力差、踝关节挛缩畸形、足下垂和内翻等。

（2）应用矫形器目的：将肢体置于抗挛缩体位，代偿肢体未恢复的功能，提高患者的行走能力。

（3）矫形器适配：①有腕关节和手指的屈曲挛缩畸形，可选用腕手矫形器将患侧腕手置于抗挛缩体位，持续牵张腕手，防止进一步挛缩（图 3-4-7）。②行走时足背伸无力，可选用足后侧弹性踝足矫形器，以改善步行能力（图 3-4-14）。③行走时仍有轻微的足下垂、内翻，可选用螺旋式踝足矫形器将踝关节置于功能位，以改善患者步态（图 3-4-19）。④仍有严重的跟腱挛缩 / 内翻畸形，可选用改型的动态踝足矫形器（图 3-4-16），如楔形垫高内侧来适应内翻畸形，将足后跟垫高来适应跟腱挛缩畸形，以改善患者站立和行走的能力。

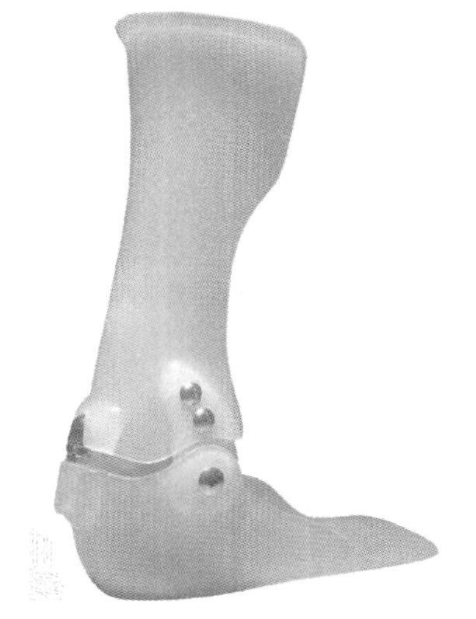

图 3-4-18 带背屈止动铰链的踝足矫形器

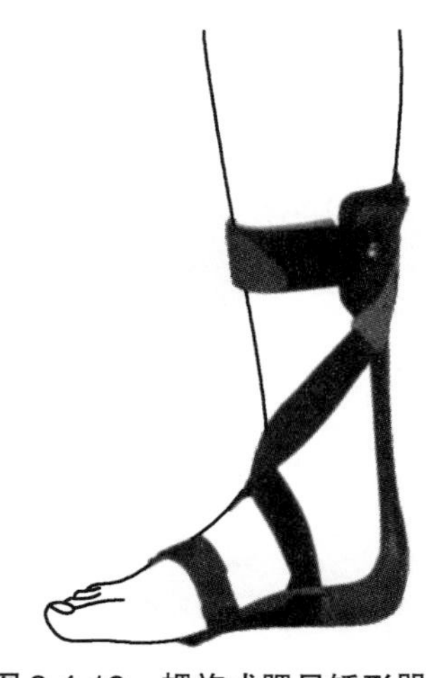

图 3-4-19 螺旋式踝足矫形器

二、脊髓损伤

（一）概述

1. 定义 脊髓损伤（spinal cord injury，SCI）是指脊髓因外伤（高空坠落、车祸、运动损伤、意外暴力损伤等）或疾病（脊髓的炎症、结核、肿瘤转移压迫等）等因素，致使脊髓的结构和 / 或功能受损，以致脊髓损伤平面以下的感觉、运动、自主神经功能减弱或丧失的一种神经系统疾病，分为部分或完全损伤。

2. 主要功能障碍

（1）运动功能障碍：脊髓休克期主要表现为在神经损伤平面以下肢体出现弛缓性瘫痪、肌张力降低或消失，通常为 3~4 天至 6~8 周，平均持续 2~4 周。脊髓休克期过后，运动功能障碍的范围和程度取决于病变的类型和损伤平面，主要表现为脊髓损伤平面以下的肌力减退或丧失、肌张力异常、痉挛、关节活动度受限、关节挛缩等。

（2）感觉功能障碍：主要表现为脊髓损伤平面以下不同程度的感觉异常，如痛温觉减退或消失，两点辨别觉、振动觉和位置觉等本体感觉丧失。

（3）二便功能障碍：主要表现为大小便失禁、尿潴留、便秘等。

（4）性功能障碍：主要表现为男性勃起或射精不能（如 S_2~S_4 平面完全性损伤患者），男女性均不能通过生殖器刺激获得性高潮（如 L_2~S_1 平面完全性损伤患者）。

（5）平衡功能、协调功能障碍：脊髓损伤中常见于脊髓后部结构损伤。

3. 康复治疗 急性脊髓损伤的患者经过椎管减压、骨折内固定等手术或类固醇、血管扩张剂、营养神经药物等非手术的早期治疗，在脊柱稳定性恢复后，应早期介入康复治疗。对于神经受损严重者，虽然神经功能恢复的可能性很小，但其运动功能仍可以有明显改善，而且康复治疗可以减少呼吸系统、泌尿系统、肌骨系统等并发症的发生。

（1）治疗目的：①维持或改善各关节活动度，预防压疮；②加强残存肌肌力训练，预防坠积性肺炎、预防或减缓肌肉萎缩、预防关节挛缩等；③增加患者平衡能力和姿势控制能力；④给予患者信心，鼓舞激励患者，使患者尽早过渡到适应期；⑤提高患者日常生活活动能力，进而提高患者生活质量；⑥加速患者康复进程，促使患者早日回归家庭、重返社会。

（2）治疗原则：①早期训练，肌肉萎缩、关节僵硬和骨质疏松等因瘫痪长期卧床而逐渐加重，功能训练越早越易恢复；②从易到难，循序渐进，持之以恒；③肌力与耐力训练，肌肉力量是渐进恢复的，只有坚持反复不懈的训练才能增强，完成某项功能活动。以功能需要进行训练，达到恢复功能的目的和康复要求，例如行走功能的恢复，必须进行行走所需的各项功能训练，才能再次学会行走。

（3）治疗方法：脊髓损伤患者康复治疗可分为急性期、功能恢复期和功能代偿期，治疗中应按照不同功能表现采用相应的康复治疗技术，主要包括并发症防治、呼吸排痰训练、排尿训练、功能训练、增强损伤平面以下残留肌力的训练和未损伤肌群肌力的强化训练，以及代偿功能、功能性电刺激、轮椅选配和使用、矫形器选配和使用、日常生活能力训练等内容。脊髓损伤急性期和脊髓休克期早期康复治疗应与临床治疗同时进行，康复训练 1~2 次 /d，但要注意不能影响临床治疗和脊柱稳定性，训练强度不宜过量。早期康复训练主要包括：良姿位摆放及体位变换、主 / 被动关节活动度、呼吸训练、全身肌力训练等。脊髓损伤待患者生命体征平稳、骨折部位稳定、神经损害或压迫症状稳定、呼吸平稳后即可进入功能恢复期康复治疗。恢复期康复训练主要包括：继续早期相关训练，以及转移训练、轮椅训练、步行训练等。

（二）矫形器应用

1. 急性期

（1）主要功能障碍：弛缓性瘫痪、肌张力降低或消失，上肢下垂、手部肿胀、足下垂等。

（2）应用矫形器目的：①固定保护受累的脊柱，避免脊柱脊髓进一步受损，术后有利于植骨融合；②置肢体于功能位，维持关节的正常生物力线，避免关节挛缩畸形，预防手部肿胀、足下垂内翻、跟腱挛缩、髋关节内旋畸形。

（3）矫形器适配：①上颈椎颈髓损伤（C_1~C_4），颈部不能稳定支持头部，可选用Halo式颈部矫形器，支持稳定头颈部，保护受损颈椎直到愈合，通常使用12周（图3-4-20），后期佩戴费城颈托。②中颈椎损伤，可选用费城颈托（图3-4-21），支撑稳定头部，避免头部旋转，防止损伤进一步加重。③下颈段或上胸段骨折或脱位，可选用颈胸矫形器（图3-4-22），使头保持在中立位，防止旋转，保护和固定受损椎体，限制或减少椎体间异常活动，促进损伤椎体愈合。④下胸段或腰段椎体骨折、滑脱，可选用胸腰骶矫形器（图3-4-23），保护和固定受损的椎体，防止胸腰椎前屈和后伸、侧屈和旋转，减轻腰椎压力负荷。⑤腰椎骨折或滑脱，可选用腰骶矫形器（图3-4-24），起到保护和固定受损腰骶部椎体的作用，防止腰骶部前屈和后伸、侧屈和旋转。⑥手部弛缓性瘫痪（颈段脊髓损伤），可选用手部功能位矫形器（图3-4-2），使腕、手关节保持在功能位置，保持手部良好抓握姿态，预防手腕部出现肿胀或畸形，该矫形器还能协助保持手指屈肌腱的长度和张力，避免过度牵伸而影响“腱效应”的发挥。⑦足下垂内翻、下肢弛缓性瘫痪，可选用踝足矫形器（图3-4-25），通过该矫形器将踝关节置于中立位协助肢体摆放，预防或矫正足下垂，防止踝关节跖屈挛缩，可在大转子处放毛巾卷维持髋处于中立位，避免外展、外旋位。

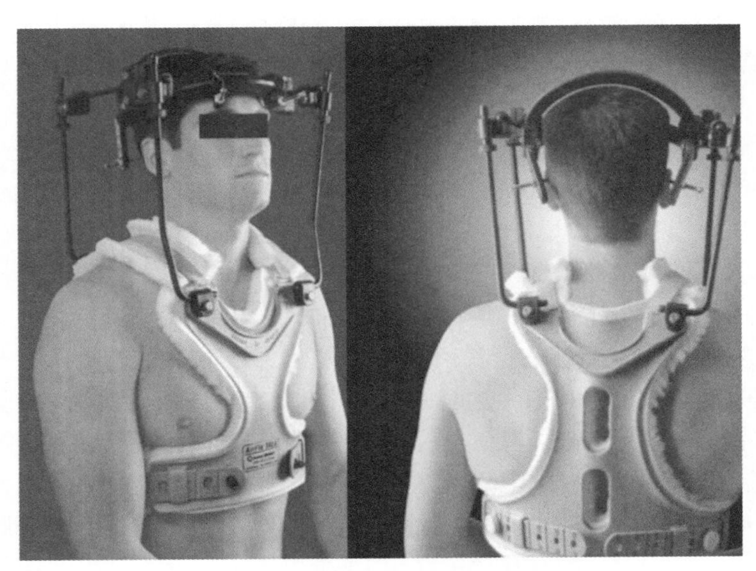

图3-4-20 Halo式颈部矫形器

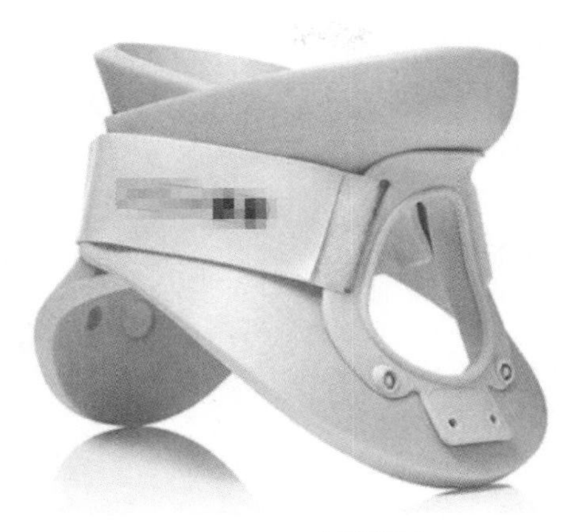

图 3-4-21　费城颈托

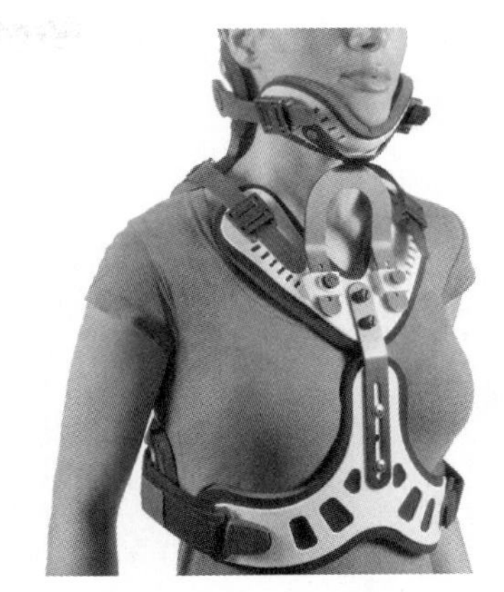

图 3-4-22　颈胸矫形器

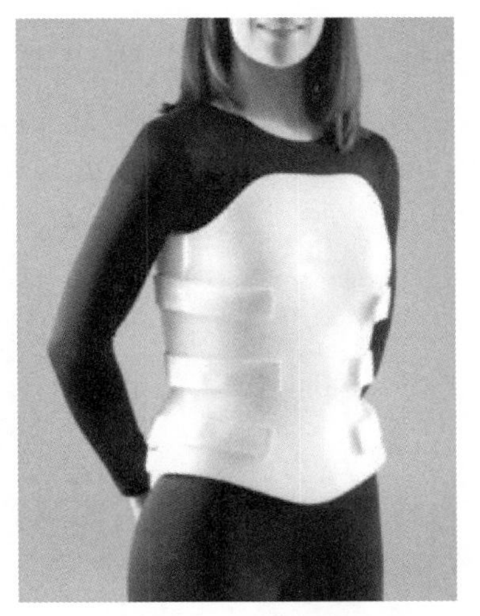

图 3-4-23　胸腰骶矫形器

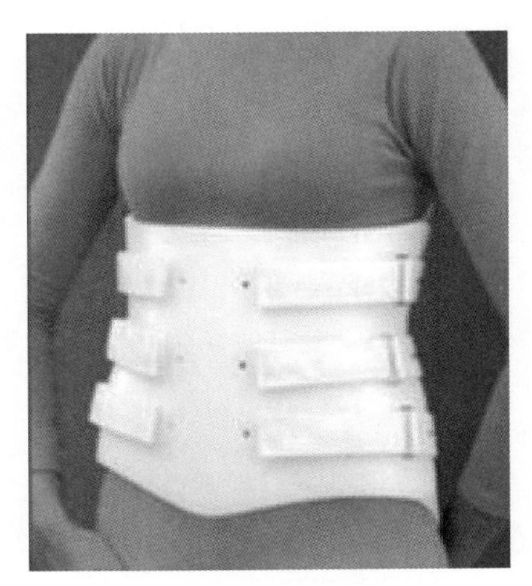

图 3-4-24　腰骶矫形器

2. 功能恢复期

（1）主要功能障碍：损伤平面以下的运动、感觉和反射障碍，肌力减退，肌肉失用性萎缩，关节主动活动受限，平衡、协调、步行功能障碍，日常生活活动受到明显限制。

（2）应用矫形器目的：预防继发的并发症，维持关节活动度，预防和矫正关节挛缩畸形，促进关节功能位的保持，帮助患者移动、站立、步行，提高患者独立生活的能力，从而更好地回归家庭和社会。

（3）矫形器适配：急性期过后，临床上通常根据患者的损伤类型及损伤平面来评估患者残存的功能水平及功能预后（表 3-4-2），也是矫形器的选用的主要依据。

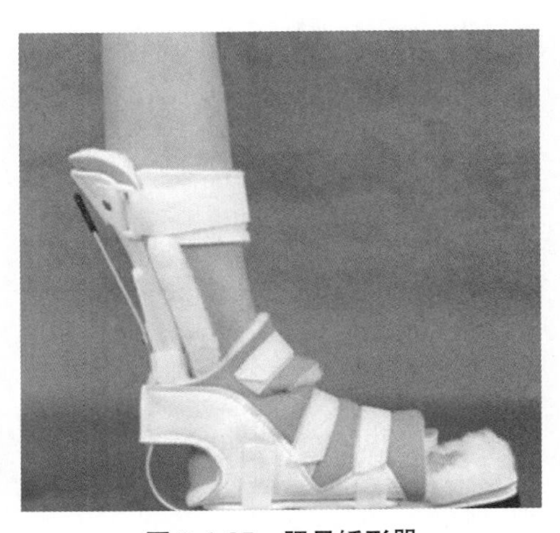

图 3-4-25　踝足矫形器

表 3-4-2　脊髓不同节段的运动、感觉平面及损伤时的功能预后

损伤水平	代表肌肉	运动功能	移动功能	生活自理能力	感觉平面
C_1~C_3	胸锁乳突肌	颈屈曲、旋转	电动轮椅	若干呼吸器，完全依赖	颈部
C_4	膈肌	呼吸	电动轮椅	完全依赖	肩锁关节
C_5	斜方肌 三角肌 肱二头肌	肩胛上提 肩屈曲外展 肘屈	轮椅驱动	大部分依赖	肘前窝外侧
C_6	胸大肌 桡侧腕伸肌	肩内收前屈 腕背伸	轮椅使用	中度依赖	拇指
C_7	肱三头肌 桡侧腕屈肌	肘伸 腕掌屈	轮椅使用 床、轮椅转移	轮椅上基本自理	中指
C_8~T_1	屈指肌 手内在肌	手指屈 手指灵活运动	轮椅使用 驾驶汽车	轮椅上基本自理	小指
T_6	上部肋间肌 上部背肌	上体稳定	轮椅使用 戴支具扶拐步行	基本自理	第6肋间
T_{12}	腹肌 腰部背肌	操纵骨盆	轮椅使用 戴支具扶拐步行上下阶梯	基本自理	腹股沟上缘
L_2	髂腰肌	屈髋	轮椅使用 戴支具扶拐步行 上下阶梯	自理	股前中部
L_3	股四头肌	伸膝	不用轮椅，戴短腿支架步行	自理	膝上内侧
L_4	胫前肌	踝背伸	不用轮椅，戴短腿支架步行	自理	内踝
L_5	踇长伸肌	伸趾	不用轮椅，戴短腿支架步行	自理	足背
S_1	腓肠肌 比目鱼肌	踝屈	正常步行	自理	足跟外侧

3. 功能代偿期　患者这个时期的主要功能障碍、应用矫形器目的及矫形器选配与功能恢复期基本相同，其主要区别是患者部分功能活动完全丧失，而且不可能恢复的概率较大，为了弥补功能缺失对患者活动的影响，在这个时期需要为患者选择、配制能替代并且能完成不同功能活动的矫形器，通过严格的康复训练达到自主活动，增强其生活的独立性。

（1）颈段平面脊髓损伤：①肩、肘关节肌肉重度无力（1~2 级）或麻痹，可选用平衡式前臂矫形器（图 3-4-26），安装在轮椅上使用，依靠肩胛带的上举或控制来代偿肩、肘及前臂功

能。②上肢瘫痪（颈段脊髓损伤），当腕关节不能控制时，可选用长对掌矫形器（图 3-4-27），保持良好的手部功能，维持手指、拇指和腕的线性关系，手腕应处于中立位，手指屈曲；如果腕关节能够控制，可选用短对掌矫形器（图 3-4-28）。③腕手无主动活动，肘关节可屈曲但不能伸展，可选用腕背伸矫形器（图 3-4-29），辅助伸展腕关节及屈伸训练，进食时，可选用装有自助具的腕背伸矫形器（图 3-4-30），实现饮食自理，改善独立生活能力。④手指屈肌无力，抓握功能障碍，但腕背伸肌肌力 4 级，手指各关节活动范围正常无挛缩，可选用腕关节驱动夹持矫形器（图 3-4-31），利用腕关节背伸动作作为动力，使掌指关节被动屈曲，与拇指成对掌位，形成夹持动作。

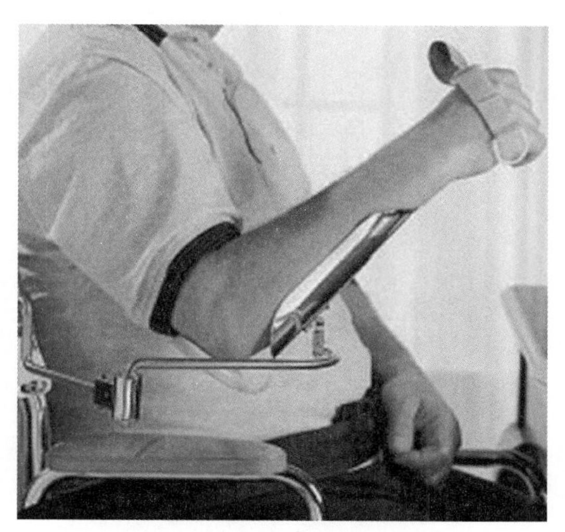

图 3-4-26　平衡式前臂矫形器

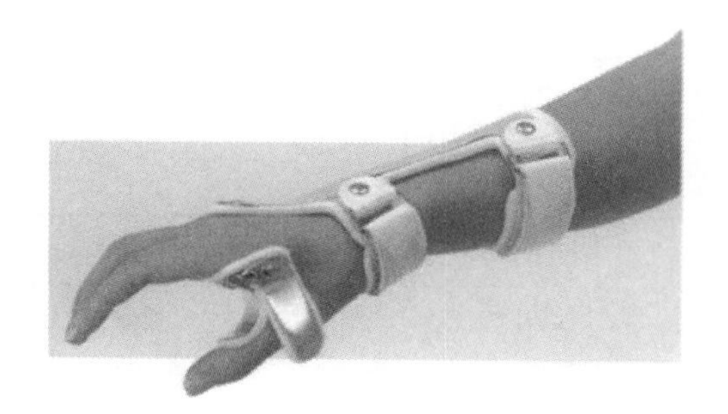

图 3-4-27　长对掌矫形器

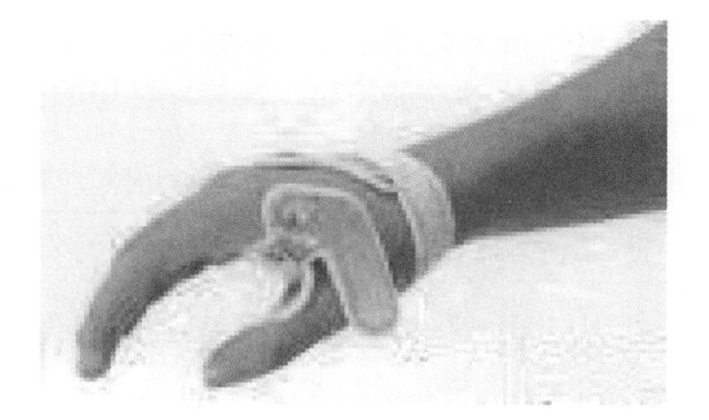

图 3-4-28　短对掌矫形器

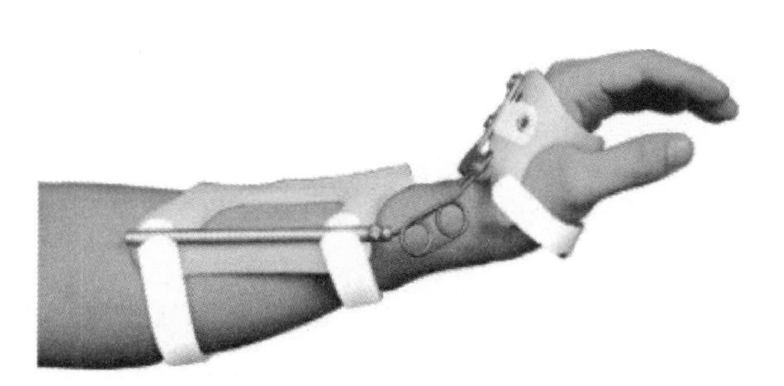

图 3-4-29　腕背伸矫形器

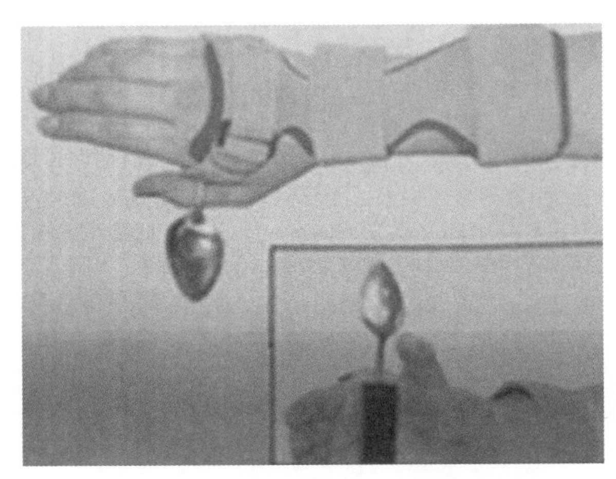

图 3-4-30　装有自助具的腕背伸矫形器

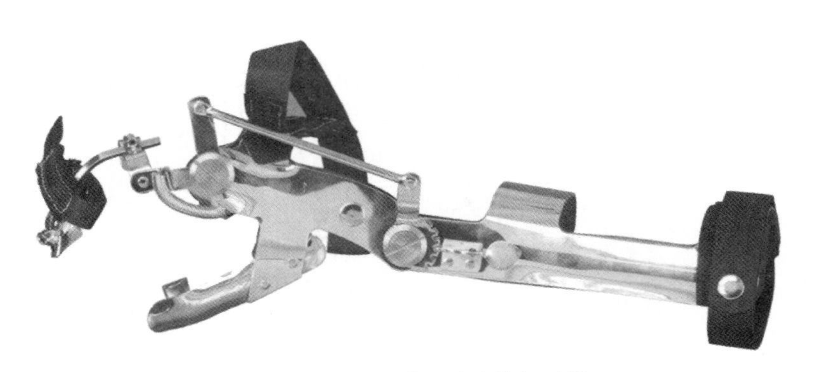

图 3-4-31　腕关节驱动夹持矫形器

（2）胸腰骶段平面脊髓损伤：患者上肢功能正常，步行活动功能障碍，可根据不同的损伤平面造成的功能障碍选择装配相应的矫形器或步行器（表 3-4-3）。

表 3-4-3　脊髓损伤平面与截瘫步行矫形器的选择

脊髓损伤平面	无助动步行器或矫形器及康复目标	助动型步行器或矫形器及康复目标
T_1~T_5	应用骨盆带、KAFO 及腋拐进行站立训练	应用 ARGO 及肘拐进行站立训练或训练性步行
T_6~T_{10}	应用骨盆带、KAFO 及腋拐进行训练性步行	应用 ARGO 及肘拐进行社区近距离实用步行（T_4 以下）
T_{11}~T_{12}	应用骨盆带、KAFO 及腋拐进行室内实用步行	应用 ARGO 及肘拐进行社区实用步行
L_1	应用 KAFO 及腋拐进行室内实用步行	应用 ARGO 及肘拐进行社区实用步行
L_2	应用 KAFO 及腋拐进行室内或社区近距离实用步行	应用 ARGO 及肘拐进行社区实用步行
L_3~L_4	应用 AFO 及肘拐进行社区实用步行	无须应用助动型步行器
L_5~S_1	应用 AFO 或 FO 及单拐进行社区步行	无须应用助动型步行器

1）腰背肌力量不足，部分肋间肌和上部躯干肌存在功能，手指功能正常：进行站立和行走训练，可选用往复式截瘫步行器（reciprocating gait orthosis，RGO）（图 3-4-32），该矫形器是一种髋膝踝足矫形器，由一对膝踝足矫形器与胸腰骶矫形器连接在髋部上方，使躯干直立稳定；实现治疗性步行训练，可选用改进的往复式截瘫步行器（advanced reciprocating gait orthosis，ARGO）（图 3-4-33），增加了髋膝关节的气压助伸装置，在坐位和站立位转换及步行时有助动的功能，可提高患者使用时的稳定性，降低能量消耗，需借助腋拐进行治疗性步行训练。

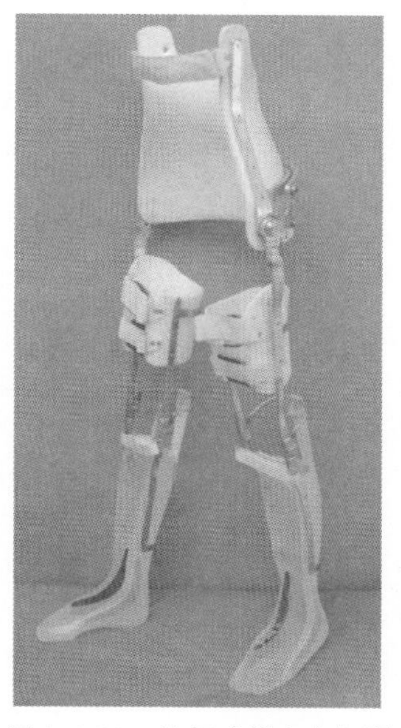

图 3-4-32　往复式截瘫步行器

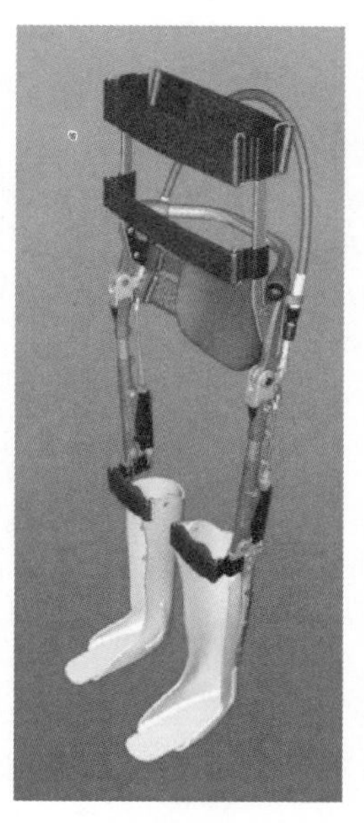

图 3-4-33　改进的往复式截瘫步行器

2）躯干肌肉部分丧失功能，但大部分肋间肌和上部躯干肌肌力仍存在，患者可独立从床转移到轮椅：可选用往复式截瘫步行器（RGO），配合腋拐进行治疗性步行，主要通过躯干肌作用，使人体重心侧向转移或向前转移，或通过躯干、骨盆主动的后伸运动带动矫形器下肢部分，实现主动向前步行，选用 ARGO 配合肘拐可实现社区近距离实用步行；小便功能障碍仍需导尿的患者，可选用向心的往复式截瘫步行器（isocentric reciprocating gait orthosis，IRGO）（图 3-4-34），髋关节的特殊结构可以使矫形器的大腿部分快速拆离，方便患者穿戴。

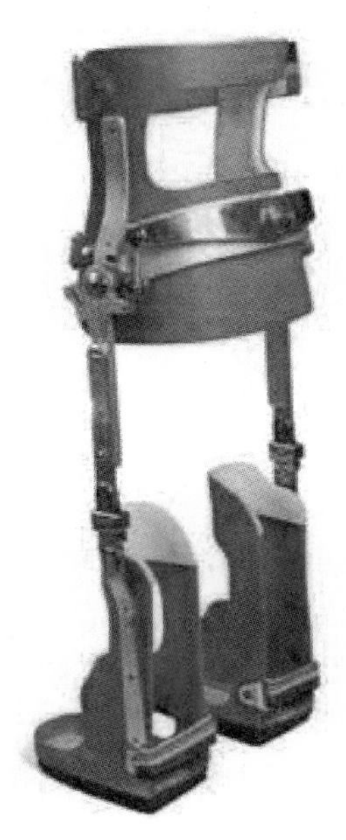

图 3-4-34　向心的往复式截瘫步行器

3）肋间肌、躯干肌、腹肌肌力基本正常：可选用新型互动截瘫步行器（walkabout）（图 3-4-35），由互动式铰链装置和膝踝足矫形器组成，运用重力势能提供交替迈步的动力，支撑站立平衡，实现室内实用步行。

4）股四头肌肌力大部分丧失，但保留部分髋关节屈曲功能：可选用膝踝足矫形器（图 3-4-36），将踝关节置于背伸中立位，膝关节锁定在伸展位，提供膝关节和踝关节的稳定性，同时通过地面反作用力间接影响髋部稳定性，配合腋拐达到治疗性步行。踝背伸力量减弱，股四头肌肌力减弱，但可主动屈髋：可选用胫骨前闭合踝足矫形器（图 3-4-37），将踝关节固定在跖屈 10°位，有助于在站立负重情况下产生膝关节伸展力矩，从而在行走过程中增加膝关节的稳定性，需配合助行器或双侧前臂支撑拐才可实现社区实用性步行。如果股四头肌肌力可以达到 5 级，可选用铰链式踝足矫形器（图 3-4-38），配有一个可调节的踝关节，允许踝背伸，增加活动的便利性，如上下楼梯、下蹲或坐位到站立位的体位改变。

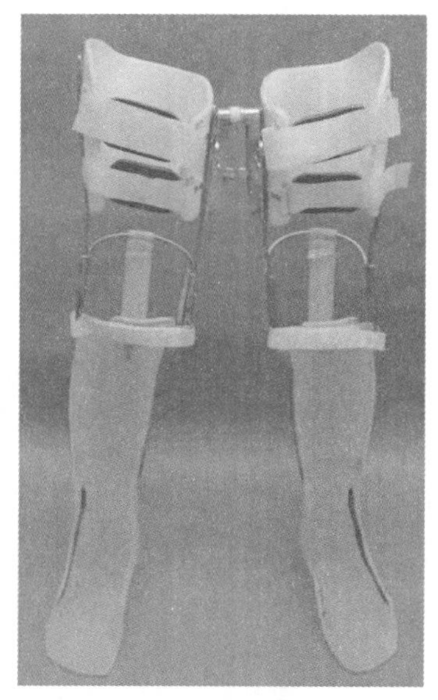

图 3-4-35　新型互动截瘫步行器

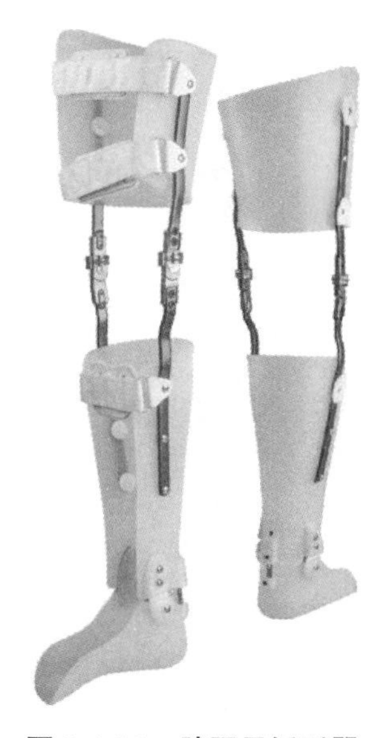

图 3-4-36　膝踝足矫形器

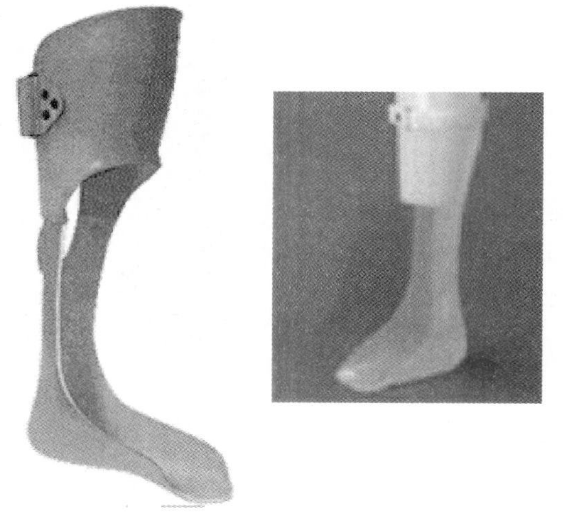

图 3-4-37　胫骨前闭合踝足矫形器

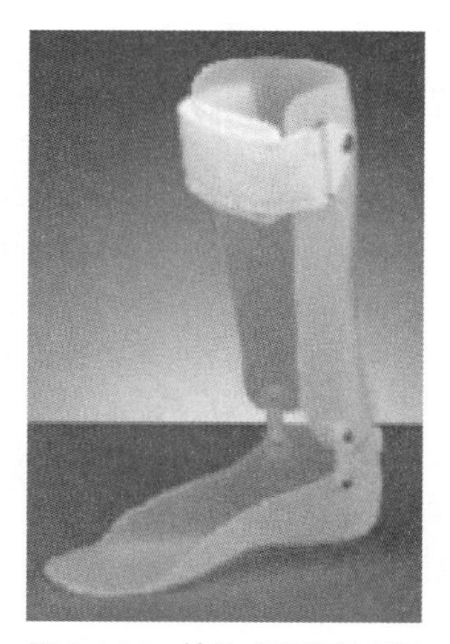

图 3-4-38　铰链式踝足矫形器

三、周围神经损伤

（一）概述

1. 定义　是指周围神经干或是其分支受到外界直接或间接力量作用而发生的损伤。损伤的部位及程度不同，其表现也各不相同，常出现肌力下降、肌肉萎缩和感觉障碍等表现。临床中常见的周围神经损伤有臂丛及其重要分支损伤（腋神经损伤、肌皮神经损伤、尺神经损伤、桡神经损伤、正中神经损伤等），腰骶丛及其重要分支损伤（股神经损伤、腓总神经损伤、胫神经损伤等）。

2. 主要功能障碍

（1）运动功能障碍：主要表现为损伤神经所支配的肌肉弛缓性瘫痪，肌张力降低，深反射减弱或消失，肌肉萎缩，关节挛缩、畸形等。

（2）感觉功能障碍：主要表现为主观感觉障碍和客观感觉障碍。①主观感觉障碍：患者最突出的症状之一为自发疼痛，感觉异常，如麻木、冷热感、潮湿感、振动感；②客观感觉障碍：表现为感觉性共济失调，常伴有感觉过敏，以痛觉过敏最多见，或温度觉过敏。

（3）反射功能障碍：主要表现为肌束震颤、肌纤维颤搐等，并常伴有腱反射减弱或消失。

（4）自主神经功能障碍：主要表现为皮肤发红、皮温升高、潮湿、角化过度及脱皮等症状，或表现为皮肤发绀、冰凉、干燥无汗或少汗、菲薄，皮下组织轻度肿胀，指甲粗糙变脆，毛发脱落，甚至发生营养性溃疡。

3. 康复治疗

（1）康复治疗目的：①消除炎症、水肿，促进神经再生、促进肌力恢复，防止肢体发生挛缩或畸形；②恢复神经、肌肉正常功能活动：③矫正肢体畸形；④最大限度地恢复日常生活和社会活动，重返原有工作岗位或从事力所能及的工作，提高患者的生活质量。

（2）治疗方法：周围神经损伤是临床上常见的多发病之一。在骨科临床中，四肢开放性损伤伴有周围神经损伤的发病率为5%，修复后功能完全恢复者仅占10%~25%。周围神经损伤康复一般可分为早期、恢复期、后期三个阶段，通常早期1~2周以内的康复主要是消除炎症、水肿，减少对神经的损伤，预防挛缩畸形，为神经再生创造环境；急性期炎症、水肿消散后，一般在伤后1~2周即可进入恢复期，此期重点是促进神经再生，增强肌力，保持肌肉质量，预防粘连、挛缩、矫正继发畸形，促进感觉功能恢复，解除心理障碍，预防残障的发生；周围神经损伤一般3~6个月能恢复，也可能需要1~2年，甚至更久，具体恢复时间取决于神经损伤程度和治疗效果，康复后期的主要任务是增加关节活动度，增强肌力和肌耐力，提高日常生活活动及工作能力。各期康复治疗方法：①早期，主要包括肢体摆放、运动治疗、物理因子治疗、矫形器的使用等内容；②恢复期，主要治疗方法包括神经肌肉电刺激疗法、运动治疗、作业治疗和矫形器使用等；③后期，主要内容有运动治疗、电疗法、作业治疗、矫形器的使用、心理治疗等。

（二）矫形器应用

1. 腋神经损伤

（1）主要功能障碍：肩关节外展受限，外旋无力，三角肌萎缩，三角肌区皮肤感觉障碍。

（2）应用矫形器目的：预防肩关节脱位、内收、内旋挛缩。

（3）矫形器适配：①预防肱骨头下方脱位，可选用肩吊带（图3-4-39），预防或矫正肱骨头下方脱位，以保护、稳定盂肱关节；②预防肩关节内收、内旋挛缩，可选用肩外展支架（图3-4-40），使肩关节维持于外展70°~90°，水平内收15°~30°，减轻神经牵拉，预防和矫正肩关节挛缩。

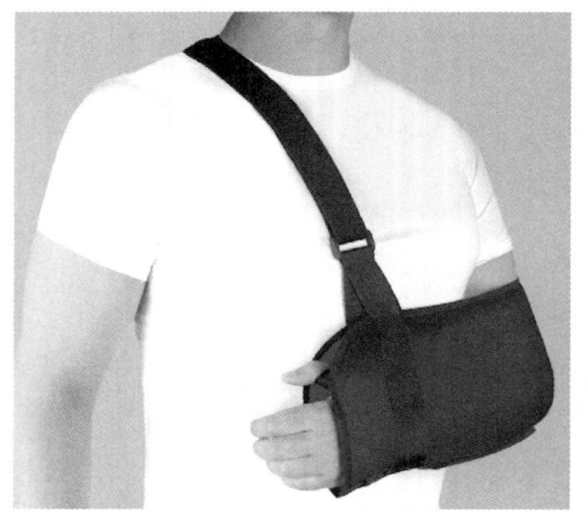

图 3-4-39 肩吊带

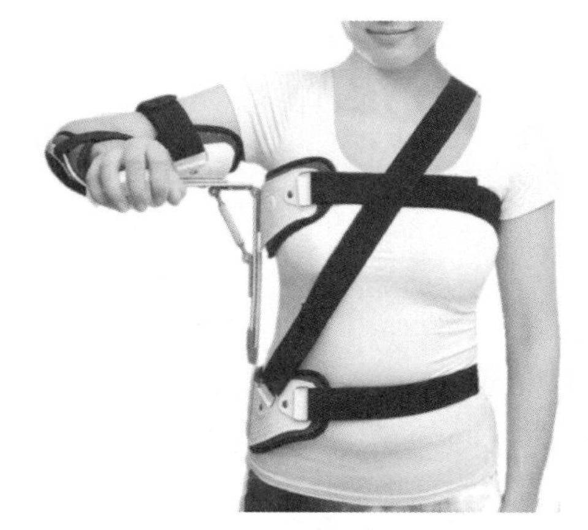

图 3-4-40 肩外展支架

2. 肌皮神经损伤

（1）主要功能障碍：肱二头肌瘫痪萎缩，屈肘困难，肱二头肌肌腱反射消失，前臂外侧皮神经分布区感觉障碍伴有疼痛，肩关节屈曲无力。

（2）应用矫形器目的：防止肘关节伸展挛缩，预防神经牵拉影响断端愈合，代偿屈肘功能。

（3）矫形器适配：①肘关节伸展、屈曲困难，可选用静态肘部屈曲矫形器（图 3-4-41），固定肘关节于 90° 功能位，预防肘关节伸直挛缩；②肱二头肌肌力恢复不良，肘关节伸直挛缩，可选用肘关节动态辅助矫形器（图 3-4-42），代偿肌肉功能，促进神经恢复，矫正肘关节伸直挛缩。临床中肌皮神经损伤首选保守治疗，如症状在 12 周后持续存在，则建议手术减压治疗。

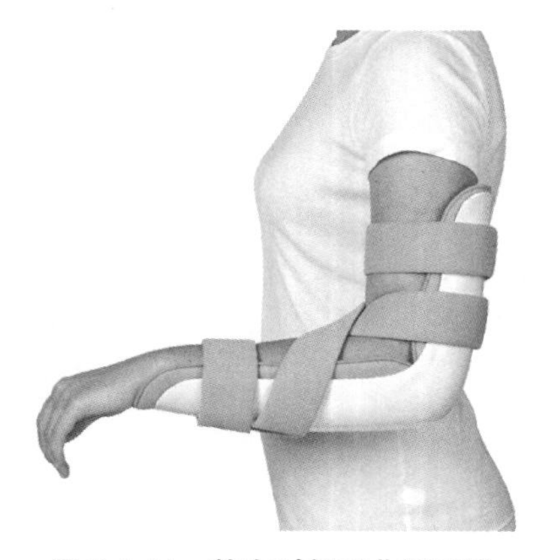

图 3-4-41 静态肘部屈曲矫形器

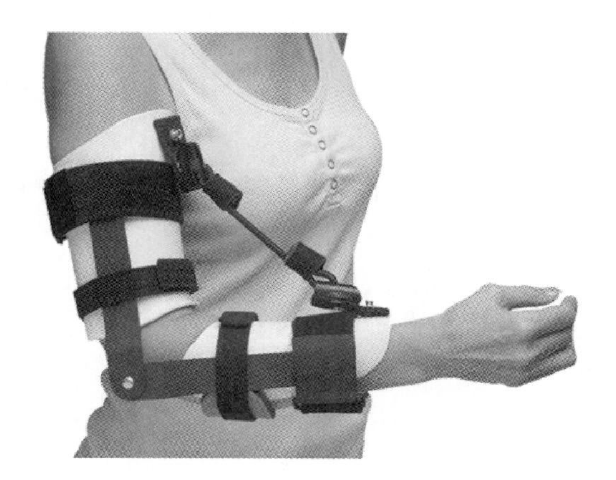

图 3-4-42 肘关节动态辅助矫形器

3. 正中神经损伤

（1）主要功能障碍：①前骨间神经综合征：前骨间神经受到压迫，表现为拇指指间关节及示指和中指远端指间关节屈曲力弱，前臂疼痛。②旋前圆肌综合征：旋前圆肌、指浅屈肌筋膜带和肱二头肌腱膜之间受压，表现为大鱼际肌肉肌力减弱、握力下降，抵抗肘屈曲、旋前，抵抗指屈曲会激起疼痛。③腕管综合征：腕管内正中神经受到压迫，表现为拇指外展内收力弱，严重时大鱼际会出现肌肉萎缩。

（2）应用矫形器目的：置肢体于功能位，保护受损神经，降低神经张力，促进神经愈合，预防及矫正畸形。

（3）矫形器适配：①前骨间神经综合征：初期可选用固定式肘矫形器（图 3-4-43），将肘部固定于屈曲 90°，前臂中立位，减少前臂活动，避免反复屈肘、旋前或用力握拳加重损伤，症状在出现后 3~24 个月可能自发性改善，如果运动功能没有恢复，也可选用外科减压术；后期功能训练时，可设计手指矫形器抑制拇指指间关节和示指远端指间关节伸展（图 3-4-44），鼓励患者进行拇指对指训练。②腕屈曲困难：可选用腕屈曲矫形器（图 3-4-45），将腕关节置于屈曲 20° 位，保护受损神经，降低神经张力。③拇指外展内收力弱：早期可选用静态短对掌矫形器（图 3-4-46），维持拇指的功能位，限制手指活动，促进神经愈合；中后期肌力恢复不佳可选用动态短对掌矫形器（图 3-4-47），代偿拇指对掌功能。④腕关节不稳定（正中神经高位型损伤）：可选用长对掌腕手矫形器，将腕关节置于背伸位 0°~5°，拇指对掌位（图 3-4-48），限制腕关节反复过度活动，同时维持腕关节及拇指功能位，促进神经恢复，预防和矫正畸形。⑤腕管综合征：拇指外展内收力弱或伴有鱼际肌肉萎缩，手部麻痹，可选用腕休息位矫形器，将腕关节置于背伸位 20°（图 3-4-49），保持腕关节休息位，减少腕管处正中神经的压迫，一般需穿戴 6~8 周。

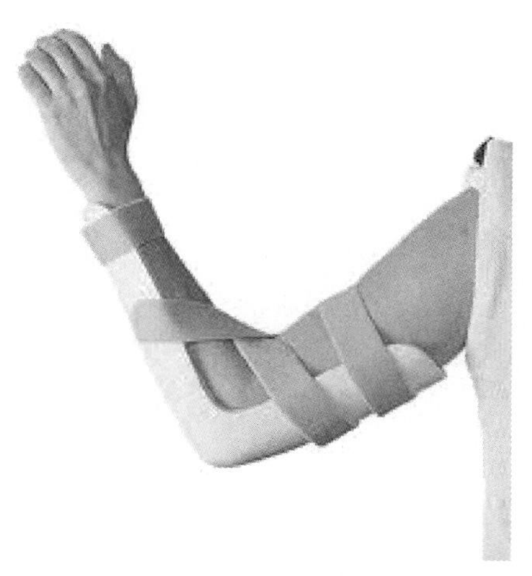
图 3-4-43　固定式肘矫形器

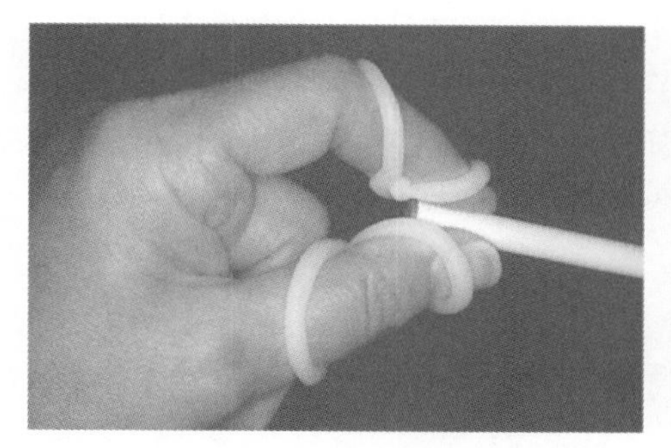
图 3-4-44　手指矫形器

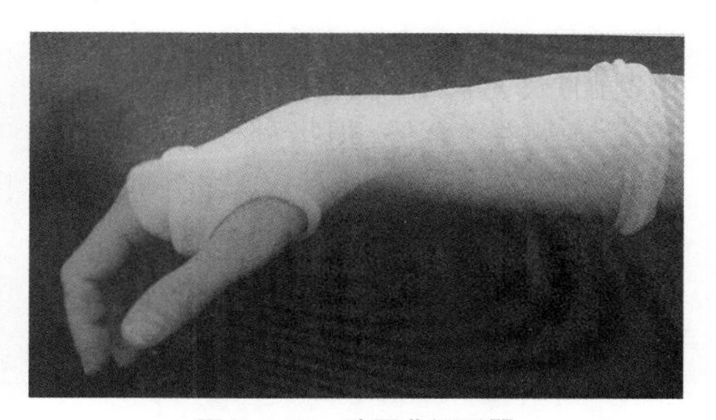
图 3-4-45　腕屈曲矫形器

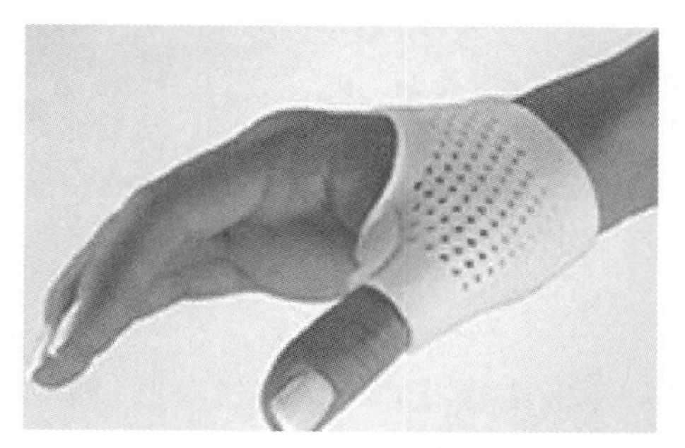
图 3-4-46　静态短对掌矫形器

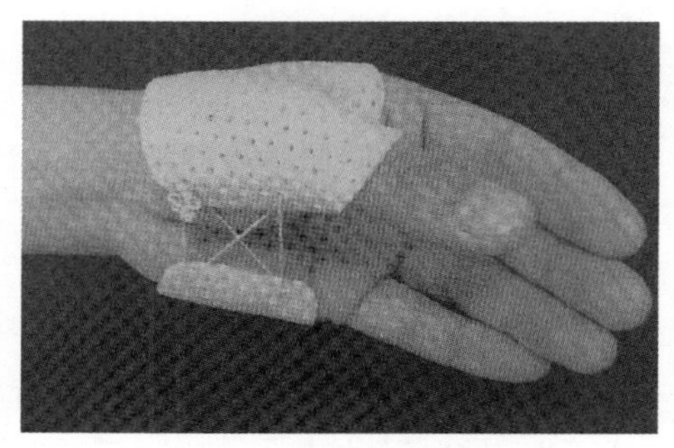
图 3-4-47　动态短对掌矫形器

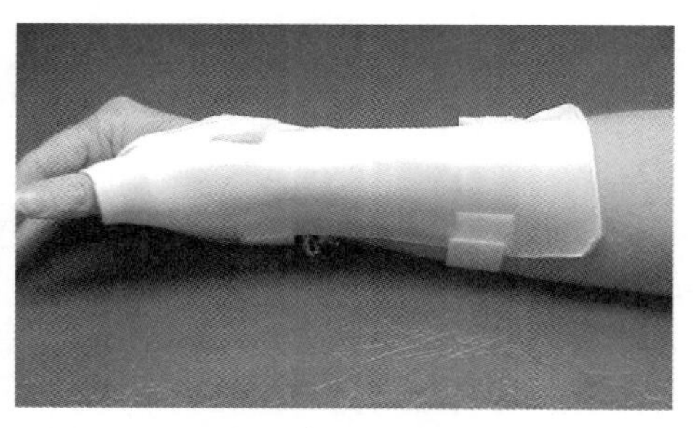

图 3-4-48 长对掌腕手矫形器

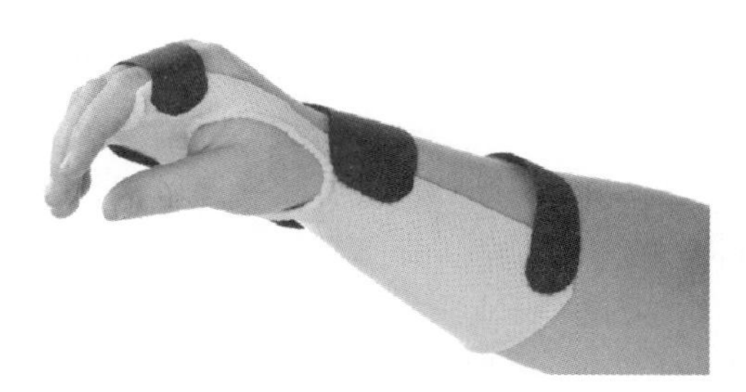

图 3-4-49 腕休息位矫形器

4. 尺神经损伤

（1）主要功能障碍：腕屈曲能力减弱，环指和小指的远端指间关节不能屈曲，小鱼际肌肉萎缩且平坦，拇指不能内收、屈曲减弱或丧失，骨间肌萎缩，分并指减弱或不能，抓握困难；各掌指关节过伸，第 4、5 指的指间关节过屈，出现“爪形手”，尺侧腕关节屈曲减弱或丧失，感觉支配区出现感觉障碍。

（2）应用矫形器目的：置肢体于功能位，预防和矫正关节畸形挛缩，促进神经恢复，代偿肌肉功能。

（3）矫形器适配：①迟发性尺神经炎：尺骨鹰嘴后侧慢性损伤，手内侧部麻痹，前臂内侧面疼痛或不适，可选用固定式屈肘矫形器，将肘关节置于屈曲 30°~45° 位置（图 3-4-50），防止肘关节反复屈曲超过 60°~90°，避免牵拉造成尺神经压迫，症状较轻者可只在夜间佩戴约 3 周，若症状持续，感觉减退，患者需持续佩戴。②掌指关节过伸、指间关节屈曲，“爪形手”畸形：可选用尺神经损伤静态矫形器，将指间关节固定于伸展位，保持第 4、5 指掌指关节屈曲位（图 3-4-51），预防及治疗掌指关节过伸、指间关节屈曲的“爪形手”。③掌指关节过度伸展挛缩：可选用尺神经损伤动态矫形器，将第 4、5 掌指关节置于屈曲位（图 3-4-52），防止掌指关节过度伸展挛缩，预防及矫正掌指关节过伸、指间关节屈曲的“爪形手”。④手指内收、外展受限，拇指内收受限，“猿手”畸形：可选用正中神经及尺神经损伤动态矫形器，固定拇指于对掌位，其余 4 指掌指关节屈曲（图 3-4-53），预防及治疗“猿手”畸形。

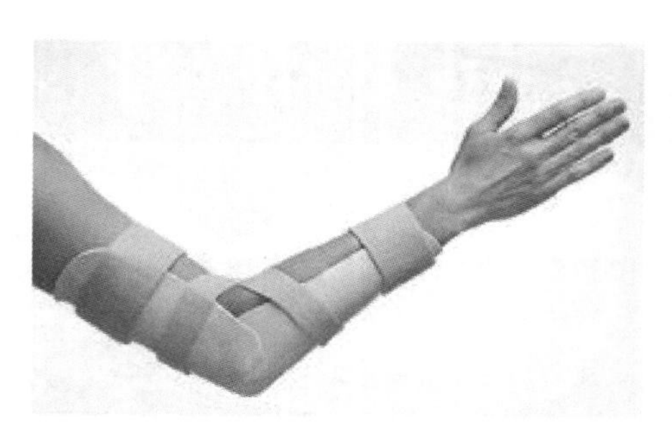

图 3-4-50 固定式屈肘矫形器

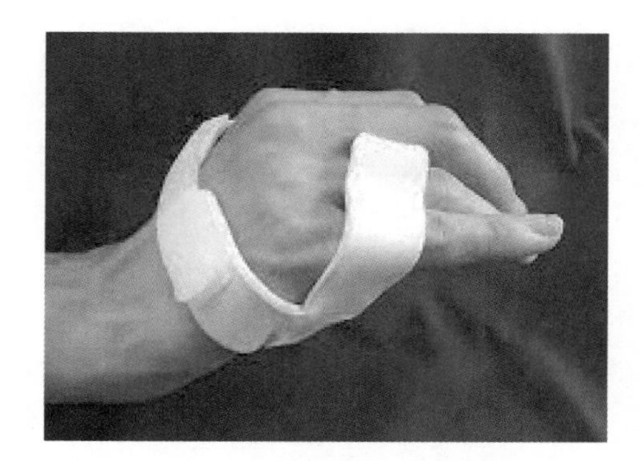

图 3-4-51 尺神经损伤静态矫形器

5. 桡神经损伤

（1）主要功能障碍：主要表现为前臂伸肌瘫痪，不能旋后，腕下垂、垂指畸形，伸腕能力减弱或不能，屈肘运动减弱，桡神经支配区感觉障碍，以虎口区皮肤最为明显。①桡神经腋处损伤：在腋下桡神经发出肱三头肌分支以上部位受损，产生完全性桡神经损伤，上肢各伸肌完全瘫痪，肘、腕、掌指关节均不能伸直，前臂伸直位旋后不能，手通常处于旋前位。②桡神经肱骨中 1/3 处损伤，发出肱三头肌分支以下部位损伤，肱三头肌功能正常，肱桡肌、桡侧腕长伸肌、腕短伸肌瘫痪。③肱骨桡神经沟处桡神经损伤，第 1、4 指背侧感觉异常，肱桡肌反射减弱或消失。④桡神经前臂中 1/3 以下损伤，仅有伸指功能丧失，无腕下垂。

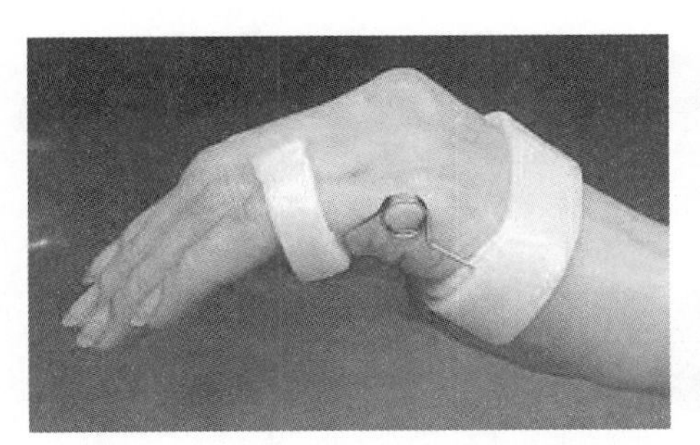

图 3-4-52　尺神经损伤动态矫形器

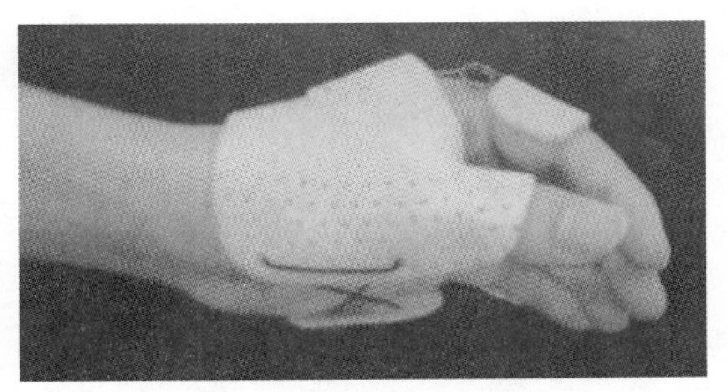

图 3-4-53　正中神经及尺神经损伤动态矫形器

（2）应用矫形器目的：①固定保护受损的肢体或神经，减少移位或再受伤的风险，减轻神经修复时的张力，促进神经恢复；②维持肢体于功能位，防止过度不当使用，预防和矫正关节挛缩畸形，代偿减退或丧失的功能，提高生活质量。

（3）矫形器适配：①桡管综合征：早期前臂肌疲劳及腕手无力，无刺痛或麻木，伸直手腕或手指时前臂近端外侧或手背隐隐作痛，可选用静态肘腕手矫形器，将前臂固定于伸腕 20°~30°、屈肘 90°、前臂旋后位（图 3-4-54），减少对桡神经的刺激，最大限度地减轻桡管的张力，达到减轻神经卡压的目的，配合其他保守治疗，多数患者在 3~6 周症状会缓解。②腕关节屈曲下垂：可选用腕功能位矫形器，将腕关节固定于背伸 30° 功能位（图 3-4-55），预防腕手挛缩畸形，通常用于损伤后 1~3 周腕关节固定。③腕关节屈曲下垂畸形，垂指畸形：术后 2~6 周，可选用腕伸展动态伸指矫形器，将腕关节置于背伸 30° 位，掌指关节动态伸展位（图 3-4-56），日间穿戴，保持腕关节背伸，避免对伸肌过度牵拉，促进神经恢复，预防及矫正垂指畸形；术后 7 周，可选用动态腕指伸展矫形器，腕关节动态背伸，掌指关节动态伸展位（图 3-4-57），代偿伸腕伸指功能，促进神经恢复，预防及矫正垂指垂腕畸形；也可选用具有简便、体积小、重量轻优点的奥本海默型矫形器（图 3-4-58）。④桡神经骨间背侧神经损伤：表现为屈指畸形，可选用动态伸指矫形器，将掌指间关节固定于动态伸展位（图 3-4-59），代偿伸指功能，促进神经恢复，预防及纠正垂指畸形。

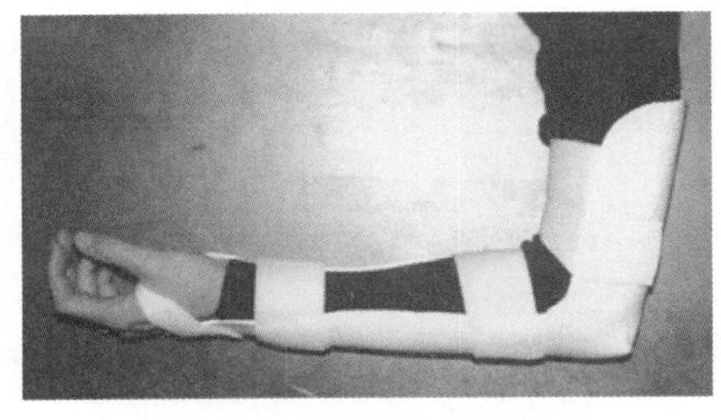

图 3-4-54　静态肘腕手矫形器

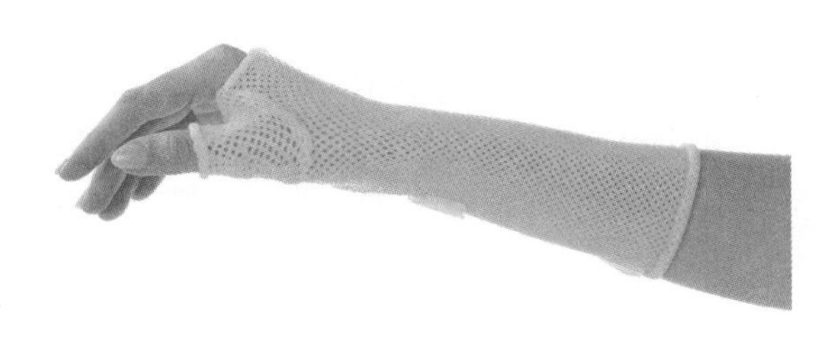

图 3-4-55　腕功能位矫形器

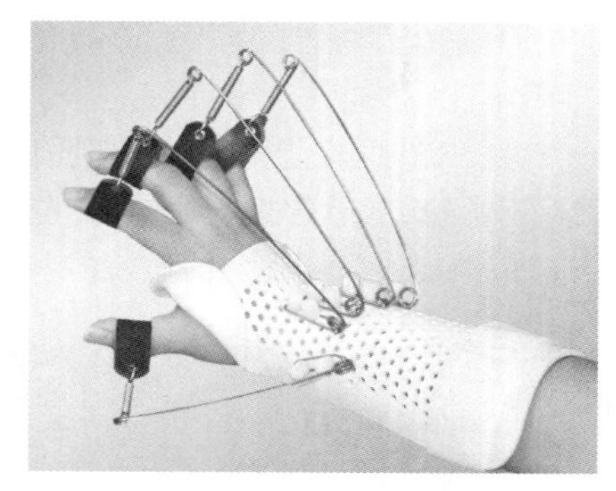
图 3-4-56 腕伸展动态伸指矫形器

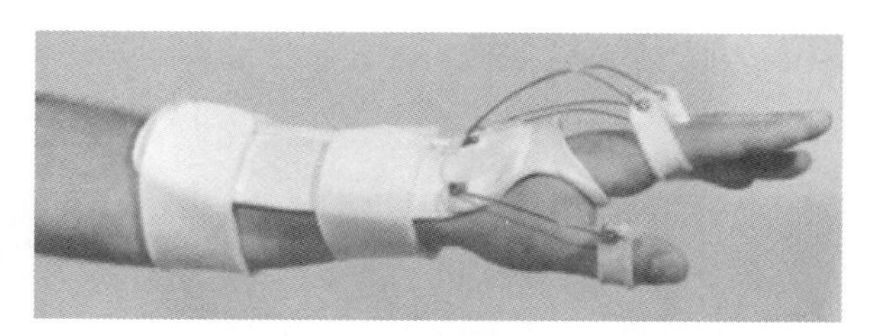
图 3-4-57 动态腕指伸展矫形器

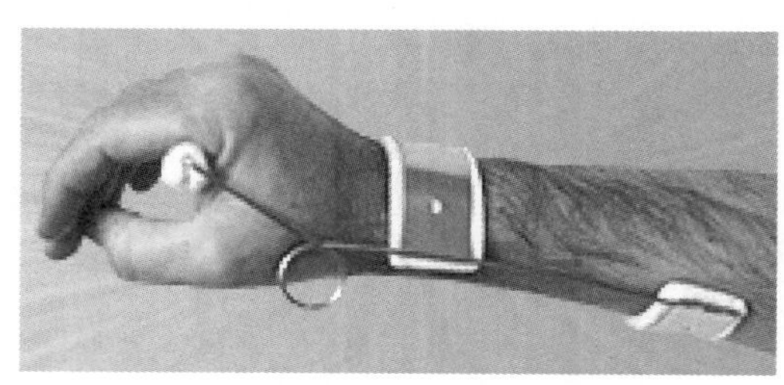
图 3-4-58 奥本海默型矫形器

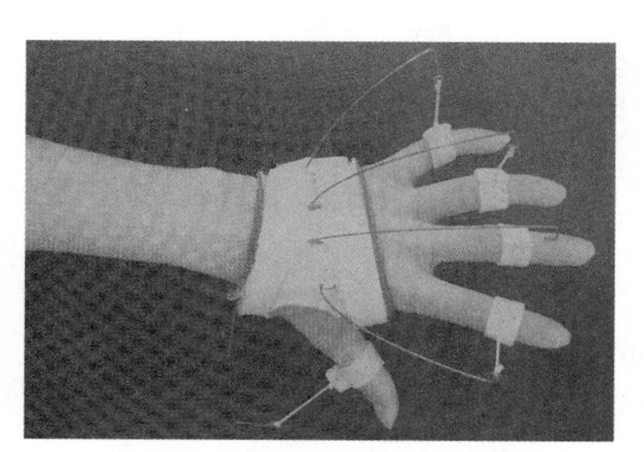
图 3-4-59 动态伸指矫形器

6. 股神经损伤

（1）主要功能障碍：大腿无力及大腿和小腿前侧麻木，主要表现为伸膝运动减弱或不能，屈膝时膝关节不稳。

（2）应用矫形器目的：予以患侧下肢支撑，协助膝关节稳定，预防和矫正膝关节挛缩畸形，提高步行能力，改善步态。

（3）矫形器适配：①伸膝无力：早期可选用膝矫形器（图 3-4-60），预防膝关节屈曲挛缩畸形，在行走时稳定膝关节，防止摔倒。②股四头肌肌力轻中度下降，步行时膝屈曲：可选用踝足矫形器（图 3-4-16），阻止踝背伸从而促使膝关节伸展，弥补股四头肌减弱的肌力。③股四头肌肌力严重减弱：可选用膝踝足矫形器（图 3-4-36），协助站立或步行康复训练。④屈膝挛缩：可选用铰链式膝关节矫形器（图 3-4-61），矫正膝关节挛缩畸形，逐渐改善受限的膝关节活动度。

7. 胫神经损伤

（1）主要功能障碍：①患肢足跖屈、内收、内翻功能障碍，足趾跖屈功能障碍，表现为足外翻外展，行走时足跟着地。②胫神经分支损伤时，只出现足趾运动障碍，小腿后侧、足底、足外侧缘感觉障碍。

（2）应用矫形器目的：纠正足踝异常的生物力学结构，预防踝关节挛缩畸形，协助步行，改善步态。

（3）矫形器适配：①踝关节内翻无力、踝背伸：可选用踝足矫形器（图 3-4-16），预防或矫正踝背伸、足外翻挛缩畸形，代偿腓肠肌内侧头无力。②足底神经病变伴有跟骨内翻 / 外翻，足部生物力学结构异常：可选用矫形鞋垫（图 3-4-62），纠正足部生物力学和足底受力，缓解神经损伤造成的足部不适感;跟骨外翻畸形也可选用足矫形器(图 3-4-63),改善后足外翻,协助步态训练。

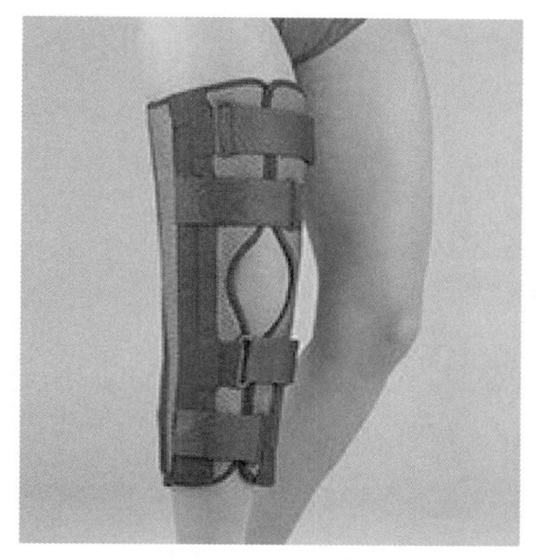

图 3-4-60 膝矫形器

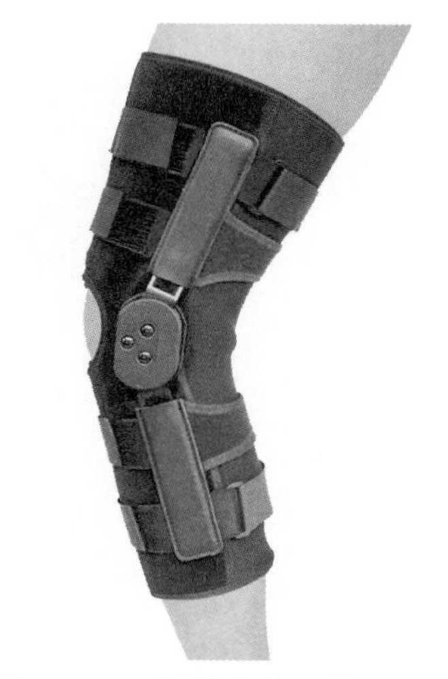

图 3-4-61 铰链式膝关节矫形器

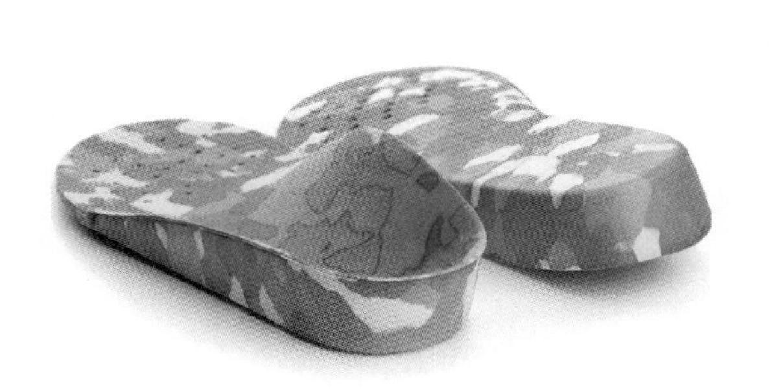

图 3-4-62 矫形鞋垫

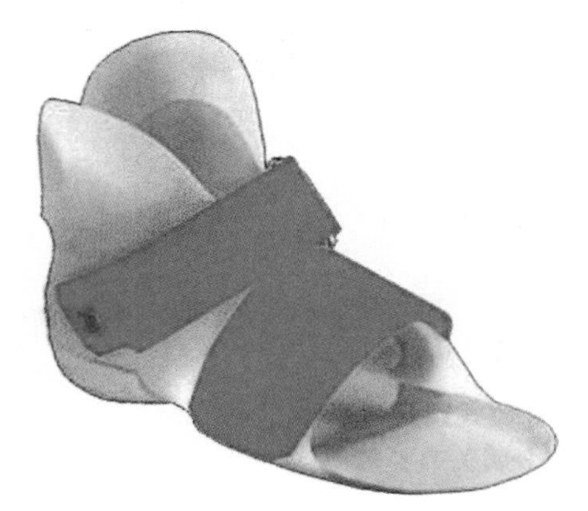

图 3-4-63 足矫形器

8. 腓总神经损伤

(1)主要功能障碍:腓骨肌及胫骨前肌肌群瘫痪萎缩,踝关节背伸及外翻运动减弱或不能,呈足下垂。足趾不能伸直和背伸,走路呈跨越步态,轻微无力患者在足跟着地后会出现过早的足放平或足掌拍打地面动作,小腿外侧及足背皮肤感觉减退或丧失。

(2)应用矫形器目的:预防和矫正踝关节挛缩畸形,纠正足下垂,改善步态。

(3)矫形器适配:①轻度踝背伸无力:可选用足固定带(图 3-4-64),稳定足踝,改善步态。②单纯足下垂:可选用静态踝足矫形器(图 3-4-12),轻便简单,纠正足下垂导致的异常步态,防止跌倒。③完全性足下垂,预后不良或不能恢复:可选用背屈辅助式踝足矫形器(图 3-4-65),在踝足矫形器上增加背屈辅助装置有助于步行。④足下垂伴明显肥胖或水肿:可选用双立式踝足矫形器(图 3-4-66),在矫形器后通道添加弹簧,防止足趾离地后足部松弛,实现背屈辅助,获得稳定和安全的步态。⑤足下垂伴有小腿后侧、足底、足外侧缘感觉障碍(合并胫神经缺损):可选用定制踝足矫形器(图 3-4-16),保持踝部正常位置和形态,减轻矫形器对皮肤产生的不必要接触压力,预防及矫正踝关节挛缩,防止跌倒,协助步行。

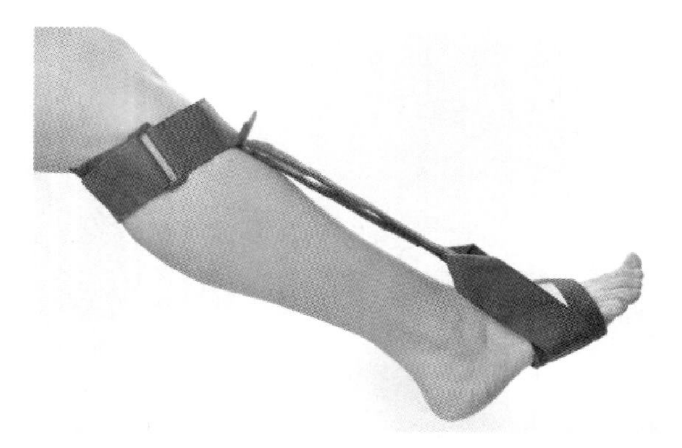

图 3-4-64 足吊带

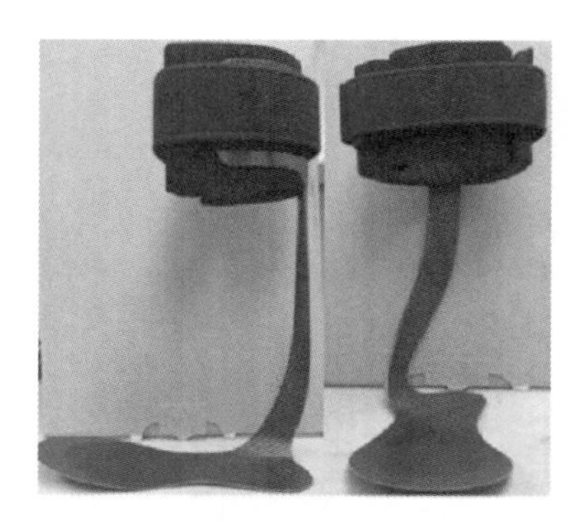

图 3-4-65 背屈辅助式踝足矫形器

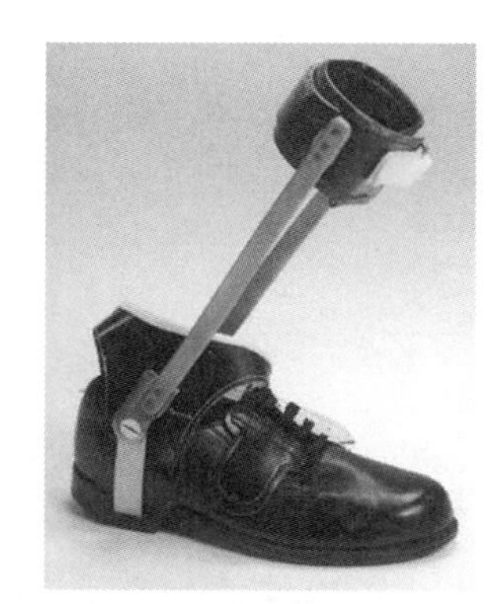

图 3-4-66 双立式踝足矫形器

(解 益 李腾霖 王士鑫)

第五节 儿童常见疾病的矫形器适配指南

一、脑瘫

(一)概述

1. 定义 脑性瘫痪(cerebral palsy, CP),简称脑瘫,是一组因发育中胎儿或婴幼儿脑部非进行性损伤,导致患儿持续存在的中枢性运动和姿势发育障碍,活动受限的综合征。脑性瘫痪的运动障碍可伴随感觉、认知沟通、知觉、行为等异常及癫痫发作,伴继发性骨骼肌肉系统异常。

2. 主要功能障碍 脑瘫患儿运动功能障碍主要体现在以下几个方面:①运动发育落后和瘫痪肢体运动障碍:包括抬头、坐、站立、独走等大运动,以及手指的精细动作。②肌张力异常:因不同临床类型而异,痉挛型表现为肌张力增高;肌张力低下型则表现为瘫痪肢体松弛，但仍可引出腱反射；手足徐动型表现为变异性肌张力不全。③姿势异常：受异常肌张力和原始反射延迟消失不同情况的影响，患儿可出现多种肢体异常姿势，并因此影响其正常运动功能的发挥。④反射异常：多种原始反射消失延迟，腱反射活跃，可引出踝阵挛和Babinski征阳性。

（1）临床分型：脑瘫的临床分类方法很多，按照运动障碍类型及瘫痪部位分为6型。①痉挛型四肢瘫：主要表现为四肢肌张力增高，上肢后伸、内收内旋，躯干前屈，下肢内收内旋、膝关节屈曲、剪刀步和尖足等。②痉挛型双瘫：症状同痉挛型四肢瘫，主要表现为双下肢痉挛及功能障碍重于双上肢。③痉挛型偏瘫：症状同痉挛型四肢瘫，表现为一侧肢体痉挛。④不随意运动型：主要包括舞蹈性手足徐动和肌张力障碍；该型最明显的特征是非对称性姿势，头部和四肢出现不随意运动，即进行某种动作时常夹杂许多多余动作，四肢、头部不停地晃动，难以自我控制。⑤共济失调型：主要特点是由于运动感觉和平衡感觉障碍造成不协调运动。⑥混合型：具有两型以上的特点。

（2）脑性瘫痪临床分级：目前多采用粗大运动功能分级系统（Gross Motor Function Classification System，GMFCS）分级。GMFCS是根据脑瘫儿童运动功能受限随年龄变化的规律所设计的一套分级系统，完整的GMFCS分级系统将脑瘫患儿分为5个年龄组（0~2岁；2~4岁；4~6岁；6~12岁；12~18岁），每个年龄组根据患儿运动功能从高至低分为5个级别（Ⅰ级、Ⅱ级、Ⅲ级、Ⅳ级、Ⅴ级）。

Ⅰ级：步行不受限制，只是严格要求时，可以发现粗大运动能力有些受限。

Ⅱ级：不需要使用任何辅助器具就可以步行，户外步行限制在社区范围以内。

Ⅲ级：应用移动辅助器具可以步行，户外步行限制在社区以内。

Ⅳ级：自行移动受限，户外活动需要运送或在社区内使用动力性移动器具。

Ⅴ级：即使使用了辅助技术，自行移动也严重受限。

3. 康复治疗要点

（1）康复治疗目的：脑瘫儿童的康复旨在达到并维持最佳的运动、感觉、智力、心理和社会功能。

（2）针对不同类型的脑瘫，采用不同的康复治疗策略，主要包括Bobath技术、Vojta技术、作业治疗、物理因子治疗及中医治疗、教育康复、言语治疗、感觉统合训练、矫形器与辅助器具应用等治疗内容。

（二）矫形器应用

1. 痉挛型四肢瘫

（1）主要功能障碍：四肢肌张力高，脊柱异常姿势或畸形，肩胛带内收内旋、前臂旋前、拇指内收、髋与膝关节屈曲、尖足、足内外翻、下肢内旋、剪刀步态，严重者不能独立行走。

（2）应用矫形器目的：将肢体置于抗痉挛体位或功能位，预防脊柱畸形、预防或减轻四肢各关节痉挛模式或畸形，改善平衡能力，提高步行能力。

（3）矫形器适配

1）脊柱畸形：由于脊柱两侧的肌肉张力不平衡，软组织挛缩引起脊柱畸形，可以用模塑的硬性塑料胸腰骶矫形器（图3-5-1）或坐姿保持器（图3-5-2）减轻脊柱畸形，提高坐位的稳定性和舒适性，也有助于改善呼吸功能和解放上肢。

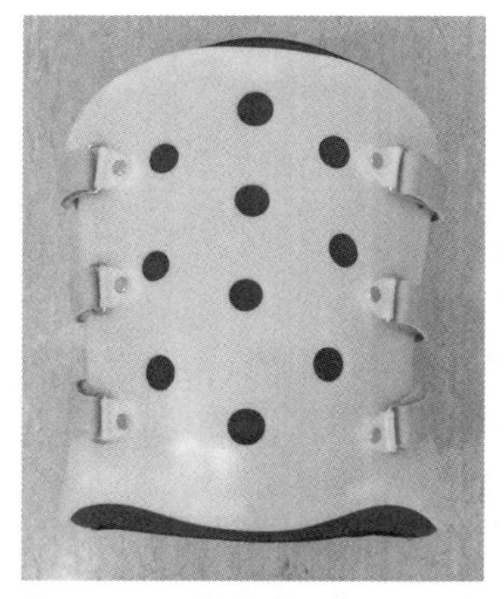

图 3-5-1　硬性塑料胸腰骶矫形器

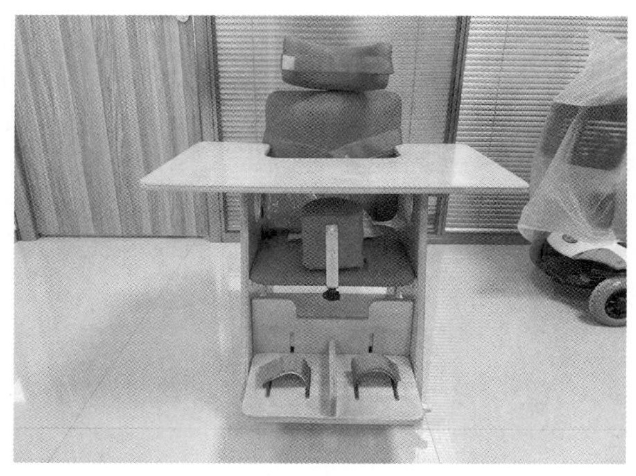

图 3-5-2　坐姿保持器

2）髋关节半脱位：由于患儿严重的髋关节内收肌痉挛，长期不能站立，髋臼发育不良，容易形成髋关节半脱位，甚至全脱位，可以选用带腰骶围带的双侧髋外展矫形器（图 3-5-3），将双侧髋关节控制在屈髋、外展位。

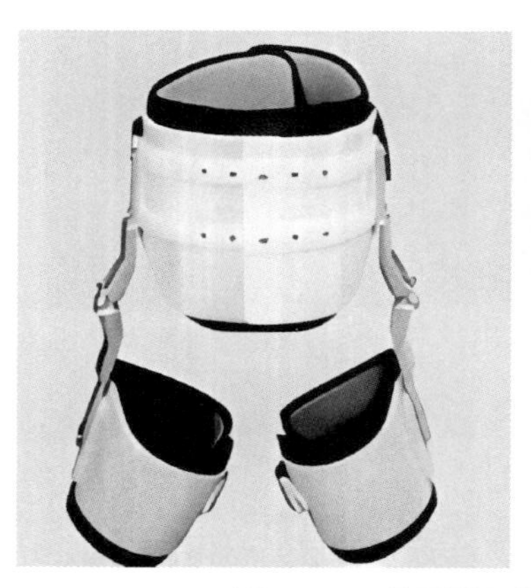

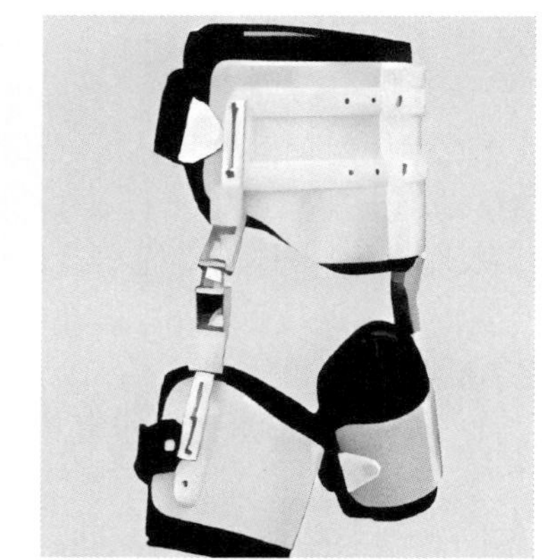

图 3-5-3　带腰骶围带的双侧髋外展矫形器

3）下肢畸形：站立前患儿大量时间处于坐位，因此会导致双侧髋关节、膝关节、踝关节等肌肉软组织挛缩，引起屈髋、屈膝、马蹄畸形。矫形器处方中应当考虑到某些生物力学方面的影响，例如小腿三头肌痉挛，站立位不但能引起痉挛性马蹄畸形，而且可能引起平足，甚至形成摇椅足。为了预防继发的摇椅足，矫形器处方中应要求托起足弓。对于可以手法矫正的马蹄内翻足或马蹄外翻足畸形，可以在石膏矫正畸形后用硬踝塑料踝足矫形器保持功能位的姿势（图 3-5-4）。对于僵硬的马蹄畸形，应适当垫高足跟，向前调整承重力线。如果患儿的足部畸形是严重的僵硬性畸形，则不能应用普通鞋，需要特制的矫形鞋垫、矫形鞋（图 3-5-5）以适应畸形状态，改善足底承重能力，防止站立位出现足底承重部位的疼痛、胼胝、溃疡等。

4）上肢畸形：目前脑瘫患儿的上肢矫形器的应用还不是很多，它更需要治疗师、矫形器技师、脑瘫患儿家长的密切合作。目前脑瘫患儿的上肢矫形器主要用于将痉挛的肌肉固定在可能的伸长位。常使用的是保护性的低温热塑腕手矫形器（图 3-5-6）或肘腕手矫形器（图 3-5-7）。

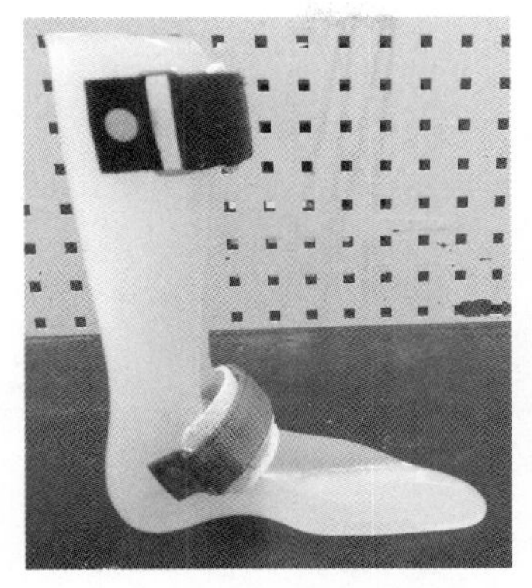

图 3-5-4 硬踝塑料踝足矫形器

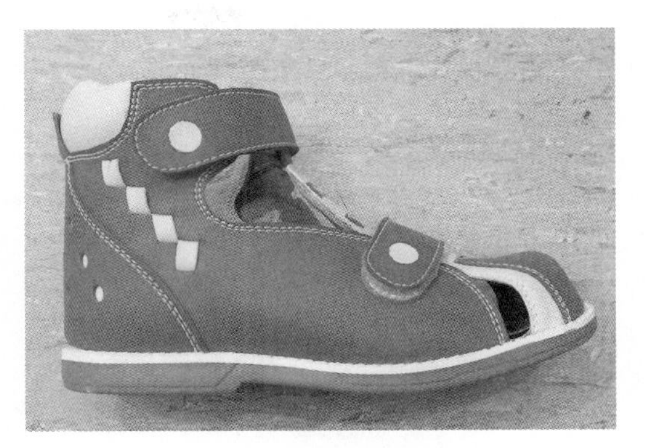

图 3-5-5 矫形鞋

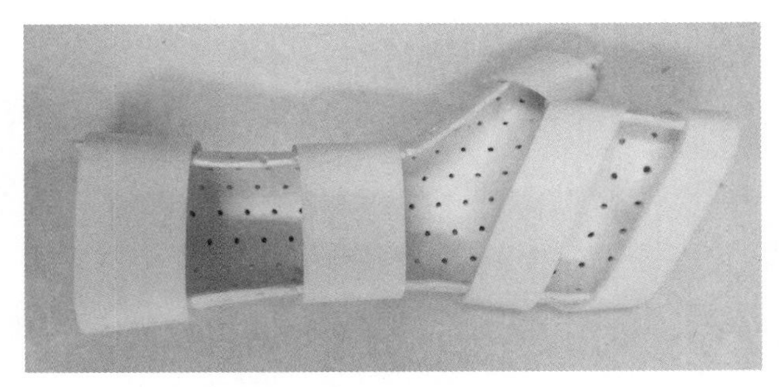

图 3-5-6 低温热塑腕手矫形器

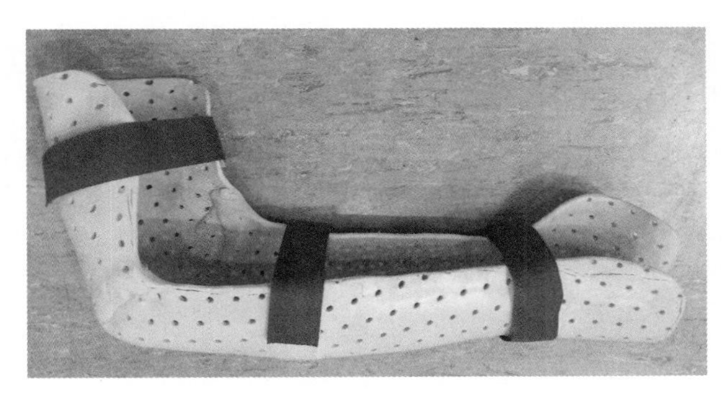

图 3-5-7 肘腕手矫形器

2. 痉挛型双瘫

（1）主要功能障碍：症状同痉挛型四肢瘫，主要表现为双下肢痉挛及功能障碍重于双上肢。

（2）应用矫形器目的：同痉挛型四肢瘫的矫形器应用目的，侧重于稳定下肢远端关节，尽量减少矫形器的制动部位和范围，将矫形器的应用与康复训练、石膏矫形、手术矫形密切结合。

（3）矫形器适配

1）足部畸形：矫形器处方的原则是根据足部肌张力、肌力、畸形严重程度和可复性情况制定。矫形鞋垫（图 3-5-8）和硬踝塑料踝足矫形器（图 3-5-4）因重量轻，全面接触性好，效果较好，所以选用比较多。痉挛性马蹄畸形、较严重的内翻畸形适合选用硬踝塑料踝足矫形器或带铰链的踝足矫形器（图 3-5-9）。当小腿三头肌痉挛较轻，充分被动背伸踝关节不出现肌张力增高时，为了较好地矫正足跟的内翻畸形或外翻畸形，可以选用动态型踝足矫形器（图 3-5-10）。

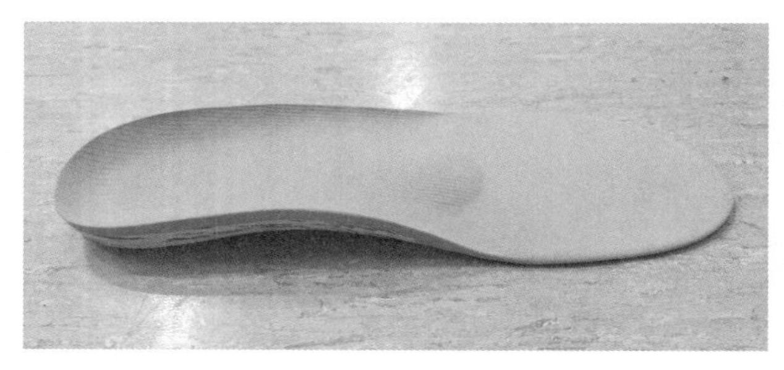

图 3-5-8 矫形鞋垫

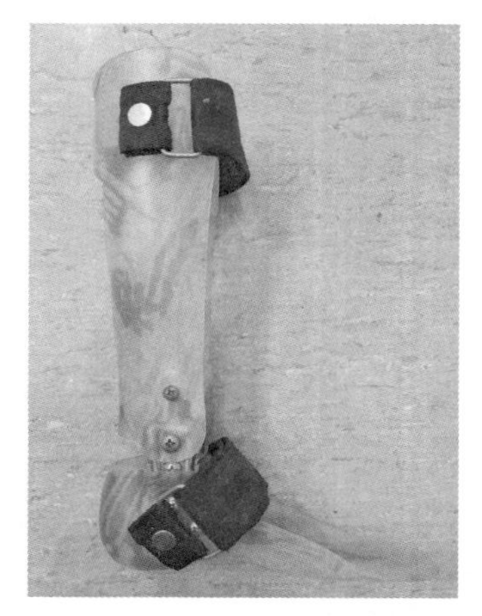

图 3-5-9 带踝铰链的踝足矫形器

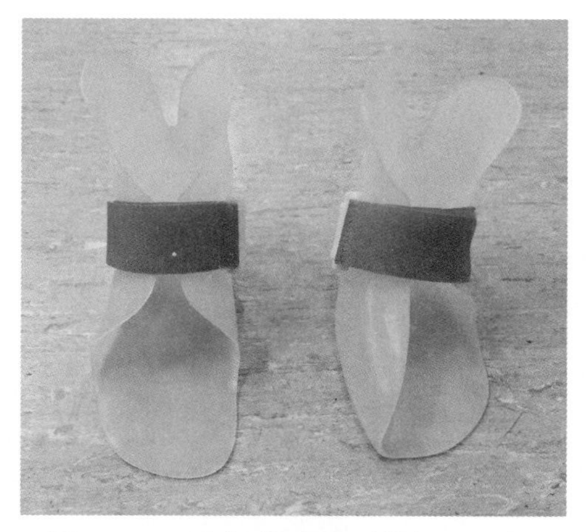

图 3-5-10 动态型踝足矫形器（DAFO）

2）膝部畸形：常见的膝关节畸形有膝过伸、屈膝蹲行、膝外翻等。①膝过伸：一般适合选用硬踝塑料踝足矫形器（图 3-5-4），要求踝关节固定在背伸 5°~10° 位，促使站立、步行支撑期时膝关节处于稍微屈曲位。应当注意的是，当跟腱挛缩或股四头肌力弱时，不适合应用这种方法矫正膝过伸。②屈膝蹲行：表现为患儿双下肢屈髋、屈膝、踝背伸步行，多数由腘绳肌痉挛引起，有时也与小腿三头肌无力或跟腱过度延长有关。较轻的屈膝蹲行可以选用硬踝塑料踝足矫形器（图 3-5-4）或抗地面反作用力踝足矫形器（图 3-5-11）。对于严重的腘绳肌痉挛或挛缩，应手术后再使用相应矫形器训练步行。③膝外翻：主要由髋关节的内收肌痉挛引起，腘绳肌痉挛和足跟外翻可以进一步加重膝外翻畸形。儿童的膝外翻可因内外侧骨骺发育不平衡而使膝外翻进一步加重。长期膝外翻状态下步行还可以引起膝关节内侧副韧带松弛。如果能早期发现和及时减少髋关节内收肌痉挛，则大多数是可以预防的。一旦出现了轻度的膝外翻畸形，则应及早减少内收肌痉挛，应用髋关节外展控制矫形器（图 3-5-3），限制髋关节的内收运动。

3）髋部畸形：髋关节内收肌痉挛引起的髋关节内收畸形，前面已有介绍。对于轻度的痉挛性内旋畸形，可以应用弹力带式或钢丝轴索式下肢旋转矫形器（图 3-5-12）。

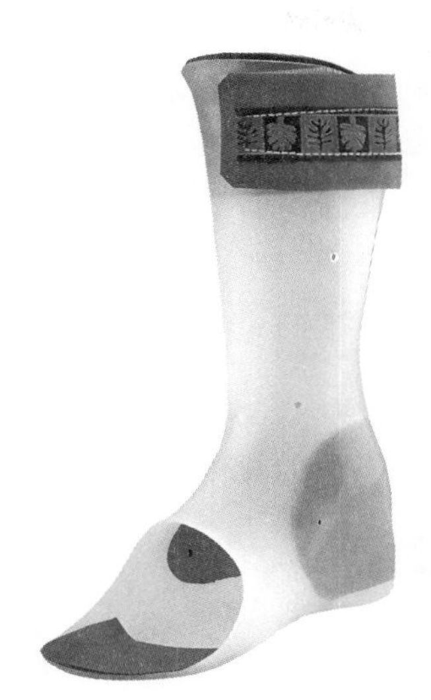

图 3-5-11 抗地面反作用力踝足矫形器

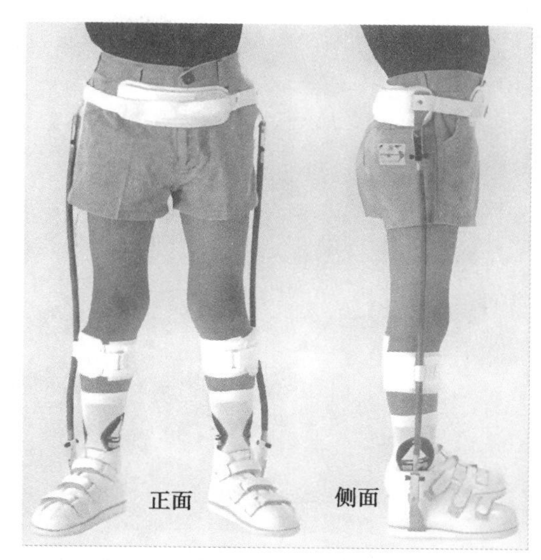

图 3-5-12 钢丝轴索式下肢旋转矫形器

3. 痉挛型偏瘫

（1）主要功能障碍：症状同痉挛型四肢瘫，表现在一侧肢体。

（2）应用矫形器目的：同痉挛型四肢瘫矫形器的目的。

（3）矫形器适配：偏瘫型脑瘫患儿的矫形器选配，1987 年，Winter 等人根据畸形的范围和功能障碍的严重程度将偏瘫型脑瘫患儿分为 4 型：Ⅰ型、Ⅱ型、Ⅲ型、Ⅳ型。

1）Winter Ⅰ型偏瘫型脑瘫患儿：这类患儿有相当好的步行功能，站立没有畸形，只是踝关节背伸肌力弱，步行的摆动期出现垂足畸形。适合选用后侧弹性塑料踝足矫形器（图 3-5-13）或带踝铰链的踝足矫形器（图 3-5-9）。

2）Winter Ⅱ型偏瘫型脑瘫患儿：这类患儿站立位跟腱紧张，步行中会出现痉挛性的马蹄外翻足、摇椅足或马蹄内翻足。①轻度痉挛合并轻度可复性马蹄外翻、平足、马蹄内翻足：适合选用足底全接触的矫形鞋垫（图 3-5-8）。②轻度马蹄外翻足：应注意矫正足跟外翻和足弓下陷，对马蹄内翻足应注意矫正足跟的内翻畸形和足前部的内收畸形，可以选用动态型踝足矫形器（图 3-5-10）。③有小腿三头肌中度痉挛，步行中摆动期、支撑期都出现了明显的痉挛性马蹄畸形：适合选用硬踝塑料踝足矫形器（图 3-5-4）或抗地面反作用力踝足矫形器（图 3-5-11）。④严重痉挛，合并严重的足踝畸形：应进行必要的药物治疗或手术治疗，矫形器治疗只能起到分散足底压力、缓解畸形发展、改变足底承重力线位置的作用，不宜奢求矫正畸形的作用。

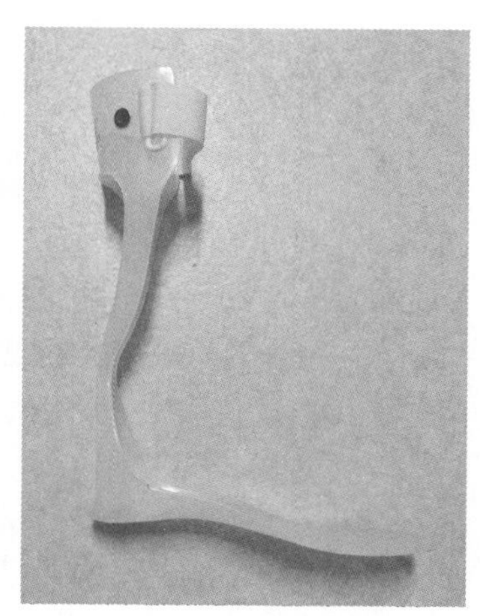

图 3-5-13 后侧弹性塑料踝足矫形器

3）Winter Ⅲ型偏瘫型脑瘫患儿：这类患儿不但出现了明显的痉挛性踝足畸形，而且出现了膝关节畸形。偏瘫型脑瘫患儿的膝部畸形以膝关节过伸最为常见，对于这种膝过伸畸形，可以选用硬踝塑料踝足矫形器（图 3-5-4），通过矫正痉挛性马蹄畸形和调节身体的承重力线进行矫正。

4）Winter Ⅳ型偏瘫型脑瘫患儿：这类患儿站立步行中不但出现了前面介绍过的踝足、膝部畸形和功能障碍，而且还出现了髋关节畸形和功能障碍。常见的髋部畸形、功能障碍有：①下肢不等长：一般表现为长侧下肢髋关节内收畸形、膝关节屈曲畸形，短侧下肢髋关节外展畸形；骨盆倾斜；有的还合并有髋关节半脱位。下肢不等长一般都可以应用补高矫形鞋（图3-5-14）或矫形鞋垫矫正（图3-5-8）。②髋关节内旋畸形：多为内收肌痉挛引起。对于轻度的痉挛性内旋畸形，可以应用弹力带式或钢丝轴索式的下肢旋转矫形器（图3-5-12）。

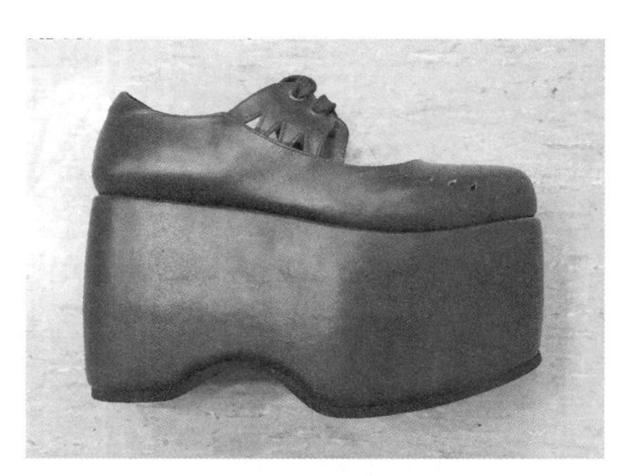

图3-5-14 补高矫形鞋

4. 不随意运动型

（1）主要功能障碍：该型最明显的特征是非对称性姿势，头部和四肢出现不随意运动。肌张力可高可低，可随年龄改变。腱反射正常，锥体外系征 TLR（+），ATNR（+）。静止时肌张力低下，随意运动时增强，对刺激敏感，表情奇特，挤眉弄眼，颈部不稳定，构音与发音障碍，流涎、摄食困难，婴儿期多表现为肌张力低下。

（2）应用矫形器目的：预防畸形，防止异常姿势、关节变形、肌肉或肌腱挛缩等。

（3）矫形器适配：尽早给患儿一个稳定的支撑系统，如坐姿保持器（图3-5-2）等辅助器具。

5. 共济失调型

（1）主要功能障碍：以小脑受损为主，以及锥体系、锥体外系损伤等。主要特点是由于运动感觉和平衡感觉障碍造成不协调运动。为获得平衡，两脚左右分离较远，步态蹒跚，方向性差。运动笨拙、不协调，可有意向性震颤及眼球震颤，平衡障碍、站立时重心在足跟部、基底宽、醉汉步态、身体僵硬。肌张力可偏低、运动速度慢、头部活动少、分离动作差。闭目难立（Romberg）征（+）、指鼻试验（+）、腱反射正常。

（2）应用矫形器目的：预防和矫正畸形，维持保护各关节的功能，改善步行能力。

（3）矫形器适配：对此类患儿，可根据具体畸形和功能障碍特点选配适合相应症状的矫形器。

6. 混合型

（1）主要功能障碍：具有两型以上的特点。

（2）应用矫形器目的：预防和矫正畸形，改善功能，保持患儿合适的卧位、坐位、站位姿势，改善步行功能。

（3）矫形器适配：根据具体畸形和功能障碍特点选配适合相应症状的矫形器。

二、特发性脊柱侧凸

（一）概述

1. 定义　特发性脊柱侧凸（idiopathic scoliosis，IS）是一种原因不明的脊柱三维畸形，包括冠状面脊柱的侧方弯曲，矢状面脊椎生理弧度的减小、消失和反曲，水平面椎体的旋转，可造成躯干畸形、活动异常，影响患者的生活质量。国际脊柱侧凸研究学会（Scoliosis Research Society，SRS）对脊柱侧凸的定义为：应用 Cobb 法测量站立位全脊柱冠状面 X 线摄片上脊柱的侧方弯曲，如 Cobb 角大于 10°，且伴有轴向旋转则为脊柱侧凸。

2. 主要畸形　脊柱侧凸通常发生于胸椎或胸腰椎。侧凸畸形出现在脊柱一侧，呈“C”形；出现在双侧，呈“S”形。脊柱的侧方弯曲与旋转会造成骨盆等其他关节的畸形，通常会出现双肩不等高、单侧肩胛骨突出、胸腔变形、骨盆不等高与双腿不等长等畸形，也会影响儿童及青少年的身高发育。

3. 主要功能障碍　特发性脊柱侧凸通常无临床症状，但脊柱侧凸造成的身体外表畸形会使患者产生自卑、羞涩、抑郁、焦虑、恐惧、自闭等性格，严重影响孩子的心理健康发展，降低生活质量；由于脊柱侧凸会影响患者胸廓的正常发育，严重的会压迫心肺，进而引起心肺功能障碍；严重的椎体畸形还可能压迫脊髓或神经，引起截瘫或椎管狭窄；另外，除了常见的外观畸形外，还会引起脊柱两侧的受力不平衡，随着年龄和随访持续时间的增加，特发性脊柱侧凸患者的慢性背痛发生率增加，出现频繁的腰背疼痛。

4. 康复治疗要点

（1）治疗方法选择：国际脊柱侧凸矫形和康复治疗科学学会（SOSORT）推荐以下基于 Cobb 角度的治疗方法。然而，个别的治疗可能会有所不同，取决于进展的速度和骨骼成熟度。①小于 20°，观察；② 20°~25°，观察或穿戴矫形器；③ 26°~45°，穿戴矫形器；④ 46°~50°，穿戴矫形器或手术；⑤大于 50°，手术治疗。

（2）康复治疗目的：①阻碍或减少侧凸曲线进展，避免手术；②预防或治疗呼吸功能障碍；③预防或治疗脊柱疼痛综合征；④通过姿势矫正改善外观。

（3）康复治疗方法：通常采用矫形器治疗结合运动治疗的治疗方案，并结合牵引疗法、肺功能训练、特定肌群训练、物理因子治疗与贴扎疗法等治疗方法。

（二）矫形器应用

1. 主要畸形　脊柱侧凸是一种脊柱的三维畸形，会导致椎体在冠状位、矢状位和水平面上的排列异常。额状面上表现为：部分椎体向一侧位移，脊柱形成“C”形或“S”形弯曲，大部分会伴有躯干向一侧偏移，并可能伴随高低肩、肩胛骨高低不等、腰线不对称、骨盆倾斜等畸形；在矢状面上表现为：腰段、胸段和颈段生理曲度变直或反曲；在水平面上表现为：弯腰试验，椎体旋转造成后背不等高，肋骨跟随椎体旋转造成胸廓变形等外观畸形。

2. 应用矫形器目的　处于生长发育期的脊柱侧凸患者，矫形器可以减小侧凸度数，改善体型外观；成人后，通过矫形器配合矫形体操控制发展，避免恶化，或通过矫形器配合矫形体操改变软组织，从而改善体表对称性，避免手术；矫形器还可以缓解疼痛，减少后期的并发症、预防或改善呼吸功能障碍。

3. 矫形器适配

（1）矫形器治疗原则：一般需根据患者年龄、侧凸程度和进展情况来选择和制定矫治方案。①当患者人体力线失衡，即 C_7 垂线（C_7PL）与骶骨中垂线（CSVL）发生偏移，两线不在同一条直线，患者躯干会偏移至身体一侧（图 3-5-15），要先矫正失衡的力线，再矫形减小侧凸角度；②为了促进患者穿戴矫形器进行主动训练，矫形器应尽量减少对人体的包裹；③在脊柱的凹侧要有足够的释放空间，对应凸侧的压力，引导患者变形的脊柱回正。

（2）矫形器作用原理：矫形器应利用“三点力”矫正原理，如图 3-5-16，F1、F2、F3 为一组矫正力，F2、F3、F4 为另一组矫正力。在三点力的作用下，脊柱的凹侧被拉伸开，凸侧被压缩拽紧。矫形器的设计要通过施加在不同平面上的若干组“三点力”分别对脊柱的侧凸、旋转和生理曲度进行矫正。将脊柱固定在相对正常的位置（甚至过矫位置）任其生长，从而减少侧凸角度，阻止或延缓恶化。具体矫正力的设计要保证位置准确、大小合适；要考虑脊柱偏移情况，对脊柱和骨盆施加作用力，矫正失衡的人体力线。

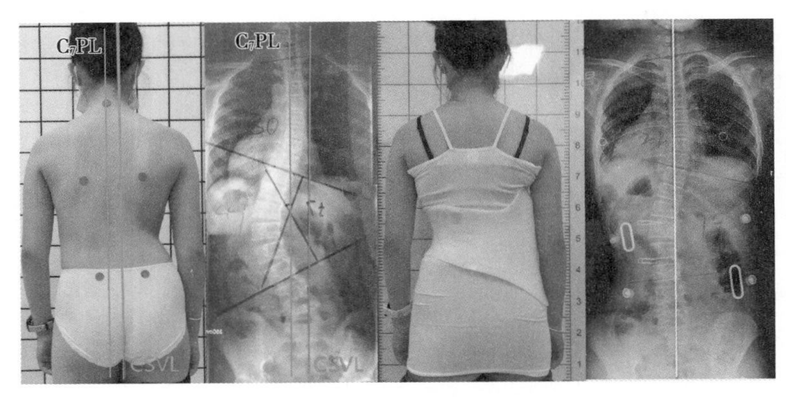

图 3-5-15 矫形器的“力线平衡回正”矫正

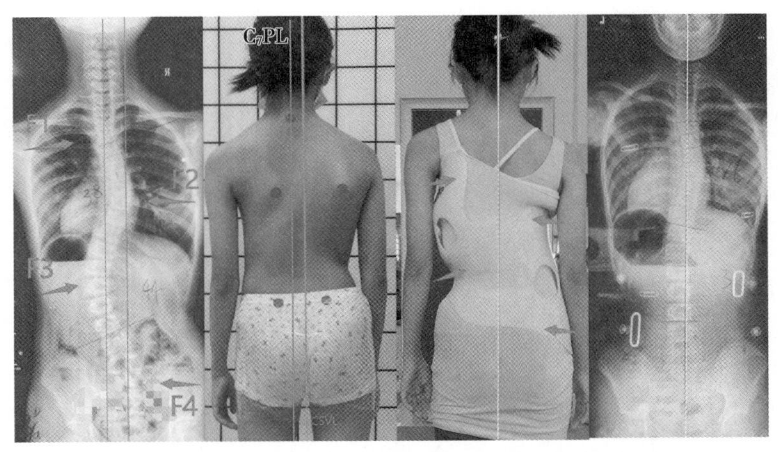

图 3-5-16 矫形器利用“三点力”矫正原理

（3）矫形器具体选配方案：根据脊柱侧凸发生部位的高低，适配矫形器大致可分为三类：①侧凸主弯的顶椎发生在胸椎 T_{12} 椎体以下的腰椎段，即便同时伴有胸弯，但胸弯角度往往较小，且椎体旋转度（ATR）在 5° 以下。该类患者往往伴有人体力线失衡，应选配腰骶椎矫形器或较低的胸腰骶椎矫形器，最高力点位置应在 T_8 椎体以下，主要矫正腰部侧弯和腰椎的旋转；因存在力线偏移，矫形器的骨盆部位应一侧释放一侧包容（图 3-5-17）。②侧凸的最高位置发生在 T_5 椎体以下的胸椎段即胸部侧弯，同时也可能伴有对侧腰部侧弯（图 3-5-18）和人体力线失衡（图 3-5-19），应选配胸腰骶椎矫形器，作用力的最高位置应在腋窝以下，主要矫正胸段、腰段侧弯，以及胸部、腰部椎体的旋转。③侧凸的最高位置发生在颈椎段或 T_5 椎体以上即存在颈弯或上胸弯，同时也可能仍然伴有对侧下胸段侧弯、同侧或对侧腰部侧弯和人体力线失衡，应选配颈胸腰骶矫形器，最高部位应作用到枕骨托和下颚骨。主要矫正颈弯或上胸弯、下胸弯、腰弯，以及各部位椎体的旋转（图 3-5-20）。

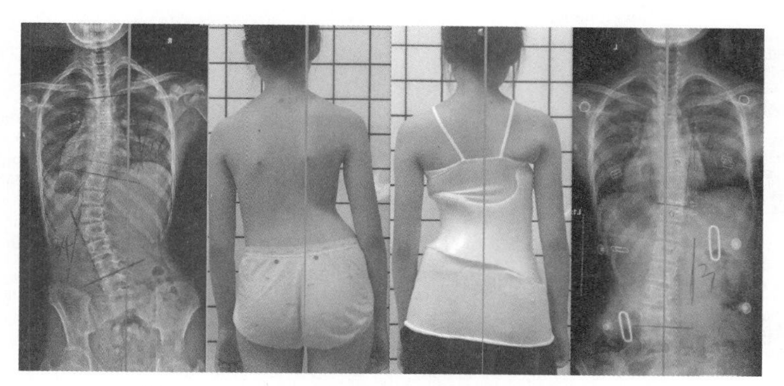

图 3-5-17　患者穿戴腰骶椎矫形器的前后对比

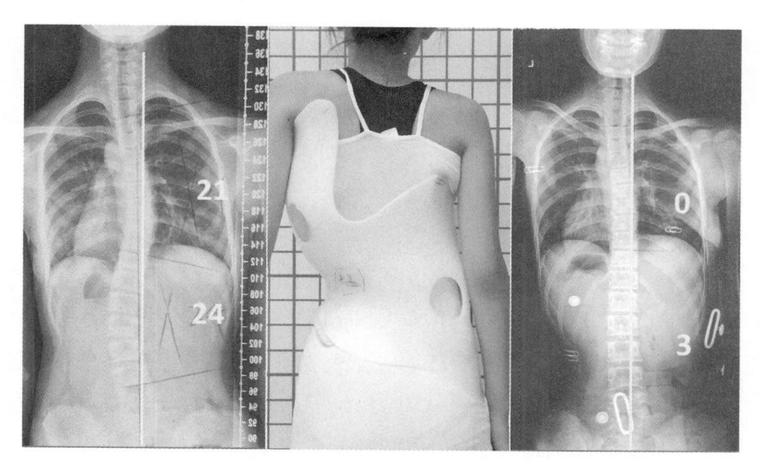

图 3-5-18　存在对侧腰弯的患者穿戴胸腰椎矫形器的前后对比

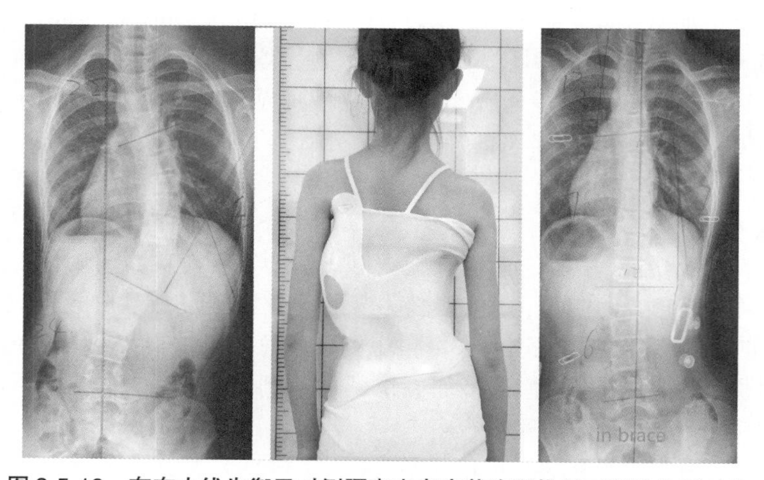

图 3-5-19　存在力线失衡无对侧腰弯患者穿戴胸腰椎矫形器的前后对比

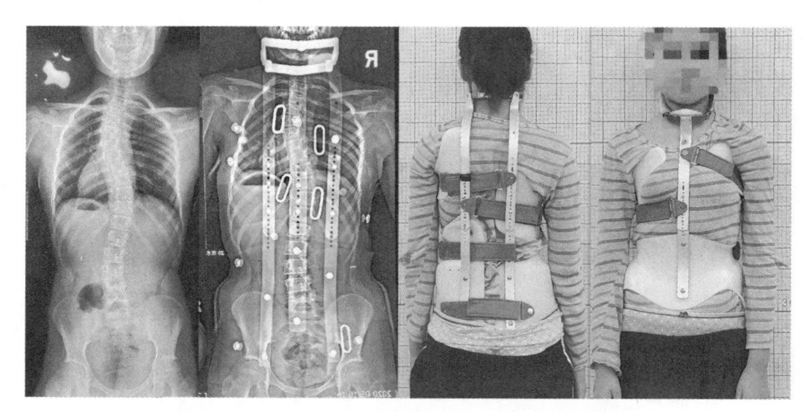

图 3-5-20 患者穿颈胸腰骶矫形器的前后对比

三、先天性髋关节发育不良

（一）概述

1. 定义 先天性髋关节发育不良又称发育性髋关节脱位（developmental dysplasia of the hip，DDH），是指股骨头和髋臼的构造异常或两者对应关系异常，是一种动态的发育异常，可伴随婴儿生长发育而好转或加重。

2. 主要功能障碍 发育性髋关节脱位包括髋关节可复位或不可复位的脱位、易脱位及半脱位，以及新生儿及婴儿的髋发育不良（髋臼及股骨近端的骨发育不全）。由于髋臼缺陷在生长过程中逐渐进展，以及生物力学环境异常情况的发生，可带来股骨头半脱位、负重区软骨变性、股骨头局灶性坏死到严重骨关节炎等一系列继发性的病理变化。

3. 康复治疗要点 发育性髋关节脱位的治疗目的是尽早在不用强力的条件下获得并维持髋关节的中心性对位，避免极端的位置。原则上需及早诊断和整复并保持复位状态，为股骨头及髋臼的发育提供最佳的环境和时机，有益于髋臼的进一步发育及股骨头的重塑。不同年龄的患儿采用的治疗方法不同。①小于 6 个月龄的患儿：通常采用轻柔的手法而无须牵引或麻醉就可以将脱位的髋关节复位，并结合矫形器维持对位。② 7~18 个月龄的患儿：可采用非手术的方法（闭合复位）或手术的方法（切开复位）。③ 18 个月龄 ~8 岁的患儿：主要采用切开复位加石膏固定。④ 8 岁以上患儿：采用切开复位、石膏固定，以治疗髋关节残存发育不良。患儿在复位前、复位阶段与手术之后均需不同康复治疗方法的介入，以促进患儿的正常运动功能发育。康复治疗主要包括矫形器治疗、牵引疗法、物理因子治疗、肌力训练、下肢功能性训练，以及步态训练等内容。

（二）矫形器应用

1. 出生至 6 个月

（1）主要表现及功能障碍：①两侧大腿内侧皮肤褶皱不对称，患侧加深增多；②患者会阴部增宽，双侧脱位时更为明显；③患侧髋关节活动少且受限，蹬踩力量较健侧弱，常处于屈曲位，不能伸直；④患侧肢体缩短；⑤牵拉患侧下肢时，有弹响声或弹响感。

（2）应用矫形器目的：保持髋关节屈曲位，不限制膝关节及踝关节的活动，利用患儿的下肢动作自然矫正脱位，属于生理功能疗法。

（3）矫形器适配：首选 Pavlik 足蹬式吊带（图 3-5-21），保持髋关节屈曲 100°~110°，外展 20°~50°，24 小时持续使用。需定期进行复查。

2. 7个月龄~8岁

（1）主要表现及功能障碍

1）站立前期：①两侧大腿内侧皮肤褶皱不对称，患侧加深增多；②患者会阴部增宽，双侧脱位时更为明显；③患侧髋关节活动少且受限，蹬踩力量较健侧弱，常处于屈曲位，不能伸直；④患侧肢体缩短；⑤牵拉患侧下肢时，有弹响声或弹响感。

2）站立期：①单侧脱位时，步行呈跛行；②双侧脱位时，行走呈鸭形步态；③仰卧时，双侧髋膝关节各屈曲90°，两侧的膝关节不在同一水平面；④推拉股骨时，股骨头可上下移动，和打气筒一样。

（2）应用矫形器目的：配合手术，术后对髋关节进行固定，按照髋关节恢复情况对膝关节和踝关节进行释放，进行3期矫形器的更换，促进髋关节发育。

（3）矫形器适配：①第Ⅰ期：双下肢矫形器自双侧大腿根部起至踝上，膝关节屈曲80°，腰围呈"C"形，前面开口可由带子或调节杆连接，腰围与下肢间的矫形器由前后可调节轴固定，可调节屈髋角度，双下肢间的矫形器可由调节杆连接，可调节髋关节外展角度（图3-5-22）。②第Ⅱ期：由双下肢膝踝足矫形器组成，解除腰围固定，使髋关节能够进行屈伸活动，矫形器从双侧大腿根部至足趾，膝关节改为伸直位，双侧下肢矫形器间由可调节杆连接，双下肢保持外展内旋位或外展中立位（图3-5-23）。③第Ⅲ期：由双下肢踝足矫形器组成，解放膝关节，使膝关节能进行屈伸活动，下肢矫形器间由可调节杆连接，双下肢仍保持外展内旋位或外展中立位（图3-5-24）。第Ⅲ期适配的矫形器可由第Ⅱ期适配的矫形器直接修整而成。所有矫形器均采用高分子耐水材料，并进行透气钻孔，内衬采用软材料，且能够擦洗。

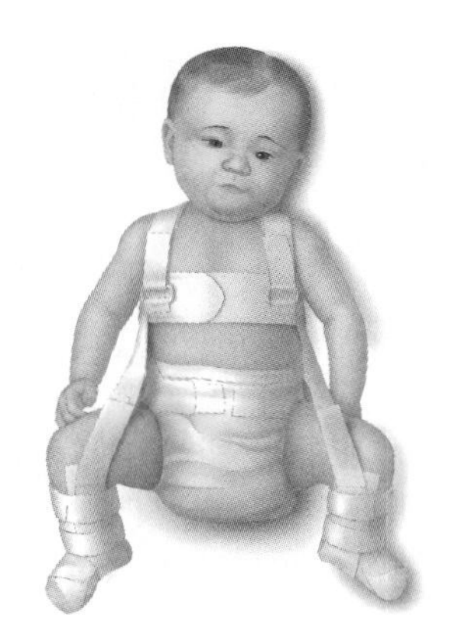

图3-5-21　Pavlik足蹬式吊带

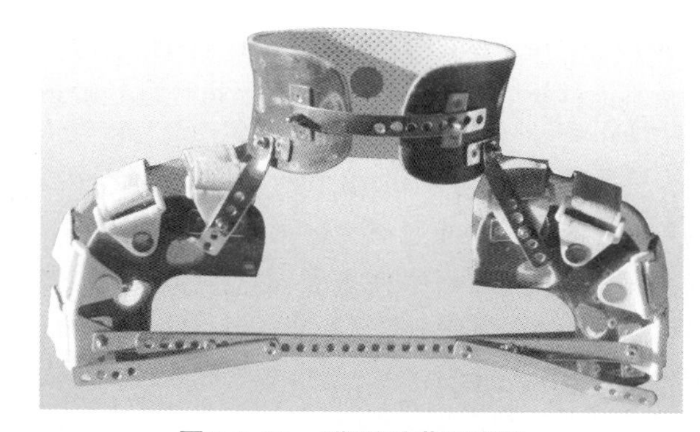

图3-5-22　Ⅰ期髋关节矫形器

注意：不管是Ⅰ期、Ⅱ期还是Ⅲ期选用的矫形器固定，如果是单侧脱位，我们采用先固定健肢，再固定患肢；如果是双侧脱位，则先固定稳定性相对较好的一侧。从Ⅰ期更换为Ⅱ期，或由Ⅱ期更换为Ⅲ期的过程中，建议口服镇静剂，使患者入睡，以减少患者的抵抗，避免对股骨头的损害。需定期进行复查。

3. 8岁以上

（1）主要表现及功能障碍：①单侧脱位时，步行呈跛行；②双侧脱位时，行走呈鸭形步态；③仰卧时，双侧髋膝关节各屈曲90°，两侧的膝关节不在同一水平面；④推拉股骨时，股骨头可上下移动，和打气筒一样。

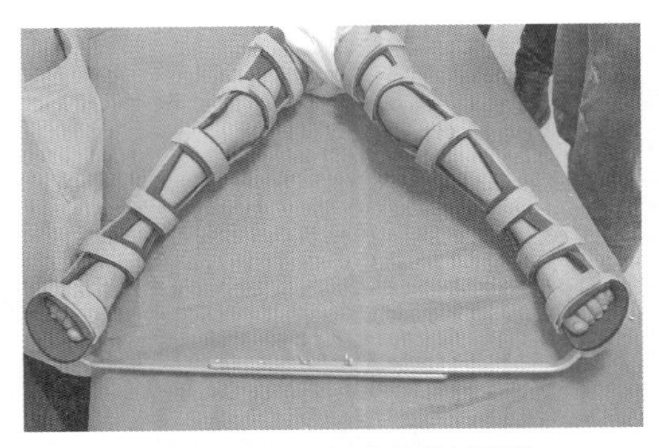

图 3-5-23　Ⅱ期髋关节矫形器

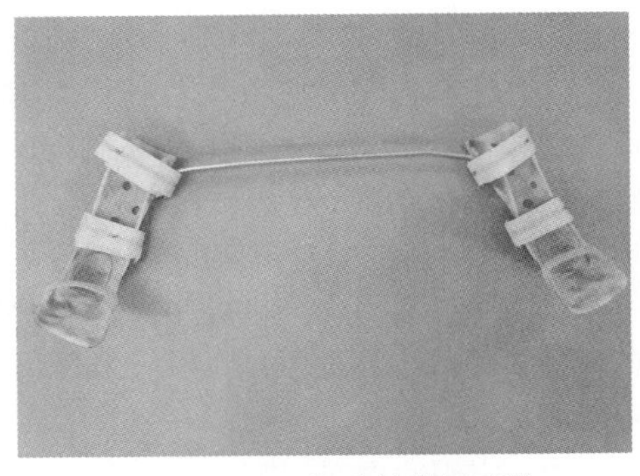

图 3-5-24　Ⅲ期髋关节矫形器

（2）应用矫形器目的：配合髋关节置换手术，术后维持髋关节外展位，促进髋关节愈合。

（3）矫形器适配：双下肢矫形器自双大腿根部起至膝关节以上，腰围呈“C”形，前面开口可用可调带固定，腰围与下肢间的矫形器由可调节屈曲、伸展、外展、内收的关节轴连接，以调节髋关节的角度（图 3-5-25）。

注意：如果只是一侧脱位，则只需要固定一侧。需定期进行复查。

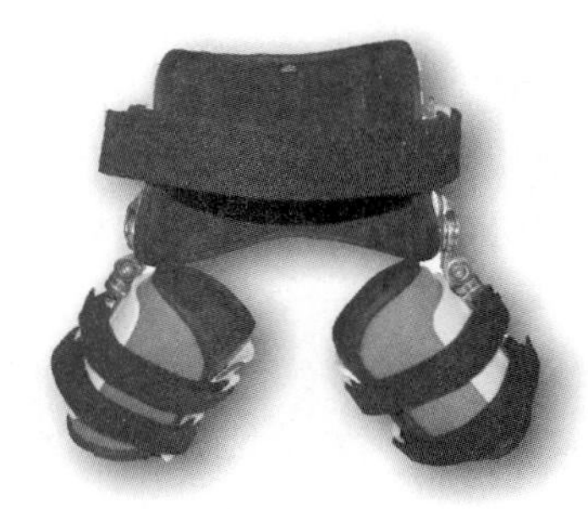

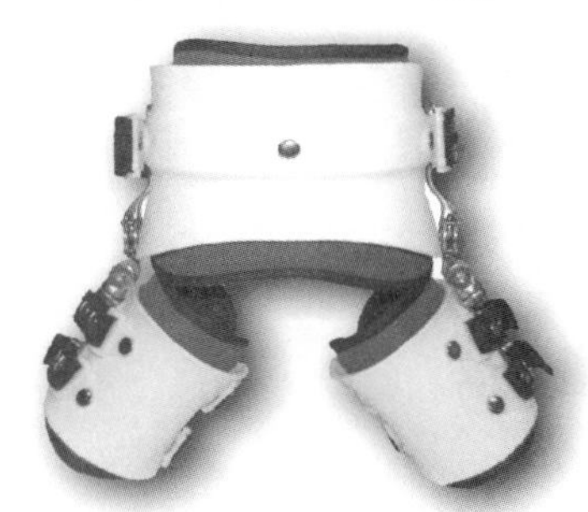

图 3-5-25　金属铰链式髋关节矫形器

四、膝内翻畸形

（一）概述

1. 定义　膝内翻畸形，简称膝内翻（knee varus），又称 O 形腿，临床上表现为两下肢伸直而踝关节并拢时，膝关节不能并拢。两膝不能并拢的严重程度是畸形严重的标志。

2. 主要功能障碍　根据引起疾病的原因，原发部位可有局部的异常，包括局部骨骺不对称早闭、骨骺破坏、膝内翻畸形、下肢力线排列紊乱、骨骺负重点不对称等。膝内翻在站立和行走时畸形外观明显，走路时左右摇摆不稳。

3. 康复治疗要点　保守治疗方法的主要目的是矫正畸形并预防继发性疾病的发生，主要包括矫形器治疗、特定肌群训练和拉伸放松训练等。

（二）矫形器应用

1. 主要功能障碍　当患儿为严重膝内翻时，站立位，双下肢呈“O”形（双侧患有畸形）或“D”形（单侧患有畸形）；行走时呈鸭步摇摆步态，较易发生疲劳。异常的负重力线使膝关节的一侧承受过度的压力和摩擦力，导致膝关节内侧软骨平面磨损，胫骨平台塌陷，引起膝关节疼痛和关节活动度受限，易导致骨性膝关节炎。

2. 应用矫形器目的　恢复良好的站立行走步态、减少或改善膝关节应力分布不平衡的状态，保护膝关节，防止发生侧副韧带不稳定。

3. 矫形器适配　①金属支条式膝关节矫形器：对于严重的膝内翻患者，尤其是 8 岁以上的肥胖儿童，为了预防已出现的膝内翻畸形加重，对其进行矫正时，常采用白天穿戴单侧金属支条式膝关节矫形器。依据三点力作用原理，膝关节外侧增加膝压力垫，以加强矫正效果（图 3-5-26）。②高温塑料膝关节矫形器：对于矫形器依从性较差或者程度较轻的膝内翻患儿，可在夜间使用高温塑料膝关节矫形器（图 3-5-27），而白天可在鞋内配置足的外侧楔形支撑垫矫治畸形（图 3-5-28）。上述两种矫形器一般应用 1~2 年。矫形器的穿戴时间应循序渐进，不可操之过急。初次穿戴以 2 小时为宜，后期逐步增加时间，直至患儿适应矫形器。矫正期间为患儿生长发育高峰期，需及时调整和更换矫形器，避免影响患儿下肢的生长发育。

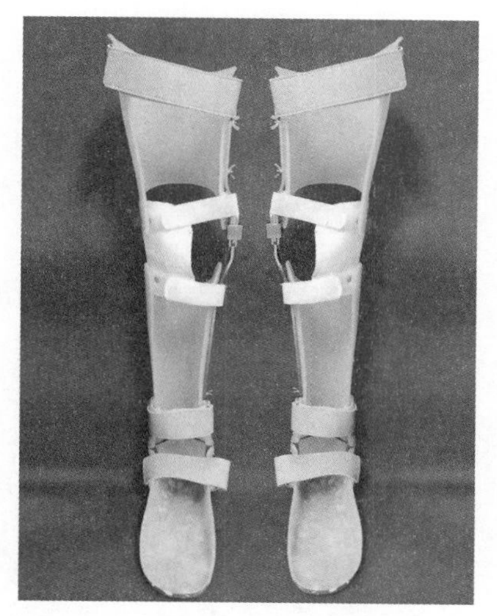

图 3-5-26　金属支条式膝关节矫形器

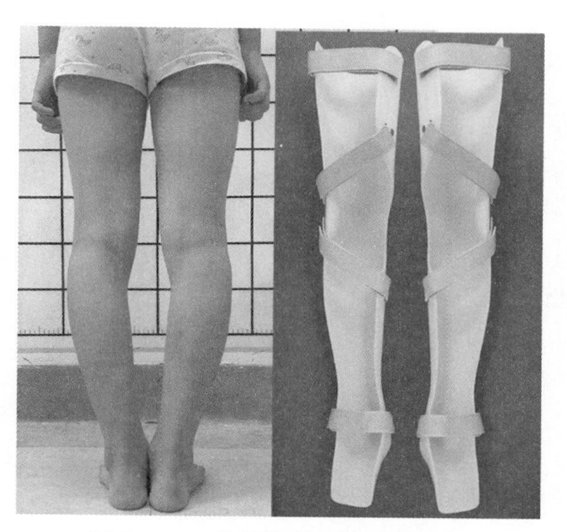

图 3-5-27　高温塑料膝关节矫形器

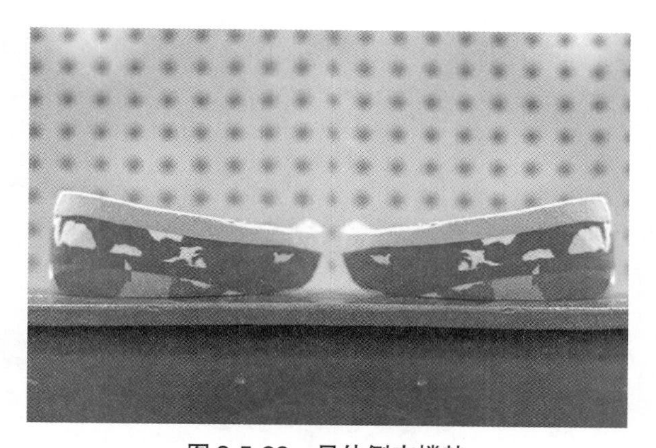

图 3-5-28　足外侧支撑垫

五、膝外翻畸形

（一）概述

1. 定义　膝外翻畸形，简称膝外翻（knee valgus），又称 X 形腿，指两下肢伸直时，在股骨下端和胫骨上端构成一个向外的弧度，两膝相碰时，双踝不能并拢，站立负重时尤为严重，形成一个“X”外形。

2. 主要功能障碍　膝外翻者行走双膝易碰撞，步态异常。由于膝内侧韧带松弛，行走易跌倒，长期以来因膝关节承受力不均而形成膝骨关节炎等。

3. 康复治疗要点 如果治疗膝外翻的原发病后，在骨骼发育成熟、骨骺闭合时，仍有明显的外翻畸形，建议膝关节周围截骨矫形手术治疗。青少年患者膝外翻早期可通过穿戴矫形器结合运动治疗与手法治疗获得部分纠正。需要注意的是，在幼儿开始行走时，有些幼儿会呈膝外翻，这是因为维持足弓的肌肉尚不够发达，双足有些轻度外翻趋势，间接使膝关节外侧压力大于内侧压力，造成股骨内髁相对发育过快。这种特发性膝外翻常是一种短期现象，随身体发育生长、股骨外髁与内髁基本同步，畸形也就自动矫正。

（二）矫形器应用

1. 主要功能障碍 当患儿为严重膝外翻时，站立位，双下肢呈“X”形（双侧患有畸形）或“K”形（单侧患有畸形）；行走时，表现为两膝之间发生摩擦，双足呈旋前位及足尖内偏，摇摆步态，较易发生疲劳。由于膝外翻儿童活动量少，常常发生肥胖，异常的负重力线使膝关节的内侧韧带受牵拉，到中老年时将发生退行性关节炎。

2. 应用矫形器目的 恢复良好的站立行走步态、减少或改善膝关节应力分布不平衡的状态，保护膝关节，防止发生侧副韧带不稳定。

3. 矫形器适配 ①金属支条式膝关节矫形器：对于严重膝外翻的患者，尤其是8岁以上的肥胖儿童，为了预防已出现的膝外翻畸形加重，对其进行矫正时，常采用白天穿戴单侧金属支条式膝关节矫形器。依据三点力作用原理，膝关节内侧增加膝压力垫，以加强矫正效果（图3-5-29）。②高温塑料膝关节矫形器：对于矫形器依从性较差或者程度较轻的膝外翻患儿，可在夜间使用高温塑料膝关节矫形器（图3-5-30），而白天在鞋内配置足的内侧纵弓支撑垫或足跟楔形鞋垫矫治畸形（图3-5-31）。上述两种矫形器一般应用1~2年。矫形器的穿戴时间应循序渐进，不可操之过急。初次穿戴以2小时为宜，后期逐步增加时间，直至患儿适应矫形器。矫正期间为患儿生长发育高峰期，需及时调整和更换矫形器，避免影响患儿下肢的生长发育。

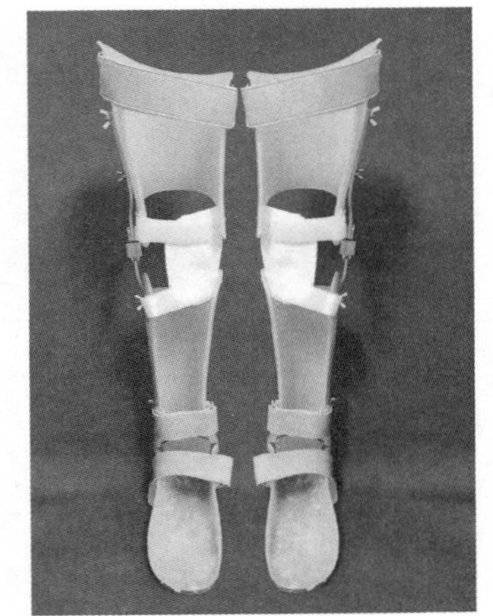

图3-5-29 金属支条式膝关节矫形器

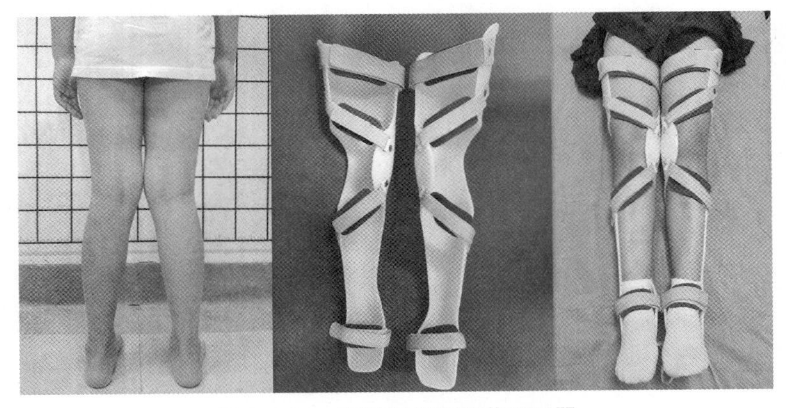

图3-5-30 高温塑料膝关节矫形器

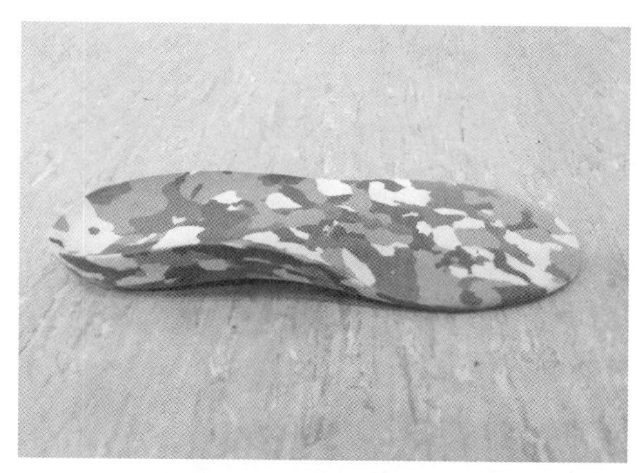

图 3-5-31 足纵弓支撑垫

六、先天性马蹄内翻足

（一）概述

1. 定义 先天性马蹄内翻足(congenital club foot, CCF)是一种常见的小儿骨关节先天性畸形，出生即可发现足部畸形，包括前足内收、后足内翻、足跖屈、高弓畸形，多为单侧，亦可见双侧。

2. 主要功能障碍 先天性马蹄内翻足患儿出生时即可发现足部畸形，四种基本病理变化包括高弓、内收、内翻和跖屈畸形。足部畸形将会造成疼痛、步态异常，并阻碍患儿运动功能发育。

3. 康复治疗要点

（1）康复治疗原则：先天性马蹄内翻足的初期治疗为非手术治疗。Ponseti 法是目前国际上公认的先天性马蹄内翻足非手术治疗方法，Ponseti 法依赖系列石膏固定，强调中足围绕距骨外旋。

（2）康复治疗方法：主要包括 Ponseti 法、Kite 法、French 法与运动治疗等，并强调康复护理的重要性。

（二）矫形器应用

1. 主要功能障碍 先天性马蹄内翻足患儿出生时即可发现足部畸形，包括前足内收、后足内翻、足跖屈、高弓、胫骨内旋畸形，多为单侧，亦可见双侧。可分为两种类型：①瘦长型(松弛型)：足外形瘦小，畸形较轻，易于用手法将足置于中立位，小腿周径与健侧相似。非手术治疗效果佳。②短肥型(僵硬型)：足肥而短，足跟小，畸形严重，小腿周径较健侧为细，畸形不易用手法扳正，常需辅以手术治疗。

2. 应用矫形器的目的 矫正前足内收、后足内翻、足跖屈、高弓、胫骨内旋畸形。

3. 矫形器适配

（1）松弛型：手法矫正，新生儿应立即手法治疗，操作时屈膝 90°，一手握住足跟，另一只手推前半足向外展，矫正前足内收，其次握住足跟进行外翻，最后一手掌拖住足底进行背伸，矫正马蹄，每日多次手法矫正直至畸形矫正，佩戴踝足矫形器将其固定在中立位(图 3-5-32)。

（2）僵硬型：Ponseti 矫形方法目前已经得到全世界的肯定，具体治疗方法如下：①手法按摩、石膏固定(Ponseti 石膏固定)，适用于 1 岁以内患儿，将畸形的组成部分按一定程序逐个予以矫正，然后用石膏管型固定（通常门诊固定 4~6 次）。②跟腱松解术：石膏固定达到足部外展 75° 以上时，可进行跟腱松解手术，术后石膏固定 3 周，3 周后拆除石膏，穿戴 Dennis-Brown 矫形鞋（图 3-5-33）进一步治疗，通常到 4 岁。

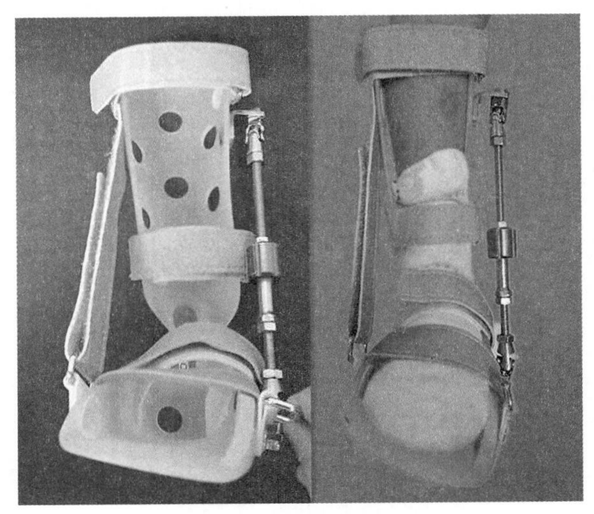

图 3-5-32　踝足矫形器

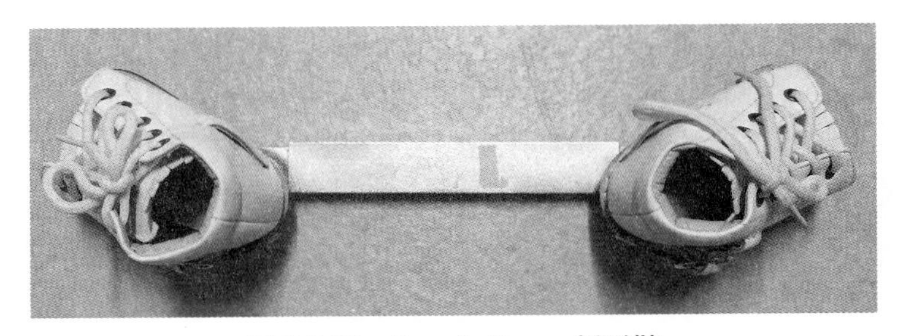

图 3-5-33　Dennis-Brown 矫形鞋

（赵立伟）

第六节　足部常见疾病的矫形器适配指南

一、扁平足

（一）概述

1. 定义　扁平足（flat foot），又称平足、外翻平足或足弓塌陷，是指足部内侧纵弓部分或完全丧失，同时还伴有其他的结构异常，如跟骨外翻、距下关节旋前、第 1 跖列背屈、前足相对于后足旋后、身体结构代偿等。如果负重情况下，仅后跟处于严重外翻位，则称为外翻足。当扁平足合并有肿胀、疼痛、行走及跑步困难等症状时，称为平足症。

2. 分类与病因　扁平足是一个比较普遍的现象，儿童和成人中都很常见。它可能是一种独立的病症，也可能是其他疾病临床表现的一部分，如全身性韧带松弛、神经和肌肉异常、遗传性疾病和综合征、胶原代谢紊乱等。

（1）按年龄：分为儿童平足和成人平足。①儿童平足：婴儿出生后就是扁平足，足弓在4~6岁开始出现，7~10岁才成形。研究表明，身体体重指数（BMI）与柔韧性平足症的症状发生和严重程度相关。当体重与足部支持力之间的平衡失调，肌肉韧带不能发挥正常功能时，则会出现足弓塌陷，即平足症。②成人平足：可能是儿童平足的延续，也可能是其他原因导致的。后天因素有长时间站立或过度负重，如搬运工作、长途步行、体重过大或骤增（如产妇）等；长期卧床或足部受伤后缺乏治疗和锻炼，造成足及小腿肌肉萎缩、肌力不足，负重时足弓下陷；穿鞋不当（鞋跟过高）使跟骨前移下倾，使纵弓遭到破坏；某些疾病，如关节炎、感染、外伤、糖尿病、神经性病变、关节退变、肿瘤等也可引起平足症。有症状的成年人继发性平足称为成人获得性平足。另外，研究发现，膝关节、髋关节或腰痛也与并发扁平足有关。

（2）按足弓可恢复情况：分为柔韧性平足和僵硬性平足。①柔韧性平足：又称可复性平足，是指在非负重状态下足弓存在，负重状态（站立或行走）下足弓消失，此时关节活动性尚存在。研究发现，儿童3岁时有54%为柔韧性平足，但是6岁时只有24%。大部分柔韧性平足无症状，仅劳累后足底发热、酸痛或乏力，小腿外侧深部时感疼痛。通常以上症状和体征在休息后消失。成人柔韧性平足通常与短缩或挛缩的跟腱肌肉复合体有关，足弓、后跟和足外侧是主要疼痛部位，通常在负重运动（如跑步、行走、徒步）后症状加剧。在其发展的晚期，可能会发生退行性关节炎，导致关节活动受限或僵硬。②僵硬性平足：又称固定性平足，是指在非负重状态和负重状态下，足弓均较低或消失，关节活动受限。僵硬性平足大部分与潜在的原发性疾病相关，常见的有跗骨骨桥、跟舟或距跟骨桥、先天性垂直距骨、腓骨肌痉挛，往往需要骨和软组织手术减轻症状。成年人的僵硬性平足多因柔韧性平足处理不当发展而来，通常伴有跗骨融合、足内外翻和外展活动受限、足底渐渐外翻、前足外展、足弓下陷。临床表现为行走、站立困难，疼痛严重，足畸形。

（3）其他常见病因引起的平足：①副舟骨：是人体21种潜在副骨之一，发病率研究结果差异较大，Issever等报告发病率为4%~21%，但有症状的仅占1/1 000。Kidner等认为胫后肌腱止于副舟骨而不是舟骨结节，改变了肌腱力学，导致扁平足畸形。可以推测扁平足过度旋前产生的应力和摩擦力导致副舟骨出现症状，但是尚无确凿证据证明两者之间的因果关系。②胫后肌功能不良：常见于成年人，发病率约10%，女性较多见，是成人获得性平足最常见的原因。由退行性改变、炎症反应或反复性胫后肌腱损伤引起，患者通常无特定外伤史，症状先于过度使用出现；可能先前存在扁平足、扁平足家族史或其他系统性疾病。研究发现，扁平足增加了距下关节运动和内侧柱塌陷，使胫后肌腱承受更大压力，这种重复的压力可能是引起胫后肌腱功能不良的潜在因素。另外，副舟骨和胫后肌腱功能不良高度相关。如果早期未能及时诊断治疗，则胫后肌腱功能不良就会从肌肉力量不足，发展为肌腱断裂，甚至炎症，扁平足从柔韧到僵硬，最终需要手术干预。③ Charcot足：常导致进行性扁平足畸形，其性质可能极不稳定或僵硬，此畸形可能会导致后续的足部溃疡和骨髓炎发生。

3. 临床表现

（1）结构改变：①整体外观：足弓下陷甚至消失，足内侧缘不直，跟骨、舟骨结节突出，内踝突出加大，外踝突出变小，足跟变宽、外翻，跟腱止点外移。②后足：距下关节旋前、轻微半脱位，距骨头向内侧跖侧旋转，跟骨外翻。③中足：松弛，跗横关节外展、不能锁定，足部外侧成角。④前足：外展，足的内侧柱拉长、外侧柱缩短。⑤胫后肌腱：应力加大，易发生胫后肌腱劳损。⑥跟腱：内侧纵弓塌陷，跟腱力矩减小，为了推动身体向前、抬起足跟，跟腱需更短、更紧。另外，中足不稳定可使距下关节、距舟关节长期处于异常位置，导致关节发生退变，形成固定性畸形。同时这也使得踝关节承受更大的应力，最终导致踝关节退变。

（2）疼痛：多位于后足后内侧，长期站立或行走后加重，有进行性加重的现象。疼痛偶发外踝附近，这是因足弓塌陷造成后足外翻，腓骨与跟骨相撞击所致。小腿外侧肌肉亦可有酸痛感。另外，患足的过度外翻及内旋，可致膝关节代偿性外翻及髋关节代偿性外旋，继而引发下背部、髋、膝等部位的疼痛和关节炎。有些平足患者可能以腰痛为唯一的症状。

（3）肿胀：关节肿胀，以舟骨结节处为甚。可同时伴发有足底筋膜炎、跗骨窦综合征等。

（4）异常步态：患足疼痛及足弓塌陷可造成跑步、行走能力下降，步态异常，如外八字步态、疼痛步态等。

（5）其他症状：扁平足可能导致走路或运动易疲劳，耐力下降，容易频繁跌倒，从而不愿参加体育活动。

（二）评估检查

患者发病年龄对诊断和治疗非常重要，其他因素包括家族史、病史、创伤史、是否有症状、活动水平和系统全面的检查。肥胖、神经肌肉疾病和踝关节以上结构异常，如踝关节外翻、胫骨内翻、胫骨扭转、膝关节外翻、双下肢不等长等，会影响儿童扁平足的发展和严重程度。

1. 外观检查　患者需裸足，双足对称站立并保持两膝向前，暴露膝关节以下肢体。检查者从前后及内外侧观察患者足踝及肢体情况。

（1）前面观：有些患者可见内踝肿胀，前足外展，距骨头突出，后足外翻塌陷（严重时可见腓骨远端撞击跟骨）。腓骨下皮肤可出现褶皱，按压腓骨下区域会引起踝和后足的疼痛（图 3-6-1A）。踇趾及第 1 跖骨头内侧可发现胼胝体。检查者将一手指置于足弓下方直至感觉到软组织压迫，同样的方法检测对侧足弓，可粗略估计足弓塌陷的程度。

（2）后面观：患者背对检查者，双膝向前。检查者可观察跟骨外翻、前足外展、内侧距骨头突出和内踝的肿胀程度（图 3-6-1B）。后足外翻程度可以通过肉眼粗略估计或者使用量角器测得。量角器的近端置于患者小腿中轴，中心点置于距骨处（内外踝后方的中点），远端沿跟骨轴向放置，此法可以准确测量患者负重位时跟骨的外翻角度。

（3）内侧观：检查者可观察纵弓塌陷和距骨头突出情况（图 3-6-1C）。

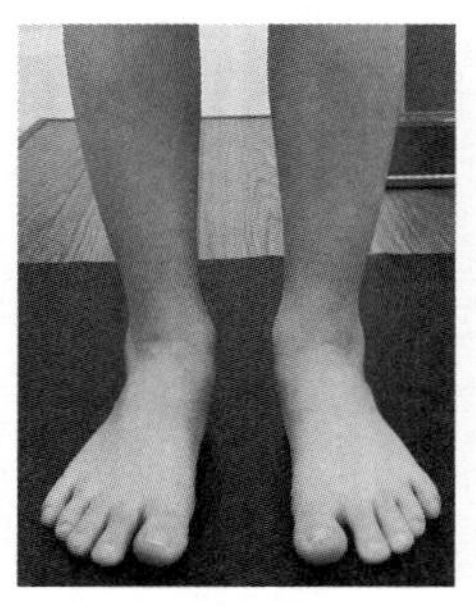

A. 前面观

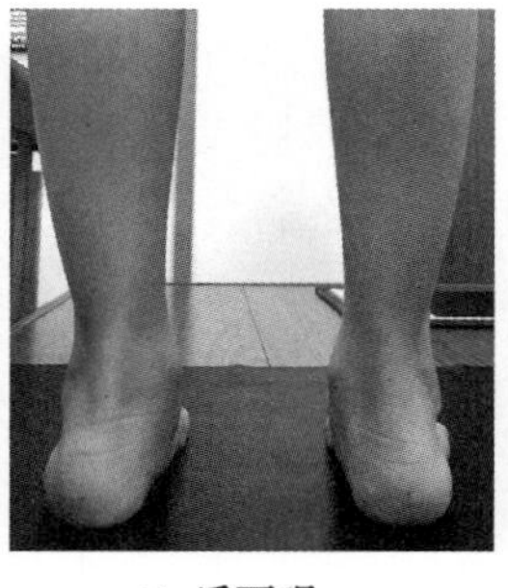

B. 后面观

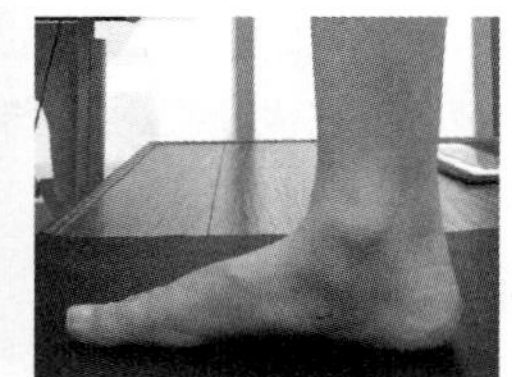

C. 内侧观

图 3-6-1　扁平足外观

2. 力学评估

（1）下肢力线评估：①前面观：站立位重力线向内偏移，甚至越过踝关节和足内侧缘（图 3-6-2A）。正常下肢重力线在双足平齐站立时通过膝关节中点和踝关节中点，向下止于第 2 跖骨。②后面观：后足外翻程度可以通过肉眼粗略估计或者使用量角尺测得。量角器的近端置于患者小腿中轴，中心点置于距骨处（内外踝后方的中点），远端沿跟骨轴向放置，此法可以准确测量患者负重位时跟骨外翻角度（图 3-6-2B）。

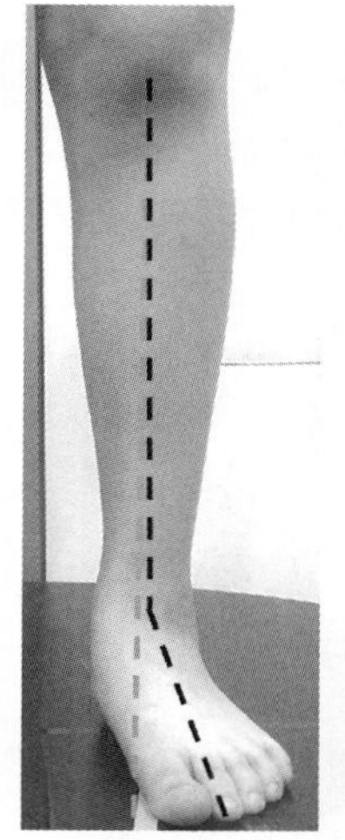
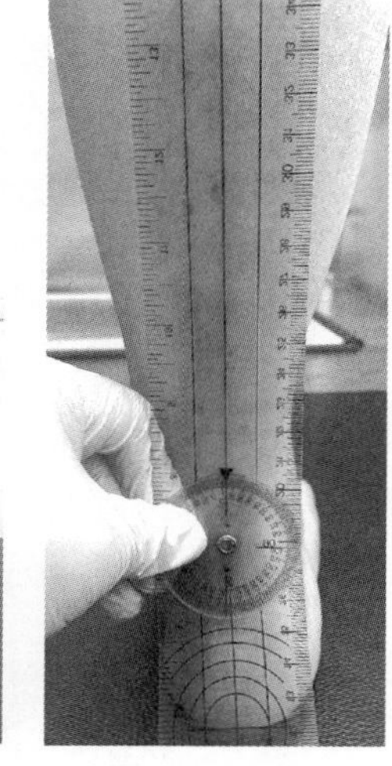

A. 后面观　　B. 后面观

图 3-6-2　扁平足力线评估

（2）足底压力分析：目前常用的足底压力采集方法有足印图法和压力板采集法，对足底压力的分析方法有比值法和三线法。①比值法：将足印前掌和后跟内侧最突出部位相连作为基线，取足印内凹缘中点向基线引垂线，该线与基线及足印内、外侧缘分别相交于 a、b、c 三点（图 3-6-3），测量 ab 和 bc 距离，根据 ab/bc 的比值将足印足弓分为 9 个类型。Ⅰ型（1∶0）为拱形足弓；Ⅱ型（3∶1）、Ⅲ型（2∶1）、Ⅳ型（1.5∶1）为常态足弓；Ⅴ型（1∶1）为中间型；Ⅵ型（1∶1.5）为轻型扁平足；Ⅶ型（1∶2）为中度扁平足；Ⅷ型（1∶3）、Ⅸ型（0∶1）为重度扁平足。②三线法：将足印前掌和后跟内侧最突出部位连线作为第 1 线，足跟后缘中点至第 3 趾中心连成第 2 线，第 1 线和第 2 线之间夹角的分角线为第 3 线。足印内凹缘在第 2 线外侧者为正常足，在第 2、3 线之间者为轻度扁平足，在第 1、3 线之间者为中度扁平足，越过第 1 线者为重度扁平足（图 3-6-4）。

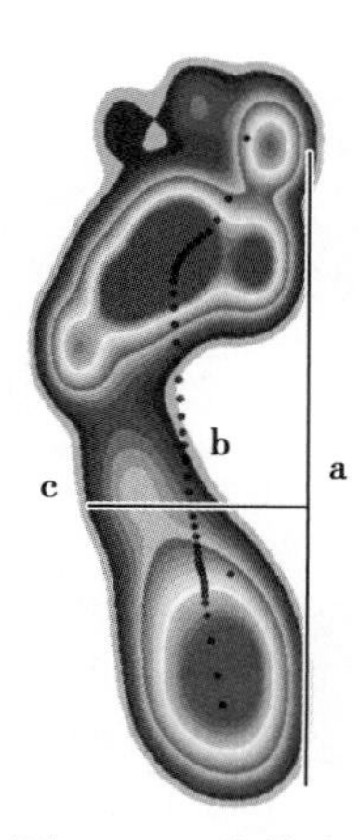

图 3-6-3　比值法

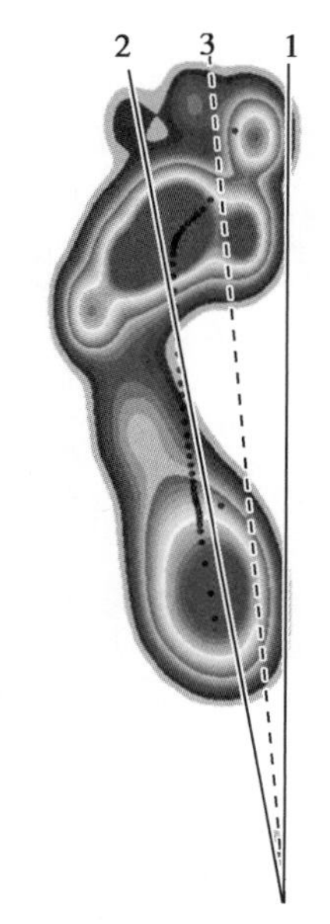

图 3-6-4　三线法

3. 功能检查

（1）前足平面检查：患者坐位或卧位，双下肢伸直；检查者一只手定位距下关节，另一只手的拇指轻轻向前推第4、5跖骨头后方。在距下关节中立位时，评估前足平面的类型（图3-6-5）。通常前足平面内翻较多，尤其常见于扁平足患者。

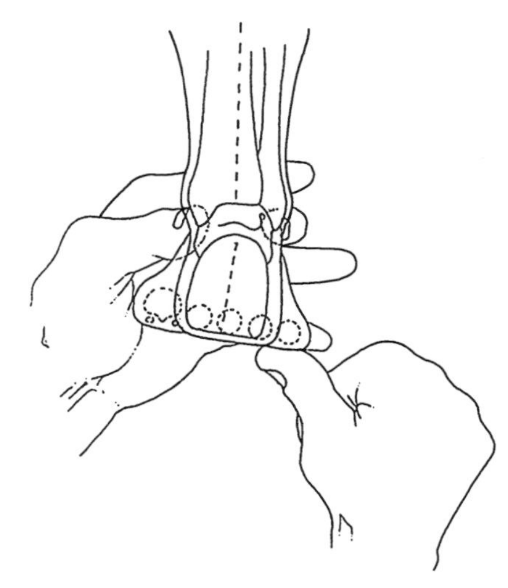

图3-6-5 前足平面检查

（2）关节活动度检查：①踝关节活动：患者坐位，分别在屈膝和伸膝下检查踝关节被动活动度（图3-6-6A）。②第1跖楔关节活动：握住第1跖骨和中足，评估第1跖楔关节的稳定性，并进行双侧对照检查（图3-6-6B）。③距下关节活动：患者俯卧位，在屈膝90°、踝关节跖屈位评估距下关节的运动情况。通过松弛腓肠肌-比目鱼肌复合体免除其对距下关节活动的影响，可更加精确地评估距下关节的运动情况。将量角器近端沿胫骨长轴摆放，中心点置于距骨处，远端沿跟骨轴摆放进行测量（图3-6-6C）。

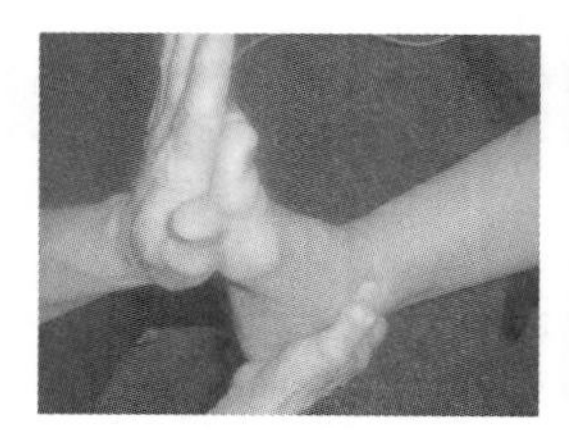

A. 踝关节活动检查

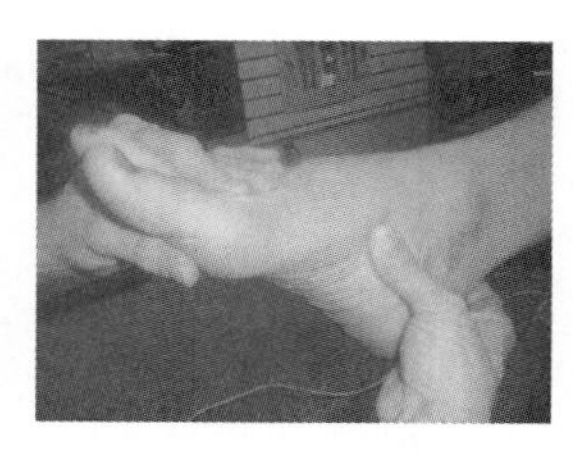

B. 第1跖楔关节活动检查

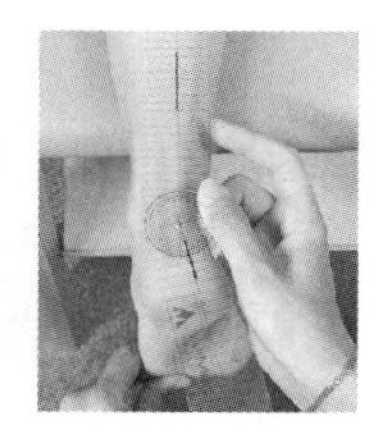

C. 距下关节活动角度测量

图3-6-6 关节活动度检查

（3）胫后肌按压检查：从远端至近端沿胫后肌腱走向按压，了解胫后肌腱功能障碍情况。按压检查可引发疼痛、感觉明显的肿胀、腱鞘积液和皮温升高等。

（4）提踵试验：也称踮脚尖试验，用于评估胫后肌腱的力量和完整性。患者双足踮足站立，检查者评估双侧后足的内翻程度是否一致。若否，则提示患侧胫后肌腱不能内翻距下关节（图3-6-7），图中可见患侧（左侧）距下关节未发生内翻。通过单足提踵试验可进一步确认结果。

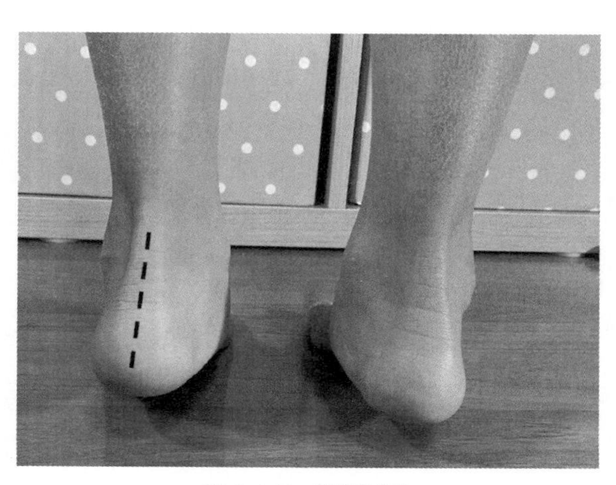

图3-6-7 提踵试验

4. 步态分析　可通过直接观察和运动分析系统来评估患者步态。扁平足患者支撑相时间延长，步长、步频、步速变小。步态的改变可能是由于背伸力量减弱、后足外翻进行性加重，前足跖屈减少，趾背伸活动度减少所致。

5. X线检查　X线是诊断扁平足的常用方法，其中负重正侧位X线是最为常用的方法。扁平足的X线测量指标主要有：负重侧位X线平片的距骨第1跖骨角（Meary）和跟骨倾斜角（Pitch），负重正位X线平片的距舟覆盖角和距骨第2跖骨角。其中侧位的距骨第1跖骨角被认为是X线平片评价扁平足最有意义的指标。

6. 其他检查　在评估结束前，应该观察患者的鞋是否有异常磨损。因扁平足后足外翻使足跟内侧承受过多应力，故旧鞋可见鞋底内侧磨损明显。

（三）康复治疗

1. 运动治疗　适用于无症状或轻、中症状，但无严重畸形的扁平足。通过强化维持足弓的肌肉，重建足部螺旋扭转机制来恢复足弓。

（1）预防性运动：适用于无症状的扁平足，如用足尖练习步行，赤脚或穿薄底布鞋在鹅卵石、沙滩或凹凸不平的地上行走。

（2）足底触觉刺激：调节姿势、动作，维持平衡，赤脚或穿薄底鞋在鹅卵石、沙滩或凹凸不平的地上行走。

（3）肌力训练：重点训练胫前肌、胫后肌、屈趾长肌。足尖步行、足跟步行、足外侧缘步行、在屈趾状态下用足外侧缘步行、在三角形斜板上步行、牵拉跟腱练习、前脚掌抓地+脚趾屈曲练习、足趾夹物同时作足踝背屈练习等。

（4）重建足部螺旋扭转训练：被动足部螺旋扭转练习、站立位螺旋扭转练习、足跟内翻-前足旋前-大脚趾用力下压地面练习等。

（5）平衡训练：可在不稳定的平面上进行各种单脚动作练习，改善踝关节稳定性。

2. 物理因子治疗　包括冷疗、离子电渗疗法和脉冲超声波。急性疼痛、患肢功能锻炼或者活动后采用冷疗或者冰敷，镇痛和抗感染效果显著。离子电渗疗法能够缓解肌腱的炎症反应。脉冲超声波是一种无热量物理疗法，可以缓解肌腱疼痛。

（四）矫形器应用

矫形器师为患者制作个性化矫形器之前，康复医师必须确定平足畸形的类型（柔性或僵硬性）及病因，只有这样，患者才能获得满意的疗效。

1. 柔韧性平足

（1）主要功能障碍：①后跟外翻导致下肢力线不良，易引起下肢关节的异常运动。②中足下陷甚至消失，导致足弓弹性降低，吸震缓冲功能下降。③前足平面异常导致足部甚至下肢产生功能性代偿。④距下关节过度旋前，站立或行走中不易锁定，导致关节不稳，也使得踝关节承受更大的应力，引起踝关节活动受限或退变。

（2）应用矫形器目的：足部矫形器的首要目标是矫正跟骨外翻，通过保持跟骨竖直，将距骨头向内侧和跖侧恢复到原来位置。次要目标是抬高内侧足弓和矫正前足外展，使距下关节处于中立位。通过纠正旋前畸形降低胫后肌腱张力，缓解胫后肌腱的应力。

（3）矫形器适配：①无症状的柔韧性平足：首先需要确定是生理性还是病理性。生理性平足是否需要矫正与跟骨角度有关。6~12岁儿童跟骨外翻角度<15°，2~5岁儿童跟骨外翻角度<20°的生理性平足，一般不需要治疗。若提踵试验的检查结果为阳性，则代表

儿童需要在 6 岁时穿戴足部矫形器。当成人后跟外翻角度＜10° 时，不需要治疗。②有症状的柔韧性平足：当存在足部内侧疼痛、跗骨窦综合征、负重时耐力下降、步态异常、距骨突出明显或后跟疼痛等情况时，需要佩戴足部矫形器。另外，单脚站立不稳定、肌肉无力、韧带松弛等情况，也是足部矫形器的适应证。③副舟骨伴有扁平足：一般在青少年出现症状，活动或负重后症状加重。疼痛在足弓内侧的骨性凸起部位，可能出现疼痛性滑囊炎。对有症状的副舟骨，初步治疗为保守治疗，矫形鞋垫、合适的鞋和石膏固定可能有效。另外，物理治疗控制并发肌腱炎，训练加强胫后肌腱力量。严重的结构性畸形，或者系统的康复治疗联合矫形器的使用 3~6 个月，症状体征无好转的患者，可考虑手术治疗。

1）后跟外翻：①轻度外翻应选用后跟旋后垫（图 3-6-8），通过地面反作用力矫正后跟至垂直位或轻度外翻位（外翻角度＜4°）。②较重外翻应选用有杯形后跟的足部矫形器，例如 UCBL 足部矫形器（图 3-6-9），其包裹性和矫正性更佳。③严重外翻还应选用硬性后跟帮且有一定包踝的普通鞋或矫形鞋（图 3-6-10），并保证后跟帮与后跟紧密贴合、稳定包裹。同时，内侧加高 3~8mm 的楔形鞋底也可以矫正足的外翻。注意：鞋应有足够的长度和宽度，以放置足部矫形器。

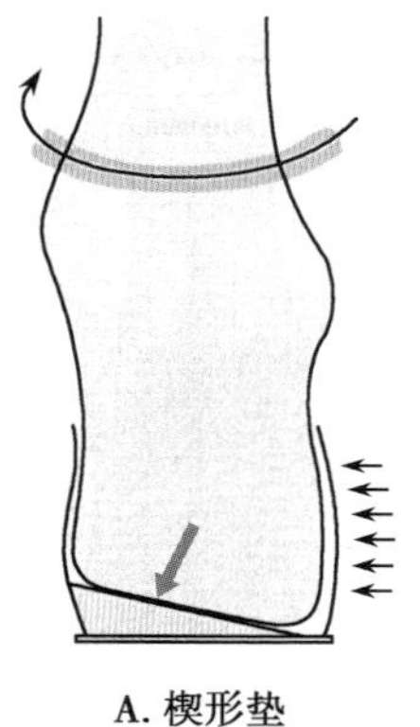

A. 楔形垫

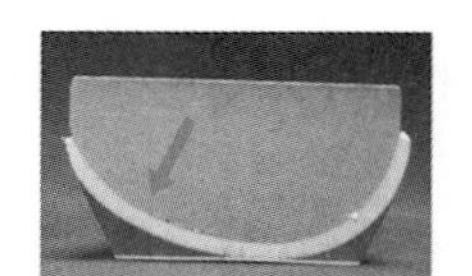

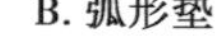

B. 弧形垫

图 3-6-8　后跟旋后垫

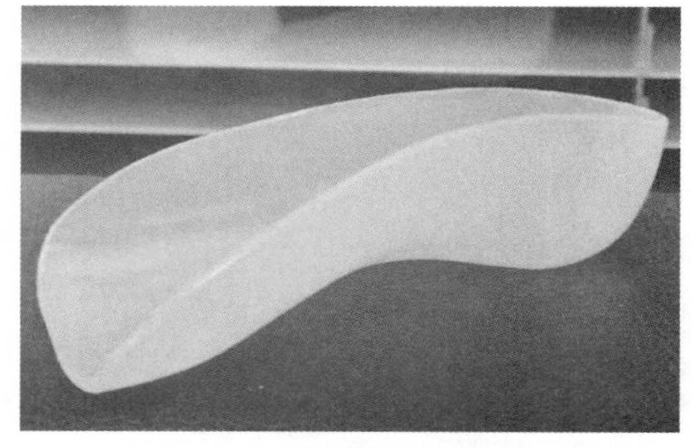

图 3-6-9　UCBL 足部矫形器

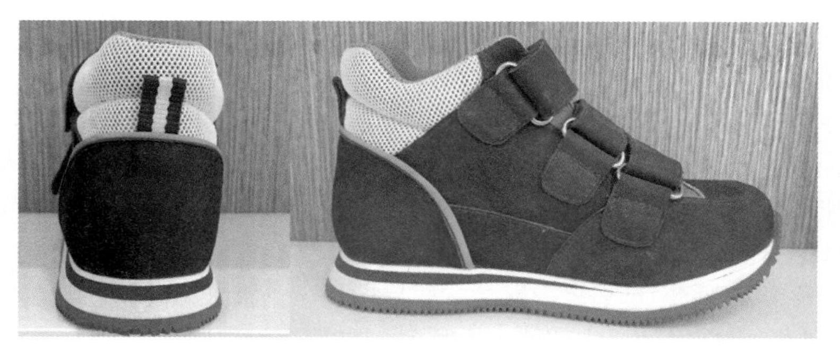

图 3-6-10　矫形鞋

2）足弓塌陷：结合患者距下关节中立位下足弓高度、足弓塌陷程度及柔韧性等，选用恰当高度的足弓支撑垫，支撑内侧足弓至距下关节中立位。应根据患者的具体情况和功能需求选择不同硬度和弹性的材料。注意：足弓支撑不可过高，否则会压迫足底肌肉，影响足部正常发育。另外，后跟内侧延长约 1.5cm 的托马斯跟（图 3-6-11），从后跟到足弓支撑整个鞋底的坡跟，均可增加足底支撑面积，加强足弓支撑。

3）前足平面内翻：①前足关节灵活性较好时，应选用有前足内矫正的足部矫形器（图 3-6-12A），在充分支撑足弓、中足旋后的前提下，使前足旋前调整至中立位。②前足关节灵活性较差时，应选用有前足外矫正的足部矫形器（图 3-6-12B），填充前足内侧空间，维持前足旋后状态，从而避免身体其他结构产生功能代偿。

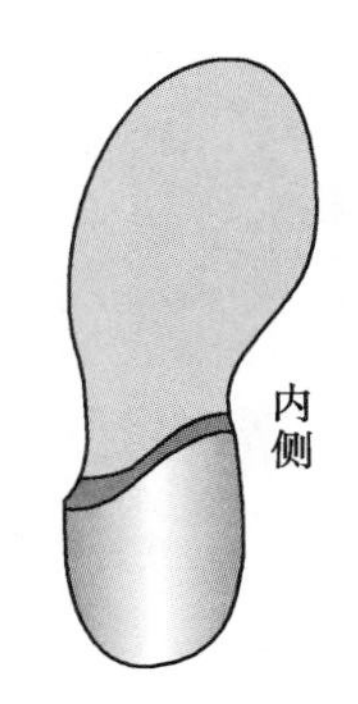

图 3-6-11　托马斯跟

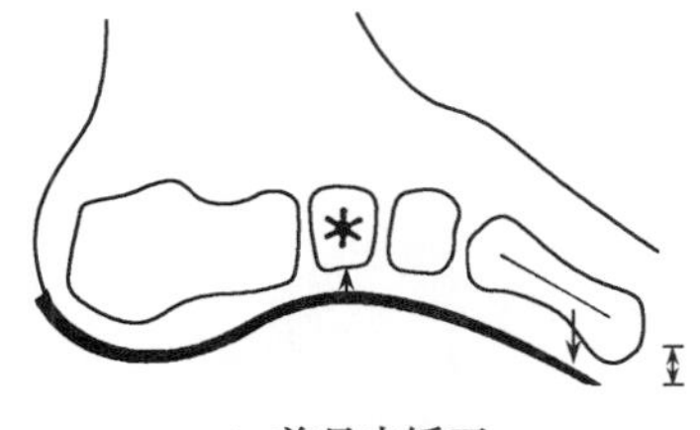

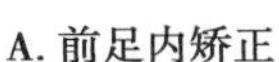

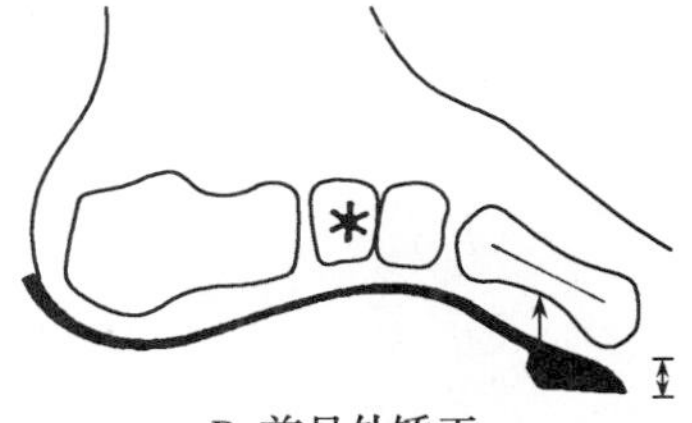

图 3-6-12　前足平面内翻的矫正

2. 僵硬性平足

（1）主要功能障碍：足弓较低或消失，足内外翻和外展活动受限。足底渐渐外翻，前足外展，足弓下陷，导致行走、站立困难，疼痛严重，足畸形。

（2）应用矫形器目的：矫形器无法矫正僵硬性平足。矫形器的应用目标是分散足部压力，改善足底受力面积，促进足底滚动，改善力线和步态。

（3）矫形器适配：矫形器师只需要按患者原位制作矫形器，无须尝试矫正畸形。①一般应选用舒适性足部矫形器，后跟内侧使用加宽的软性楔形垫，杯形后跟内侧加固，增加横弓垫。②畸形严重应定制矫形鞋，高度在踝关节以上，配有摇椅鞋底、加宽后跟和硬拉带。③僵硬性平足术后 6 周后，应继续穿戴 3~6 个月的矫形鞋，以确保良好的手术效果。矫形鞋应有缓冲性后跟，并将跖骨处滚动边后移，以帮助患者移动行走。

最新研究显示，具有感觉刺激作用的软泡沫足部矫形器可能优于硬塑料壳式足部矫形器。运动感觉足部矫形器也称为本体感觉鞋垫（图 3-6-13），通过内、外侧支撑，刺激胫骨后肌和腓骨肌矫正扁平足；通过跖骨处支撑降低小腿腓肠肌的张力，以改善跟腱的短缩。

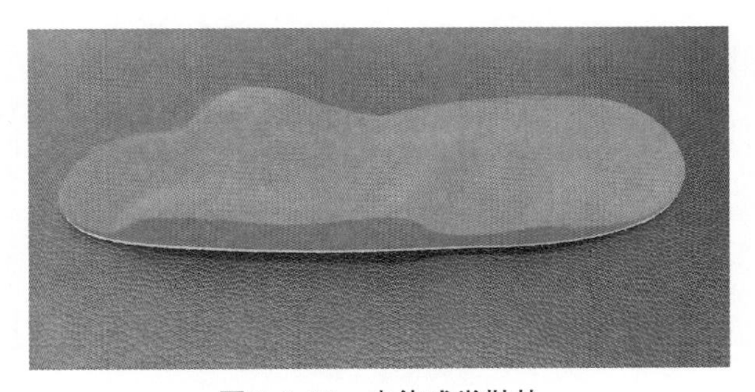

图 3-6-13　本体感觉鞋垫

矫形器的使用在平足症患者的保守治疗中非常重要，矫形器良好的矫正效果建立在持续穿戴和定期复查的基础之上。一般情况下，儿童需要至少每半年复查一次，并对矫形器进行修复或调整。不应该限制儿童的正常活动，相反，应鼓励儿童多运动，从而加强鞋垫对肌肉的刺激作用。

二、高弓足

（一）概述

1. 定义　高弓足（pes cavus），又称弓形足，是指足弓异常增高，负重时足弓无法放平的足部畸形（图 3-6-14）。大多数高弓足畸形包括跟骨倾斜度增加、后足内翻、前足内收、前足内侧跖屈。足部畸形主要表现在后足、前足或者两者同时存在，不同畸形由不同骨性结构改变引起。有的高弓足畸形伴有后足外翻，称为高弓外翻足或空心足（图 3-6-15）。

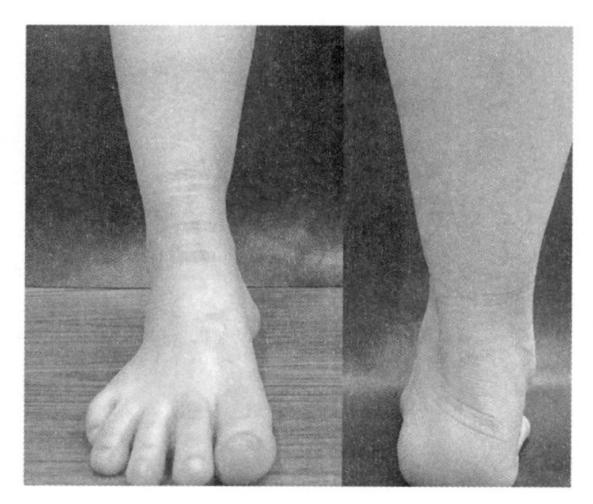

图 3-6-14　高弓足外观

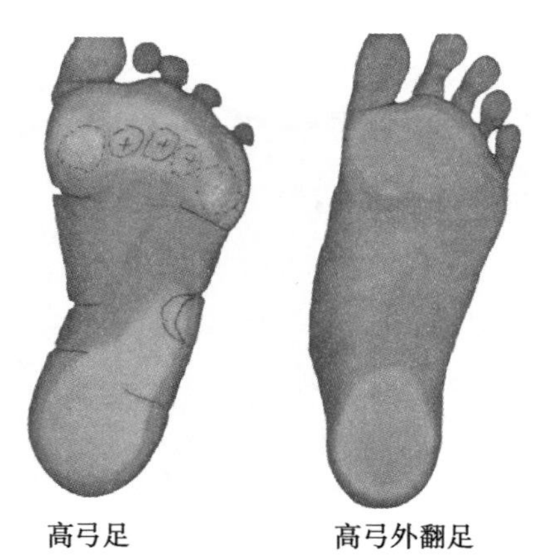

高弓足　　高弓外翻足

图 3-6-15　高弓足与高弓外翻足

2. 病因　高弓足多为神经肌肉性疾病引起的前足固定性跖屈，从而使足纵弓增高，有时合并后足内翻畸形。偶见原因不明者，可称为特发性高弓足。尽管每种高弓足的具体病因和病程有所差异，但均是由肌力失衡所致（表 3-6-1）。

表 3-6-1　高弓足的病因

分类	具体病因
Ⅰ神经肌肉性	
A. 肌肉病变	肌肉营养不良
B. 周围神经和腰骶神经根病变	进行性神经性肌营养不良（CMT）、脊柱裂、多发神经炎、椎管肿瘤
C. 脊髓前角细胞疾病	脊髓灰质炎、多发神经炎、脊柱裂、脊髓空洞症、脊髓肿瘤、脊柱肌肉组织萎缩
D. 锥体束和中枢疾病	遗传性共济失调、Roussy-Levy 综合征、小脑疾病、脑瘫
Ⅱ先天性	特发性高弓足、马蹄内翻足后遗症、关节挛缩
Ⅲ创伤性	筋膜室综合征后遗症、下肢挤压伤、严重烧伤、足部骨折畸形愈合

3. 分类　根据足弓增高的程度及是否伴有其他畸形，将高弓足分成四种类型。

（1）单纯性高弓足：此型前足有固定性跖屈畸形，第 1 和第 5 跖骨均匀负重，足内外侧纵弓呈一致性增高，足跟仍保持中立位或有轻度内翻。

（2）内翻型高弓足：此型前足第 1、2 跖骨的跖屈畸形致足内侧纵弓增高，外侧纵弓正常。不负重时第 5 跖骨易抬高至中立位，第 1 跖骨因固定性跖屈，不能被动背伸至中立位，有 20°~30° 的内旋畸形。初期后足多正常，站立和行走时，第 1 跖骨头所承受的压力明显增加。为减轻第 1 跖骨头的压力，患者多采取足内翻姿势负重。晚期后足出现固定性内翻畸形。患者多有爪状趾畸形。

（3）跟行型高弓足：此型常见于脊髓灰质炎、脊膜脊髓膨出，主要是小腿三头肌麻痹所致。其特点是跟骨处于背伸状态，前足固定在跖屈位。

（4）跖屈型高弓足：此型多继发于先天性马蹄内翻足术后，前足呈固定性跖屈畸形，后足、踝关节也有明显的跖屈畸形。

4. 临床表现　高弓足因其病因不同，故临床表现也不尽一致。

（1）结构改变：①整体外观：只有前掌和足跟与地面接触，整体足较短，前足较宽，足背较高，外踝较内踝突出。②前足：高弓足均存在固定性跖屈畸形，前足处于旋前位，较足跟低，前足长期过度受力导致横弓塌陷。③足趾：早期足趾多正常，随病程发展逐渐出现足趾向后退缩、趾间关节跖屈、跖趾关节过度背伸，呈爪状趾或锤状趾畸形，严重者足趾不能触及地面。跖骨痛可能是爪形趾的早期症状。④中足：足弓升起甚至外侧缘不与地面接触，第 1 跖列出现外生骨赘。⑤后足：跟骨倾斜变陡、内翻，引起踝关节外侧不稳及活动受限。⑥跟腱：跟骨内翻导致跟腱变短、变紧，逐渐发展为跟腱挛缩。

（2）疼痛：由于足底受力集中在前掌和足跟，长期站立或行走会引起跖骨痛或足跟痛。外侧柱疼痛也是高弓足最常见的症状。跟骨倾斜、内翻导致踝关节外侧不稳，容易在运动中发生踝扭伤。另外，过高的足背和爪形足趾容易受到鞋的挤压或摩擦，引起疼痛。

（3）胼胝体形成：跖趾关节背伸畸形可致跖趾关节半脱位，近节趾骨基底压在跖骨头背侧加重跖骨的跖屈畸形，导致负重处皮肤增厚、胼胝体形成，甚至出现溃疡和疼痛。

（4）异常步态：足弓过高及结构异常可造成足部关节活动受限、足弓功能下降、关节不稳等问题，导致步态异常，如内八字步态、摇摆步态等。

（二）评估检查

需要收集患者详细的病史和家族史，对于未确认神经疾病的患者要进行相关评估，包括锥体束征、腱反射、肌张力及任何不对称的情况。对于疑似进行性神经性肌营养不良或其他系统性周围神经病变的患者，还应检查手的内在肌功能。另外，从 X 线检查、力学评估、功能检查、步态分析等方面进行全面评估。

1. X 线检查　负重条件下拍摄足正侧位 X 线平片，在侧位片测量足弓的角度改变情况。侧位 X 线平片可以进一步发现舟骨高度增加，Hibbs 角（跟骨轴线与第 1 跖骨轴线的夹角，正常足是 45°，高弓足可接近 90°）增大（图 3-6-16）。

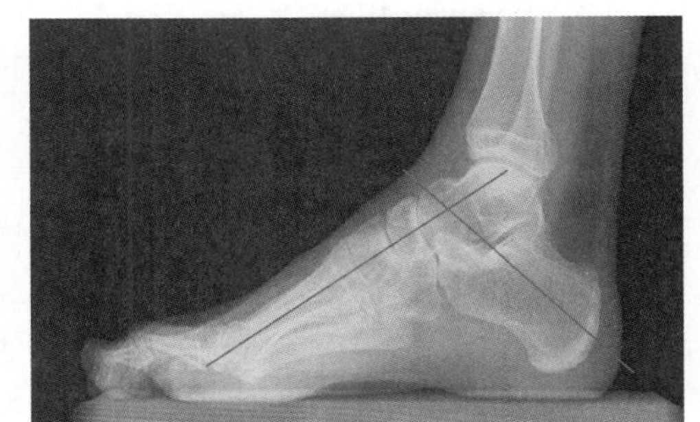

图 3-6-16　Hibbs 角

2. 力学评估

（1）下肢力线评估：患者裸足，暴露膝关节以下肢体，双足对称站立并保持双膝向前。从前后及两侧观察患者足踝情况和肢体力线。①前面观：站立位重力线向外偏移，甚至越过踝关节和足外侧缘的范围（图 3-6-17A）。②后面观：后足内翻程度可以通过肉眼粗略估计或者使用量角器测得（图 3-6-17B）。③侧面观：检查者可观察纵弓、足背高度和距骨外侧头突出情况。

（2）足底压力分析：可发现足底压力分布不均匀，压力集中在前掌和后跟，足弓处无受力。足底压力中心曲线偏移，第 1 跖趾关节因第 1 跖骨跖屈受力增大（图 3-6-18）。

3. 功能检查

（1）关节活动度检查：患者坐位，检查者检查踝关节、距下关节、跗横关节、跖趾关节的主动和被动活动度情况。

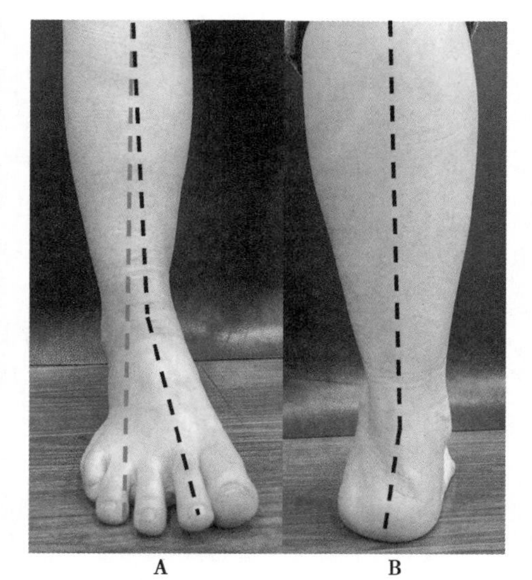

图 3-6-17 高弓足力线评估

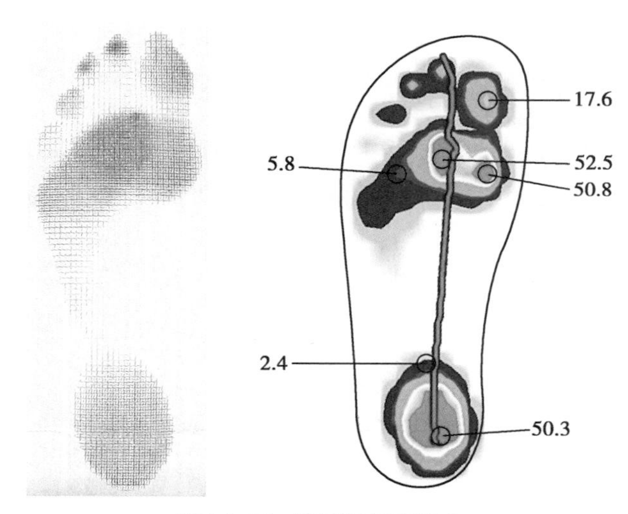

图 3-6-18 高弓足足底压力

（2）肌肉韧带功能评估：如对腓骨长肌、腓肠肌 - 比目鱼肌复合体、后足韧带的功能进行评估。

（3）Coleman Block 试验：用于测试后足是否能够回到正常的外翻位置。在跟骨和足外侧柱下方垫一小块方木块，前足或内侧柱不垫（图 3-6-19）。如果从后方观察跟骨明显转为外翻，则畸形仅由第 1 跖列跖屈引起。该试验可反映足的柔韧性，若试验阳性则仅矫正前足畸形即可。

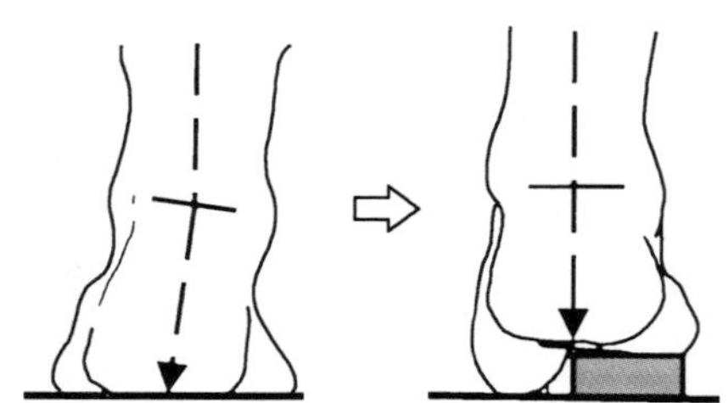

图 3-6-19 Coleman Block 试验

4. 步态分析 仔细检查患者的步态，包括自然站立时足底的触地情况、足跟和足趾的姿势、负重时足跟的内翻情况。摆动相应注意观察是否有足下垂、是否使用蹈长伸肌做辅助背屈从而造成第 1 跖趾关节仰趾畸形等。

（三）康复治疗

1. 运动治疗 缓慢牵拉足底挛缩的跖腱膜和短缩的足底内在肌，维持足的活动度是康复治疗的重要组成部分，尤其是合并神经疾病的患者。应强调足外翻和足背屈的主动练习。

2. 物理因子治疗 包括冷疗、离子电渗疗法和脉冲超声波。

（四）矫形器应用

1. 主要功能障碍 ①跟骨倾斜变陡、内翻，引起踝关节外侧不稳及活动受限。②足弓升起僵硬、失去弹性，缺少吸震缓冲能力。③前足处于旋前位，较足跟低，前足长期过度受力导致横弓塌陷。④足趾：向后退缩、趾间关节跖屈、跖趾关节过度背伸，甚至足趾不能触及地面，无法实现步行中足趾的蹬离。

2. 应用矫形器目的 高弓足不需要过高的足弓支撑，足部矫形器的应用目的是伸展足底软组织，缓解前掌和足跟压力，增加足底接触面积，分散足底压力；补偿后足与前足的高度差，矫正后足内翻和前足外翻；为前掌和足趾等提供充足的空间；为后跟提供缓冲，改善足底滚动。

高弓足畸形越僵硬，矫形器的矫正作用就越有限，而且还可能引起支撑部位的不舒适或胼胝体。对于僵硬性高弓足，应按患者原位制作矫形器，以提供支撑和稳定为目的。

3. 矫形器适配

（1）足跟内翻：Coleman Block 试验阳性的患者，可使用足跟旋前垫矫正足跟至中立位。如果患者足跟无法恢复到中立位，应适当增加矫形器的后跟高度，加高后跟杯的外侧包裹，加宽后跟外侧的支撑（图 3-6-20）。对于足跟内翻>10°、踝关节不稳定的患者，还应选用高帮鞋，包裹住踝关节。

（2）足弓过高：可使用内侧足弓延长垫（图 3-6-21），拉长内侧纵弓；使用外侧足弓支撑垫，增加足底受力面积，分散足底压力。另外，还应选用足背高度可调整的鞋。

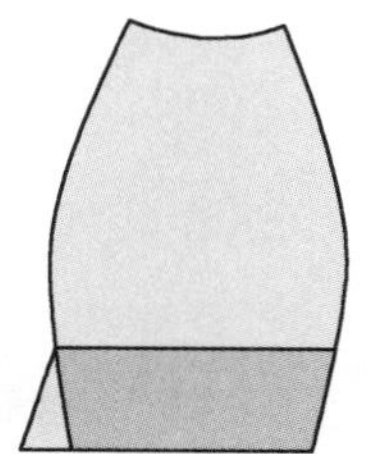

图 3-6-20 后跟外侧加宽的鞋跟

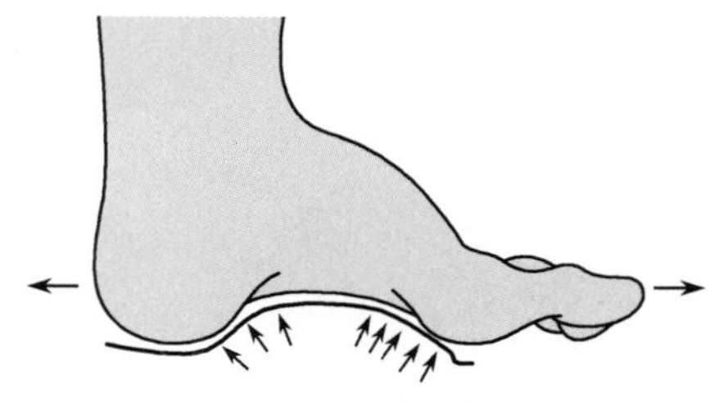

图 3-6-21 内侧足弓延长垫

（3）前足平面外翻：前足关节活动较差的患者，可选用前足外侧楔形垫（图 3-6-22），填充前足外侧空间，从而减少身体其他结构产生的代偿。同时，前足选用较软性的材料，分散压力，增加舒适性。

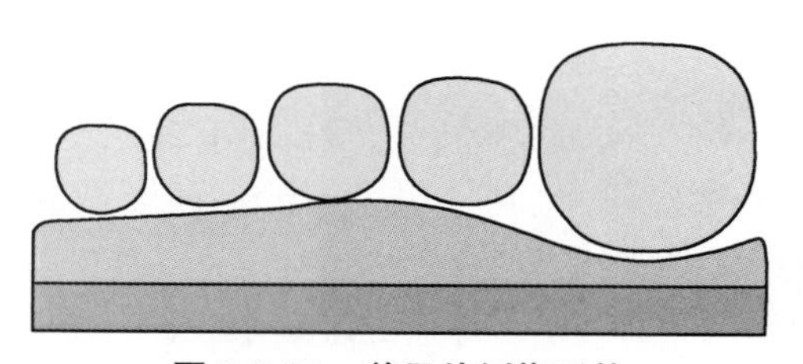

图 3-6-22 前足外侧楔形垫

（4）第1跖骨头下降：尤其当第1跖骨头处受力过度集中甚至出现胼胝体时，选择第1跖骨头处下陷或切掉的足部矫形器（图3-6-23），增加第1跖骨头下的空间，使第1跖骨头减压，同时使压力分布到其他跖骨。

（5）前足较足跟低的患者：选择有一定后跟高度的足部矫形器（图3-6-24A），适当抬高足跟以适应紧张的腓肠肌，并允许一定程度的足旋前。同时，为了增加行走中后跟的缓冲，可选用软性后跟的鞋（图3-6-24B）。

（6）畸形较严重的患者：除选择定制足部矫形器外，还应定制矫形鞋。矫形鞋的深度和宽度应合适，可容纳足趾的空间。矫形鞋采用软性鞋底增加吸震性；跖骨处采用相对后移的摇椅滚动边，以促进行走时足的滚动（图3-6-24C）；鞋跟外侧加宽，增加足的外侧稳定性；鞋底外侧楔形加高，可以矫正足的内翻。

高弓足如妨碍负重行走、穿鞋或症状进行性加重时，应手术治疗。高弓足导致肌腱和后足关节病变、复发性后足不稳、后足关节接触应力增高等情况时，均可考虑手术矫正。

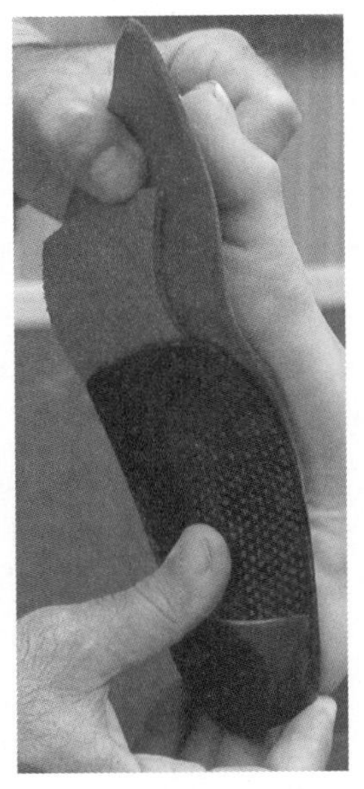

图3-6-23　第1跖骨头处切除鞋垫

三、踇外翻

（一）概述

1. 定义　踇外翻（hallux valgus）是一种由踇趾外展（外翻）和第1跖骨内收（内翻）造成的常见前足畸形，可以长期存在而不引起任何症状。踇外翻继发踇囊肿是因骨和软组织在鞋内长期压迫和摩擦，形成骨赘和滑囊炎从而引起局部疼痛，甚至出现红肿热痛等急性症状（图3-6-25）。成年人多见，女性多于男性。由于行走时出现疼痛，会严重影响足的负重和行走功能。

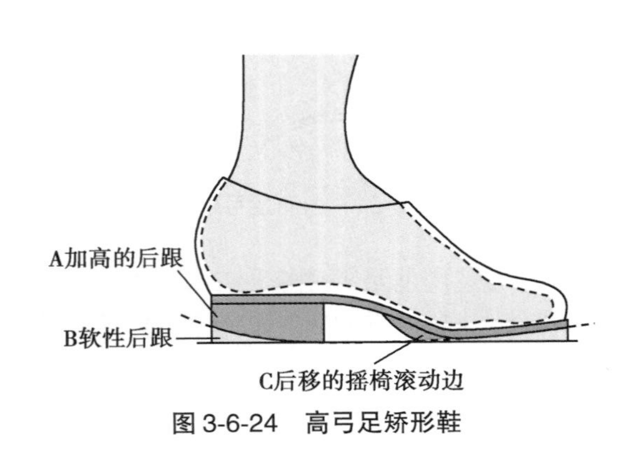

图3-6-24　高弓足矫形鞋

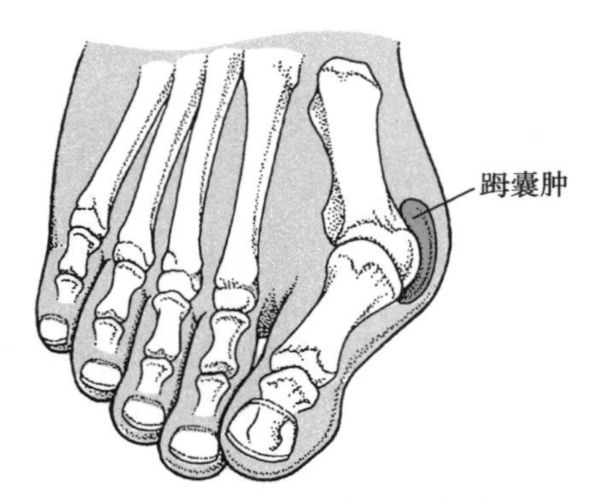

图3-6-25　踇外翻及囊肿

2. 病因　踇外翻畸形可能与异常的足部力学机制有关，比如足过度旋前、跟腱挛缩、严重的足部畸形，以及广泛的神经肌肉病变、继发于胫后肌断裂的获得性后足畸形等。也可能与各种炎性关节病变有关，如类风湿性关节炎。

（1）穿鞋：踇外翻的病因很多，穿不合适的鞋是引发踇外翻畸形的重要外因，特别是穿着高跟鞋及尖头鞋。行走时足前方受力，由于第 1 楔骨、第 1 跖骨与其他楔骨、跖骨连接松弛，使第 1 楔骨和第 1 跖骨向内移位，踇趾受踇收肌和踇长伸肌的牵拉向外移位。

（2）职业：长期站立，行走姿势改变也是发生踇外翻的主要原因之一。

（3）外伤：前足外伤可导致跖趾关节急性畸形或慢性偏移。内侧关节囊破裂也是导致踇外翻畸形的原因之一。

（4）遗传因素：遗传因素也是踇外翻的重要致病因素，如第 1 跖骨缩短、韧带松弛、第 1 跖列不稳等。青少年踇外翻往往与遗传因素有关。与遗传因素有关的踇外翻可能没有症状。

（5）关节炎症：各种跖趾关节炎症尤其是风湿性关节炎，常因关节破坏形成向外半脱位呈外翻畸形。踇外翻形成后，第 1 跖趾关节内侧关节囊附着处因受长期牵拉，可产生骨赘，并因长期的摩擦而产生滑囊逐渐增厚，囊内积液，严重时出现红肿热痛，即形成踇囊炎。

3. 分类

根据畸形的严重程度将踇外翻分为三类。

（1）轻度踇外翻：踇趾外翻角度＜20°，跖骨间角通常≤11°。此类患者通常主诉内侧骨突处疼痛，背内侧可扪及锐利的嵴。X 线平片显示籽骨一般维持在解剖位置，但腓侧籽骨约有 50% 的半脱位。

（2）中度踇外翻：踇趾外翻角度在 20°~40° 之间，跖骨间角在 11°~16° 之间，踇趾常处于旋前位，第 1 趾对第 2 趾可造成一定的作用力。常伴有跖趾关节的半脱位、腓侧籽骨半脱位。

（3）重度踇外翻：踇趾外翻角度＞40°，跖骨间角通常在 16°~18° 之间，踇趾常叠于第 2 趾之上或之下，跖趾关节脱位、腓侧籽骨向外侧脱位。常伴有第 1 跖趾关节功能丧失，第 2 跖骨头下出现转移性病变。

4. 临床表现

（1）结构改变：①整体外观：前足增宽，踇趾向外翻，第 2 趾受踇趾挤压而位于其下，重者形成锤状趾。②第 1 跖列：第 1 跖骨头向内凸出，踇趾向外移位，第 1 跖列不稳，第 1 跖楔关节背伸活动增加。随着严重程度的增加，可能会导致踇趾活动受限甚至僵硬。③其他：多伴有平足畸形，可继发第 1 跖趾骨性关节炎，活动受限并疼痛。

（2）疼痛肿胀：早期症状不明显，局部轻微发红、肿胀。继发踇囊炎者局部疼痛、肿胀、压迫有触痛感；行走时疼痛加重；急性发作有红肿热痛症状。

（3）胼胝体形成：踇趾外翻通常伴有第 1 跖列背伸，在负重情况下，第 1 跖骨受力减小，第 2 跖骨受力增加，导致第 2 跖骨头处压力集中，从而引起皮肤增厚或胼胝体形成（图 3-6-26A）。外翻的踇趾在内侧受到过度挤压，也常出现胼胝体。当踇趾外翻严重，挤压到第 2 趾时，会引发锤状趾，导致足趾背侧受到鞋面的挤压而出现皮肤增厚或破损（图 3-6-26B）。

（二）评估检查

外翻的评估检查应从仔细询问病史开始，包括主诉和诊疗史。其他还应包括患者的活动量、职业、运动爱好、穿鞋喜好及康复治疗的原因等。

1. X 线检查　患者应在负重位下拍摄足部 X 线正位、侧位及斜位片，并进行相关数据的采集。

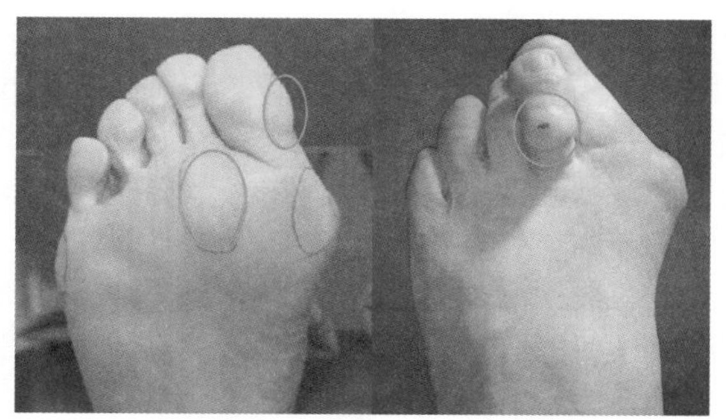

A. 足底胼胝体　　B. 足趾背胼胝体

图 3-6-26 足跖侧及足趾背侧胼胝体

（1）踇外翻角：由第 1 跖骨骨干轴线与近节趾骨骨干轴线相交形成（图 3-6-27）。正常踇外翻角应＜15°，轻度畸形＜20°，中度畸形为 20°~40°，重度畸形＞40°。

（2）第 1、2 跖骨间角：第 1 跖骨纵轴线与第 2 跖骨纵轴线相交形成的角即为第 1、2 跖骨间角（图 3-6-28）。此角度正常＜9°，轻度畸形＜11°，中度畸形在 11°~16°，重度＞16°。

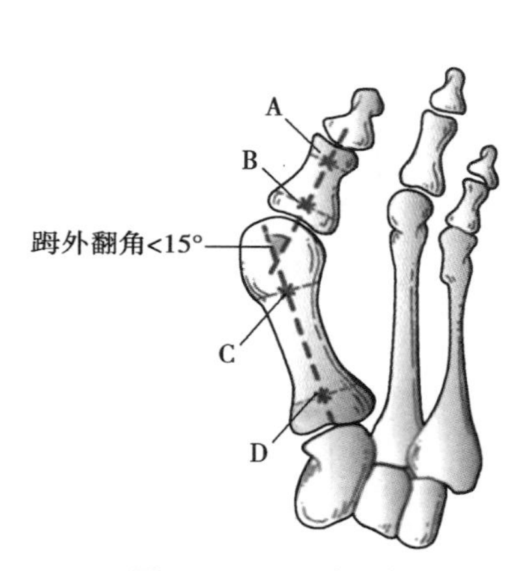

图 3-6-27 踇外翻角

A. 近节踇趾骨体远端中点；B. 近节踇趾骨体近端中点；C. 第 1 跖骨体远端中点；D. 第 1 跖骨体近端中点

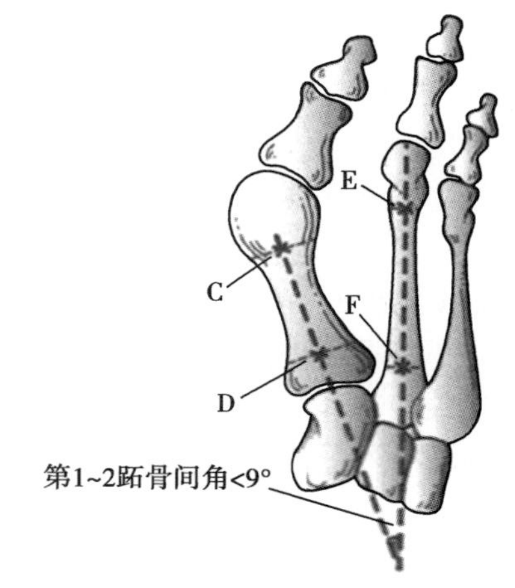

图 3-6-28 第 1、2 跖骨间角

C. 第 1 跖骨体远端中点；D. 第 1 跖骨体近端中点；E. 第 2 跖骨体远端中点；F. 第 2 跖骨体近端中点

2. 外观检查 观察足部在站位、坐位时的情况，包括踇趾外翻程度、足纵弓、后足位置。评估趾的旋前程度，旋前程度往往随畸形程度的增加而增加。检查足底顽固性胼胝情况，一般位于第 2 跖骨头跖侧，偶发于胫侧籽骨跖侧。触诊跖骨间隙尝试寻找神经症状。然后检查外侧各足趾，包括各跖趾关节稳定情况、有无锤状趾、槌状趾、趾间的鸡眼等。

3. 力学评估 观察分析患者的步态，了解患者足底压力情况。主要观察踇趾、其他脚趾、第 1 跖骨头和第 2 跖骨头处的压力情况。

4. 功能检查

（1）关节活动度检查：评估踝关节、距下关节、跗横关节、跖趾关节、跖楔关节的主动与被动活动度。①踝关节：分别在伸膝和屈膝状态下测量，对比了解腓肠肌 - 比目鱼肌限制踝背伸的紧张度。正常情况下，踝关节的背伸被动活动度为 10°~15°。②跖趾关节：正常情况下，跖趾关节的背屈活动度应为 60°~90°。还应仔细触诊第 1 跖趾关节，检查是否有滑囊炎、捻发音及疼痛的部位。③第 1 跖楔关节：患者坐位，屈膝、踝关节 90°（中立位），检查者一手固定被检查者前足，另一手拇指、示指抓住被检查足的第 1 跖骨，在背内侧向跖外侧的方向移动，并与对侧进行比较（图 3-6-29）。正常情况下，该关节的活动度为 5~10mm，踇外翻患者可能增加。注意：该关节的活动度受踝关节位置的影响，当踝关节跖屈 30°时，活动度增加约 2 倍。

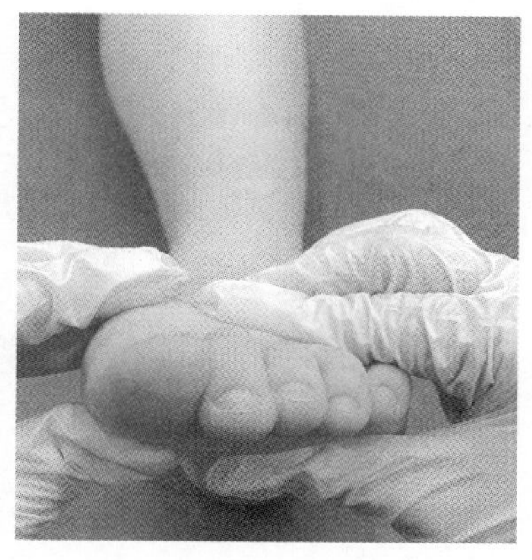

图 3-6-29　第 1 跖楔关节活动度检查

（2）韧带松弛程度评估：可采用 9 分量表来定义韧带松弛。当出现下列情况时分别计 1 分：一侧肘关节过伸＞10°（图 3-6-30A）；一侧膝关节过伸＞10°（图 3-6-30B）；一侧小拇指过伸＞90°（图 3-6-30C）；一侧大拇指过伸至与腕关节相水平（图 3-6-30D）；当膝关节伸直时弯腰，手掌能平放于地面（图 3-6-30E）。大多数人得分≤2 分，当得分＞6 分时提示存在广泛韧带松弛或活动度过大。

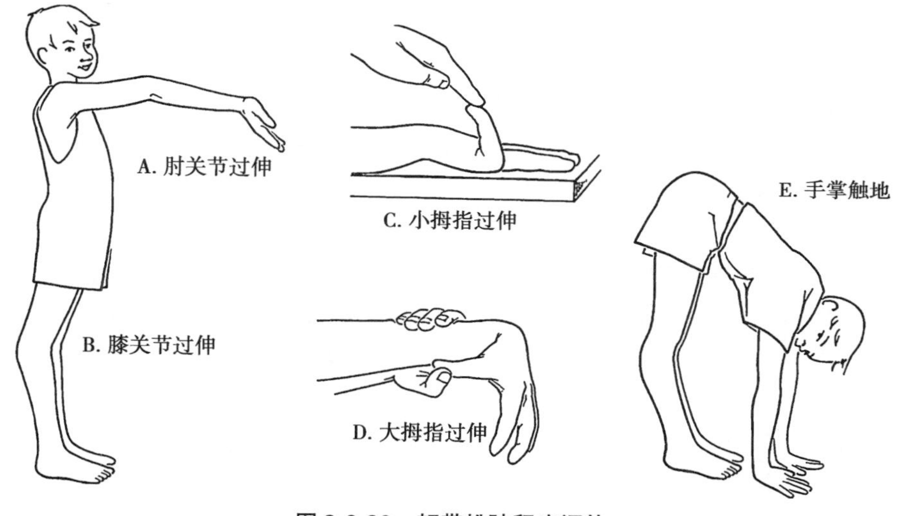

图 3-6-30　韧带松弛程度评估

（3）功能性踇趾活动受限测试：患者仰卧位，首先背屈踇趾至最大背屈位，测试第 1 跖趾关节的被动背屈活动（图 3-6-31A）。然后在籽骨下方施加一个向上的推力，再次背屈踇趾（图 3-6-31B）。如果此时踇趾不能背屈或背屈阻力大，说明存在功能性踇趾活动受限。

5. 其他检查

（1）血管检查：包括足背动脉、胫后动脉的触诊，观察各足趾的毛细血管充盈情况，评估足部皮肤和毛发。如疑有任何足部循环的问题，应进行多普勒超声检查。

（2）神经系统检查：主要包括感觉、振动觉、足部内外在肌肉的肌力等。踇外翻感觉障碍常位于内侧骨突和踇趾内侧表面，这可能与踇囊畸形牵拉或压迫踇背内侧感觉神经有关。

（三）康复治疗

1. 手法治疗　治疗者一手握住患者前足，另一手拇示指捏住患踇趾行关节松动术，并逐渐将踇趾内收，手法由轻到重，反复数次，每次 30 分钟左右。

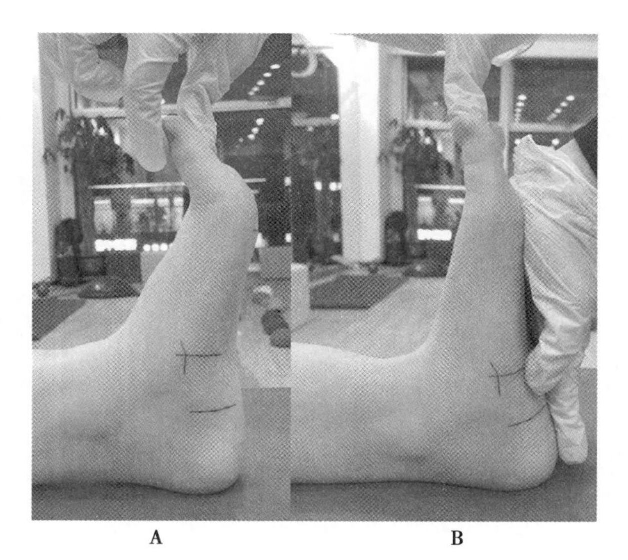

A　　　　B

图 3-6-31　功能性踇趾活动受限测试

2. 功能锻炼　加强踇趾的功能锻炼，锻炼踇展肌肌力。手法治疗和功能训练仅适用于轻度踇外翻者。

（四）矫形器应用

踇外翻患者应穿宽大合适的鞋，不宜穿尖头鞋、高跟鞋，以避免摩擦。勤洗脚换袜，注意足部清洁，防止踇囊炎的急性发作。

1. 应用矫形器目的　对于轻度踇外翻畸形，足部矫形器的使用目的是控制足部异常生物力学，减缓踇外翻畸形的发展进程。但是，对于跖骨间角＞13°的踇外翻畸形，功能性足部矫形器的矫正效果有所下降。对于重度踇外翻畸形，足部矫形器的使用目的是缓解踇外翻引起的症状，辅助站立和行走。踇外翻术后使用足部矫形器的目的是控制足部异常生物力学，巩固手术矫正效果。

2. 矫形器适配

（1）少数先天性踇外翻的儿童，可使用夜用型踇外翻矫正器预防畸形的发展（图 3-6-32）。对于成人踇外翻，也建议使用夜用型踇外翻矫正器，用于调整踇趾的不正确对线位置。对于踇外翻术后患者，在条件允许的情况下，可以使用该矫形器代替绷带固定。

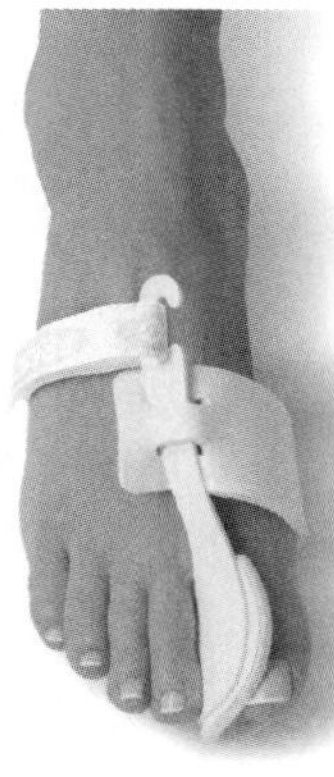

（2）踇外翻伴有踇囊炎的患者，可选择踇囊处开放的凉鞋、前掌较宽或前掌内侧为弹性材质的包头鞋，也可以去除鞋内侧踇囊处硬质材料，换成弹性材料或软皮革的改造鞋。另外，配合踇囊垫（图 3-6-33A），能够更好地缓解踇囊受压。

（3）足趾畸形伴有疼痛的患者，应选择鞋头较高的鞋，给予变形足趾更多的容纳空间。另外，可使用脚趾免压垫缓解疼痛症状（图 3-6-33B）；对于存在疼痛性外生骨赘的患者，可通过扩展鞋内空间进行保守治疗。配合使用分趾垫（图 3-6-33C）和有摇椅滚动边的足部矫形器，可以缓解足趾间相互挤压导致的疼痛。

图 3-6-32　夜用型踇外翻矫正器

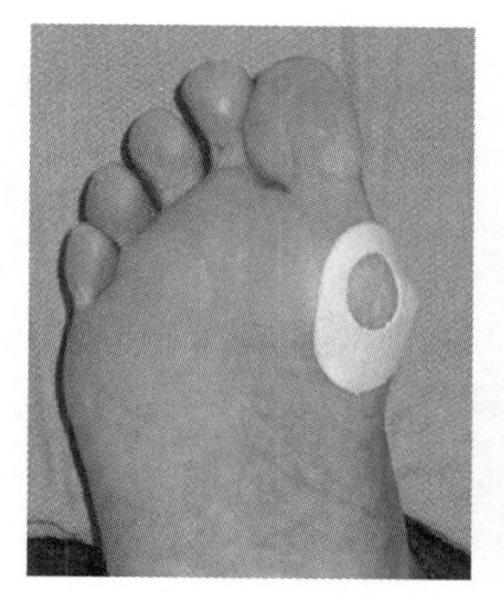

A. 踇囊垫

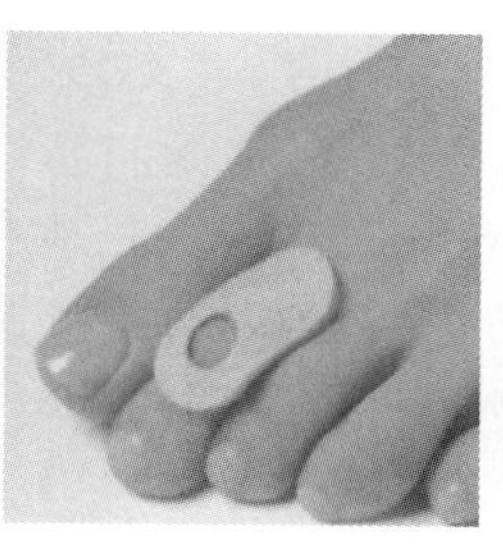

B. 脚趾免压垫

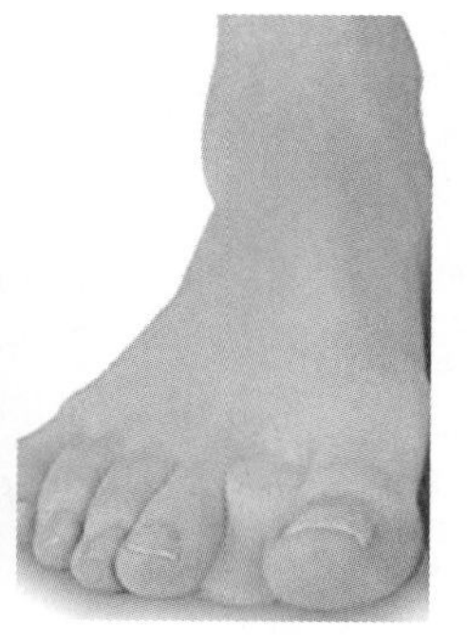

C. 分趾垫

图 3-6-33 脚趾垫片

（4）踇外翻伴有跖骨痛的患者，使用跖骨垫能够有效缓解疼痛（图 3-6-34）。将跖骨垫置于跖骨头近端，能够在步行中辅助蹬离，减少第 1 跖趾关节受到外展力。同时，软性接触面的鞋垫亦可以明显缓解症状。

（5）足部过度旋前伴有韧带松弛的患者，由于起支持作用的软组织结构并不能抵抗异常作用力，从而导致内侧关节囊的压力增高，引起踇外翻加重。为了预防畸形加重，减少术后患者畸形复发的可能性，应佩戴预制或定制的足部矫形器。

（6）有平足畸形的踇外翻患者，可穿戴有内侧矫正的定制或预制足部矫形器，矫正柔软性平足对踇外翻畸形也有一定的作用。

（7）对于严重踇外翻畸形患者，选用硬底、有摇椅滚动边的鞋，能够辅助蹬离，缓解第 1 跖趾关节和脚趾的受力。

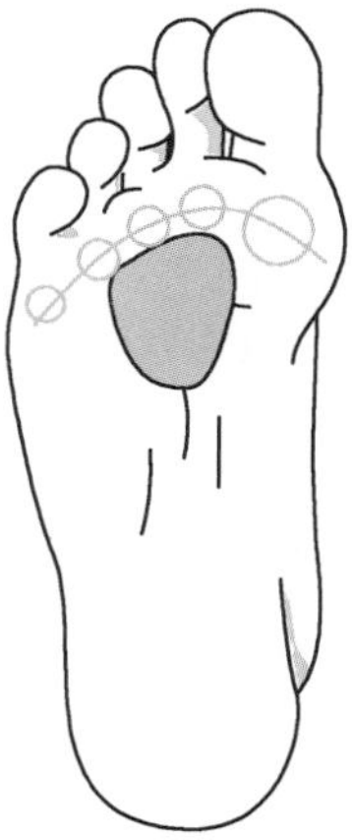

图 3-6-34 跖骨垫

鞋子的调整是缓解踇外翻患者疼痛症状最重要的手段，应从踇外翻早期就开始选用宽松的鞋子。如果保守治疗没能缓解症状或者畸形加重，则需考虑手术治疗。对于不愿接受手术治疗的重度踇外翻患者，也可选用定制矫形鞋和鞋垫缓解症状，预防畸形发展。另外，在踇囊炎急性发作期，可选用适当的抗生素，疼痛明显者加用镇痛药。

四、跟痛症

（一）概述

1. 定义　跟痛症是足跟部周围疼痛疾病的总称，包括跟骨结节周围慢性劳损所引起的多种伤痛，常伴有跟骨结节部骨刺。本病呈渐进性发展，晨起或久坐后起立步行时，疼痛较明显，但在行走过程中疼痛可渐减轻，久行则疼痛加剧。跟痛症患者数量庞大且年龄分布宽广，好发于 20~60 岁的人群。

2. 病因

（1）足部力学改变：如扁平足、高弓足或踝关节背屈运动减少等。力学紊乱引起近端跖腱膜炎、远端跖腱膜炎、跖腱膜断裂和跟骨应力性骨折等。另外，突然的体重增加或过量运动也可能导致跟痛症。

（2）外伤、慢性劳损或炎症：慢性劳损是因外伤的长期刺激，如长途跋涉、奔跑、跳跃，使跟腱周围受到反复牵拉、摩擦而引起跟腱、滑囊的退行性改变，导致滑囊的慢性无菌性炎症；急、慢性炎症可引起感染性滑囊炎，如跟骨下滑囊炎可引起足跟肿痛。

（3）神经性因素：①神经卡压：足底外侧神经第一分支卡压引起足跟部剧烈疼痛，是跟痛症最常见的神经因素。②脊柱关节病：L_5~S_1 节段的神经根病变可引起足跟痛。

（4）退行性变：①足跟脂肪垫萎缩：足跟脂肪垫是后足重要的足垫（图 3-6-35），约 40 岁以后，足跟脂肪垫开始退行性改变。胶原、弹性组织和水分流失，足跟脂肪垫的总厚度和高度降低，导致足跟脂肪垫软化和变薄，吸震能力减弱，从而对跟骨结节的保护能力下降。②跟骨骨刺：约 50% 的跟痛症患者伴有跟骨骨刺，骨刺的刺激可引起跟腱滑囊炎。

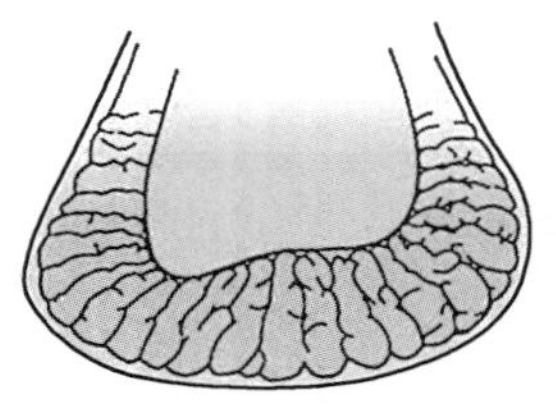

A. 非负重

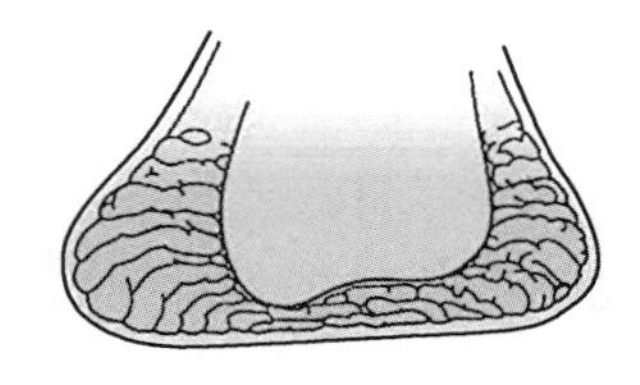

B. 负重

图 3-6-35 足跟脂肪垫冠状面示意图

（5）风湿性疾病：也可引起跟骨周围的多种疼痛。

3. 分类 根据疼痛位置不同将跟痛症分为三类。

（1）跟后痛：主要有跟腱滑膜囊炎、跟腱止点撕裂伤等。

（2）跟下痛：主要有跖腱膜炎、跟骨下滑膜囊炎、跟骨下脂肪垫炎、跟骨骨髓炎。

（3）跟骨骨痛：如跟骨骨骺炎、跟骨骨髓炎、骨结核，偶见良性肿瘤或恶性肿瘤。

4. 临床表现 跟痛症依其致痛原因不同，临床表现不尽相同。

（1）跟腱滑囊炎：①足跟后急性疼痛，行走、久站、剧烈运动或在高低不平路上行走足跟着力时，疼痛症状加重。②局部轻度肿胀、压痛，压痛部位较浅。③跟骨后上方有软骨样隆起。④慢性期表面皮肤增厚、变粗糙，皮色略红，肿胀，触之有囊性感，有时可触及捻发音。⑤女性多见。因穿鞋不合适或其他急、慢性损伤，如活动过多等因素引起。⑥滑液囊内渗液较多时，侧方透光试验阳性。⑦ X 线检查：部分患者踝关节侧位片可见跟后方较正常突出，透亮三角区模糊或消失，跟距结节角变大。

（2）跟腱止点撕裂伤：①患者有长时间步行、弹跳、奔跑等反复损伤史；②跟腱附着处疼痛、肿胀、压痛；③足尖着地无力，足跖屈抗阻力减弱；④ X 线检查常无异常表现，MRI、超声检查可发现跟腱止点出现病理改变。

（3）跖腱膜炎：①患者有长时间站立、活动过多等劳损病史，或有扁平足畸形。②站立或行走时，足下及足心疼痛，足底有胀裂感，以晨起或久坐后起立步行时疼痛明显，行走活动后疼痛减轻，跑跳可引起剧烈疼痛。③局限于跟骨结节中央及跖腱膜附着处，其他部位无压痛。④大部分患者局部无红肿，皮肤温度正常。⑤ X 线检查大部分可见跖腱膜附着处跟骨出现骨刺。

（4）跟骨下脂肪垫炎：①患者有足跟部外伤史或长途行走史。②晨起或休息后开始行走时疼痛剧烈，行走后疼痛逐渐减轻。③跟下弥漫性压痛，无明显压痛点，压痛表浅。跟骨下方可触及肿胀性硬块。④ X 线检查可见跟骨有脱钙现象。

（5）跟骨骨骺炎（跟骨骨软骨炎）：①多见于8~13岁儿童，男孩多见。②有外伤史，双侧发病。③疼痛：晨起疼痛行走后好转，行走过多、长时间站立或寒冷刺激跟骨时疼痛加重。④有轻度肿胀，跟骨后端两侧压痛明显。⑤跛行：习惯足尖走路。⑥X线检查：跟骨骨骺小而扁平，斑点状密度增高影，外形不规则，骨化不全或有硬化、碎裂现象。

（二）评估检查

康复医生首先应评估患者的一般健康状况和全身症状，如有无体重减轻、发热、寒战及盗汗等。了解跟痛症的诊疗经过（如物理治疗、药物、注射、矫形器应用或手术治疗等），重点了解患者的活动情况，包括娱乐活动、职业活动等，应特别询问发病时的体重、活动、每日负重时间有无变化。

1. 影像学检查　X线平片、骨扫描、超声或MRI等检查有助于排除跟痛症的其他病因诊断。负重位足部X线平片可帮助排除跟骨应力性骨折或后足退行性关节病；有外伤史的患者可拍摄足和踝X线平片，判断是否有外在因素使患者产生症状；CT在有外伤史的患者中也可起到一定作用；MRI对于发现跖腱膜断裂、确诊跖腱膜炎较敏感，其在发现踝管占位性病变、隐匿性跟骨应力性骨折或应力性反应方面作用最大；超声检查也可应用于跟痛症的诊断，并被认为在诊断跖腱膜炎方面和MRI的可靠性相当。

2. 外观检查　患者站立位，评估后足力线和纵弓形态。评估有无扁平足或高弓足畸形。

3. 试验检查

（1）背伸外翻试验：踝关节背伸外翻，同时最大限度地伸直跖趾关节，出现疼痛即为阳性，表明跟腱过紧。83%的跖腱膜炎患者存在马蹄足挛缩，其中57%存在单纯腓肠肌挛缩。

（2）卷扬机试验：最大限度地伸直所有跖趾关节，可致胫神经和跖腱膜紧绷，同时足弓升起（图3-6-36），出现疼痛即为阳性，表明跖腱膜过紧。

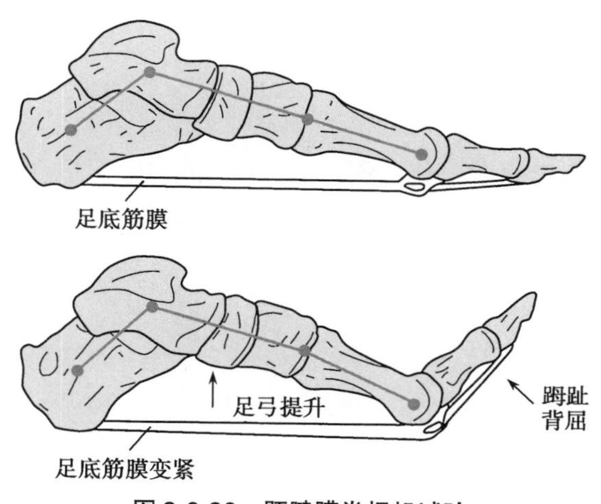

图3-6-36　跖腱膜卷扬机试验

（3）跟骨挤压试验：从内外侧方向挤压跟骨结节，如诱发疼痛可提示跟骨应力性骨折。

4. 疼痛的评估　根据自觉疼痛及客观检查压痛的部位，可推知其病变性质（图3-6-37）。区分足跟着地和推进期的疼痛，活动开始时、活动进行中或活动完成后出现的疼痛尤为重要。

（1）足跟跖部痛：多为跖腱膜炎。

（2）足跟内侧痛：多为足底外侧神经第一分支卡压或神经炎。

（3）足跟外侧痛：多为足跟外侧神经炎。

（4）足跟后面痛：多为跟腱后滑囊炎、跟骨骨赘。

（5）两侧足跟痛：应考虑系统性疾病在跟骨或踝关节的反应，如强直性脊柱炎、风湿性多关节炎、痛风等。

（6）休息或夜间顽固性疼痛：警示该疼痛可能和肿瘤或感染相关。

（7）急性损伤后疼痛：如同时出现单足提踵不稳定、跖趾关节背伸时疼痛、跖内侧病灶部位有瘀斑等，多为急性跖腱膜断裂，该类患者常有糖皮质激素注射史。如跟骨挤压试验阳性伴肿胀，多考虑跟骨应力性骨折，常可于症状出现 2~3 周后通过 X 线平片确诊。

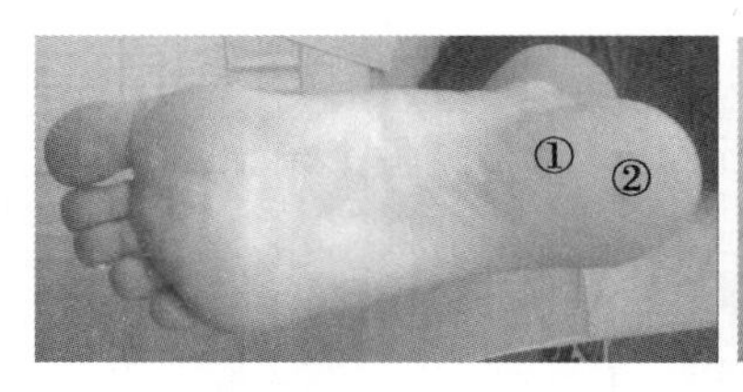

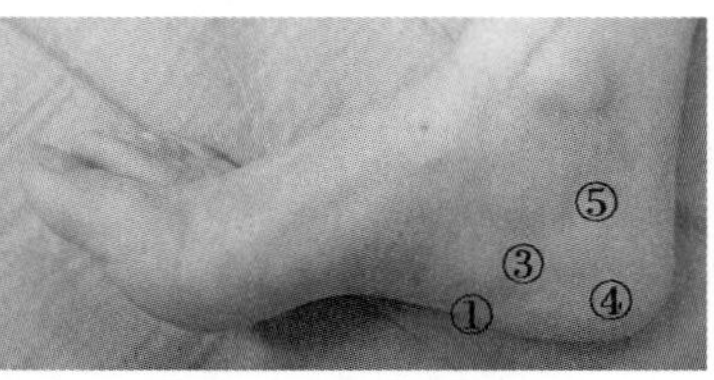

①跖腱膜炎　②中央足跟痛　③足底外侧神经第一分支卡压
④跟骨应力性骨折　⑤跗骨窦综合征

图 3-6-37　查体中的压痛点

5. 其他检查

（1）脊柱和四肢功能评估：有助于发现影响疼痛的神经性因素，神经根病变可引起足跟痛，尤其在 S_1 节段病变。这类疼痛常缺少足部局部压痛体征，并少有活动初始疼痛。

（2）神经电生理学检查：可辅助排除相关病变如神经根病变和全身性周围神经疾病。

（3）实验室检查：强直性脊柱炎、风湿性多关节炎、痛风等可作相关的实验室检查，以助诊断，如全血细胞计数、红细胞沉降率、类风湿因子、抗核抗体和尿酸检查等。

（三）康复治疗

足跟痛非手术治疗的目的在于减少疼痛、改善功能及缩短症状持续时间。绝大多数机械性足跟痛患者非手术治疗效果很好，美国骨科足踝外科协会推荐诊断为跖腱膜炎的患者在外科手术干预之前至少行 6~12 个月非手术治疗。90% 的跟骨刺或跖腱膜炎患者保守治疗 12~18 个月后效果良好，仅有 5%~15% 的患者需要手术治疗。

1. 康复预防　跟痛症的康复预防措施有：

（1）健康宣教：对患者进行宣教可得到更好的理解，并可提高患者对治疗方案的依从性。

（2）平时穿宽松鞋子，以减少足跟部的挤压和摩擦。

（3）长时间跑跳、站立、步行后，睡前用热水泡足，以增加足部血液循环。

2. 运动治疗　单纯跟腱牵拉训练作为首选治疗方法已有多年，但临床研究证实跖腱膜特异牵拉训练疗效明显优于跟腱牵拉训练。

（1）跖腱膜特异牵拉训练：保持踝关节和足趾被动背伸位并牵拉、按摩跖腱膜。每天至少完成 3 次，每次做 5~6 次牵拉训练，尤其在晨起第一次步行之前和活动之前。随着症状改善可降低训练频率。

（2）跟腱牵拉训练或站斜板：以牵伸右跟腱为例。准备姿势，左腿上前一步右膝微屈，然后臀部、髋部下沉，乘势再屈膝向下，使右跟腱有被牵伸感觉，坚持10~15秒，休息10秒后，重复1次。

（3）按摩：跟腱止点撕裂伤、跟下滑囊炎、跟骨下脂肪垫炎者，可用拇指在足跟部痛点处及周围做揉捻，以促进局部活血化瘀止痛。滑囊部用力揉捻，促进局部血液循环，消肿止痛或击破滑囊，使液体消散吸收。

3. 物理因子疗法

（1）冰敷：急性疼痛发作时效果较好。

（2）红外线局部照射：照射前局部涂敷扶他林等消炎止痛软膏，效果更佳。

（3）电疗：短波、超短波治疗、磁疗、中药离子导入等，1次/d，每次30分钟，15天为一个疗程。

（4）体外冲击波治疗：体外冲击波治疗跖腱膜炎的作用机制普遍认为是由声波能量在组织中的逸散诱导组织局部微损伤，导致局部炎症反应、新生血管，以及损伤部位修复和跖腱膜组织变性，是症状持续6个月以上顽固性跖腱膜炎患者在其他康复治疗失败后的一种可行选择。

（四）矫形器应用

1. 主要功能障碍　站立或行走时患侧足跟疼痛，导致人体出现代偿性姿势，产生疼痛步态。患侧前掌或健侧负重增加，身体重力线偏移，可能引发身体其他部位的疼痛或损伤。

2. 应用矫形器目的　矫形器是跟痛症多元化治疗手段的一部分，目的是使疼痛部位免荷，缓解局部疼痛，辅助站立和行走；对于因足部力学问题引起的疼痛，矫形器能够辅助矫正足部畸形、支撑足弓。

3. 矫形器适配　通过触诊查体确定跟痛症疼痛的准确位置后，在足部矫形器对应疼痛的部位打孔或去除，以实现免荷。注意：疼痛的免荷范围应在足部负重的情况下确定，矫形器的免荷面积应足够且充分。

（1）近端跖腱膜炎或跖侧跟骨刺患者，穿戴的足部矫形器应有沿近端跖腱膜方向的长条形免荷区域，如跖腱膜免荷鞋垫（图3-6-38），该区域可挖空或使用软性材质填充，深度或厚度可根据疼痛的严重程度选择。另外，可选择带有摇椅式滚动鞋跟和弹性缓冲鞋跟的鞋，进一步缓解足跟压力，减小地面对足跟的冲击力。

（2）远端跖腱膜炎患者，应穿戴有跖骨垫支撑和/或远端跖腱膜处免荷的足部矫形器。同时，选择带有摇椅式滚动鞋底和滚动边后移的鞋，以减少行走中跖腱膜的应力，缓解蹬离期对跖腱膜的牵拉。

（3）后侧跟骨刺患者，应选择没有后跟或后跟较宽松的鞋，以适应肿胀或疼痛的足跟。

（4）由力学问题引起的跟痛症患者，应在评估检查的基础上，对足跟或足弓给予一定的力学调整。①伴有扁平足的跟痛症患者，应选用能支撑足弓，使用足跟旋后的矫形鞋垫（图3-6-39），使足跟处于轻度内翻位，缓解跖腱膜应力；②伴有高弓足的跟痛症患者，应支撑外侧纵弓，增加足底受力面积；③伴有双下肢不等长的跟痛症患者，应首先选择补高鞋垫补偿短缩高度；④对于背伸外翻试验阳性的患者，短期内可适当增加后跟高度，缓解跟腱过度紧张。

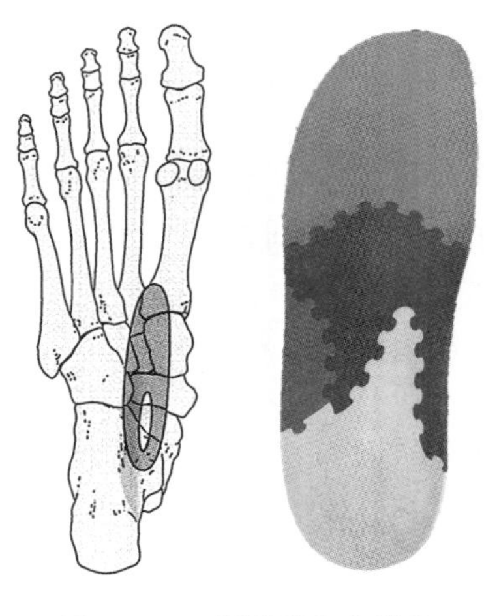

图 3-6-38 跖腱膜免荷鞋垫

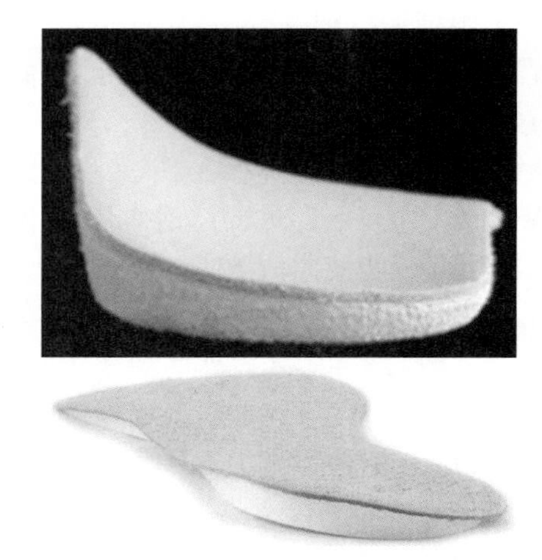

图 3-6-39 足跟旋后矫形鞋垫

（5）后跟脂肪萎缩的患者，可选择带有“U”形后跟垫的足部矫形器，增加跟骨下方脂肪垫的厚度（图 3-6-40），分散足底压力，缓解疼痛。

（6）疼痛症状较严重的患者，尤其是年龄较大的患者，在室内较硬地面行走时，建议穿戴室内鞋。另外，可在夜间穿戴软性踝足矫形器（图 3-6-41），保持踝关节在 5° 左右背伸位，一定程度上牵拉跖腱膜和小腿肌肉。但应注意，使用夜用矫形器患者的依从性和对患者睡眠习惯的负面影响。

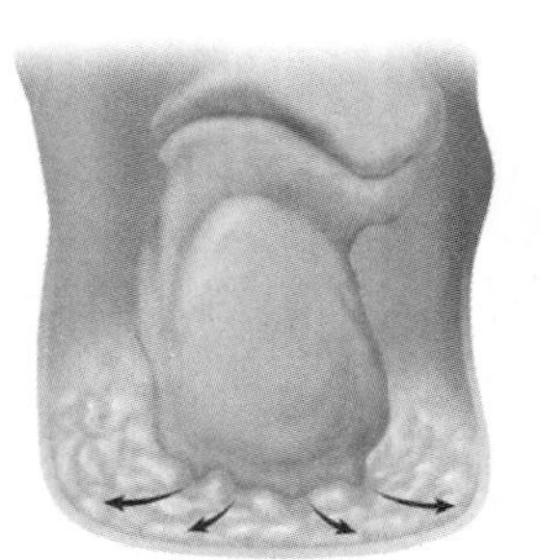

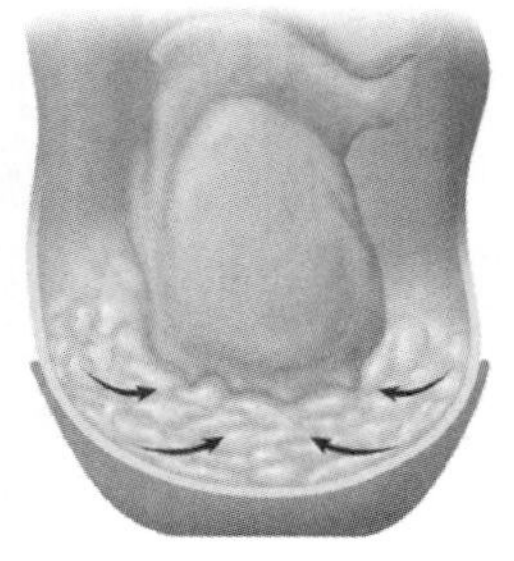

图 3-6-40 “U”形后跟垫作用示意图

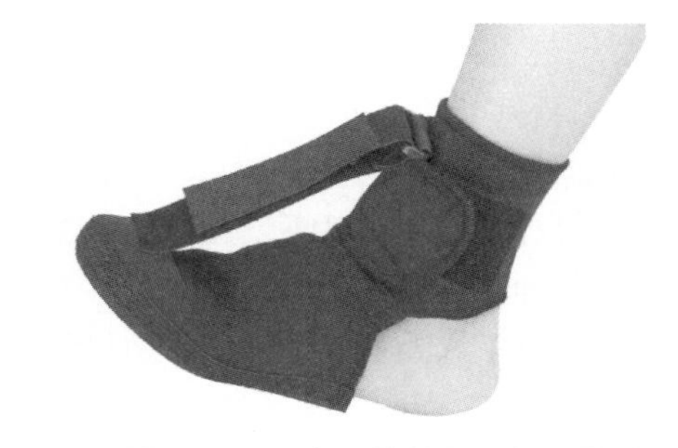

图 3-6-41 夜用软性踝足矫形器

可使用 NSAID 类乳剂外敷镇痛。当疼痛难忍或并有其他关节炎时，可口服对乙酰氨基酚或非甾体抗炎药如莫比可、扶他林等。对顽固性跟痛症在非手术治疗无效情况下，足跟痛症状持续存在并超过 9~12 个月的患者宜采用手术治疗。

五、跖痛症

（一）概述

1. 定义 跖痛症又称前足痛，是指前足跖骨头区域的疼痛，是常见的足部疾病，通常是由前足畸形引起。常见于第 2、第 3 和第 4 跖骨头下方，或第 1 跖骨头稍远端的位置（蹞趾附近）。累及跖骨和跖趾关节，疼痛时间较长，严重影响患者的生活质量。

2. 病因 跖痛症一般由于前足长期受压过大导致，影响因素众多。

（1）足部力学问题：常见的原因有高弓足患者的跖骨处于过度跖屈位，导致跖骨头压力增加；扁平足或踇外翻患者的第1跖列处于背屈位，导致跖骨头受力不均。正常第1跖骨长度应该长于或者等于第2跖骨长度，当第2跖骨长于第1跖骨时，容易在第2跖骨出现压力集中，从而导致或触发第2跖骨头的疼痛。另外，足部长时间过度旋前可能对软组织结构产生不良影响，导致韧带松弛、肌肉萎缩及横弓消失，前足剪切力增加，引起疼痛。

（2）过大或突然的压力：在运动或行走时，绝大部分的体重会转移至足的前掌。体重过重，也就意味着跖骨将承受更大的压力。爱好跑步或者经常参加跑、跳等运动项目（如足球、网球、棒球、橄榄球、篮球等）的人，也比较容易出现跖骨痛。长时间承受过大的压力可能引起神经损伤，关节囊下出现胼胝等。

（3）鞋子不合适：穿高跟鞋会使人体更多的重量转移至前掌，从而引起跖骨痛，这也是女性跖骨痛的常见原因。另外，如果鞋的前部过于狭小或运动鞋缺乏底部支撑，同样有可能因脚掌受到过大的冲击而引起跖骨痛。

（4）外伤：由跖骨或者趾骨细微骨裂引发的疼痛，将会改变体重在足部的分布，以至于并发跖骨痛。另外，第2跖趾关节外侧跖板的退变及撕裂也是导致跖痛症最常见的原因。

（5）软组织缓冲减弱：常见于年龄较大的患者，软组织黏弹性下降。随着年龄增长，正常足弓塌陷导致足底压力和剪切力增加。

（6）其他：跖趾滑囊炎、关节炎、痛风、类风湿性关节炎、神经瘤等。

3. 临床症状　跖骨痛通常是由于前足过度受压或劳损而导致的跖骨头下方软组织损伤，主要表现为长期的、慢性的、严重的疼痛。

（1）疼痛：通常出现在局部区域，然后逐渐向邻近软组织扩散，足底可能有胼胝。烧灼感或抽搐疼通常发生在中间的跖骨头及相关的跖趾关节。站立和行走时疼痛加重，休息后通常会缓解。

（2）结构改变：患者通常伴有前掌增宽，横弓塌陷。可能有足趾的挛缩畸形，如爪状趾。

（3）步态异常：患者步行时为了避免触及患处，表现为疼痛步态，患侧大多步行较快，短而轻，尤其在较硬的地面行走或穿戴缓冲性较差的鞋时。

（二）评估检查

评估检查前应详细询问病史，包括主诉和诊疗史。另外，还需要了解患者的职业、运动爱好、穿鞋习惯等。

1. 影像学检查　患者应在负重位下拍摄足部X线正位、侧位及斜位片。跖骨区域的应激反应或骨折可能有类似的疼痛症状，因此在治疗耐受性条件下（3~6个月）应考虑MRI或CT扫描。

2. 外观检查　在非负重位，观察患者足底是否有胼胝体。如果胼胝体在第5趾底或外侧，则可能为趾囊炎；如果胼胝体在跖骨头，则可能有锤状趾或爪状趾。患者站立位，评价下肢力线、足趾长度和纵弓形态。评估有无扁平足、高弓足或外翻畸形。

3. 力学评估　足底压力分析：使用足印图法或压力板采集法，获取患者足底压力数据，分析足底压力集中情况。同时，进一步明确压力集中的准确区域。

4. 触诊　使用拇指指腹按压跖骨头或患者主诉疼痛部位及周围组织，判断足底脂肪组织是否有萎缩，确定足底胼胝的位置及厚度，了解疼痛类型及程度。

如果足底无胼胝体，但是伴有神经症状，则可能有趾间神经瘤；如果有神经症状，则可能有跖趾关节不稳或跖骨应力性骨折。

（三）康复治疗

跖痛症绝大部分可以通过保守治疗得到良好的效果。物理因子治疗包括冷疗、离子电渗疗法和脉冲超声波。

（四）矫形器应用

1. 主要功能障碍　站立或行走时患侧前掌疼痛，导致人体出现代偿性姿势，产生疼痛步态。患侧后跟或健侧负重增加，身体重力线偏移，可能引发身体其他部位的疼痛或损伤。

2. 应用矫形器目的　足部矫形器能够缓解常见的跖痛症疼痛问题。足部矫形器的应用目标是通过重新分布足底压力缓解局部过大的作用力；通过吸收震动，缓冲地面作用力，缓解疼痛症状。对于合并有足部畸形的情况，足部矫形器的目的是控制和支撑畸形。穿合脚的鞋或使用具有缓冲作用的鞋垫，能治疗跖骨痛患者的疼痛症状，预防其进一步发展。

3. 矫形器适配

（1）中间跖骨头疼痛的患者：选用水滴状或鸡心形横弓垫，支撑横弓，同时分离跖骨头，防止神经刺激和压迫，能够有效缓解常见的前掌疼痛。该垫应准确放置于第 2~4 跖骨头的正后方，不可过度靠前，否则可能引起跖骨头应力集中（图 3-6-42）。注意：垫片外侧不应太宽，否则会抬升足的外侧序列，可能导致足过度旋前。

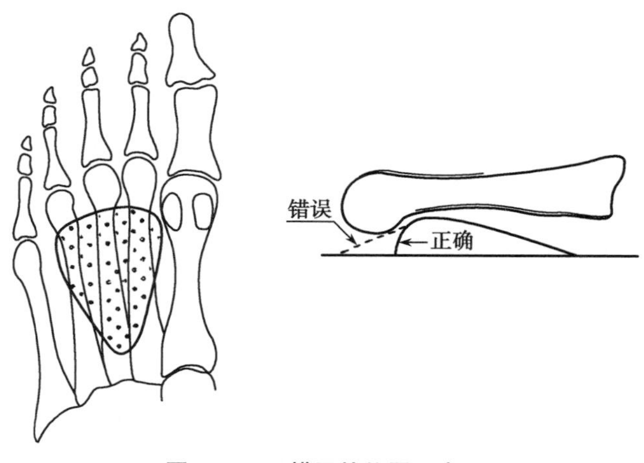

图 3-6-42　横弓垫位置示意图

（2）全部跖骨头疼痛的患者：选用支撑所有跖骨头的全掌垫鞋垫（图 3-6-43）。该垫应定位准确，形状符合每个跖骨头的解剖结构，制作中可通过触诊按压的方式定位每个跖骨头的边缘，还可以选用前掌跖骨头处使用软性材质的舒适性足部矫形器（图 3-6-44）。

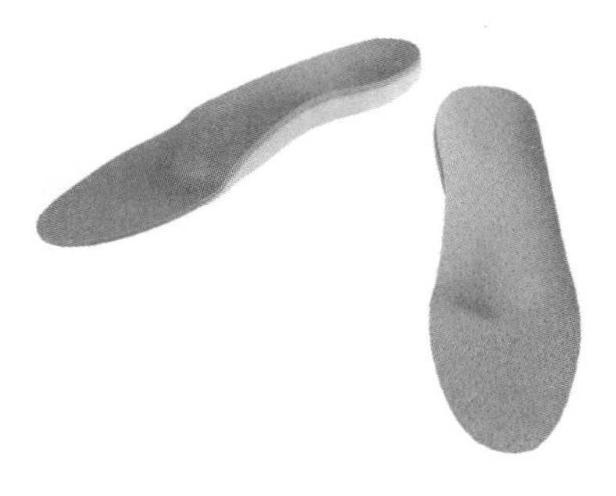

图 3-6-43　全掌垫鞋垫

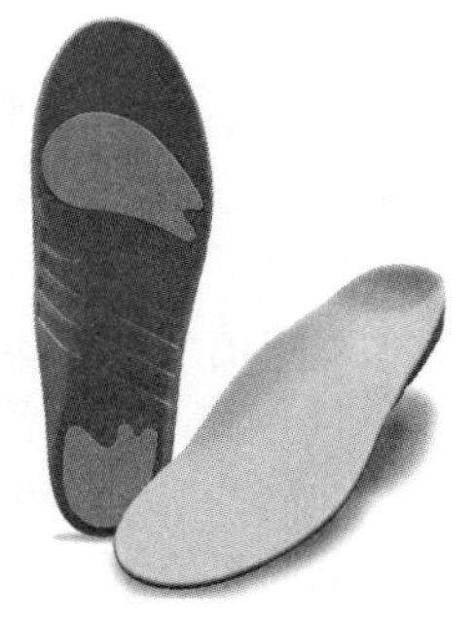

图 3-6-44　前掌免压鞋垫

（3）合并有其他足部畸形的跖痛症患者：①存在过度旋前或旋后时，应选用具有矫正功能的足部矫形器，尽量保持距下关节中立位。②存在爪状趾或锤状趾时，应选用脚趾垫（图 3-6-45），伸展足趾，增加足趾负重，缓解过度紧张。③存在跖骨跖屈受限或僵硬时，应选用在疼痛相应位置挖孔或下陷的足部矫形器（图 3-6-46），通过局部免荷，预防或缓解疼痛。

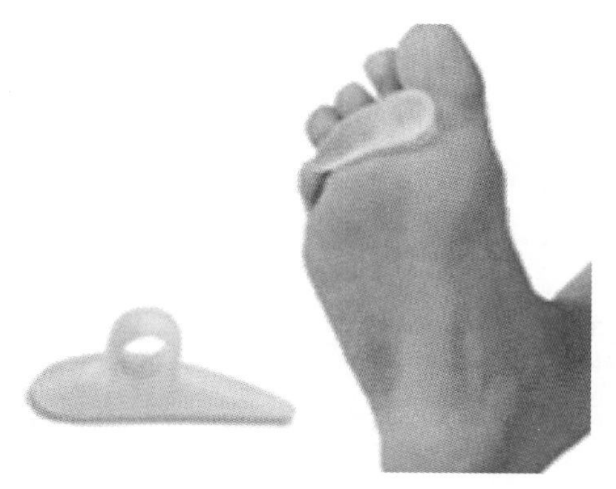

图 3-6-45　脚趾垫

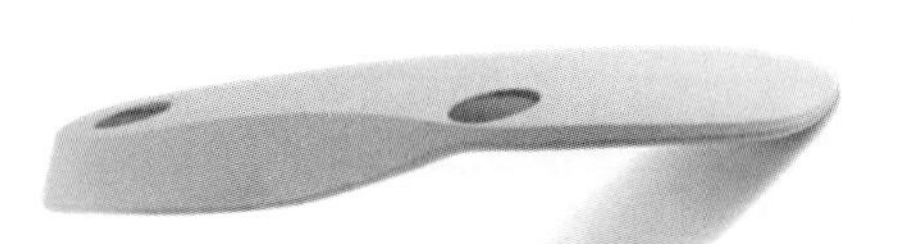

图 3-6-46　带挖孔的矫形鞋垫

（4）跖痛症较严重的患者：可同时使用垫片支撑和疼痛部位挖孔的足部矫形器。另外，还应选用矫形鞋或改造鞋，鞋底应有较好的缓冲吸震性，前掌有摇椅滚动边，必要时后移滚动边（图 3-6-47），以辅助行走时足的滚动，减少前足压力。另外，与足底直接接触的材料应柔软舒适。

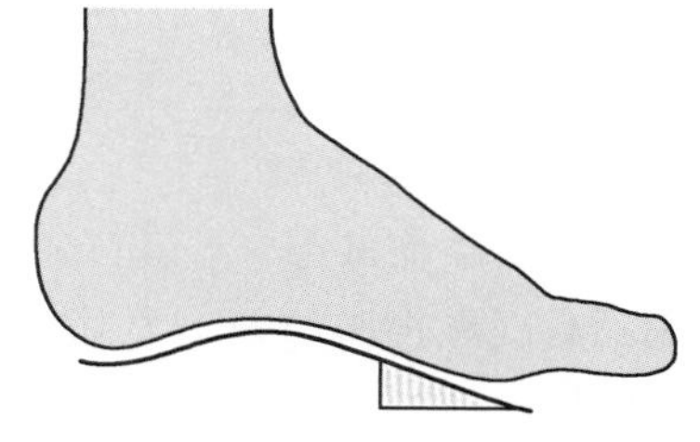

图 3-6-47　后移滚动边

六、糖尿病足

（一）概述

1. 定义　糖尿病足（diabetic foot）是指糖尿病患者并发与下肢远端神经异常及不同程度周围血管病变相关的足部溃疡、感染和 / 或深层组织破坏，是糖尿病最严重、治疗费用最多的慢性并发症之一，也是糖尿病非外伤性截肢的主要原因。糖尿病足发病率随年龄增大而增高，大多数糖尿病足的发病年龄>40 岁。

2. 病因

（1）糖尿病足危险因素：①糖尿病病史超过 10 年；②男性；③血糖控制不稳定；④有心脏病、视网膜病变、肾脏并发症；⑤足部高危的因素，如末梢神经血管病变、足部变形、脚底胼胝体、锤形足趾等；⑥穿不合脚的鞋；⑦有足部溃疡或有截肢病史。

（2）动脉粥样硬化。

（3）外周神经病变和动脉内膜炎。

（4）感染。

（5）外伤。

3. 糖尿病足溃疡的分级　糖尿病足溃疡有几种不同的分级方法，目前应用最广泛的是 Wagner 分级。Wagner 分级系统根据溃疡深浅、坏疽等因素将糖尿病足分为 6 级（表 3-6-2）。

另外，Texas大学分期系统又根据缺血、感染等因素对糖尿病足进行了分期（表3-6-3）。

表3-6-2 糖尿病足Wagner分级

Wagner分级	临床特点
0	有症状但皮肤完整，可能有骨骼畸形
1	皮肤局部有表浅溃疡
2	溃疡深达肌腱、骨骼、韧带与关节囊
3	溃疡合并深部脓肿和骨髓炎
4	足趾或前足坏疽
5	全足坏疽

表3-6-3 糖尿病足Texas大学分期

Texas大学分期	临床特点
A	清洁伤口
B	有感染无缺血
C	有缺血无感染
D	缺血、感染并存

4. 临床表现

（1）缺血缺氧：①足背动脉搏动减弱或消失；②皮肤温度下降，肤色变暗、毛发脱落；③可有间歇性跛行及休息痛、夜间痛；④自足趾尖端开始皮肤变黑，逐渐向上蔓延，形成干性坏疽。

（2）神经病变：①下肢及足部皮肤干燥、无汗、变脆并常有裂隙；②感觉异常，有麻木刺痛、烧灼痛或感觉丧失；③足部肌肉萎缩。

（3）鞋不合脚：突然或逐步发现足的形态改变或者发现穿的鞋不再合脚。

（4）水肿：顽固性水肿，负重时加重且不会完全缓解。

（5）感染的表现：①足部有红、肿、热、痛和功能障碍，疼痛的程度和坏死的程度不相关；②局部有湿性坏死，有流水、流脓或者出血；③可有体温升高。

（6）皮肤、皮下组织溃疡：不同类型的足溃疡，其临床表现亦不同。

（二）评估检查

糖尿病足患者的功能评估至少包括膝关节平面以下情况，且双侧均应进行评估。

1. 外观检查

（1）首先需观察患者的步态并记录肢体近端和骨盆的异常情况。

（2）检查肢体毛发的生长情况，检查脚趾之间的情况。记录有临床意义的趾甲与皮肤情况，包括皮疹、肿胀、皮肤的破损及趾甲的畸形等。

（3）评估足的骨性突起、结构性畸形（如爪状趾、踇囊炎、后足内翻、足纵弓塌陷）和总体形态改变等情况。

（4）如有溃疡，应先观察创面尤其是暴露的深部组织结构（如肌腱、关节），然后使用钝性无菌器械轻柔地探测创面，看创面是否与更深的结构相通，尤其是其下的骨骼。应该精确地测量、记录溃疡的面积与深度。

（5）观察患者鞋子的磨损方式，观察并感觉鞋内有无异物，如突起的鞋子原材料或趾甲。

2. 足踝关节活动度评估　足踝关节活动受限与足部溃疡的发生具有相关性，检查踝关节、距下关节、跗横关节、跖趾关节等的活动范围。

3. 足底压力检查　数字化足底压力测量方法将足底压力客观化、指标量化，具有可重复性。但是与测力台相比，它只能测量垂直方向上的地面反作用力，无法测量足底剪切力。

（1）足与地面之间的压力：使用足底压力测试板在站立或行走状态下，对静态和动态足底压力进行测量（图3-6-48）。静态数据主要分析整足最大压力、平均压力、接触面积、负重百分比、前足、后足接触面积百分比、最大压力、平均压力等参数。动态数据主要分析整足接触面积、最大压力、平均压力、支撑时间、平均旋转、足底各区域接触面积、负重百分比等参数。

（2）足与鞋垫或鞋之间的压力：使用鞋内插入式足底压力测量系统，对足与鞋垫之间或者足与鞋之间的压力进行测量（图3-6-49）。用于患者穿戴鞋垫或鞋子后足底压力的评估。

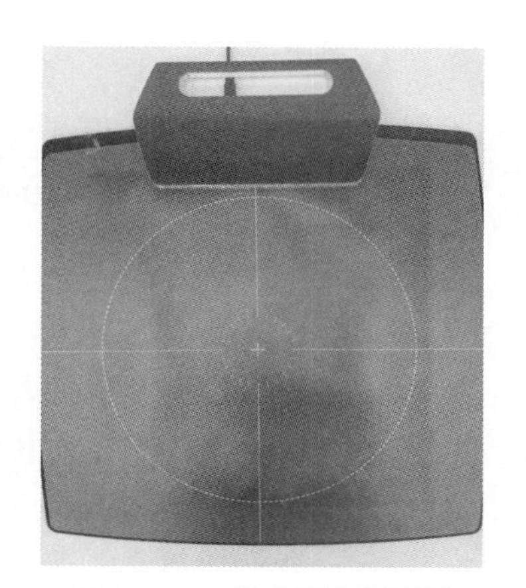

图3-6-48　足底压力测量板

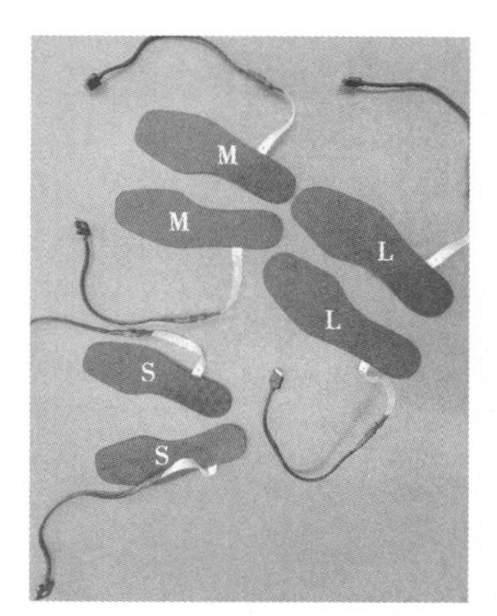

图3-6-49　鞋内插入式足底压力测量系统

4. 神经功能评估　主要对感觉神经、运动神经和自主神经的神经功能进行评估。可采用神经功能阈值检查法、振动觉测试、温度觉测试、保护性痛觉测试、动脉搏动检查、轻触、位置觉、电刺激和运动神经传导速度检查等。

（1）神经功能阈值检查法：常采用的方法为Semmes-Weinstein单点感知觉测试。检查者将5.07（10g）尼龙丝一端垂直置于患者足部皮肤上，用力将尼龙丝按压至弯曲，然后将尼龙丝拿起。如果患者某一部位无法感知到尼龙丝的存在，提示足部溃疡的风险升高。

（2）振动觉测试：检查者使用128MHz音叉在一定的频率和振幅下放置于内外踝或腕关节等骨突处。如果患者无法感知到音叉振动，表明该部位缺乏深部组织感觉，提示足部溃疡的风险升高。

（3）温度觉测试：准备两个水杯，分别倒入凉水和温水，使用杯壁接触患者局部皮肤，患者对凉热感觉进行判断。

（4）保护性痛觉测试：使用比较尖锐的针头，针刺下肢或腿部局部皮肤，判断患者对疼痛的感觉。

（5）动脉搏动检查：用示指、中指触摸患者足背动脉和胫后动脉的搏动，若两者均可触及，则表明足部严重缺血的可能性较小；若上述搏动均小，则应进一步对腘动脉和股动脉进行处置，以判断血管狭窄的部位。

5. 血管病变评估 每一个糖尿病患者均需要进行血管功能评估，检查足部的血管功能状态可采用踝臂压力指数测量法（ABPI）、应用动静脉多普勒超声等技术。当一侧肢体过度发冷或足远端体温急剧下降时，应怀疑存在血管损伤。ABPI 能测量出下肢的血液供应情况，双足和/或患侧足部的 ABPI 值<0.8是缺血的临床证据。

6. 影像学检查

（1）X 线检查：X 线检查对评估糖尿病足溃疡附近骨质状态具有非常好的诊断价值。

（2）MRI 检查：MRI 检查能同时显示出骨及软组织的异常，是糖尿病足治疗过程中的一个重大进步。尽管不是每个糖尿病足部感染及每个脓肿都必须进行 MRI 检查，但 MRI 检查对软组织脓肿及深部感染的诊断极具价值，早期 MRI 检查有助于尽快明确诊断，规划治疗策略。

（3）CT 检查：CT 在评估神经性骨关节病的骨及相关结构，特别是皮质骨显像方面比 MRI 具有优势，缺点是难以区分感染组织和正常组织。

（4）正电子发射断层扫描（PET）：FDG（^{18}F-2- 氟 -2- 脱氧 -D- 葡萄糖）-PET（正电子发射断层扫描）技术对诊断糖尿病足骨髓炎具有高灵敏度和特异性，当存在 MRI 检查禁忌证时，FDG-PET 技术就成为非常有用的诊断方法。

（三）康复治疗

1. 多学科协作的治疗原则 糖尿病足是一种涉及矫形外科学、血管外科学、内分泌科学、神经科学、感染科学、康复医学、假肢矫形器学等领域的跨学科疾病，其治疗的重心必须倾向于疾病的综合管理。根据糖尿病足不同时期的需要，组建治疗团队应该包括康复医学科、骨科（足踝外科）、血管外科、内分泌科、神经内科、感染性疾病科等多个临床科室跨专业的医务工作者，组成预防与康复团队，协调工作，可以成功地减少足溃疡的发生率和截肢率。临床研究表明，多学科联合治疗糖尿病足已经取得了非常满意的临床和康复疗效。

2. 糖尿病足患者的教育与护理 糖尿病足患者的健康教育和护理是非常有必要的（表 3-6-4），可以在短期内有效减少足部溃疡的发生率。教育和指导患者及家属采取预防性措施，减少不良预后及相关风险发生是不可或缺的环节。

表 3-6-4 糖尿病足患者的护理指导

项目	指导内容
1. 患者必须懂的问题	了解保护性感觉的丧失是导致大多数糖尿病足的原因，丧失感觉可能会导致伤害。警觉是预防足部问题最好的方式
2. 足部检查	每天使用镜子或让别人帮助检查每只脚是否有裂纹、水疱、挫伤、红斑、割伤和溃疡，确认脚趾间的皮肤没有过度潮湿
3. 洗脚	每日使用温水和温和的肥皂洗脚。只要手臂或手没有发生神经病变，使用同一部位探测水温或让别人帮助探测水温。小心轻柔地擦干脚趾缝，不要擦污点。除非是医师特别交代，否则不要泡脚

续表

项目	指导内容
4. 小心烫伤	如果晚上脚凉，可穿袜子睡觉，禁止使用加热垫、热水瓶或其他热源暖脚。禁止不穿鞋在热的物体表面行走
5. 足部皮肤护理	为了保持皮肤湿润，洗澡后可涂一薄层润滑油或润滑霜（如凡士林或糖尿病专业保湿霜）。润滑膏的类型可咨询医生。脚趾之间不要使用霜剂、洗涤剂或药膏，避免使用前3位主要成分是酒精的洗涤剂和霜剂。不要在脚上、趾间使用胶带
6. 趾甲护理	横着修剪趾甲，不要将趾甲两侧的边角剪掉。每日锉削趾甲以减少修剪趾甲的频率，但应避免刮擦到干燥的皮肤。如果视力不好，可让家属帮助做趾甲护理。当趾甲太厚或很难修整时，咨询医生
7. 茧和鸡眼	洗澡时，在脚还是温的时候，使用磨石或足部锉刃清除茧。如果视力不好，可让家属帮助。不要自己使用化学品或强的防腐液清除鸡眼或茧，不要自己去切除鸡眼，尤其是合并血液循环障碍时
8. 穿袜	穿合脚的袜子，每天清洗及更换。有衬垫的短袜能减少足部压力，尼龙和棉混合材质的袜子能减少皮肤的摩擦力。不要穿修补过的长袜，避免使用有松紧口或吊袜带及有裂缝的袜子
9. 穿鞋	不要穿脚趾间有皮带的凉鞋。穿戴有足够长度和宽度、脚趾有足够空间的鞋，特别是脚趾有爪状畸形者。选择皮革或织物材料的鞋，避免选择硬的或合成材料（如塑料或漆皮）的鞋。穿新鞋时应经常检查脚，第一天穿戴不要超过1小时。如果有神经病变、明显的足部畸形或既往有严重的足部问题，咨询足部矫形师
10. 患者的责任	不要抽烟，会减少足部血运。经常就诊，确认每次检查脚和脚趾间区域。当脚上出现水疱或溃疡时，应及时告知足踝外科医生

3. 物理治疗

（1）主动运动：①仰卧位：患肢伸直抬高45°，维持2~3分钟，然后平放床上2~3分钟，重复5~6遍。②仰卧位：患肢伸直抬高45°，足趾做背伸跖屈活动30次。③仰卧位：患肢伸直抬高45°，踝关节做背伸跖屈活动30次，每天1~2次。

（2）按摩：感染溃疡或坏疽部位以上用适当的力量做向心性按摩10~12分钟，每天1~2次，有助于静脉和淋巴液回流和水肿的消退。

（3）正负压治疗：患肢置于正负压治疗仪，由微电脑控制，注入或吸出空气，使压强在 -6.8~13.4kPa 之间交替进行，每个时相维持30秒，每次做60分钟，每天1次。此方法的主要目的是改善下肢血液循环。

4. 伤口和溃疡处理

（1）判断伤口的分类：1级溃疡多在门诊处理，超过1级，除极少数外，一般需要住院或外科手术治疗。

（2）判断足部血运情况：血运情况良好有利于溃疡愈合。足部脉搏搏动良好，可判断足部血运情况为A级。如果脉搏不能触及或者明显减弱，则需做血管检查。根据检查结果，可确定足部血运情况是A级、B级（缺血但无坏疽）、C级（部分坏疽）或D级（足部完全坏疽),据此制定临床治疗计划。

(3)判断伤口是否感染:在溃疡表面用棉签拭子取标本做细菌培养。如果溃疡并发严重感染,患者应住院治疗。请内科、内分泌科、感染性疾病科调整全身代谢状况,控制感染,然后进行伤口的外科清创处理。

(四)矫形器应用

糖尿病足患者的溃疡和并发症能够通过充分的患者教育、恰当的健康管理和合理的适配定制矫形器、矫形鞋或改造鞋得到预防或治疗。糖尿病足足部矫形器应用的目的是降低过度集中的足底压力,缓冲震动,减少剪切力或足部在鞋内的水平运动,通过稳定和支持以适应足部畸形,限制不稳定关节的异常运动。治疗溃疡伤口愈合的关键是足底减压,调节患者足底压力的方法有:运动习惯改变、特制的袜子和鞋垫、全接触足部矫形器、助行足部矫形器、延伸到小腿上段的定制踝足矫形器等。

以糖尿病足溃疡分级为基础,根据神经、血管、关节等病变情况,将糖尿病足分为8级以给出矫形器的适配建议。

1. 0级

(1)主要功能障碍:无周围神经或周围血管病变;关节活动范围减小;感觉功能下降。

(2)应用矫形器目的:预防足部局部压力过度集中;预防足部损伤发生。

(3)矫形器适配:选择具有如下特征的鞋:鞋面使用透气且柔软有弹性的材质;鞋头的宽度和高度空间充足,尤其是足趾处应足够宽和深,以预防足趾压力的增加;前足鞋面无接缝;鞋内空间足够可放置足部矫形器;鞋子轻便。

2. Ⅰ级

(1)主要功能障碍:无周围神经或周围血管病变,但存在足部畸形;关节活动范围下降,足底压力增高,步行能力下降,行走稳定性较差。

(2)应用矫形器目的:预防足部局部压力过度集中;预防足部畸形进一步发展;预防足部损伤发生。

(3)矫形器适配:除使用0级中要求的鞋外,还应选用由柔性发泡材料制成的全接触足部矫形器(图3-6-50)。该矫形器能够重新分配足底压力,避免直接损害伤口,减少水肿,维持关节及软组织的稳定性,是目前治疗普通型足底溃疡(Ⅰ级)应用最广泛、效果最好的方法。对于存在膝关节内外翻畸形的患者,需要扩展后跟或使用托马斯跟调整力线。同时,使用弹性缓冲后跟或摇椅后跟滚动减少后足受力。对于伴有跖痛症、拇外翻等前足畸形的患者,应使用摇椅前掌滚动边或跖骨条缩短前足的滚动杠杆,降低前足受力。对于存在足部内、外或背侧畸形的患者,应使用挖孔或缓冲垫片对相应部位免荷。

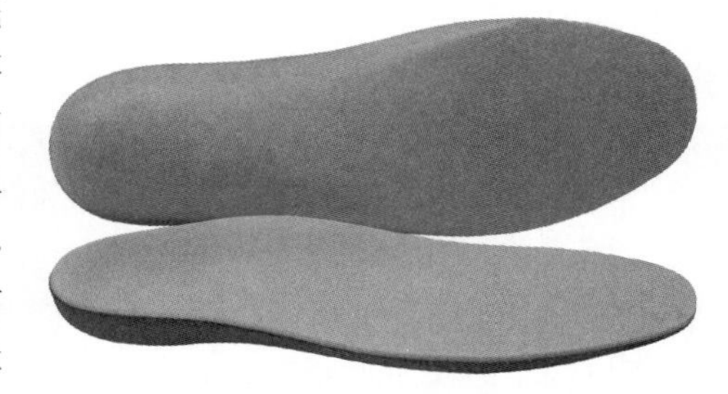

图3-6-50 全接触足部矫形器

3. Ⅱ级

(1)主要功能障碍:神经血管病变引起感觉异常;关节活动范围下降,步行能力下降,足底压力增高;行走稳定性和平衡性较差。

(2)应用矫形器目的:预防足部畸形进一步发展;改善血液循环,预防神经损伤;预防运动损伤,降低截肢发生率。

（3）矫形器适配：使用外科矫形鞋或专为糖尿病患者设计的治疗鞋（图 3-6-51）。这类鞋应满足以下条件：①鞋的宽度尺寸可选择，以适应不同宽度的足部。②鞋面、鞋舌和衬里材料应有一定弹性，以满足前足和足趾的活动需要。③鞋的前部或者鞋与骨突直接接触的位置不应有接缝。④鞋口应足够宽，以适应足趾和踝关节活动受限的患者；为了使鞋与足部服帖，同时一定程度上满足足部体积的变化，应使用可调节的搭扣。⑤鞋内应有足够的空间，以容纳 1~1.5cm 厚的糖尿病足鞋垫。如果出现皮肤溃疡或有进一步发展的趋势，应重新为患者做评估检查；若穿戴一段时间足部矫形器后，足底溃疡、足底压力和神经血液状态无改善，需要定制糖尿病足鞋。

4. Ⅲ级

（1）主要功能障碍：足底局部压力急剧增加，出现足底溃疡；行走稳定性和平衡性差。

（2）应用矫形器目的：降低足部局部过高的压力，避免足底压力进一步增加；改善足底滚动，提高步行能力；预防足底溃疡进一步发展，预防截肢发生。

（3）矫形器适配：对于存在足底溃疡的患者，矫形器选用除满足Ⅱ级要求外，还应定制有摇椅滚动鞋底的包踝鞋。鞋垫应舒适并充分包裹足底。当需要稳定支撑整个足时，应选用高度为 20cm 的关节融合术后靴包裹住整个脚。该靴子有坚硬的鞋头、弹性鞋舌，以及跖骨条和弹性缓冲后跟。如果皮肤溃疡有进一步发展的趋势，应重新为患者做评估检查；若穿戴一段时间足部矫形器后，足底溃疡、足底压力和神经血液状态无改善，需要定制糖尿病足靴（图 3-6-52）。

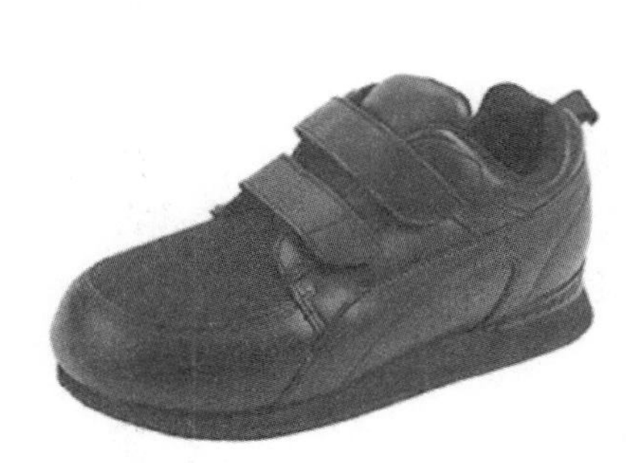

图 3-6-51 糖尿病足鞋

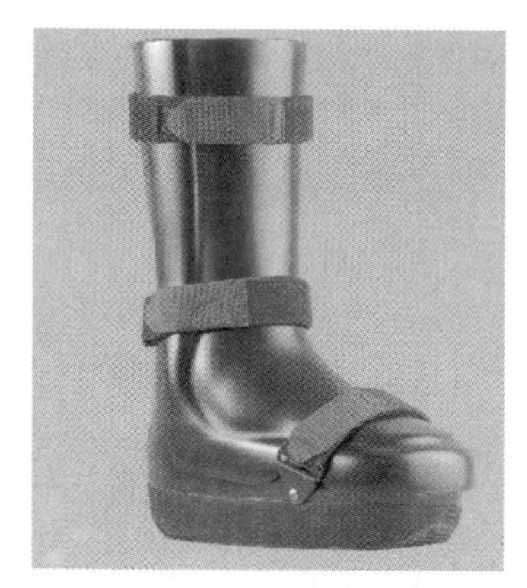

图 3-6-52 糖尿病足靴

5. Ⅳ级

（1）主要功能障碍：神经血管病变引起感觉异常，存在足部畸形或异常；足底压力增高，行走平衡性和稳定性差。

（2）应用矫形器目的：预防足部畸形进一步发展；降低中足、前足局部过高的压力，避免前足、中足畸形的发展和僵硬；改善足底滚动，提高步行能力；预防运动损伤及溃疡，预防截肢发生。

（3）矫形器适配：可以选用Ⅲ级中介绍的矫形靴或矫形鞋。对于存在足部畸形的患者，可定制矫形鞋垫对畸形进行调整，使之稳定并提供支撑，同时减轻地面应力、减少剪切力、减轻跖骨头和其他区域的压力，从而降低足底溃疡的风险。矫形鞋垫应该由柔软、闭孔材料制造，允许减震和适应各种损伤和畸形。另外，应检查患者的足部畸形是否需要增加小腿区域的支撑。选用个性化包踝的糖尿病足鞋和定制糖尿病足鞋垫；如果皮肤出现溃疡，足部畸形进一步发展，建议使用矫形靴或免荷踝足矫形器（图 3-6-53）；穿戴一段时间后，应对足底溃疡、足底压力和神经血液状态进行评估，若无改善，需要定制包踝糖尿病足靴。

6. Ⅴ级

（1）主要功能障碍：存在急性期后的神经性骨关节炎，中足关节变形发展为夏科特足；中足局部压力急剧增高，前足局部压力增大；行走稳定性和平衡性差。

（2）应用矫形器目的：预防足部截肢伤口进一步发展；降低中足、前足局部过高压力，避免前足、中足畸形的发展和僵硬化；改善足底滚动，提高足底硬度和滚动功能，提高步行能力；预防运动损伤及溃疡，促进伤口愈合。

（3）矫形器适配：必须使用定制的踝关节加强矫形鞋，需要时增加关节融合术包头，并有加固或加强的舒适性鞋垫。以上要求可以通过使用足部矫形器或鞋内套和改造普通鞋来实现。

7. Ⅵ级

（1）主要功能障碍：神经血管病变引起感觉异常，伴有足的部分截肢，行走异常。

（2）应用矫形器目的：预防足部伤口进一步发展；降低伤口处压力，避免局部压力过大；改善足底滚动，提高步行能力，促进血液循环和伤口愈合；预防外伤进一步发展，预防截肢发生。

（3）矫形器适配：除满足Ⅳ级中足部矫形器的要求外，可能还需要定制足部假肢，尤其截肢平面在跖骨以上时。选用个性化包膝的糖尿病足靴（图 3-6-54）和定制脚趾补缺鞋垫（图 3-6-55）；如果伤口有进一步恶化的趋势，建议使用免荷式步行用矫形靴；穿戴一段时间后足部外伤、足底压力和神经血液状态进行评估，若无改善，需要重新定制包膝糖尿病足靴或者矫形器。

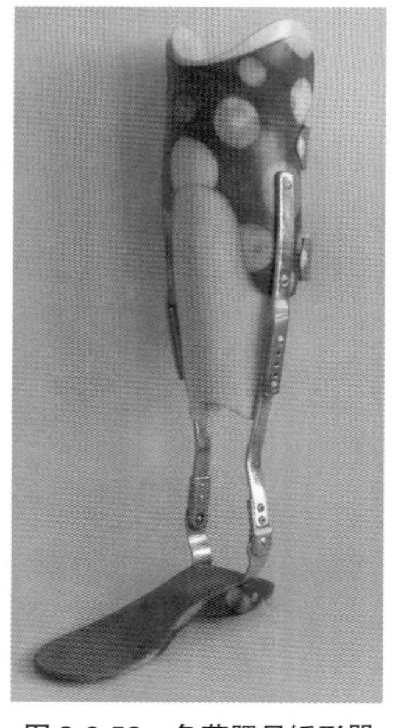

图 3-6-53 免荷踝足矫形器

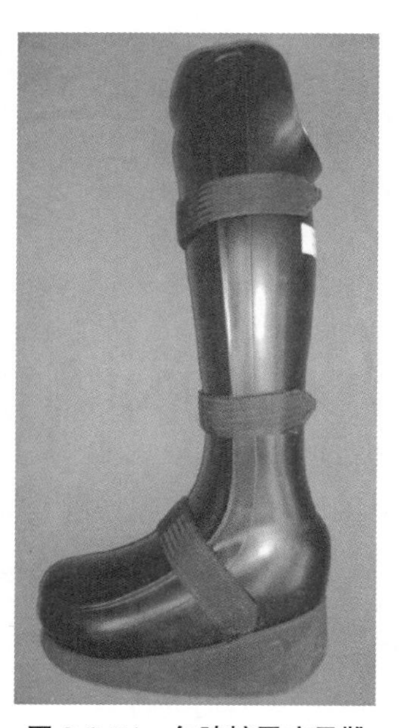

图 3-6-54 包膝糖尿病足靴

8. Ⅶ级

（1）主要功能障碍：严重溃疡，大面积皮肤坏死，不易愈合，受伤部位不能行走；恶化的神经性骨关节病。

（2）矫形器应用目的：预防足部伤口进一步发展；降低伤口处压力，避免局部压力过大；改善足底滚动，辅助行走，提高步行能力，促进血液循环和伤口愈合；预防外伤进一步发展，预防截肢发生。

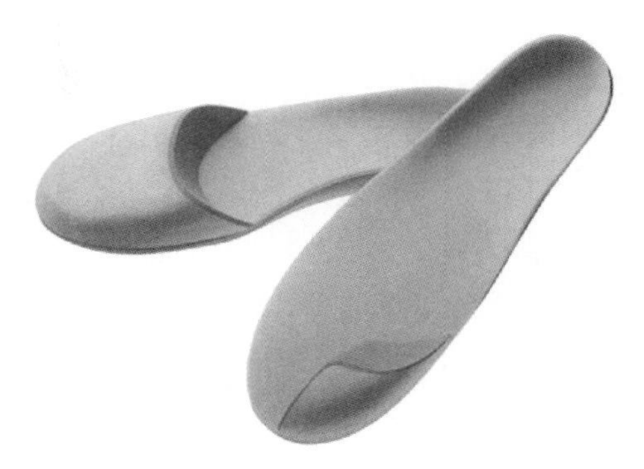

图 3-6-55 脚趾补缺鞋垫

（3）矫形器适配：除满足Ⅳ级中足部矫形器的要求外，可能还需要定制足部假肢，尤其截肢平面在跖骨以上平面时。选用个性化包膝的糖尿病足靴和定制鞋垫；如果伤口有进一步恶化的趋势，建议使用免荷式步行用矫形靴；穿戴一段时间后，应对足部外伤、足底压力和神经血液状态进行评估，若无改善，需要重新定制包膝糖尿病足靴或者矫形器。

（曹 萍）

参考文献

[1] Rene B, Michael M, Hartmut S. Pedorthics: foot disorders-foot orthoses-foot wear[M]. Geislingen, Germany: C.Maurer Fachmedien, 2016.

[2] Wayne D, Stephen A. Contemporary Pedorthics[M]. 3rd ed. Seattle, Washington: Sea Script Company, 2007.

[3] Stephen P, Michael O, Anisa P, et al. Clinical Practice Guidelines: A reference manual of best practice in pedorthic care[M]. 2nd ed. Winnipeg, MB: Pedorthic Association of Canada, 2018.

[4] Coughlin MJ，唐康来. 曼氏足踝外科学[M]. 北京：人民卫生出版社，2015.

[5] 王正义. 踝外科学[M]. 北京：人民卫生出版社，2014.

[6] 戴闽. 骨科疼痛与治疗[M]. 北京：人民军医出版社，2008.

[7] 卓大宏. 康复治疗处方手册[M]. 北京：人民卫生出版社，2007.

[8] 公维军，赵正全. 假肢矫形工程医学基础[M]. 北京：人民卫生出版社，2021.

[9] 曹萍，汪波. 足部矫形器设计与制作[M]. 北京：国家开放大学出版社，2016.

[10] 舒彬. 创伤康复学[M]. 北京：人民卫生出版社，2010.

[11] 赵辉三. 假肢与矫形器学[M]. 2版. 北京：华夏出版社，2013.

[12] 赵正全. 假肢矫形器技术与临床应用[M]. 北京：电子工业出版社，2020.

[13] 陈孝平，汪建平. 外科学[M]. 8版. 北京：人民卫生出版社，2013.

[14] Heary RF, Bono CM, Kumar S. Bracing for scoliosis[J]. Neurosurgery, 2008, 63(3): 125-130.

[15] Widmaier EP, Raff H, Strang KT. Vender's human physilogy[M]. 11th ed. New York: McGraw Hil, 2008.

[16] 李晓捷. 儿童康复学[M]. 北京：人民卫生出版社，2018.

[17] Alshryda, Sattar, Wright, James. Congenital Club Foot: The Result of Treatment. In Classic Papers in Orthopaedics[M]. London: Springer London, 2013.

[18] Akkurt HE, Kocabaş H, Yılmaz H, et al. Comparison of an epicondylitis bandage with a wrist orthosis in patients with lateral epicondylitis[J]. Prosthet Orthot Int, 2018, 42(6): 599-605.

[19] Bisset LM, Collins NJ, Offord SS. Immediate Effects of 2 Types of Braces on Pain and Grip Strength in People

With Lateral Epicondylalgia: A Randomized Controlled Trial[J]. Journal of Orthopaedic & Sports Physical Therapy, 2014, 44(2): 120-128.

[20] Barati H, Zarezadeh A, MacDermid JC, et al. The immediate sensorimotor effects of elbow orthoses in patients with lateral elbow tendinopathy: a prospective crossover study[J]. J Shoulder Elbow Surg, 2019, 28(1): e10-e17.

[21] 武继祥. 假肢与矫形器的临床应用[M]. 北京: 人民卫生出版社, 2012.

[22] Nemati Z, Javanshir MA, Saeedi H, et al. The effect of new dynamic splint in pinch strength in De Quervain syndrome: a comparative study[J]. Disabil Rehabil Assist Technol, 2017, 12(5): 457-461.

[23] Page MJ, Massy-Westropp N, O' Connor D, et al. Splinting for carpal tunnel syndrome[J]. Cochrane Database Syst Rev, 2012, 2012(7): CD010003.

[24] 马卫杰, 韩树峰. 3 种不同外固定方法对新鲜锤状指的疗效比较[J]. 河南医学研究, 2020, 29(5): 803-806.

[25] Newcomb NRA, Wrigley TV, Hinman RS, et al. Effects of a hip brace on biomechanics and pain in people with femoroacetabular impingement[J]. J Sci Med Sport, 2018, 21(2): 111-116.

[26] Kalra M, Bakker R, Tomescu SS, et al. The effect of unloader knee braces on medial meniscal strain[J]. Prosthet Orthot Int, 2019, 43(2): 132-139.

[27] Gaitonde DY, Ericksen A, Robbins RC. Patellofemoral Pain Syndrome[J]. Am Fam Physician, 2019, 99(2): 88-94.

[28] 徐宝鋆, 付维力. 膝后交叉韧带损伤的诊治及康复策略[J]. 中国组织工程研究, 2021, 25(11): 1766-1772.

[29] Hewlett J, Kenney J. Innovations in functional and rehabilitative knee bracing[J]. Ann Transl Med, 2019, 7(Suppl 7): S248.

[30] 丁谷渊, 史申宇, 凌晓宇, 等. 髂胫束综合征的临床诊治研究进展[J]. 中国骨伤, 2018, 31(10): 965-970.

[31] Mellinger S, Neurohr GA. Evidence based treatment options for common knee injuries in runners[J]. Ann Transl Med, 2019, 7(Suppl 7): S249.

[32] Evans LJ, Clough A. Prevention of ankle sprain: A systematic review[J]. Inter Musculoskel Med, 2012, 34(4): 146-158.

[33] 陈祥勇. 头颈胸支具在云南彝良 9·07 地震中对幼儿寰枢关节半脱位治疗的应用心得[J]. 中国医药指南, 2013, 11(8): 228-229.

[34] Landi A, Pietrantonio A, Marotta N, et al. Atlantoaxial rotatory dislocation(AARD) in pediatric age: MRI study on conservative treatment with Philadelphia collar--experience of nine consecutive cases[J]. Eur Spine J, 2012, 21(Suppl 1): S94-S99.

[35] Plumb JO, Morris CG. Cervical collars: probably useless; definitely cause harm! [J]. J Emerg Med, 2013, 44(1): e143.

[36] William F L, Satyajit M, Gordon B. Degenerative lumbar instability[J]. Seminars in Spine Surgery, 2013, 25(2): 92-99.

[37] 王予彬, 王惠芳. 运动损伤康复治疗学[M]. 2 版. 北京: 科学出版社, 2019.

[38] Longo UG, Loppini M, Rizzello G, et al. Management of primary acute anterior shoulder dislocation: systematic review and quantitative synthesis of the literature[J]. Arthroscopy, 2014, 30(4): 506-522.

[39] Chen L, Peng K, Zhang D, et al. Rehabilitation protocol after arthroscopic rotator cuff repair: early versus delayed motion[J]. Int J Clin Exp Med, 2015, 8(6): 8329-8338.

[40] Hoogvliet P, Randsdorp MS, Dingemanse R, et al. Does effectiveness of exercise therapy and mobilisation techniques offer guidance for the treatment of lateral and medial epicondylitis? A systematic review[J]. Br J Sports Med, 2013, 47(17): 1112-1119.

[41] Fox AJ, Wanivenhaus F, Burge AJ, et al. The human menis-cus: a review of anatomy, function, injury, and advances in treatment[J]. Clin Anat, 2015, 28(2): 269-287.

[42] Ramazzina I, Pogliacomi F, Bertuletti S, et al. Long term effect of selective muscle strengthening in athletes with patellofemoral pain syndrome[J]. Acta Biomed, 2016, 87(Suppl 1): 60-68.

[43] Ferber R, Bolgla L, Earl-Boehm JE, et al. Strengthening of the hip and core versus knee muscles for the treatment of patellofemoral pain: a multicenter randomized controlled trial[J]. J Athl Train, 2015, 50(4): 366-377.

第四章 移动辅助器具适配指南

第一节 个人移动辅助器具概述

行走是人类最重要的能力之一，日常生活中的各种活动都离不开移行（local motion）功能，如购物、就餐、上学、工作等。因此，当移动能力损伤或受限时，将大大影响个人日常生活能力，甚至可能引起严重的并发症乃至危及生命。借助移动辅助器具，可以让移动能力受损的功能障碍者维持平衡、帮助前进，甚至代替行走，重新进行各种日常生活活动。

一、定义和作用

1. 定义 个人移动辅助器具（patient lift/handicap transfer equipment，以下简称“移动辅助器具”）是帮助移动功能障碍人群进行体位变换和位置移动、实现身体复健、生活自理、回归社会、提高生活质量的高频率辅助器具。

2. 作用 选择适当的移动辅助器具可以增进功能障碍者自行安全移动的能力，不仅能够减轻体能上的负荷，避免肌肉、骨骼受损，增进独立性和日常活动的参与，提升与环境互动的机会，更能协助其减少生活上的障碍，参与社区活动，提高生活质量。

二、分类、需求和重要性

1. 分类 根据《康复辅助器具：分类和术语》（GB/T 16432—2016/ISO 9999：2011），个人移动辅助器具属于第12主类，主要分为单臂操作助行器、双臂操作助行器、轮椅车、翻身个人移动辅助器具、升降个人移动辅助器具等16项次类和103个支类。除此以外，还有以下分类方式：

（1）功能分类：分为站立辅助类、移动助行类、提升移位类。

（2）操作方式分类：分为单臂操作助行器、双臂操作助行器、手动轮椅、电动轮椅等。

（3）动力源分类：分为手动式、电动式、液压式等。

2. 需求 全球有16%的人即约13亿人身患残疾。研究结果表明，这些残疾人中有15%需要移动辅助器具。由此，可以估算全世界有近1亿人需要移动辅助器具。我国巨大的人口基数将使老龄化和残疾人问题在未来十年内成为严重的社会问题。早在2000年，我国就已跨入老年型人口国家的行列。第七次全国人口普查结果显示，我国60岁及以上人口为26 402万人，占18.70%（其中，65岁及以上人口为19 064万人，占13.50%）。我国老年人中，失能/半失能老年人口数量为4 250万人，占比为17.0%。至少有几千万家庭为失能老人的护理问题所困扰。其中最缺乏的就是先进的家庭护理设备和移动辅助器具。此外，根据2016年全国第二次残疾人抽样调查的结果，我国残疾人总数为8 296万，占人口总数的6.34%，涉及2.6亿家庭口。据统计，仅有7.31%左右的残疾人配置了移动辅助器具。肢体残障人士常用的移动辅助器具根据使用频率由高到低依次为轮椅、腋拐、手杖和假肢等。

3. 重要性 个人移动辅助器具是能够更多地帮助功能障碍者享受人权和尊严，融入社会生活的前提。对许多功能障碍者而言，一个设计优良且适配的移动辅助器具是他们参与和共享社会的第一步。随着社会文明的进步与发展，移动辅助器具已从单纯的肢体伤残人士的代步工具发展成为功能障碍者进行身体锻炼、自理生活、参与社会生活的重要手段。功能障碍者对独立生活和回归社会的渴望，促使移动辅助器具的性能和质量不断地完善和提高，一些先进的电动移动辅助器具已发展成为高科技产品，如定制轮椅、多功能智能轮椅、爬楼机、下肢外骨骼机器人等。同时，移动辅助器具的色彩也十分重要，不仅起到装饰作用，对提高功能障碍者个人生活品质及对人的情感方面也有深远的意义。大力发展移动辅助器具技术和产品，利用科技的力量来减轻家庭护理的负担，将是我国很长一段时间内的发展趋势。

三、移动辅助器具的适配流程

在为功能障碍者提供移动辅助器具适配服务前，我们需要思考为什么需要使用移动辅助器具？需要什么样的移动辅助器具？谁来提供？移动辅助器具对使用者有什么要求？配置移动辅助器具后功能障碍者能实现什么目标？为此必须建立规范、科学的移动辅助器具适配流程。

（一）移动辅助器具适配的基本流程

1. 移动辅助器具需求评估

（1）功能障碍者的基本情况：包括年龄、性别、疾病诊断、身体功能，以及曾经使用辅助器具的情况。

（2）功能障碍者适配移动辅助器具的目标：解决在日常生活及社会参与中的移动障碍问题。

2. 移动辅助器具适配评估　旨在分析功能障碍者对移动辅助器具的需求、使用能力、习惯性、环境要求、目标和相关活动的匹配度。

（1）身体功能评估：评估身体功能障碍程度及潜能分析，包括肌力、肌张力、关节活动度、平衡、步态、视力、视野范围、认知、听力、情绪控制能力、智力等评定。

（2）辅助器具评估：根据活动、参与等需求目标并结合身体功能，对预选的移动辅助器具进行评估，包括移动辅助器具对使用者的要求、移动辅助器具性能与功能障碍者需求之间的差异或对接、移动辅助器具的试用。

（3）环境评估：对功能障碍者常用环境进行评估，包括生活环境、移动环境、交流环境、教育环境、就业环境等。

3. 移动辅助器具适配

（1）辅助器具设计：依据辅助器具需求、适配评估开展。设计时应首先考虑市场上现有的成品移动辅助器具是否可选用，如果不行，则考虑改制或定制。

（2）辅助器具适配：根据移动辅助器具的设计要求，实现辅助器具的配置及供给，包括辅助器具的选择、确认、采购成品、增加配件等。

（3）辅助器具的使用训练：无论是成品，还是定、改制移动辅助器具，都需要进行试用、调试、使用训练，才能确保功能障碍者掌握正确、安全的使用方法，减少辅助器具的弃用。

（4）辅助器具的适合性检查：移动辅助器具在交付前，需进行适合性检查，包括是否到达预期活动目标，是否能正常使用，是否能在当前的环境使用。

（5）居家环境改造：在对功能障碍者进行移动辅助器具适配后，还需要对其使用辅助器具的环境进行评估和改造，特别是对于中重度功能障碍者，配置移动辅助器具后能否达到活动效果，还需要考虑所使用的环境有无限制。如有限制，则必须对居家环境进行改造，以满足其生活需要，包括门及门槛、卫生间的坐厕、厨房、卧室、客厅等区域。

4. 跟踪随访　移动辅助器具在交付使用后，不同产品，回访间隔时间不同，主要观察其在实际使用中的变化情况及适应效果。通常回访工作在辅助器具交付后的 1 周、1 个月或 3 个月进行。回访后，如辅助器具使用无异常，适配工作方才结束。

（二）移动辅助器具康复团队的组成与职责

移动辅助器具个性化需求强、产品种类多的特点，也增加了辅助技术服务的复杂性。在辅助器具适配的不同阶段需要不同的技能人员，也需要跨专业、跨领域多成员的团队服务。团队成员包括功能障碍者 / 照护者、医生、护士、康复治疗师（PT/OT/ST）、辅助器具技术专业人士（ATP）、供应商 / 经销商及制造商。其团队的主要成员与职责如下：

1. 功能障碍者 / 照护者　了解自己的身体状况、功能需求，以及对于其自身日常生活最迫切需要解决的问题。

2. 医生　提供功能障碍者对移动辅助器具的医疗需求，结合团队成员的专业意见制定辅助器具处方。

3. 护士　提供康复护理专业知识。

4. 康复治疗师　提供功能障碍评估及康复训练。

5. 辅助器具技术专业人士　具备关于移动辅助器具的专业知识、符合资质要求、有能力分析功能障碍者的需求、帮助选择适合其需求的辅助技术并提供配置辅助器具后的使用训练。

6. 供应商 / 经销商及制造商　提供合适的辅助器具产品。

（三）移动辅助器具选用的基本原则

1. 符合功能需要　移动辅助器具首先应满足使用者的功能需要，因此需对使用者进行系统的功能评定，包括身体功能、认知心理功能、环境和社会等方面。

2. 安全、耐用、美观　因使用者通常有下肢肌力不足、平衡障碍或疼痛，存在损伤或摔倒的危险，故选择移动辅助器具时一定要保证安全。此外，在保证安全的基础上可结合使用者的个人爱好选择适合其使用的产品。

3. 使用方便，易操作　目前市售产品基本能符合这一要求。

4. 轻便、舒适　在保证安全的前提下尽量选用轻便的产品，如铝合金材料的助行器。此外，握把、臂托、腋托应尽量选用舒适的外形和材料。

5. 价格合理　考虑使用者的经济能力和必要性，如国产产品能符合使用者的功能需要，则无须推荐进口产品。

6. 购买维修方便　为方便使用者日后的应用，售后服务也是需要考虑的内容之一。

（邓小倩）

第二节　单臂操作助行器

单臂操作助行器（assistive products for walking, manipulated by one arm）是用单臂操作的单个或成对使用的辅助使用者行走的支撑器具，适用于平衡能力较好的下肢功能障碍者。

它能够较好地减少下肢承重，为身体提供支持、保持平衡。根据其结构和使用方法，可以分为手杖、肘拐、腋拐等。

一、分类与结构

（一）手杖

手杖（walking sticks and cane）是为行走提供支撑和平衡的手持器具。以下主要介绍临床上常用的单脚手杖、多脚手杖和带坐手杖。

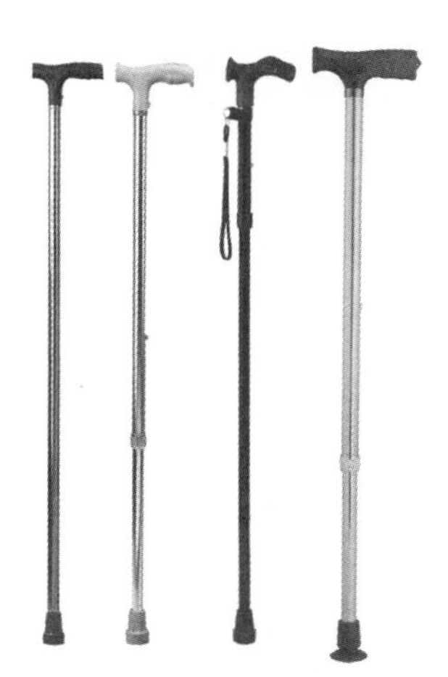

图 4-2-1　单脚手杖

1. 单脚手杖　呈“T”形、倒“L”形或“?”形。①基本结构：由把手、杖身和脚垫组成，有木质、铁 / 钢制或铝合金制。按能否调节高度分为高度可调式、固定式（不可调式）和折叠式（图 4-2-1）。②特点：与地面只有一个支撑点，支撑面积小，可以减少患侧下肢重量的 20%~30%，结构简单，易携带，使用方便。

2. 多脚手杖　有两足以上的手杖称为多脚手杖。①基本结构：把手、杖身、足和脚垫组成。多为钢、铁制或铝合金制，高度可调节。常见的多脚手杖有三脚手杖和四脚手杖（图 4-2-2）。②特点：由于有多个脚，支持面积大，能减少杖体晃动，与单脚手杖相比稳定性更佳，适合整体平衡能力较差的人群。

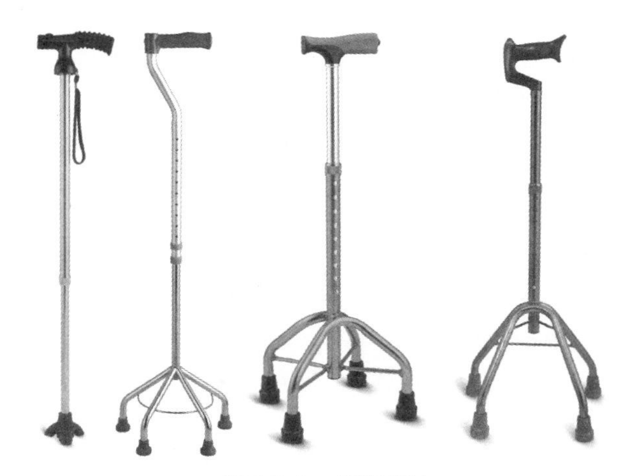

图 4-2-2　多脚手杖

3. 带坐手杖　亦称手杖椅，手杖上带有座椅装置。①基本结构：由把手、杖身、坐板、支撑架、足和脚垫组成。杖身多为钢、铁制或铝合金制，坐板为塑料材质，高度可调节（图 4-2-3）。②特点：打开后可作为座椅使用，由于重量较普通手杖大，建议必须借助单脚手杖才能行走的人群使用。

（二）肘拐

包括普通肘拐和前臂支撑拐。

1. 普通肘拐　普通肘拐（elbow crutch）亦称为洛氏拐、前臂杖。①基本结构：由把手、臂托、杖身和脚垫组成（图 4-2-4），多为铝合金材料制成。把手的位置和杖身的长度可以调节，夹住前臂的臂套为折叶式。②特点：主要受力点为腕关节，利用前臂辅助支持，可以减轻患侧下肢 40%~50% 的负重，轻便、美观，手可自由活动。如需用该手开门时，手可脱离把手去转动门把，肘拐的臂套会将拐悬挂在前臂上，不致使拐杖脱手。

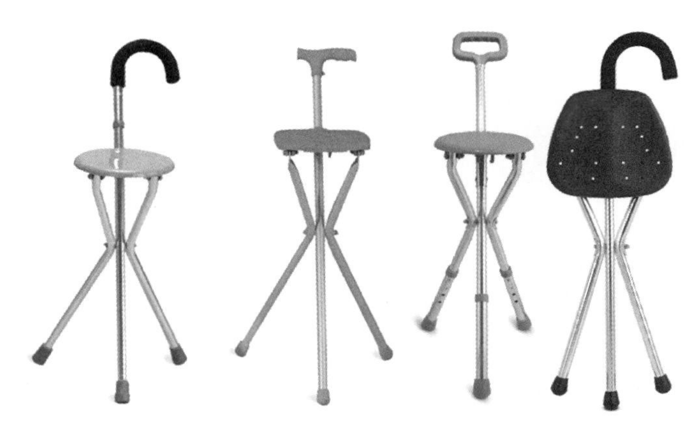

图 4-2-3 带坐手杖

2. 前臂支撑拐 前臂支撑拐（forearm support crutch）是一种特殊类型的肘拐。①基本结构：相比普通肘拐，前臂支撑拐有一个水平的前臂支持架来承担前臂负重（图 4-2-5）。②特点：使用时将前臂放置在臂托上，利用前臂辅助支持体重。适用于手部抓握、腕关节和肘关节功能障碍者。

（三）腋拐

腋拐（axillary crutch）的基本结构包括腋托、把手、侧杆、伸缩杆和脚垫（图 4-2-6），多为铝合金材料制成，也有用木材制作，有固定式、可调式和加拿大式三种。腋拐稳定性好，但较笨重。

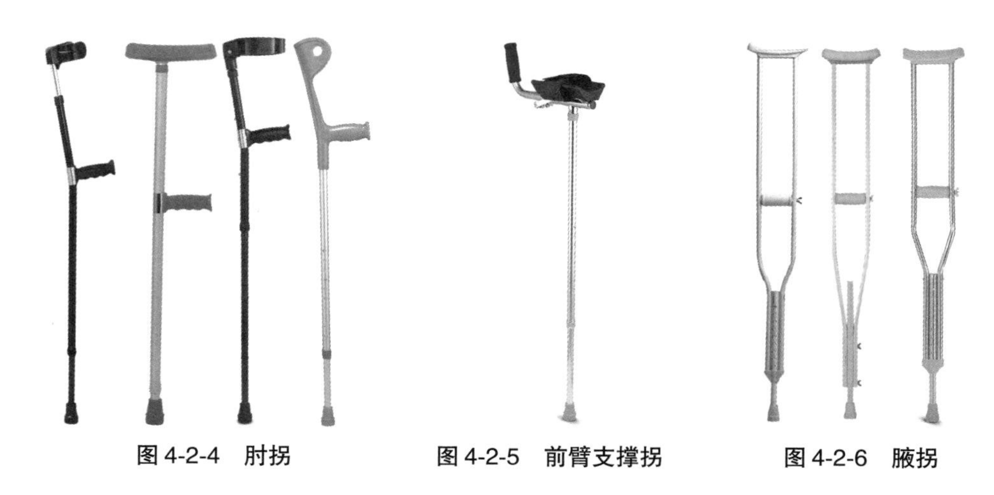

图 4-2-4 肘拐　　图 4-2-5 前臂支撑拐　　图 4-2-6 腋拐

1. 固定式 即标准型，简便，但不能调整长度。

2. 可调式 可以调节长度。

3. 加拿大式 有臂套或支持片以加强支撑作用，分为有肱三头肌支持片型、有前臂支持片型、有腕关节固定带型。

二、选配与应用

（一）需求评估

单臂操作助行器的稳定度，由小至大依次为：单脚手杖→多脚手杖→肘拐→腋拐。稳定度越小，使用时行走速度越快，所需的站立平衡能力、肌肉力量也越大，可根据下表进行逐项评估，根据评估结果来进行选配（表 4-2-1）。

表 4-2-1　单臂操作助行器需求评估表

<table>
<tr><td colspan="3">一、基本数据</td></tr>
<tr><td colspan="2">基本信息</td><td>姓名：______　性别：□男　□女　身份证号：
联系电话：______________　地址：</td></tr>
<tr><td colspan="2">障碍类别</td><td>□视觉障碍　□听觉功能障碍　□言语功能障碍　□肢体障碍　□智能障碍</td></tr>
<tr><td colspan="2">与辅助器具使用相关的疾病诊断</td><td>□偏瘫　□截瘫　□脑瘫　□截肢　□儿麻后遗症　□运动神经元疾病
□下肢骨折　□关节炎　□心肺功能疾病　□肌肉萎缩症
□其他 ______________________</td></tr>
<tr><td colspan="3">二、需求评估</td></tr>
<tr><td colspan="2">使用目的</td><td>□日常生活　□医疗　□就学　□就业　□休闲与运动</td></tr>
<tr><td colspan="2">使用环境</td><td>□室内　□邻近小区　□一般马路</td></tr>
<tr><td colspan="2">使用性质</td><td>□暂时性　□永久性</td></tr>
<tr><td colspan="2">现有辅助器具种类</td><td>□无　□单脚手杖　□多脚手杖　□肘拐　□前臂支撑拐　□腋拐　□其他</td></tr>
<tr><td colspan="2">现辅助器具已使用</td><td>_____ 年 _____ 月（尚未有拐杖者免填）</td></tr>
<tr><td colspan="2">目前使用情况</td><td>□已损坏不堪修复，需要更新
□规格或功能不符使用者现在的需求，需要更换
□适合继续使用，但需要另行购置一根于不同场所使用
□部分零件损坏或需要调整，可进行修复或调整
□符合使用者现在的使用需求</td></tr>
<tr><td colspan="3">三、体格检查</td></tr>
<tr><td colspan="2">身体尺寸测量</td><td>身高：_____cm　体重：_____kg
腋拐长度（站立，由腋下 5cm 量至第 5 脚趾外 15cm 处）_____cm
肘拐长度（站立，由肘下 2.5cm 量至第 5 脚趾外 15cm 处）____cm
手杖（站立，由肘关节量至第 5 脚趾外 15cm 处）_____cm</td></tr>
<tr><td rowspan="3">站立平衡能力</td><td>站起</td><td>□不用手即可站起　□用手协助站起　□没有协助无法站起</td></tr>
<tr><td>站起前的尝试次数</td><td>□一次即站起　□超过一次才站起　□没有协助无法站起</td></tr>
<tr><td>站起后 5 秒内平衡</td><td>□无须辅助器具或其他支撑仍稳固
□需辅助器具或其他支撑才稳固
□不稳（移动脚步、躯干摇晃）</td></tr>
</table>

续表

三、体格检查			
站立平衡能力	站立平衡	□窄底面无须支撑 □宽底面（脚跟内侧距离＞10cm），需辅助器具或其他支撑 □不稳	
肌张力异常	头、颈　□无　□低　□高	躯干　□无　□低　□高	
	左上肢　□无　□低　□高	右上肢　□无　□低　□高	
	左下肢　□无　□低　□高	右下肢　□无　□低　□高	
上肢关节活动度异常		左	右
	肩关节	□无　□受限	□无　□受限
	肘关节	□无　□受限	□无　□受限
	腕关节	□无　□受限	□无　□受限
上肢肌力		左	右
	肩屈曲	□5 □4 □3 □2 □1 □0	□5 □4 □3 □2 □1 □0
	肩伸展	□5 □4 □3 □2 □1 □0	□5 □4 □3 □2 □1 □0
	肘伸展	□5 □4 □3 □2 □1 □0	□5 □4 □3 □2 □1 □0
	腕伸肌	□5 □4 □3 □2 □1 □0	□5 □4 □3 □2 □1 □0
	指屈肌	□5 □4 □3 □2 □1 □0	□5 □4 □3 □2 □1 □0
四、单臂操作助行器配置建议			
单臂操作助行器的需求	□不需求 □需要单手杖 □需要四脚杖 □需要肘拐　□需要前臂支撑拐　□需要腋拐 □需要其他		
是否需要接受使用训练	□不需要　□需要		
其他建议			
评估人员		评估日期	

1. 体格检查　测量患者身高、体重。使用体重计、身高计测量患者体重与身高。

（1）手杖长度的选择：①一般使用者：使用者穿鞋站立，地面到大转子的高度即为手杖的长度；②肢体畸形者：若使用者的下肢或上肢有短缩畸形，让其穿上鞋或下肢矫形器站立，肘关节屈曲 30°，腕关节背伸，小趾前外侧 15cm 处至背伸手掌面的距离即为手杖的长度；③直立困难使用者：使用者仰卧，双手置于体侧，肘关节屈曲 30°，测量自尺骨茎突到足跟的距离，然后加 2.5cm，即为手杖高度（图 4-2-7）。

（2）肘拐长度的选择：①把手到地面的长度：把手位置的确定同手杖；②把手至前臂托的长度：腕背伸，手掌面至尺骨鹰嘴的距离减 3~4cm。

（3）腋杖长度的选择：①确定腋杖长度最简单的方法是身长减去 41cm，即为腋杖的长度；②站立时腋窝 5cm 处测量至地第 5 脚趾外 15cm 的距离即为腋杖的长度；③下肢或上肢有短缩畸形，可让功能障碍者穿上鞋或下肢矫形器仰卧，将腋杖轻轻贴近腋窝。在小趾前外侧 15cm 处与足底平齐处即为腋杖最适当的长度（图 4-2-8）。确定腋杖把手的位置方法同手杖。

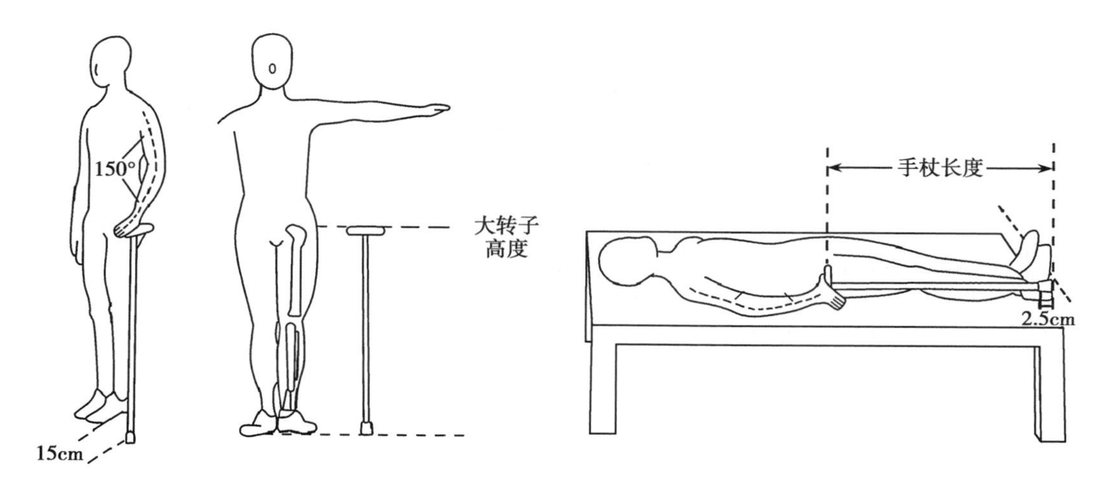

图 4-2-7　手杖的测量方法

2. 肌张力检查　在仰卧位进行肢体及躯干的肌张力检查。如有异常肌张力，应再检查是否影响辅助器具的操控。

3. 上肢肌力检查　用徒手肌力测验（manual muscle testing，MMT）检查双侧上肢肌力。

4. 上肢关节活动度检查　在仰卧位，进行双侧肩、肘、腕关节被动、主动活动度检查。尤其要留意手、腕或前臂是否可以安全或舒适地承重。否则需考虑使用前臂支撑拐，用前臂来承重，以协助行走。

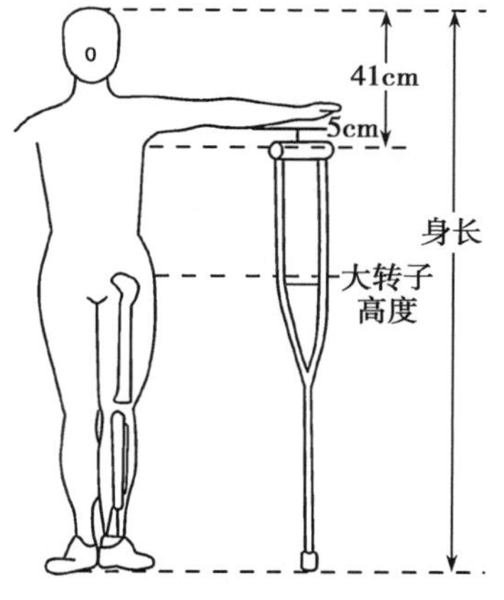

图 4-2-8　腋杖的长度测量

5. 站立平衡能力　让患者坐在有扶手和靠背、高度合适（双足可平放于地板）的椅子上，让其尽量不用手协助站立，起立后稍站 5 秒。视其表现对站立平衡能力打分。患者应使用欲适配的辅助器具来进行评估，表现达到表 4-2-1 站立平衡能力评定项目各选项中的第二选项以上能力时，才能安全使用该项辅助器具。

（二）单臂操作助行器的选配

1. 手杖

（1）单脚手杖：适用于握力好、上肢支撑力强的使用者，如偏瘫功能障碍者的健侧、老年人；还可用作探路器，辅助偏盲或全盲者行走。

（2）多脚手杖：用于平衡能力欠佳，但抓握能力较好的使用者。

（3）固定式手杖：用于对手杖依赖程度较高的使用者。

（4）高度可调式手杖：有 3、4、5 折等折叠方式，携带方便，用于对手杖依赖程度较低的使用者。

（5）带坐手杖：辅助下肢功能轻度障碍或体力欠佳者，打开即可当成座椅，方便休息。

2. 肘拐　主要适用于握力差、前臂力较弱或平衡功能稍差而不能使用手杖，但又不需要使用腋杖者，如部分脊髓损伤、骨关节损伤者。

3. 腋拐　主要适用于截瘫或较严重的下肢伤病者。加拿大式腋杖适用于肱三头肌乏力、肘关节稳定性差或伸腕肌力弱，手腕难以固定者。

4. 单臂操作助行器的配置建议

（1）单脚手杖的优点在于：易携带，轻巧，适用于下肢平衡功能较好的功能障碍者；若功能障碍者需要更大的支持与平衡，就可以选用多脚手杖。但大底面的后脚和前脚之间会产生摇摆，带来不稳。而且多脚拐只适用于比较平的路面，在室外不平路面时，因为多个脚在不同平面，反而更容易摇晃。所以四脚拐适用于脑卒中患者早期康复期，且多为暂时性使用。当患者稳定性增加，可以在室外步行时，则可以考虑更换为单脚手杖。

（2）肘拐和腋拐的使用时机除了与单脚手杖、多脚手杖相同外，还可以满足更大承重需要和行走时较强的推动力负荷。所以当使用者因下肢病变如脊髓损伤、儿麻后遗症、截肢、骨折等需要大于25%体重的支撑时，就不合适用手杖，而需要用肘拐或腋拐了。当使用者患关节炎或骨折无法用腕关节承重时，则可选用前臂支撑拐，以前臂来负重。

（三）使用训练

正确的使用方法是保障使用者安全，最大限度发挥移动辅助器具功能的关键。

1. 手杖的使用训练　可单侧或双侧同时使用。手握把手，利用手和上肢的力量（尤其是伸肘的力量）支撑。具体步行方法如下：

（1）截瘫患者的手杖步行，根据手杖和脚移动的顺序不同，分为以下几种：

1）两点步行法：一侧手杖和对侧足同时伸出→另一侧的拐杖和足再同时伸出。

2）三点步行法：先将肌力较差的一侧足和两侧拐杖同时伸出→再将另一侧足（肌力较好的一侧足或健足）伸出。

3）四点步行法：伸出左手杖→迈出右足→伸出右手杖→迈出左足。

（2）偏瘫患者的手杖步行

1）两点步行法：先同时伸出手杖和患足，再伸出健足。该方式步行速度快，适合于瘫痪程度较轻、平衡功能好的患者。

2）三点步行法：绝大部分偏瘫患者以伸出手杖→伸出患足→伸出健足的顺序步行；少数患者为伸出手杖→伸出健足→伸出患足方式步行。

2. 肘拐的使用训练　双侧同时使用，使用时前臂托支撑于前臂下方，手握把手，同时利用前臂和手的力量支撑。具体步行方法同手杖。

3. 腋拐的使用训练　双侧同时使用，使用时腋托靠近腋窝体侧，手握把手，主要靠手握把手来支撑体重，腋托主要用于把握方向和增强身体的平衡性及稳定性。具体步行方法如下：

（1）交替拖地步行法：伸出左腋杖→伸出右腋杖→两足同时拖地向前，到达腋杖附近。

（2）同时拖地步行法：同时伸出双拐→两足同时拖地向前，到达腋杖附近。①摆至步：同时伸出双拐→支撑并向前摆身体使双足同时拖地向前，到达腋杖落地点附近。②摆过步：双拐同时向前方伸出→支撑把手，使身体重心前移，利用上肢支撑力使双足离地→下肢向前摆动，双足在腋杖着地点前方位置着地→将双拐向前伸出取得平衡→进入下一个步行周期。

（3）四点步行法：伸出左腋杖→迈出右脚→伸出右手腋杖→迈出左脚。

（4）三点步行法：先将肌力较差的一侧足和两侧腋杖同时伸出→再将对侧足（肌力较好的一侧足或健足）伸出。

（5）两点步行法：一侧腋杖和对侧足同时伸出→另一侧腋杖和足再同时伸出。

（6）大、小步幅步行法：方法与同时拖地步行相似，但双足不拖地，而是在空中摆动向前，故步幅较大、速度快，患者的躯干和上肢控制力必须较好，否则容易跌倒。

三、使用注意事项

1. 临床上常见部分使用者用登山杖替代手杖使用，但登山杖与单脚手杖使用时支持地面的方式不同，不合适下肢功能障碍者在平地使用。

2. 在上下楼梯时，多足手杖的每一只脚都应落在台阶上，否则存在安全隐患。

3. 使用多足手杖时，需要将支脚较为突出的一侧向外，否则外侧将无法提供有效支持，且长脚在内侧也会对行进带来阻碍。

4. 如使用者能以较快速度行走，且手杖落地时只有一个或两个足着地，说明使用者平衡能力较好，可以考虑更换为单足手杖。

5. 带座手杖使用座椅功能时要采用骑乘（坐下时面朝把手），以提高乘坐时的稳定性。

6. 适配肘拐时，肘托的上缘应低于肘关节，以免影响肘关节活动，以及压迫肘关节造成疼痛。

7. 使用肘拐的着力点主要集中在手柄处，因此手柄的形状、材质选择很重要。如形状、材料不合适，使用时会不舒适，甚至导致弃用。

8. 如果需求者可以使用单侧腋拐，证明其整体状况也可以使用双侧肘拐或单侧肘拐。对于这种情况，应建议其优先尝试肘拐并进行适应性训练。因腋拐使用的便利性低于肘拐。

9. 应尽量避免单侧使用腋拐，因长期单侧使用易造成脊柱侧凸。

10. 使用腋拐时，腋托与腋窝应有 5cm 的距离。过高有压迫臂丛神经的危险，过低则不能抵住侧胸壁，不仅失去稳定肩部的作用，而且会导致走路姿势不良。

（邓小倩）

第三节 双臂操作助行器

双臂操作助行器（assistive products for walking，manipulated by both arm）为双臂操作的、周围有金属框架的助行器具，可将功能障碍者保护在其中，便于支撑体重站立或步行，其支撑面积大，稳定性好，因而安全性较高。由于支撑面积大，对使用的路面有要求，上下楼梯比较困难。双臂操作助行器包括助行架、轮式助行架、助行椅和助行台；按结构分类为框式、轮式和台式等；按支撑方式分为手撑式、手扶式和臂支撑式等。

一、分类与结构

（一）框式助行器

框式助行器（walking frames）采用框架结构，稳定性好，使用时需要双手抬起助行器前行。基本结构包括金属框架、手柄和支脚，多为铝合金结构，可有或无轮子。根据结构和使用方法的不同，可分为固定型助行架、交互型助行架；按是否能够折叠分为折叠型助行架和不可折叠型助行架；按高度是否可调节分为可调式助行架和固定式助行架。

1. 固定型框式助行器　分为两轮和四轮式，可直接推行，使用时能减轻抬起助行器的力量或无须抬起（图 4-3-1）。

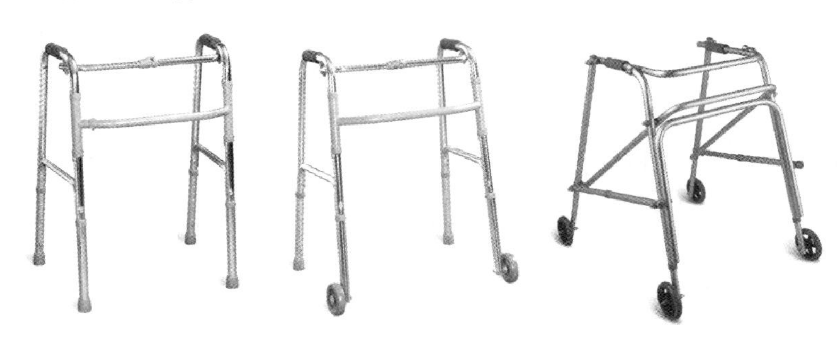

图 4-3-1　固定型框式助行器

2. 交互型框式助行器　使用时无须抬起助行器，依次移动助行器一侧交替行走，适合上肢肌力稍差或平衡能力较差的障碍者（图 4-3-2）。

3. 阶梯框式助行器　除具有框式助行器的特点外，阶梯形扶手的设计有助于使用者从坐位到站位之间的转换（图 4-3-3）。

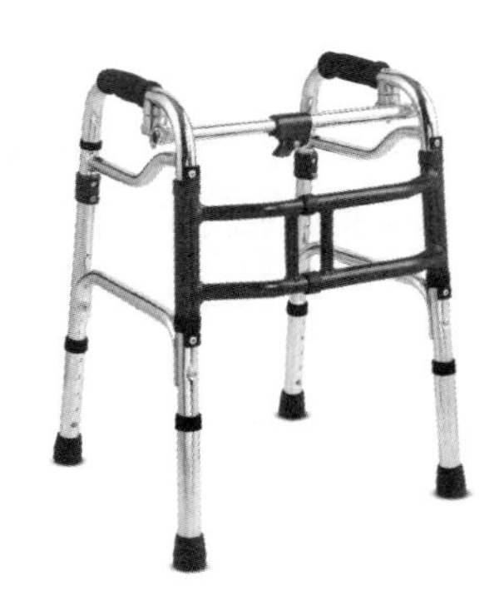

图 4-3-2　交互型框式助行器

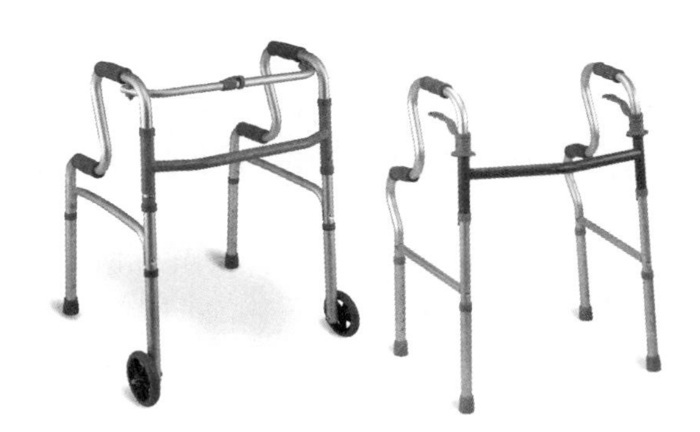

图 4-3-3　阶梯框式助行器

（二）轮式助行器

轮式助行器（rollators）采用框架结构，灵活性好，可以通过推或拉来移动，帮助使用者行走时保持稳定和平衡。结构与框式助行器类似，有三个或更多轮子。

1. 三轮式助行器　由可折叠的钢或铝制框架、三个聚氨酯小轮、双手柄和锁住后轮的手刹构成。手柄的高度可根据需要调节。特点为重量轻，体积小，折叠灵活，携带方便（图 4-3-4）。

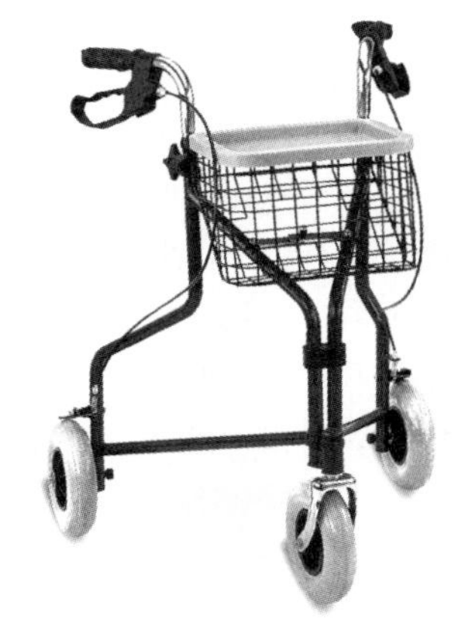

图 4-3-4　三轮式助行器

2. 助行椅　是指带有一个座位和吊带的轮式助行架，它既可以用作助行架，也可以用作购物车。主要结构为金属框架、手柄、脚轮、坐垫、购物篮筐、刹车等。特点为随时可坐，减轻腰腿负担；可锁刹车手闸保证使用者的安全，扶手高低任意可调，购物篮筐使用方便(图4-3-5)。

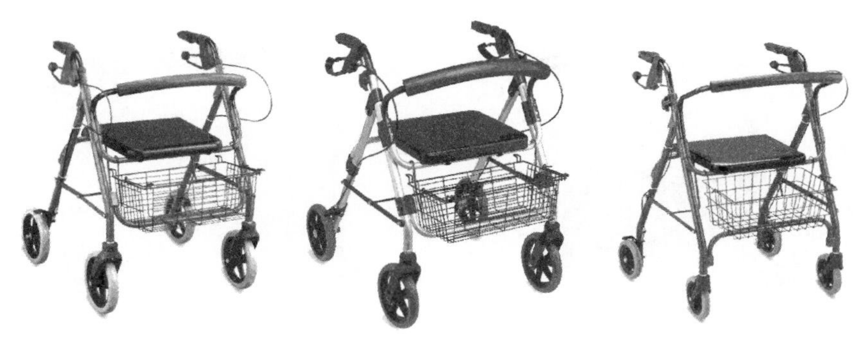

图4-3-5　助行椅

3. 后置式四轮助行器　是指有两个手柄和四个轮子,使用者位于助行器前方,以拉动方式行进的轮式助行器。主要结构为高度可调的金属框架、三横杆设计、两个后小轮、发泡防滑把手、刹车等(图4-3-6)。特点为以拉动的方式行进时,可使躯干挺直,防止向后方倾倒。

(三)台式助行器

台式助行器(walking tables)为高度到胸部的助行器,又称助行台。主要结构为前臂支撑架(台)、金属框架、轮子。由上肢驱动,可加上躯干的配合。特点为支撑面积大,稳定性能好,易于推动。

1. 普通台式助行器　带有轮子、制动装置和前臂支撑架(图4-3-7)。

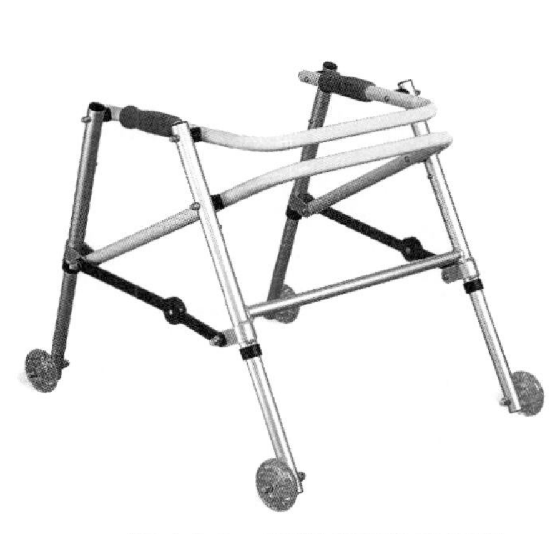

图4-3-6　后置式四轮助行器

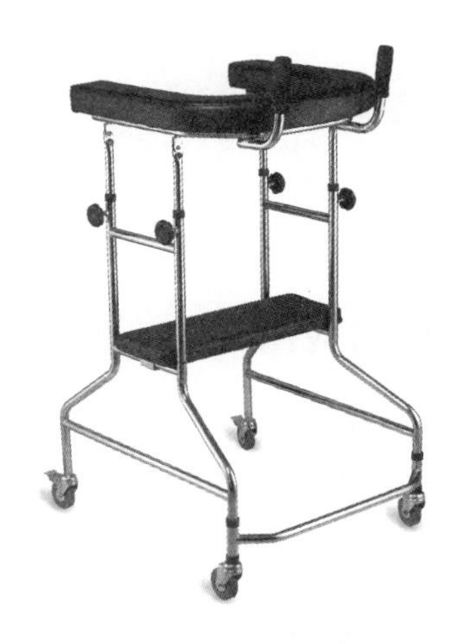

图4-3-7　普通台式助行器

2. 平台式助行器　较普通台式助行器结构简单,体积小,但稳定性较普通台式助行器差(图4-3-8)。

3. 臂托平台式助行器　装有臂托和手制动装置,使用者利用前臂支撑操作助行器前移(图4-3-9)。

4. 吊带平台式助行器　附有裆吊带,重症者可借助裆吊带托起身体(图4-3-10)。

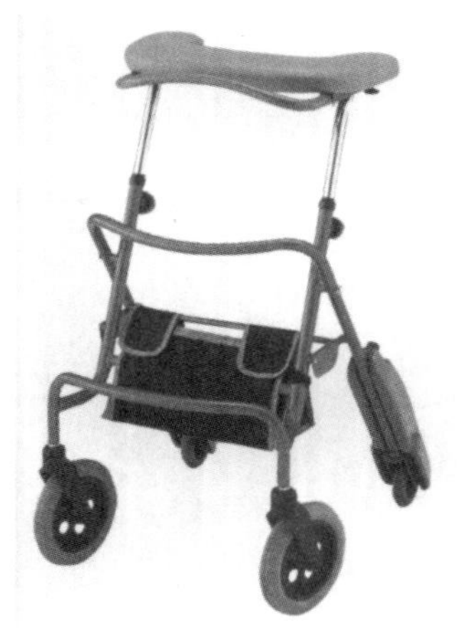

图 4-3-8　平台式助行器

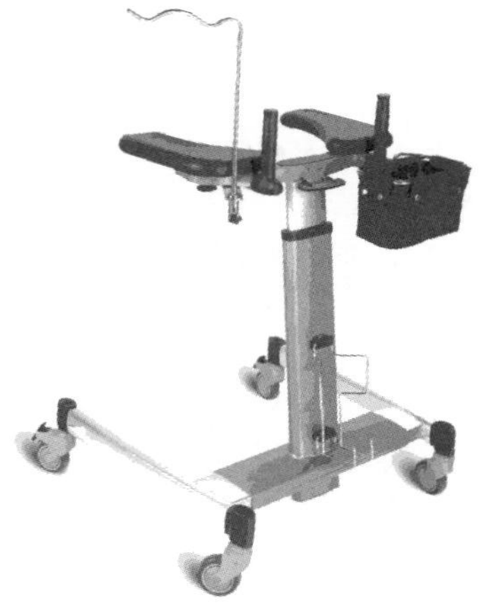

图 4-3-9　臂托平台式助行器

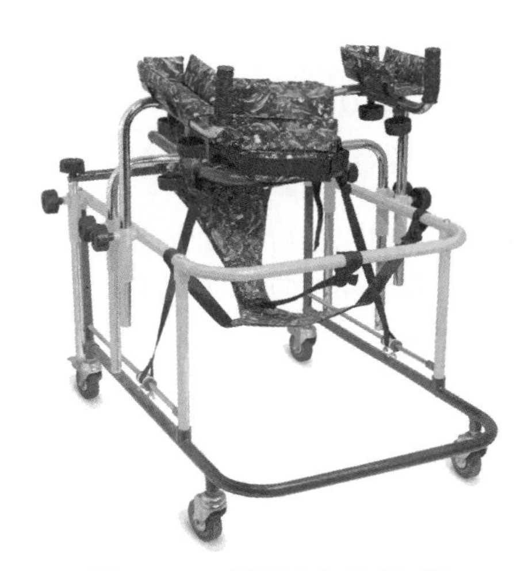

图 4-3-10　吊带平台式助行器

二、选配与应用

在所有辅助行走的辅助器具中，双臂操作助行器所能提供的支撑及稳定度相对较高，支撑面积大，稳定性更好、更安全。但越稳定的行走辅助器具，重心转移越慢，所以运动进行速度也越慢。此种助行器由于采用双臂操作，可借助上肢的力量支撑体重、减轻下肢负重，能够更好地保持身体平衡，可训练行走能力，增强体力。

（一）需求评估

1. 评估方法　同单臂操作助行器，可参照下表进行逐一评估（表 4-3-1）。

表 4-3-1　双臂操作助行器评估报告

一、基本数据	
基本信息	姓名：______　性别：□男　□女　身份证号： 联系电话：______________ 地址 ：
障碍类别	□视觉障碍　□听觉功能障碍　□言语功能障碍　□肢体障碍　□智能障碍

续表

<table>
<tr><td colspan="5">一、基本数据</td></tr>
<tr><td>与辅助器具使用相关的疾病诊断</td><td colspan="4">□偏瘫 □截瘫 □脑瘫 □截肢 □儿麻后遗症 □运动神经元疾病
□下肢骨折 □关节炎 □心肺功能疾病 □肌肉萎缩症
□其他 ______________________</td></tr>
<tr><td colspan="5">二、需求评估</td></tr>
<tr><td>使用目的</td><td colspan="4">□日常生活 □医疗 □就学 □就业 □休闲与运动</td></tr>
<tr><td>使用环境</td><td colspan="4">□室内 □邻近小区 □一般马路</td></tr>
<tr><td>使用性质</td><td colspan="4">□暂时性 □永久性</td></tr>
<tr><td>现有助行器种类</td><td colspan="4">□无 □固定型框式助行器 □交互型框式助行器 □阶梯框式助行器 □三轮式助行器 □助行椅 □后置式四轮助行器 □普通台式助行器 □平台式助行器 □其他</td></tr>
<tr><td>目前使用的助行器已使用</td><td colspan="4">_____年_____月(尚未有助行器者免填)</td></tr>
<tr><td>目前使用情况</td><td colspan="4">□已损坏不能修复,需要更新
□规格或功能不符使用者现在的需求,需要更换
□适合继续使用,但需要另行购置一台于不同场所使用
□部分零件损坏或需要调整,可进行修复或调整
□符合使用者现在的使用需求</td></tr>
<tr><td colspan="5">三、体格检查</td></tr>
<tr><td>身体尺寸测量</td><td colspan="4">身高:_____cm 体重:_____kg
助行器高度(站立,肘弯曲20°,由手掌量至第5脚趾外15cm处):_____cm</td></tr>
<tr><td rowspan="4">站立平衡能力</td><td>站起</td><td colspan="3">□不用手即可站起 □用手协助站起 □无协助无法站起</td></tr>
<tr><td>站起前的尝试次数</td><td colspan="3">□一次即站起 □超过一次才站起 □无协助无法站起</td></tr>
<tr><td>站起后5秒内平衡</td><td colspan="3">□无须辅助器具或其他支撑可站稳
□需辅助器具或其他支撑才可站稳
□不稳(移动脚步、躯干摇晃)</td></tr>
<tr><td>站立平衡</td><td colspan="3">□窄底面,无须支撑
□宽底面(脚跟内侧距离>10cm),需辅助器具或其他支撑
□不稳</td></tr>
<tr><td rowspan="3">肌张力异常</td><td colspan="2">头、颈 □无 □低 □高</td><td colspan="2">躯干 □无 □低 □高</td></tr>
<tr><td colspan="2">左上肢 □无 □低 □高</td><td colspan="2">右上肢 □无 □低 □高</td></tr>
<tr><td colspan="2">左下肢 □无 □低 □高</td><td colspan="2">右下肢 □无 □低 □高</td></tr>
<tr><td rowspan="4">上肢关节活动度异常</td><td colspan="2">左</td><td colspan="2">右</td></tr>
<tr><td>肩关节</td><td>□无 □受限</td><td colspan="2">□无 □受限</td></tr>
<tr><td>肘关节</td><td>□无 □受限</td><td colspan="2">□无 □受限</td></tr>
<tr><td>腕关节</td><td>□无 □受限</td><td colspan="2">□无 □受限</td></tr>
</table>

续表

三、体格检查				
上肢肌力	左		右	
	肩屈曲	□5 □4 □3 □2 □1 □0	□5 □4 □3 □2 □1 □0	
	肩伸展	□5 □4 □3 □2 □1 □0	□5 □4 □3 □2 □1 □0	
	肘伸展	□5 □4 □3 □2 □1 □0	□5 □4 □3 □2 □1 □0	
	腕伸肌	□5 □4 □3 □2 □1 □0	□5 □4 □3 □2 □1 □0	
	指屈肌	□5 □4 □3 □2 □1 □0	□5 □4 □3 □2 □1 □0	
四、助行器配置建议				
助行器的需求	□不需要 □需要固定型框式助行器 □需要交互型框式助行器 □需要三轮式助行器 □需要助行椅 □需要后置式四轮助行器 □需要普通台式助行器 □需要平台式助行器 □需要臂托平台式助行器 □需要特制可上楼固定型助行器			
其他配件	□不需要 □需要：□前小轮 □前后四轮 □杯架 □手杖架 □内建椅座 □置物篮 □前臂板加固带 □前臂板加垂手握把 □躯干支撑板 □躯干俯靠板 □其他			
是否需要接受使用训练	□不需要 □需要			
其他建议				
评估人员		评估日期		

2. 高度的选择 双臂操作助行器应当根据使用者的情况来选择具体尺寸和型号，并根据使用者身体尺寸对支架进行长度调节。相关部件的尺寸位置是否合适，将直接影响使用效果。当四肢、躯干角度异常、长度异常时，应优先考虑上肢在进行支撑时的角度，并尽量避免在使用时辅助器具对下肢造成阻碍。在实际选配时，还应考虑使用者的习惯，并通过试用来最终确定最安全、有效的尺寸。

（1）框式助行器：可通过助行架的高度调节装置对助行器的高度进行调节。让使用者身体直立，以屈肘 30° 手持助行器时的高度为准，或助行器的高度与大转子的高度保持一致（图 4-3-11）。

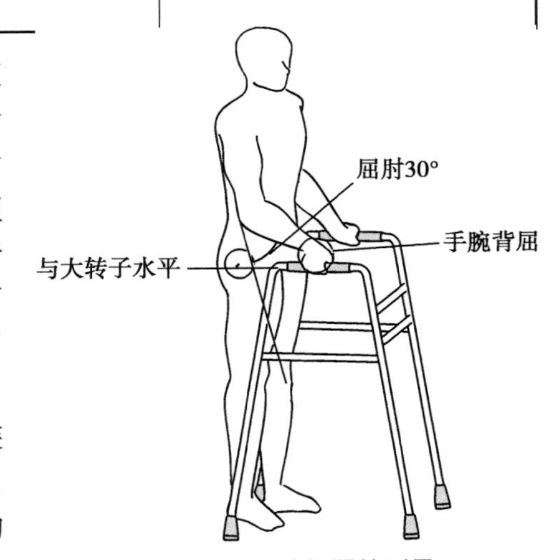

图 4-3-11 助行器的测量

（2）轮式助行器：把手位高度的选择同框式助行器。

（3）台式助行器：助行器的高度应以身体直立，肘屈曲30°的状态下，将前臂放在平台上为宜。

（二）双臂操作助行器的选配

1. 框式助行器　适用于立位平衡差、下肢肌力差而不宜使用拐杖的功能障碍者。评估时，应确认使用者上肢功能可以平稳地抬起助行器，以及在抬起助行器的瞬间，身体具有一定的平衡能力，没有跌倒风险。

2. 轮式助行器　三轮式助行器、助行椅适用于老年人、下肢肌力不足或站立平衡较差的使用者在社区活动或购物时使用；后置式四轮助行器适用于身体姿势不良者，例如脑瘫患儿，其在以拉动的方式行进时使身体挺直；平衡控制能力较差的使用者，身体易后倾者，后置助行器能提供相应的支撑。

3. 台式助行器　适用于步行不稳的老年人、全身肌力低下者、脑血管疾病引起的步行障碍者、慢性关节炎功能障碍者，以及长期卧床者的步行训练等。

（三）使用训练

1. 交互型助行器　使用者双手握住助行架，站稳→向前移动助行架的一侧→移动另外一侧向前→迈步，如此来回交替移动前进。

2. 固定型助行器　使用者双手握住助行架，站稳→两手同时提起助行架向前移动→双手及上肢支撑→迈步。

3. 两轮式助行架　使用者双手握住助行架，站稳→前轮着地，提起助行架后脚向前推→迈步。

4. 三轮或四轮式助行器　使用者双手握住助行架，站稳→脚轮着地，无须提起助行架直接向前推→迈步。

5. 助行椅　脚轮着地，无须提起助行椅直接向前推→迈步，疲劳时则可锁住刹车坐于坐垫上，也可坐于坐垫上由他人推动。

6. 后置式四轮助行器　使用者位于助行器前方→双手握住手柄，站稳→拉动助行器→迈步。

7. 台式助行器　使用时将前臂平放于支撑架上，通过前臂托或台面支撑部分体重并保持身体平衡，利用助行架带动身体向前行进。

三、使用注意事项

1. 使用前应检查助行架的稳定性和安全性，包括含助行器的支脚是否都能平稳接触地面，扶手部位是否松动，脚轮是否灵活，定位销是否固定等。

2. 每次使用助行器前要先站立片刻，达到平衡后再步行。如遇头晕等不适，不要急于行走。

3. 使用时要防止身体过度前倾或后仰，重心偏离支撑面。

4. 乘坐助行椅休息时，应提前锁住刹车，以免坐下时助行椅滑动，导致跌倒。

5. 台式助行器“吊带”的设计是为了预防因腿部支持不稳时辅助稳定姿势，而不是一直用吊带来支撑体重。如果长期依赖吊带来分担体重，易导致异常步态甚至下肢关节变形。

（邓小倩）

第四节 手动轮椅车

手动轮椅车（manual wheelchair），又称手动轮椅或轮椅，是指以乘坐者手驱动、脚踏驱动或陪伴者推动的轮椅车。其基本功能是促使移动及转移能力建立，弥补行走能力不足；使日常生活能力达到最大独立性及参与程度；增进与环境互动的能力和机会；预防压疮、疼痛及变形等不良后遗症的产生或恶化；提供安全、舒适的乘坐条件。按照世界卫生组织的轮椅需求比率，我国是世界上老年人轮椅需求量最大、增长最快的国家，再加上 8 500 万残疾人群体中的轮椅需求者和每年上亿人次的伤病患者，我国每年轮椅的需求量在 1 000 万台以上。根据国家药品监督管理局关于公布《免于经营备案的第二类医疗器械产品目录》的公告（2021 年第 86 号），手动轮椅属于经营备案的第二类医疗器械产品。

一、分类与结构

（一）手动轮椅的分类

1. 按照轮椅折叠的方式和使用者在轮椅上的姿势，可分为：①折叠式轮椅（图 4-4-1）；②固定式轮椅（图 4-4-2）；③可躺式轮椅（图 4-4-3）；④倾斜式轮椅（图 4-4-4）；⑤站立式轮椅（图 4-4-5）。

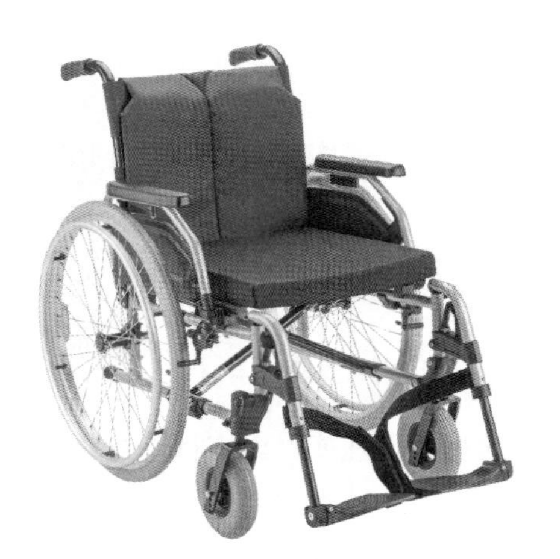

图 4-4-1 折叠式轮椅

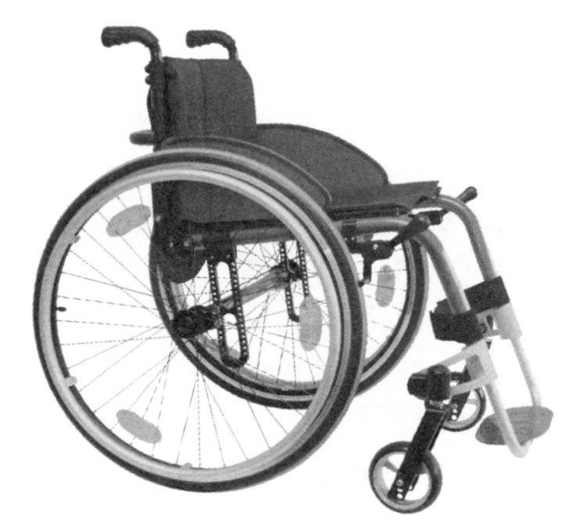

图 4-4-2 固定式轮椅

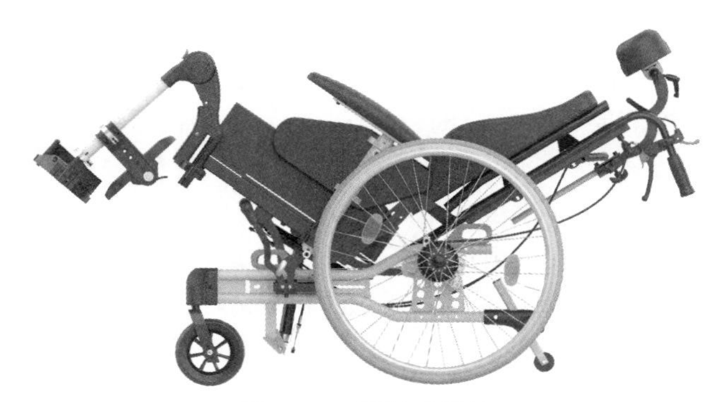

图 4-4-3 可躺式轮椅

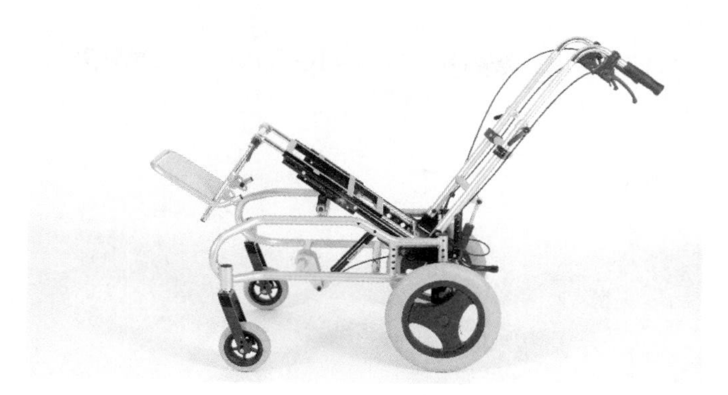

图 4-4-4　倾斜式轮椅

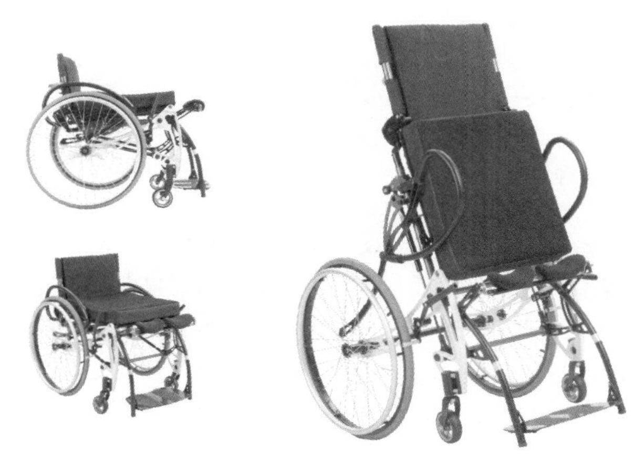

图 4-4-5　站立式轮椅

2. 按照轮椅的自重，可分为：①常规型轮椅：车架由不锈钢、铁、铝合金等材料焊接而成（图 4-4-6）。②轻量型轮椅：车架由材质较轻的材料如铝镁合金，经热处理强化后弯管焊接或锁固而成（图 4-4-7）。③超轻量型轮椅：车架由比重特轻的金属材料，如铝合金或钛合金，甚至复合材料或者碳纤材料，弯管焊接或锁固而成（图 4-4-8）。

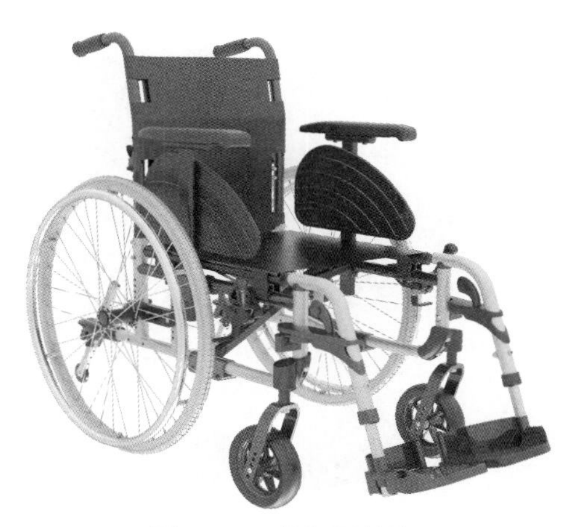

图 4-4-6　常规型轮椅

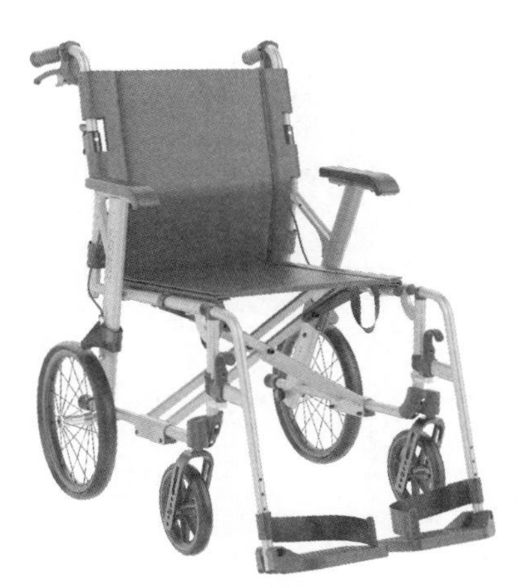

图 4-4-7　轻量型轮椅

3. 按照实际用途分类

（1）生活轮椅：身体移动障碍较轻，上肢基本功能正常，以代步为主。①自驱型轮椅：由使用者双手推动轮椅（图 4-4-9）。②他驱型轮椅：由照护者驱动的轮椅（图 4-4-10）。

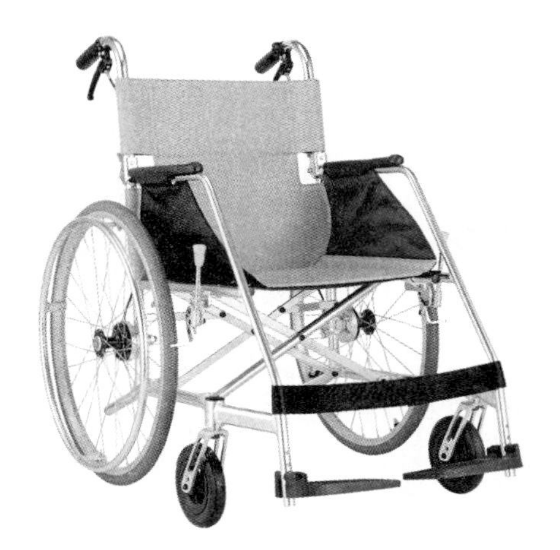

图 4-4-8 超轻量型轮椅

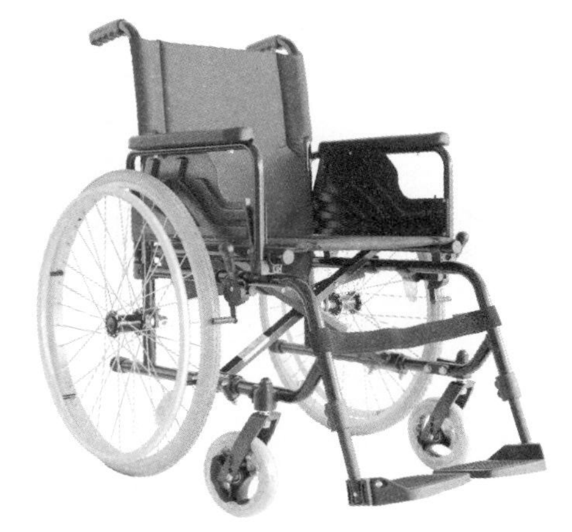

图 4-4-9 自驱型轮椅

（2）功能轮椅：①选配型轮椅：根据使用者的身体测量数据结果，在轮椅的订单中选择不同的座宽、座深、靠背高度及小腿长度等尺寸和基础部件如扶手侧板式样、推手形式等，以便最大程度地满足使用者的体型和功能需求（图 4-4-11）。②适配型轮椅：除选配型轮椅所具有的功能之外，活跃型轮椅使用者、进行性疾病或处于康复期的轮椅使用者，对轮椅功能的需求并非一成不变，需要根据使用者在操作轮椅过程中的能力提升和康复需求调整部分功能。适配型轮椅的生产设计包含了可调节功能，如座深、座高、推手高度、靠背角度、驱动轮重心及更多可选择的部件，不同扶手和推手等以满足不同阶段身体功能的需求（图 4-4-12）。③护理型轮椅：主要由照护者操控轮椅，同时轮椅提供头部支撑、躯干支撑、具有仰躺功能，搭配坐姿摆位的安全胸带，以保持坐姿的正常及进行体位变化，达到被动进行减压或休息的目的。护理型轮椅通常有造型相对简洁的高靠背轮椅（图 4-4-13）和自带头托，以及侧位支撑功能的多功能护理轮椅（图 4-4-14）。

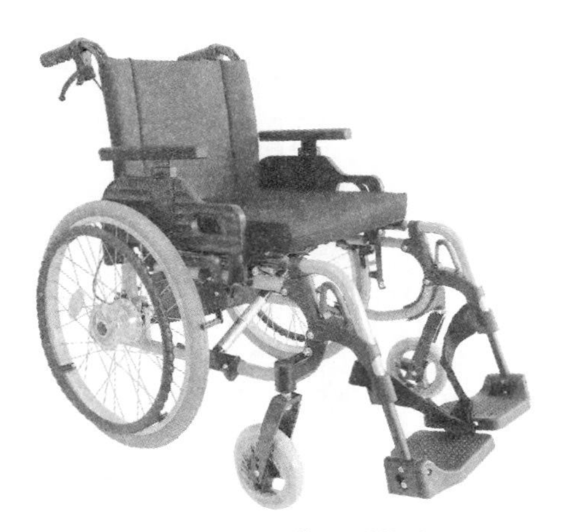

图 4-4-10 他驱型轮椅

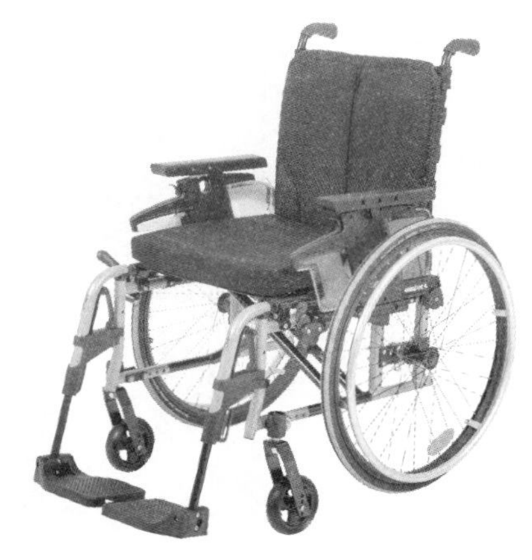

图 4-4-11 选配型轮椅

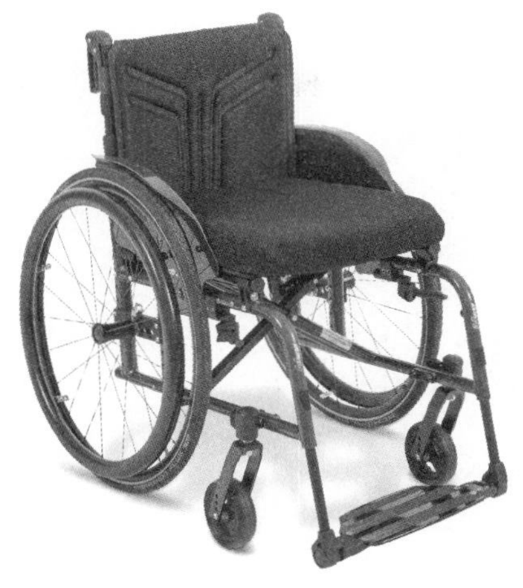

图 4-4-12　适配型轮椅

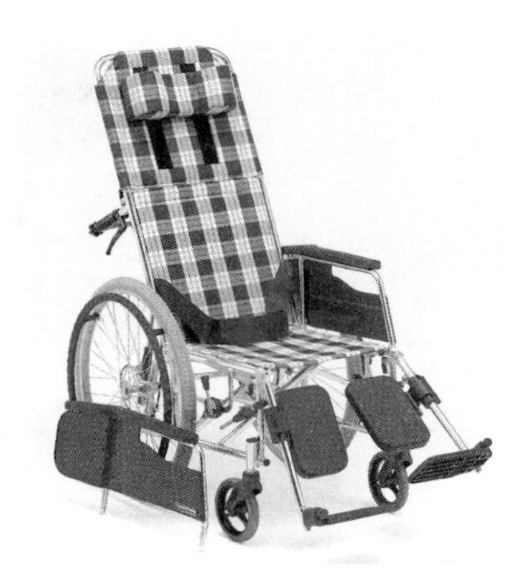

图 4-4-13　高靠背轮椅

（3）定制轮椅：使用者由于身材特异、疾病或并发症导致常规轮椅无法满足其全部功能需求，或者使用轮椅的场合和目的特殊而导致常规轮椅无法满足其功能需求，需要轮椅服务中心按照特殊的尺寸、技术参数和功能部件特别单独制造的轮椅（图 4-4-15）。

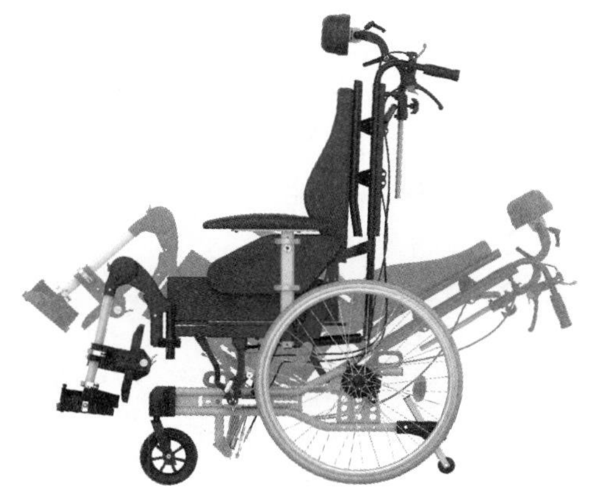

图 4-4-14　多功能护理轮椅

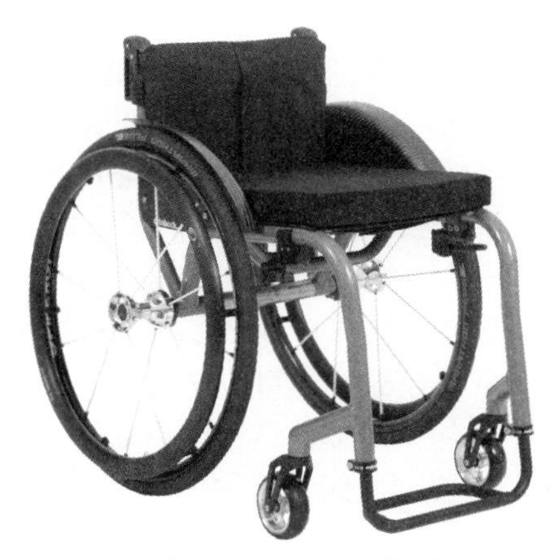

图 4-4-15　定制轮椅

（4）转运轮椅（图 4-4-16）：在医院、紧急救助场合和公共场所，使用者由于特殊原因仅仅需要短期进行位置转移时使用的轮椅。这类轮椅造型简单、重量轻，方便携带，一般为集中供应，无须处方配置。

（5）竞技运动轮椅：进行体育锻炼或者参加体育比赛的轮椅，这类产品需要符合运动项目的规则和功能要求，属于体育器材类别，产品并未纳入 ISO 9999 分类标准和 GB/Z 13800—2021 手动轮椅车分类。该类产品除一般群众性体育运动需要的常规产品之外，比赛级别的产品一般需要根据运动员的条件及参加的运动项目所遵循的比赛规则量身定制（图 4-4-17）。

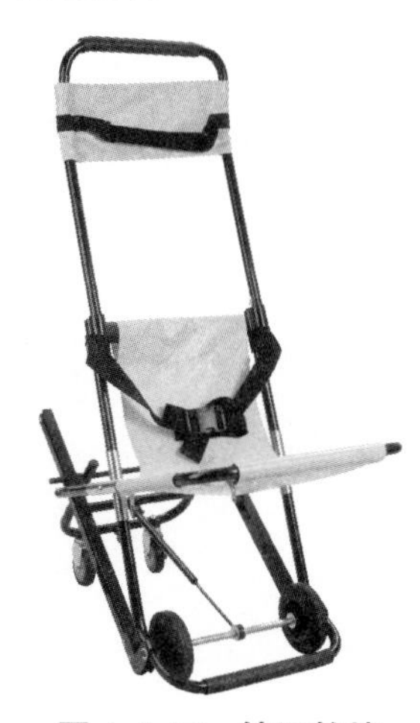

图 4-4-16　转运轮椅

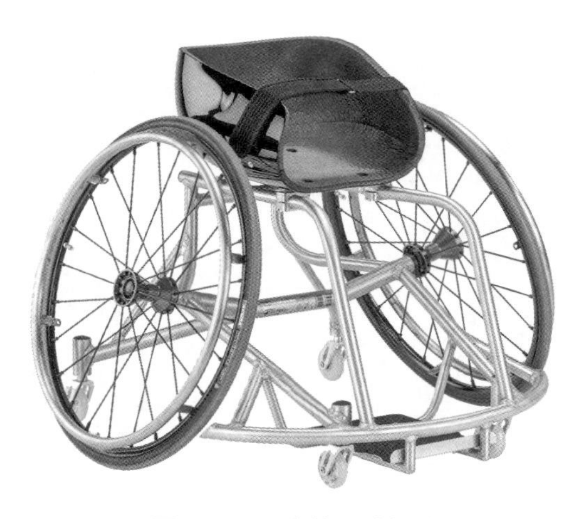

图 4-4-17　竞技运动轮椅

（二）手动轮椅的组成

1. 手动轮椅的材质　手动轮椅主要由金属、橡胶、纤维织物和塑料构成。随着新材料技术的发展，碳纤材料以其重量轻、强度大的优势开始应用到轮椅这一传统辅助器具的制作当中，不过目前尚未大规模普及。

（1）金属材料：主要构成轮椅的车架、连接件和刹车系统。车架常用铝合金、不锈钢、铁或钛合金等材料；车架与其他部件的连接部件及刹车系统一般为不锈钢或者铝合金材料。

（2）橡胶：橡胶材料主要用于轮椅驱动轮和前导轮的软体部分，轮子的结构件以钢材为主。

（3）纤维织物：纤维织物构成轮椅的靠背、底座绷布，以及髋部安全带、胸部安全带等附件。

（4）塑料：各种不同硬度的塑料构成轮椅脚踏板、扶手侧板（部分扶手侧板为金属材料）、轮椅推手和部件之间的连接件。

2. 手动轮椅的部件结构　手动轮椅一般由四部分组成：轮椅车架、车轮、坐靠系统及刹车（制动）装置。这四部分主体构件为基础部件，又分别由若干零部件组成。具有特殊功能或满足特殊需求的零部件则称为“功能部件”（图 4-4-18）。

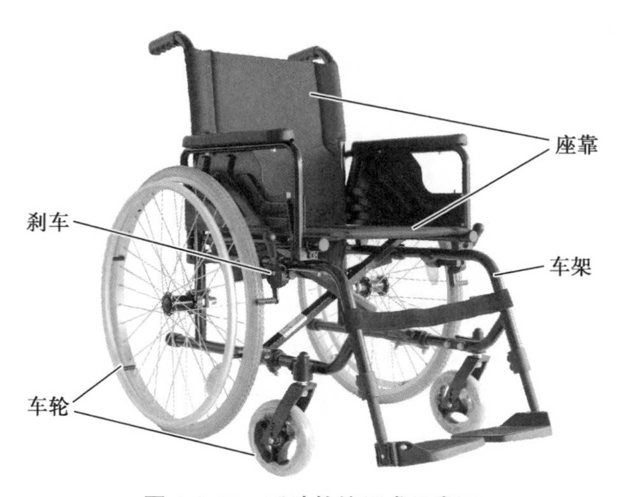

图 4-4-18　手动轮椅组成示意图

（1）轮椅车架：为轮椅的主体结构，主要由金属、塑料构成，其设计形状决定了轮椅的主要性能和适配人群。轮椅车架由五组部件构成：支撑架、脚踏悬挂系统、脚踏板、推手和扶手/侧板系统。

1）支撑架：由不锈钢或铝合金制成。①固定支撑架：一般为左右结构的一根横管支撑座面结构和靠背管，轮椅不能左右折叠。固定支撑架通常选用较粗的金属管，强度大、应力小、活动性强，无可调节性（图4-4-19）。②可折叠支撑架：也叫十字支撑架，由两根金属管或多根金属管交叉固定而成，可以通过交叉点的连接系统转动实现轮椅的左右折叠（图4-4-20）。

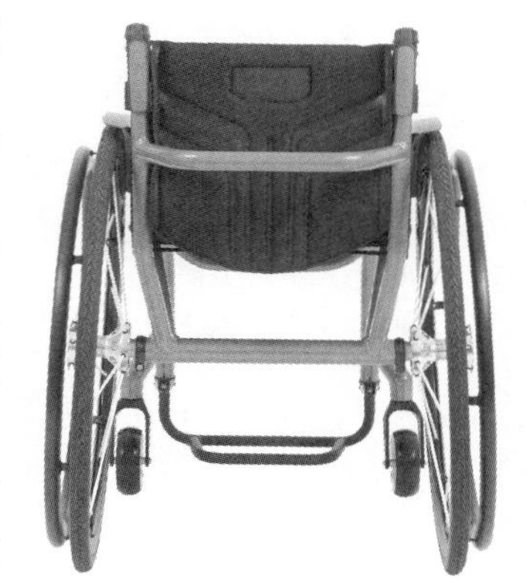
图4-4-19 固定支撑架

2）脚踏悬挂系统：连接轮椅主车架和脚踏板的连接件，一般由金属制成。悬挂系统的连接口部分有塑料件，连接脚踏板的一端通常为一根内缩管，用六角扳手适当调节高度，以便使用者更换鞋子时微调脚踏高度。①可拆卸脚踏悬挂系统：该系统较为常用，使用者可以在进行厕所移位和轮椅与床的移乘时摘掉脚踏板，缩短转移距离、方便活动（图4-4-21）。②固定式脚踏悬挂系统：该系统常用于活跃型轮椅，可以降低轮椅的整体重量、方便抓握、降低维修概率（图4-4-22）。

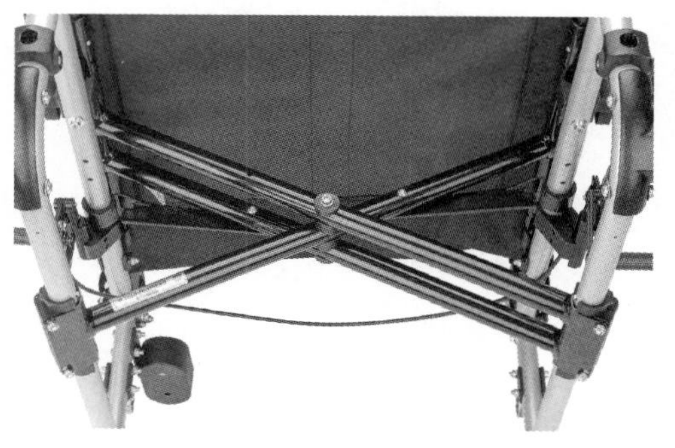
图4-4-20 可折叠支撑架

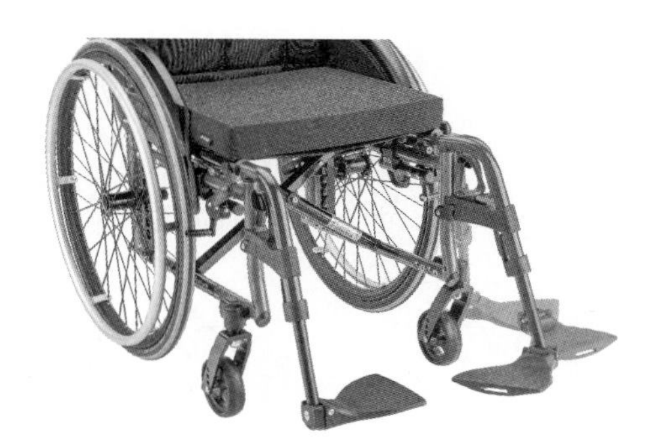
图4-4-21 可拆卸脚踏悬挂系统

3）脚踏板：由金属、塑料等材料制成，起到承托使用者双足的作用。合适的脚踏板高度和角度可以有效承托使用者腿部的重量，分散坐骨结节处的压力，提高舒适度并预防压疮的产生。①分体式脚踏板：多由塑料制成，常与可拆卸脚踏悬挂系统配套，可以向上折起，随着脚踏连接管的啮合装置打开而一起拆卸下来，方便使用者将轮椅更贴近马桶或者床铺（图4-4-23）。②一体式脚踏板：多由金属材料制成，可以从一侧抬起靠在脚踏悬挂系统上，多与不可拆卸脚踏悬挂系统共同使用。此类脚踏板结构紧凑，可缩小轮椅体积，外形美观（图4-4-24）。③固定式脚踏板：使用金属管直接焊接的方式固定在轮椅上，有效缩小了轮椅体积，一般用于定制型轮椅（图4-4-25）。

4）推手：连接在轮椅靠背管上的水平把手，由塑料制成，安装在金属管上，为轮椅推动者的主要抓握部位。①一体化推手：为常规推手，应用于大多数轮椅中，与轮椅靠背管相连，有塑胶把套套在金属管上，方便照护者从后面推动轮椅。一体化推手有长推手和短推手两种。长推手由于抓握面积大，操控性较好，更为常用（图4-4-26）。②高低可调推手：

可以根据照护者的身高调整高度（图 4-4-27）。③可折叠推手：在无照护者推动时可以折叠起来，使轮椅看起来更加紧凑（图 4-4-28）。④无推手：不仅外观简约，还可以降低轮椅的重量，常用于活跃型轮椅或者无须他人推动的轮椅（图 4-4-29）。

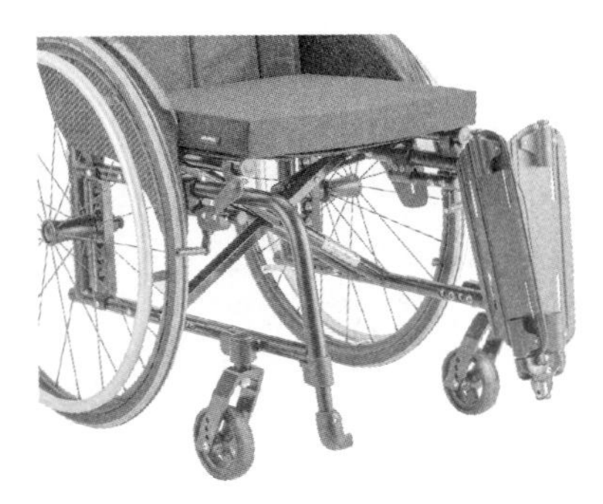

图 4-4-22 固定式脚踏悬挂系统

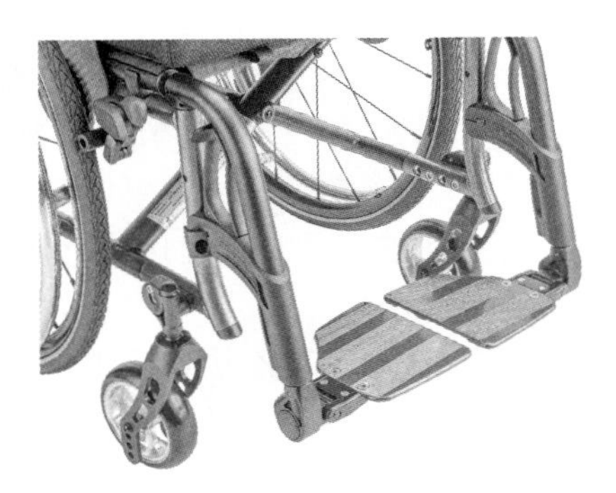

图 4-4-23 分体式脚踏板

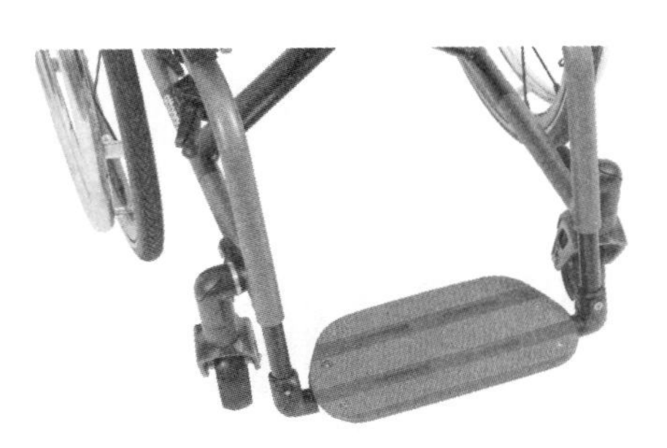

图 4-4-24 一体式脚踏板

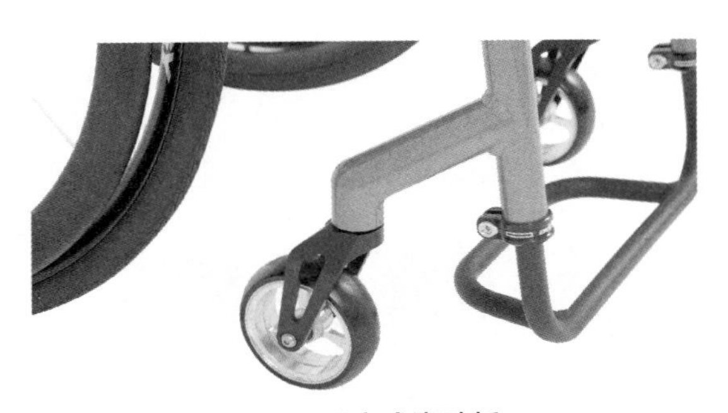

图 4-4-25 固定式脚踏板

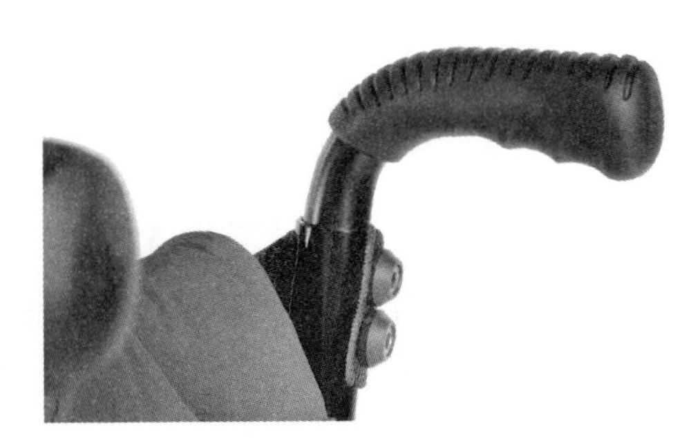

图 4-4-26 一体化推手

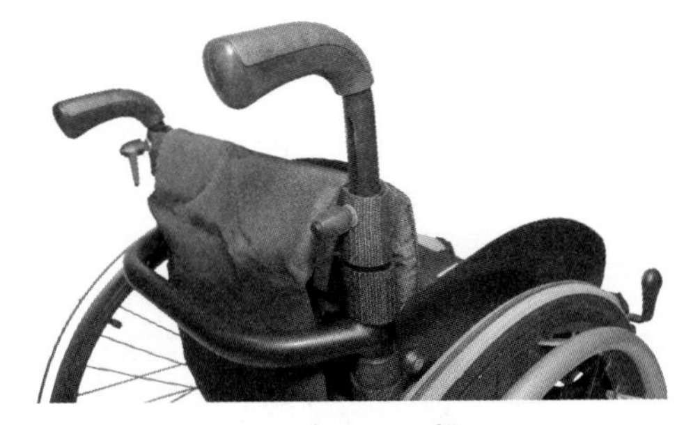

图 4-4-27 高低可调推手

5）扶手 / 侧板：由金属和塑料组合而成，提供有效的承托以分担身体坐骨结节处的压力，预防压疮；保护使用者的衣物不被卷入车轮或受到车轮溅起的灰尘污染；提供侧面的支撑以保持身体的稳定性。①可拆卸扶手 / 侧板：可以打开锁定装置从轮椅车架上取下来，方便照护者转移轮椅用户上下轮椅，也方便活跃型用户自行从床铺、马桶和轮椅之间进行移乘（图 4-4-30）。②高度可调扶手 / 侧板：可根据使用者平放手肘时所需要的高度调节侧板的高度，以实现侧板承托手肘的功能（图 4-4-31）。③固定式扶手 / 侧板：外形简洁美观，以焊接或者铆钉固定的方式固定在轮椅上，无法移动或者调节高度，该类侧板通常和活跃型轮椅配合使用（图 4-4-32）。

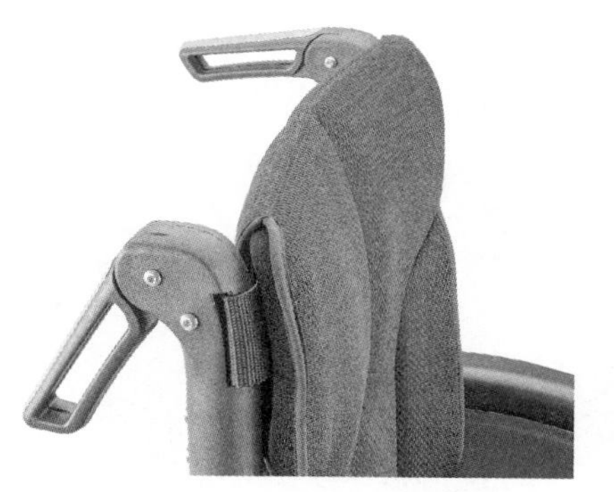

图 4-4-28　可折叠推手

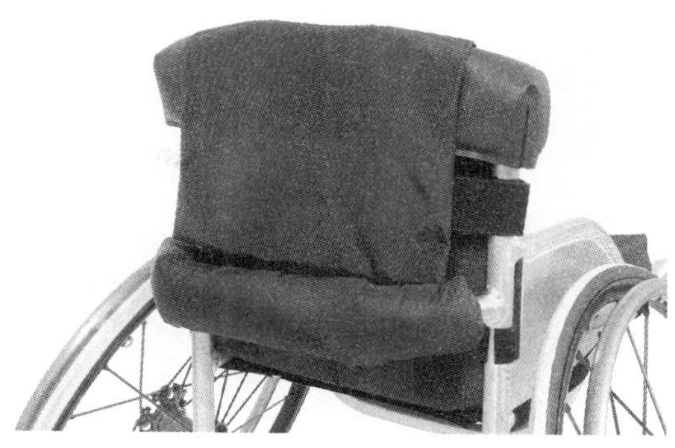

图 4-4-29　无推手

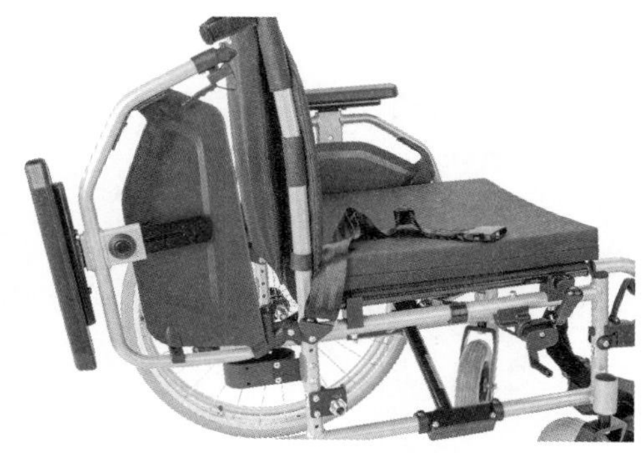

图 4-4-30　可拆卸扶手 / 侧板

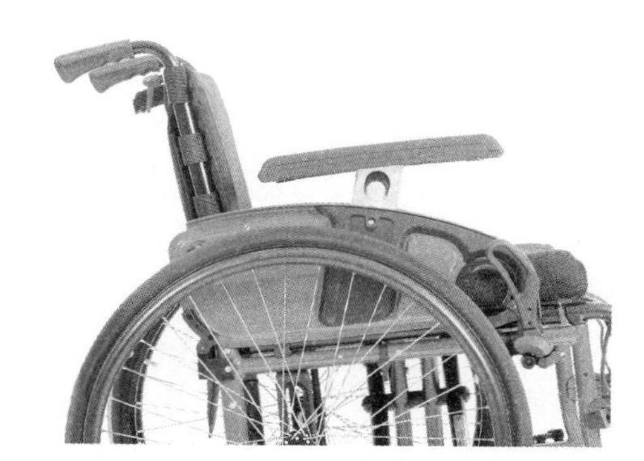

图 4-4-31　高度可调扶手 / 侧板

（2）车轮：一般由橡胶和金属组成。一辆轮椅车通常装配两个驱动轮和两个前导轮。三轮轮椅车则在轮椅前侧装配一只小轮进行导向。部分特殊功能轮椅，会在轮椅后侧加装万向防翻轮以保持轮椅的稳定性。

1）驱动轮：由轮轴、轮毂、辐条、车胎和手圈组成（图 4-4-33）。轮毂的大小、车胎的种类和手圈的类别会影响到轮椅的功能。①轮轴：有固定轮轴和快卸轴两种。快卸轴可以连着整套驱动轮随时拆卸下来，方便运输。②轮毂：一般由铝合金制成。轮毂的大小决定轮子的尺寸并承载主要的重量。驱动轮的通用尺寸有 20、22、24、26 和 28 英寸。驱动轮越小，转弯半径越小，越节省活动空间；驱动轮越大，长距离行驶效能越好，越省力。③轮胎：有充气轮胎、实心胎和无内胎充气型轮胎三种。充气胎：一般和自行车充气胎通用，由于其具有良好的驱动性和减震作用，成为轮椅的常规配置；实心胎：不易爆破、易推动、减震效果较差，但在路面使用环境较差、维修不易的地区为首选；无内胎充气型轮胎：也叫防扎轮胎，多用于环境较差、维修更换不方便的使用环境中。④手圈：为手动轮椅所独有。常规手圈，直径一般比驱动轮圈小 5cm，是自驱型轮椅的必备配件，安装位置有高位安装和低位安装两种（图 4-4-34）；单臂驱动手圈，通常在一侧安装一个带特殊联动杆的手圈以实现一侧驱动、双侧移动的运动效果，为一侧手臂功能健全并可以驱动轮椅的偏瘫患者常用（图 4-4-35）；带推动把手的手圈，手圈上有凹凸状可抓握的凸起物协助增加推动手圈的力量，适用于手臂力量较弱的使用者（图 4-4-36）。

2）前导轮：直径有 3、4、5、6、7、8 英寸数种，直径大的前导轮易于越过小的障碍物和特殊的地毯。前导轮直径太大会使整个轮椅所占空间变大，转向不方便，但越障年能力强（图 4-4-37）。

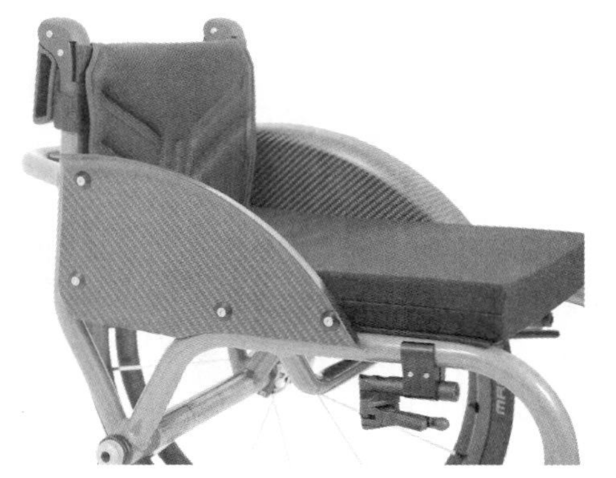

图 4-4-32 固定式扶手 / 侧板

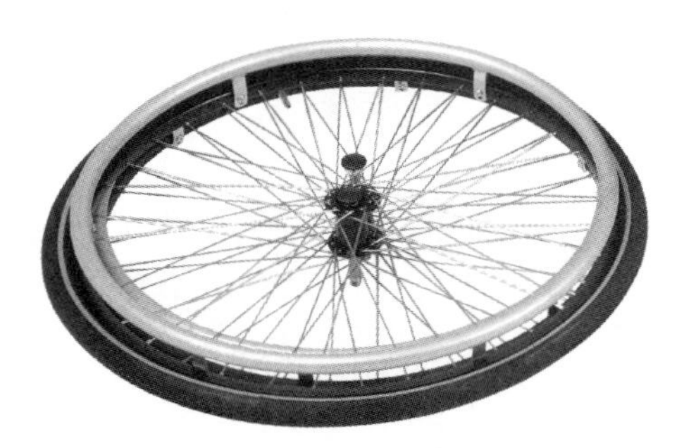

图 4-4-33 驱动轮

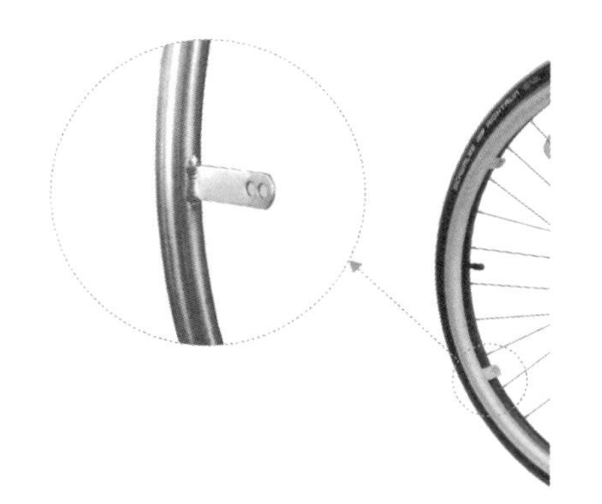

图 4-4-34 常规手圈

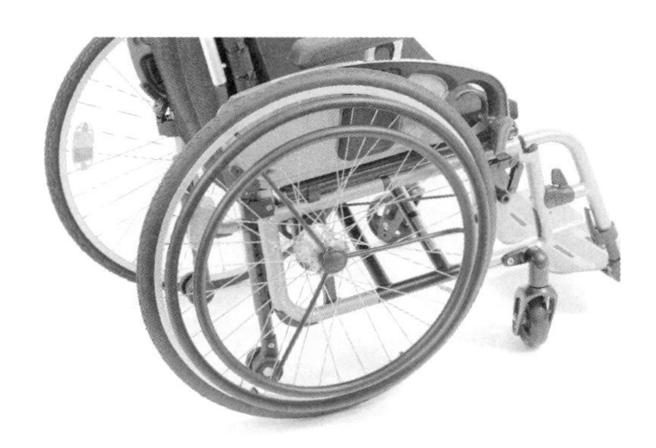

图 4-4-35 单臂驱动手圈

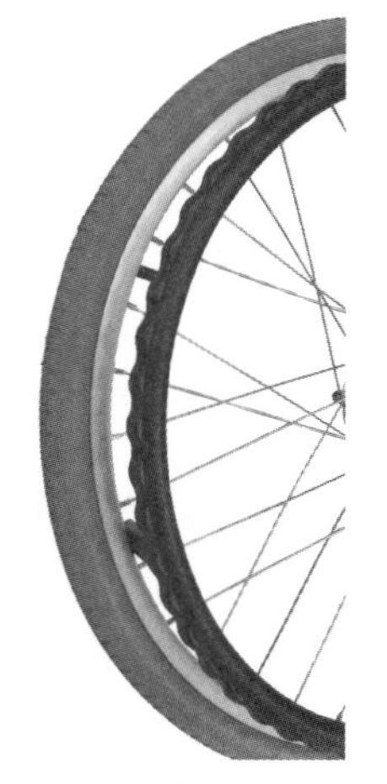

图 4-4-36 带推动把手的手圈

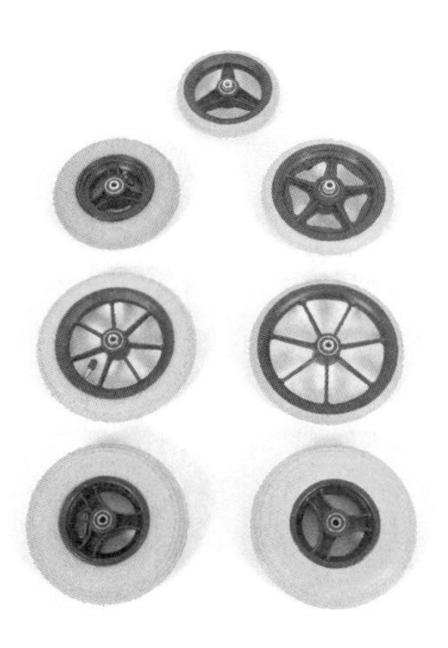

图 4-4-37 前导轮

3）防翻轮：防翻轮用于防止轮椅在爬坡或者使用者做仰躺动作时后翻给使用者造成危险，适用于刚刚使用轮椅的初学者（图 4-4-38）。①单侧防翻轮：可分别安装在轮椅车架的左侧或者右侧，一般情况下单个防翻轮即可满足日常使用。②双侧防翻轮：可以提供更好的支撑性和稳定性。部分竞技运动轮椅选择双侧且带有转向的防翻轮。③中位防翻轮：一般用于运动轮椅上，并且具有转向功能，比如网球轮椅、篮球轮椅和舞蹈轮椅等。

（3）坐靠系统：一般由纤维织物制成，有特殊需求的坐靠系统可根据其功能需求由其他材料制作而成。

1）靠背：有四种类型。①普通靠背：设计简单，无须调整，满足一般使用者的背部支撑需求，但长时间使用背部局部压力增大，适用于短时间乘坐轮椅的使用者（图 4-4-39）。②可调式靠背：靠背中包含数根可以调节松紧的横向绑带，可以分别调整每根绑带的松紧度，使调整后的靠背更贴合使用者脊柱的生理曲线形状。此类靠背可增大背部受力面，分散局部压力，缓解背部疼痛（图 4-4-40）。③硬靠背：由金属材料或者碳纤维材料制成的、符合人体工程学的刚性背部支撑部件，可提高上身躯干稳定性。不同的高度和轮廓，以及靠背角度的调整，可满足不同用户的需求（图 4-4-41）。④壳式定制靠背：因脊柱发生病变，如脊柱侧凸等，普通靠背无法满足使用者的支撑、减压、限位、矫正需求，需要对使用者的背部进行精准的定位、取型，制作贴合使用者背部形状的靠背（图 4-4-42）。

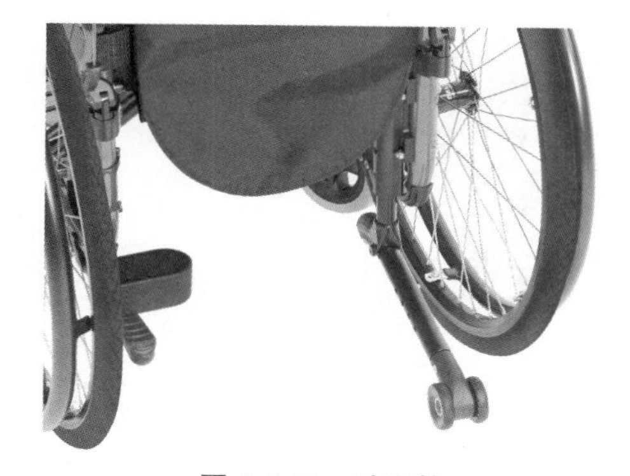

图 4-4-38　防翻轮

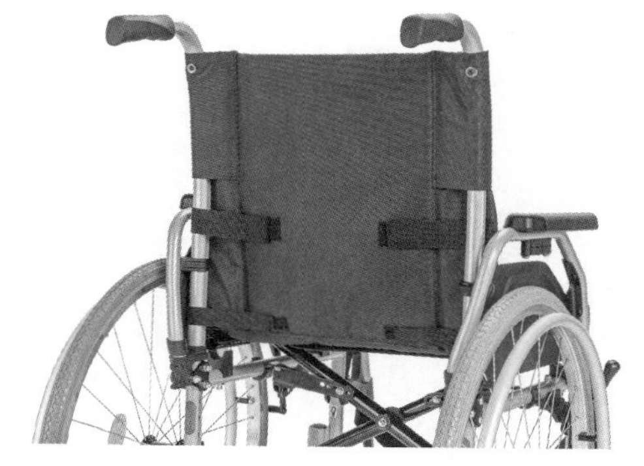

图 4-4-39　普通靠背

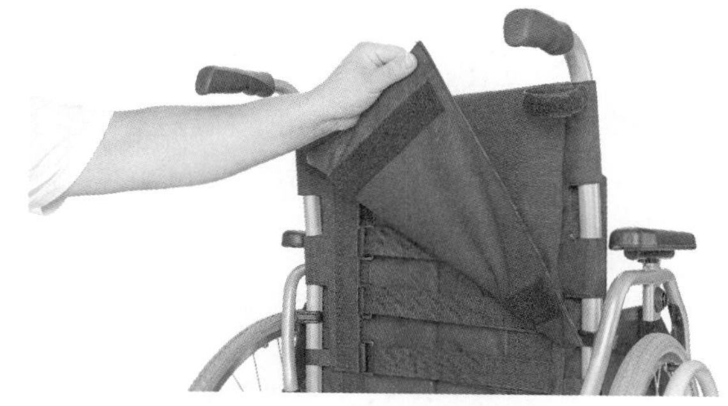

图 4-4-40　可调式靠背

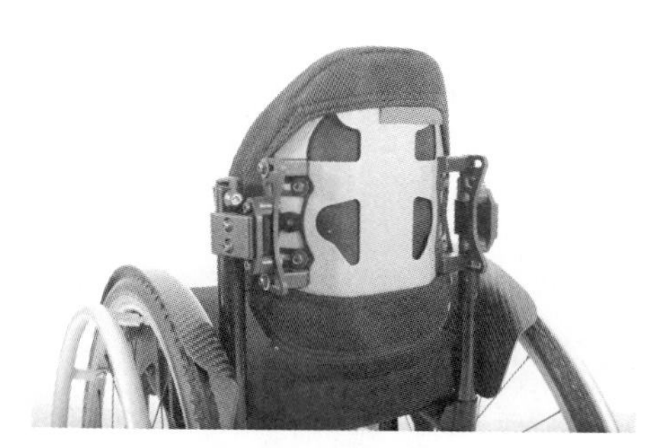

图 4-4-41　硬靠背

2）底座：分为软底座和硬底座。①软底座：为常规底座，一般选择和靠背织物相同的材料，通过铆钉或者卡槽和尼龙粘扣固定在轮椅车架上（图 4-4-43）。②硬底座：是需要稳定姿势使用者的特殊需求，需要在轮椅车架上连接金属底板，并提供一个稳定的平台，以便在底座之上放置稳固姿势的坐垫或连接坐壳系统（图 4-4-44）。

（4）刹车（制动）系统

1）肘式刹车系统：轮椅使用者自行控制轮椅启动或停止的刹车系统。①推拉式刹车：向前推动称为推式刹车；向后拉动称为拉式刹车，两种刹车部件外形无区别，刹车方向相反

(图 4-4-45)。②剪刀式刹车:安装隐蔽,刹车装置未启动时隐蔽在车架下面,可避免通过狭窄空间时剐蹭障碍物,同时方便使用者侧位移乘(图 4-4-46)。

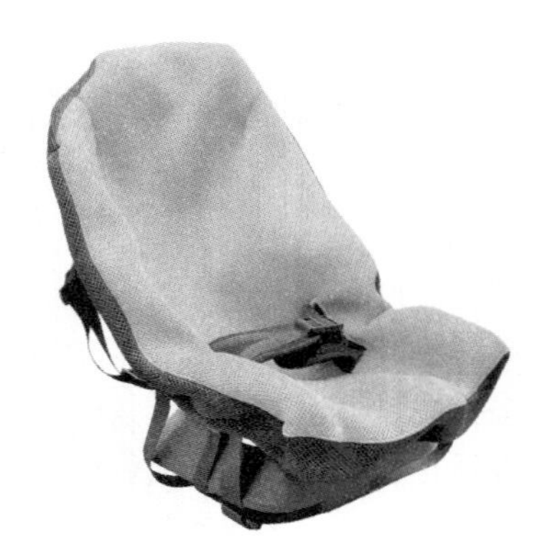

图 4-4-42　壳式定制靠背

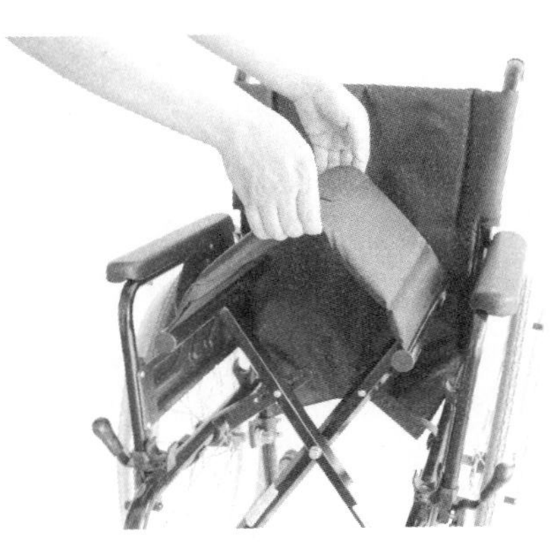

图 4-4-43　软底座

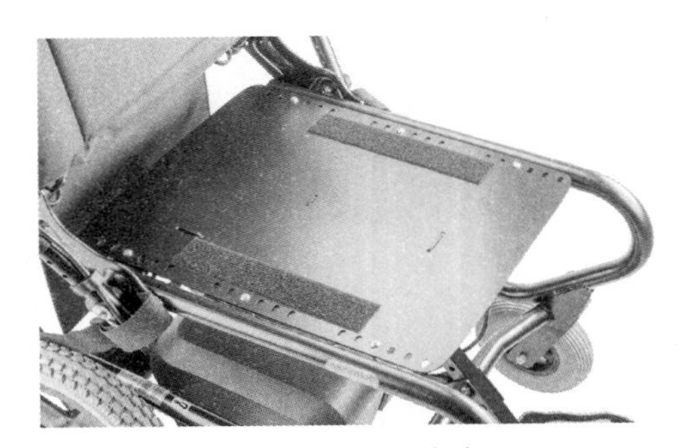

图 4-4-44　硬底座

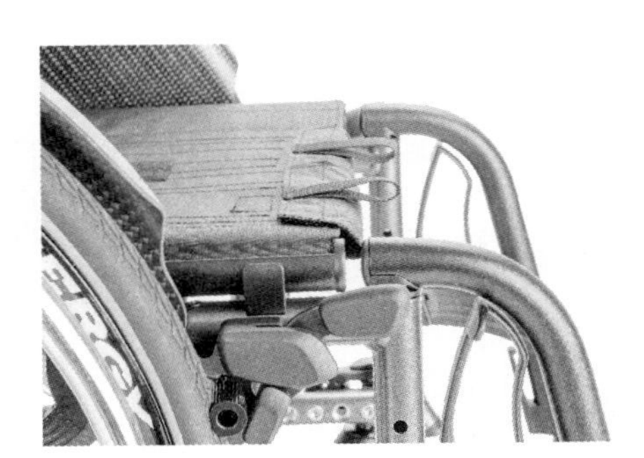

图 4-4-45　推拉式刹车

2)介护刹车:方便照护者操控轮椅的刹车系统。①介护肘式刹车:通过推手上加装刹车手柄控制与轮胎产生的摩擦力以控制轮椅速度或驻车(图 4-4-47);②介护鼓刹装置:通过推手上的手柄控制驱动轮中心的鼓刹装置与车轮的摩擦力启动或停止,并以点刹的方式控制轮椅的速度(图 4-4-48)。

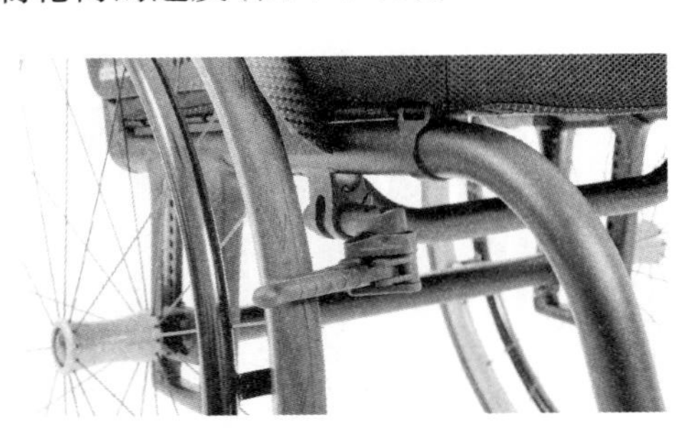

图 4-4-46　剪刀式刹车

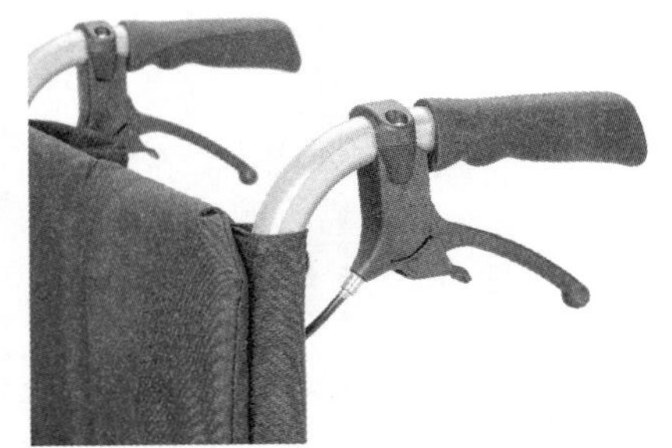

图 4-4-47　介护肘式刹车

(三)手动轮椅的主要摆位部件

1. 坐垫　是轮椅使用者最重要的配件之一。对于截瘫、脑瘫、进行性病变等具有压疮风险的高危人群,以及需要通过坐垫调整管理坐姿的人群,合适的坐垫至关重要。

(1)坐垫的功能:分散压力、降低摩擦力和剪切力、控制坐垫微环境的干湿度、稳定坐姿、管理坐姿、提高舒适度。这六个方面可概括为三个维度：①预防压疮：坐垫最大程度地分散骨突部位的压力；有效分散臀部与坐垫接触面的摩擦力和剪切力；坐垫罩应选择可以祛湿、透气并保持坐垫表面干爽的材料；该类坐垫的功能以预防压疮为主（图 4-4-49）。②管理坐姿：该类坐垫能在侧位提高支撑性，防止使用者从侧面倾斜；使用的材质相对流动性较低，防止使用者有不稳定的感觉；适用于压疮风险低、自控力弱、需要体姿定位矫形的使用者（图 4-4-50）。③提高舒适度：该类坐垫选材以包容性好、弹性高、减震强效果为主。活跃型使用者使用该类坐垫外出时，在不平坦路面可协助减缓吸收地面反弹力，提高舒适度，并保护上身免受地面反弹力的冲击而带来后续伤害（图 4-4-51）。

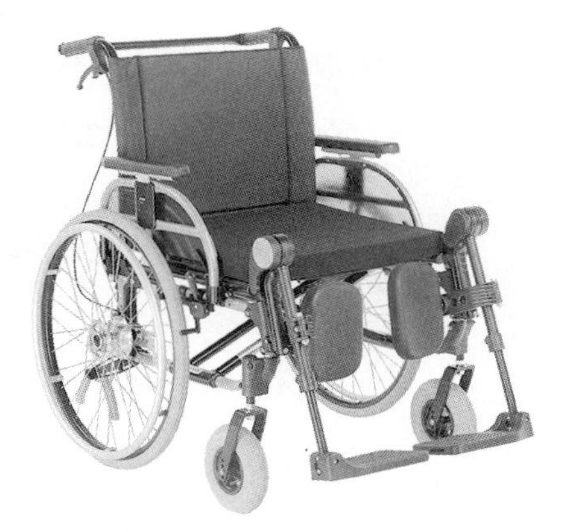
图 4-4-48　介护鼓刹装置

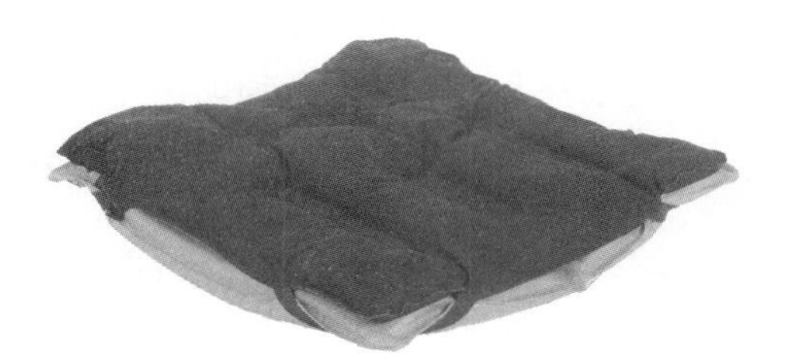
图 4-4-49　预防压疮的坐垫

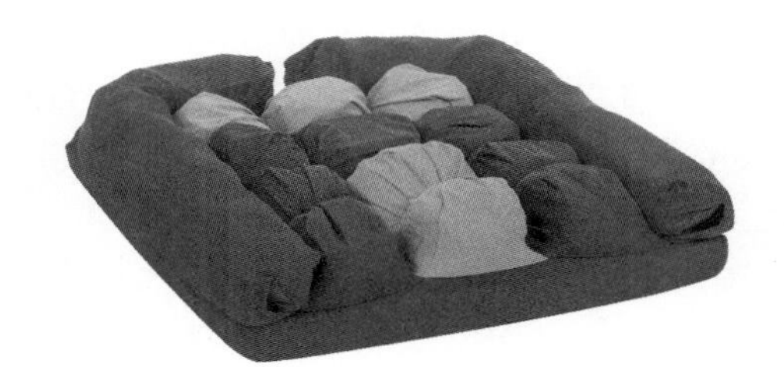
图 4-4-50　管理坐姿的坐垫

（2）坐垫的材料分类：①固体材质坐垫：以聚氨酯海绵、弹性适体海绵、记忆海绵等材料根据不同的功能设计而成。该类坐垫或者采用一次性模拟臀部的形状注塑成型，或者采取表面切割区块降低摩擦力和剪切力，或者采取材料组合的方式最大程度地分散压力、降低摩擦力和剪切力，达到预防压疮、稳定坐姿、提高舒适度的作用（图 4-4-52）。②液体材质坐垫：利用水、滑液等流动性较强的材质和其他材质组合设计而成。该类坐垫可大幅降低摩擦力和剪切力，适合活跃程度高、行动力较强的轮椅使用者（图 4-4-53）。③空气材质坐垫：利用空气包容性好、流动性大、重量轻的特性，增大臀部与坐垫表面的接触面积，最大程度地分散局部骨突部位的压力，起到预防压疮的作用。同时，该类坐垫利用空气在气囊中的流动性，在使用者移动时起到为臀部进行按摩、促进血液循环的作用（图 4-4-54）。

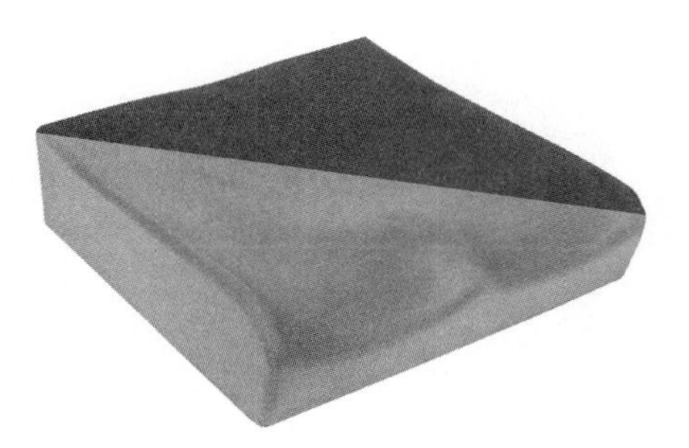
图 4-4-51　提高舒适度的坐垫

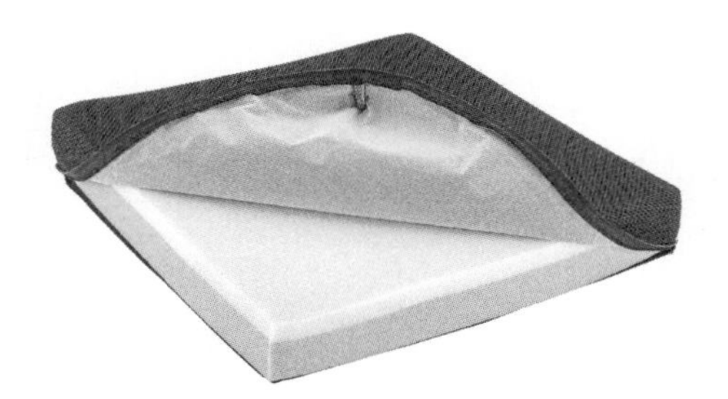
图 4-4-52　固体材质坐垫

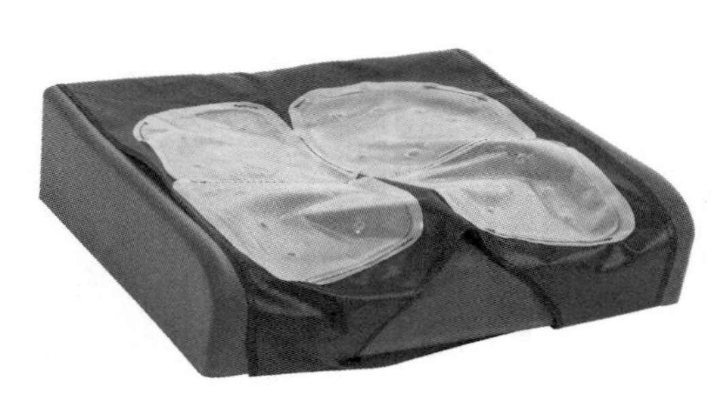

图 4-4-53　液体材质坐垫

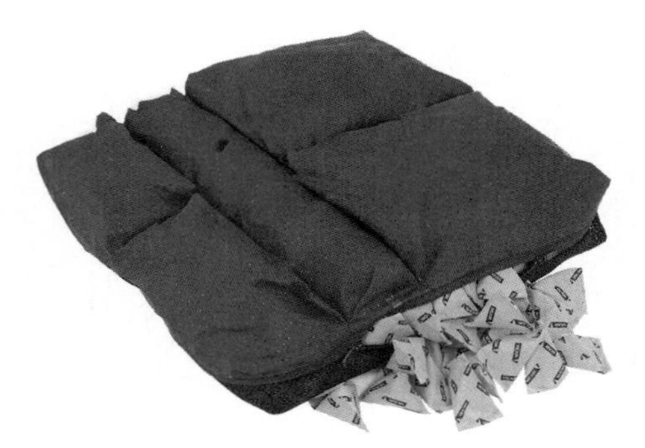

图 4-4-54　空气材质坐垫

（3）坐垫的适配：①压疮Ⅰ级：以预防为主，可选用海绵材质舒适性的基础坐垫。选用海绵坐垫之后，建议使用者定期抬臀减压。②压疮Ⅱ级：适配坐垫时要优先选择具有压力分散作用和降低剪切力的功能型海绵坐垫和凝胶材质坐垫。③压疮Ⅲ级：要优先采用具有压力分散特质并能降低摩擦力和剪切力，以及海绵外罩可以防潮速干的凝胶材质和空气坐垫。④压疮Ⅳ级：要优先考虑具有分散压力、降低剪切力和摩擦力，以及可控制湿度的高功能凝胶和空气坐垫。⑤不可分级压疮和疑似深层压疮：优先选择有预防压疮和辅助治疗压疮的空气坐垫。

2. 其他摆位部件

（1）安全带：①胸部安全带系统：用于将使用者固定在椅座系统中。通过对肩部和前胸区施加压力，保持使用者身体的躯干在直立位置。胸垫和肩垫大约在胸骨高度，两个上垫末端（肩带）沿着颈部的两侧延伸。胸垫和肩垫用于使骨盆和躯干保持对称、直立的姿势。使用胸部安全带的同时必须使用髋部安全带，防止由于未使用髋部安全带造成身体骨盆位置向前滑动、身体位置下降，导致胸部安全带给使用者带来窒息的风险（图 4-4-55）。②髋部安全带：也叫骨盆固定带，专门用于支撑使用者在轮椅中的正确就座和固定骨盆位置。安全带位于髋骨前方，系在大腿上方，应该同座面保持 60° 角。当采用躯干或头部定位系统时，必须同时使用髋部安全带（图 4-4-56）。③腿部安全带：一般为纺织品加尼龙搭扣构成，用于大腿、小腿或脚踝处限位、固定，防止腿部震颤导致双足滑脱脚踏板带来伤害。

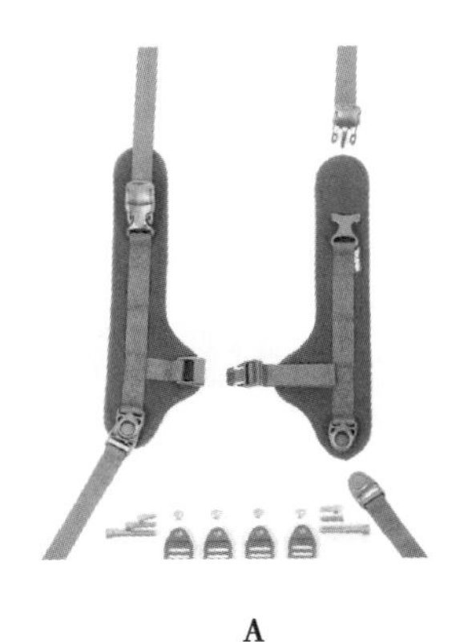

A

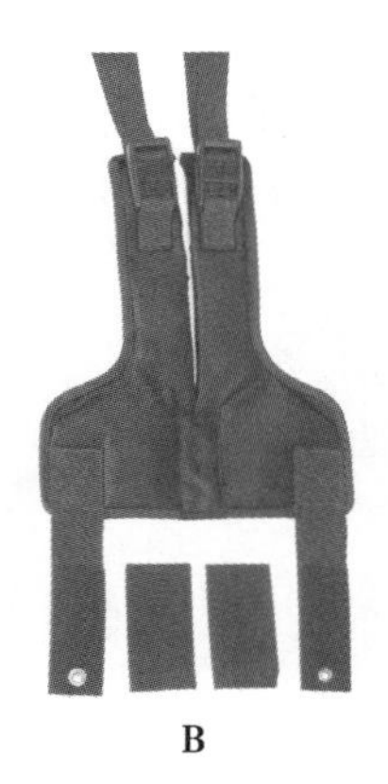

B

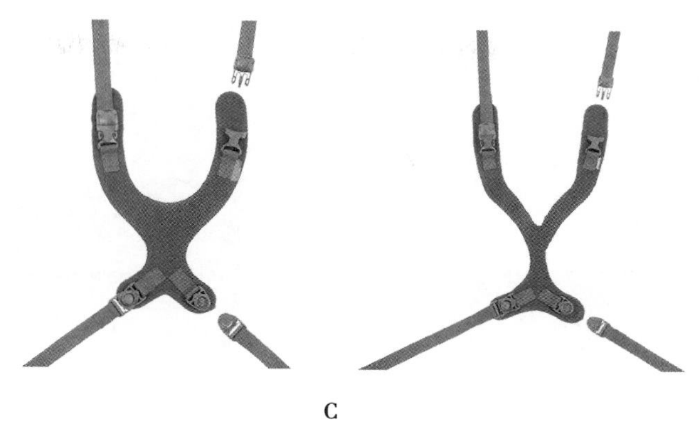

C

图 4-4-55　胸部安全带系统

A. 胸部安全带 H 型；B. 胸部安全带背心型；C. 胸部安全带蝴蝶型

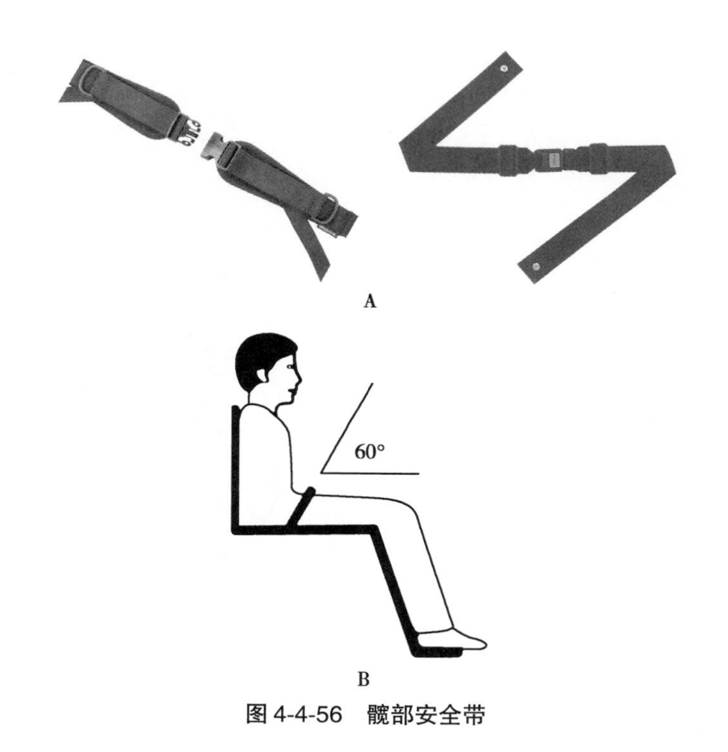

A

B

图 4-4-56　髋部安全带

（2）头枕：包括头托和颈托，专门用于支撑使用者的头、颈部位，以保持正确的坐姿。头枕由柔软的 PU 泡沫制成，可提供舒适安全的支撑。①头托：用于头部支撑固定，防止头部后仰受伤或防止疲劳状态出现（图 4-4-57）。②头托、颈托组合：用于对头部和颈部的后部支撑，预防头部过伸，适用于神经肌肉疾病或肌肉张力减退的使用者。

（3）腿托、足托：可单独或组合使用，一般由柔软的 PU 泡沫制成，可提供舒适安全的支撑（图 4-4-58）。①腿托：固定式腿托可防止腿部滑离脚踏板。角度可调式腿托可以将腿托调整到某一特定角度并固定，适用于腿部骨折后需要腿部限位的使用者。②足托：专门用于固定使用者放在脚踏板上的足部位置。

（4）侧支撑和桌板：①侧支撑：安装在轮椅靠背管或轮椅扶手侧板上，为轮椅使用者的脊柱提供侧向支撑，并且可以预防脊柱变形（图 4-4-59）。②桌板：一般采用透明塑料、橡胶或者木质材料，可为使用者提供前位支撑，并方便使用者在就餐、工作或娱乐时使用（图 4-4-60）。

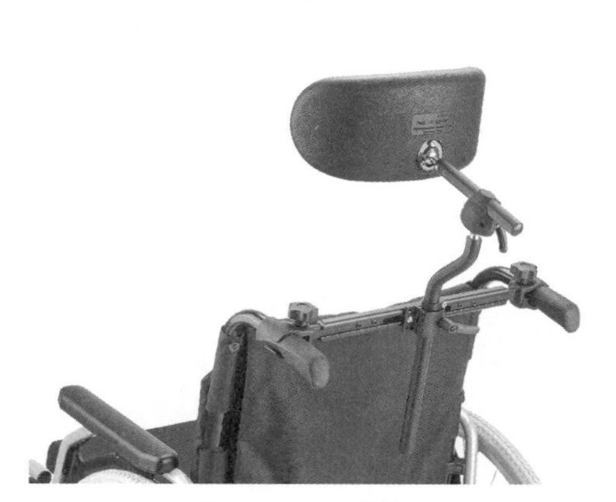

图 4-4-57 头枕

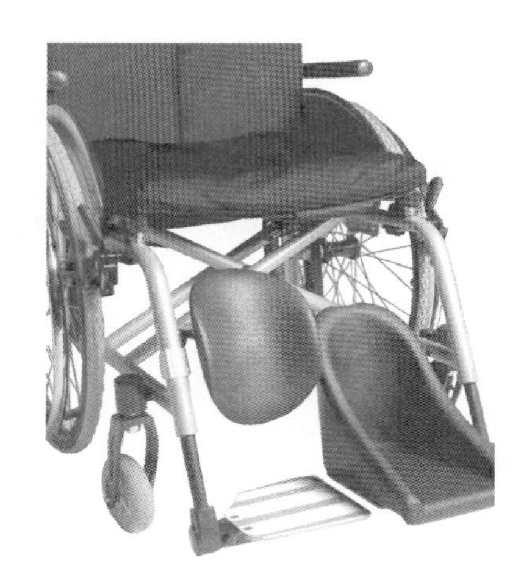

图 4-4-58 腿托、足托

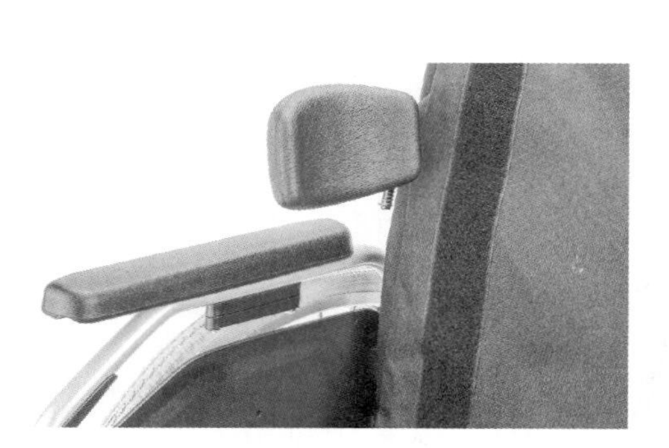

图 4-4-59 侧支撑

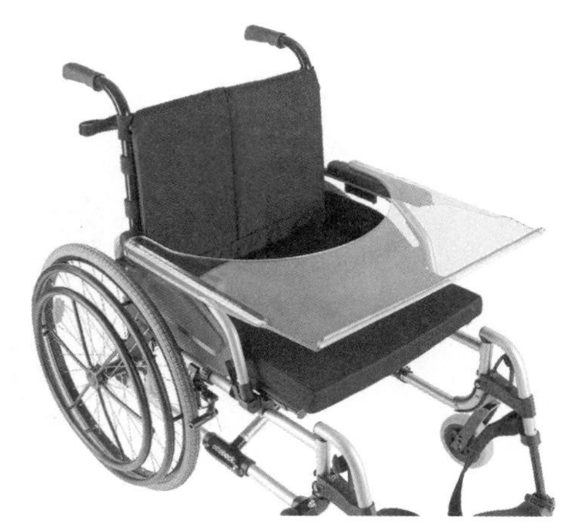

图 4-4-60 桌板

二、选配与应用

（一）适应证及配置要点

手动轮椅的适应证和人群非常广泛，按照适用人群的特点、使用场合、导致移动障碍等原因，大体分为如下几类：

1. 行动能力退化的老年人　老年适用人群多为因高龄体弱活动力降低、因骨折暂时丧失活动能力，或者由于心脏病、风湿性疾病、骨关节炎、慢性阻塞性肺疾病、周围动脉硬化闭塞病、截肢手术及足部疼痛导致无法站立或长距离行走的群体。

老年人的轮椅配置需要考虑稳定性、安全性、靠背的可调性、容易驱动转弯、可用脚蹬踏地面转移的可能性、预留从轮椅到站立位的空间，以及满足借助轮椅在室内转移物品的需求。

随着老年人的活动能力和体能的逐渐降低，他们对轮椅的功能需求会逐步发生变化：依次为短途代步的转移轮椅、日常生活轮椅、增加摆位和零部件的功能轮椅。老年人如果自己不方便推行轮椅，则需要选择照护者使用的他驱型轮椅。随着轮椅的功能需求越来越多，轮椅的体积和重量也会逐步增加。此外，轮椅的座位系统也需要考虑底座的倾斜角度和坐垫的防压疮功能，以防止老年人从轮椅中滑出或者由于久坐而产生压疮。

2. 移动障碍的成年人　大量脊髓损伤、脊柱裂、多发性硬化症、脑性瘫痪和截肢患者，由于伤病导致行走功能丧失，或者由于截肢、下肢骨折未愈合、严重的关节炎或疾病导致下肢负重时疼痛等，而需要借助轮椅实现代步、康复和日常生活等功能。移动障碍的成年人一般活动能力较强，大多可自行操控轮椅。

移动障碍的成年人尽管移动受限，但是仍然需要积极参与社会生活，轮椅是代偿他们身体功能的一个重要辅助器具，需要根据其要求提供不同的框架形式和辅助配件，以满足康复、生活重建和运动的需求；需要尽可能减少使用者的体力消耗，降低二次伤害的可能性；需要最大程度地恢复使用者的活动性，满足个体对于功能、使用环境，以及生活品质的需求。

这类使用者对轮椅的适配性、功能性和个性化程度要求较高，在不同的阶段需要对应使用不同的轮椅。①生活型轮椅：他们初次使用轮椅时需要掌握轮椅的基本驱动技巧，并需要一段适应时间，此时一般优先考虑稳定性和安全性，多选择生活型轮椅。②选配型轮椅：康复过渡期使用的轮椅则需要根据使用者的体能恢复情况选配不同的部件，此时选配型轮椅为首选。③活跃型轮椅：随着使用者的病情逐渐稳定、对轮椅依赖程度的增加，以及使用轮椅的活动范围扩大，使用者将进行生活重建训练或不断提升操控轮椅的技能，在适应性训练的过程中，可调节高度、轮轴位置的适配型轮椅更为合适；当轮椅的使用技能成熟，熟悉生活环境之后，如果身体条件允许，可以选择量身定制的活跃型轮椅，最大程度地增加轮椅的灵活性，降低使用轮椅时的体能消耗，减少零配件的选择，降低维修概率。④量身定制运动型轮椅：随着生活质量的提高和运动促进康复的实际需求，以及轮椅篮球、轮椅舞蹈、轮椅网球、轮椅乒乓球、轮椅击剑等运动的普及，移动障碍人士开始更多地参与体育运动和体育比赛，此时则需要根据使用者的身体需求和运动形式，以及参赛时的比赛规则选择量身定制的运动型轮椅。

3. 发育受限的儿童　发育受限儿童一般由于先天基因缺陷、母体内发育未完全或生产时缺氧而导致移动受限，需要辅助器具的支撑。轮椅是其特定发育阶段必备的生活辅助器具。

由于儿童生长过程中骨骼未定型，多有退行性病变的可能，儿童轮椅多由照护者操作，只有少数先天下肢缺失儿童或活动能力较强的儿童可以操控适配型和定制型的儿童轮椅。

儿童轮椅一般需要具有尺寸的可调节性，头部、胸部、骨盆和肋下两侧具有支撑性。儿童轮椅的选配部件较多，颜色也需要满足儿童的视觉发育和兴趣需求，多为彩色。另外，儿童轮椅的纺织品织物的安全等级和清洗耐磨程度也需要更高。生活型及适配型的儿童轮椅一般配备照护者刹车、头靠、侧支撑、安全带和可调节高度的推手，以方便照护者操作。定制型的儿童轮椅在需求量上较少，多为儿童自行操控的固定框架轮椅。移动受限儿童所需要的转移系统、摆位系统和站立系统不在此节内容的描述之列。

4. 复杂需求人群　相对于手动轮椅的庞大用户群体，复杂需求人群的数量比例较小，但其需求复杂程度各式各样，大多需要在轮椅处方中配置多种选配件或者需要量身定制。

复杂需求人群使用的轮椅要考虑座宽、座深、靠背高度以适合使用者体型，需要足够的腿部空间以满足尽可能大的活动量，需要在实现使用者自行操控轮椅的同时保证使用者的安全性，比如脊髓损伤的篮球运动员，其身高对于常规手动轮椅的座深、座位高度、小腿长度和靠背高度都是挑战；而肥胖病患者则需要配备超高轮椅或者加强型轮椅；多发性硬化症的患者或其他复杂需求人群需要的轮椅则形态各异，多为个性化定制产品。

（二）需求评估

1. 功能需求评估　针对老年人、成年人、儿童和复杂需求人群对手动轮椅的功能需求，我们将其概括为以下五种：

（1）代步：步行能力减弱、移动能力退化或者移动有障碍的使用者，通过自己驱动或由照护者驱动以实现长距离移动代替走路的功能。

（2）移位：由于移动不便，使用者或者照护者需要借助轮椅完成从床铺到卫生间、浴室浴缸或者室内到室外，轮椅到车上等座位位置的转移，此时轮椅需要在代步的基础上配置一些可以实现这些功能的部件，例如脚踏板可以翻转、拆卸，扶手可以抬起或者拆卸，选用肘式刹车需要不妨碍使用者位置移动等。

（3）体位支撑：针对长期依赖轮椅生活且无法控制头部位置，或者无法保持躯干的直立状态，以及腿部痉挛或肌张力异常的使用者，需要在轮椅上配置摆位部件以实现体位支撑，防止脊柱或者盆骨姿势异常。

（4）日常生活：使用者完全丧失行走移动能力，日常生活完全依靠轮椅进行，轮椅成为使用者必备的生活辅助器具。

（5）康复 / 运动：发挥手动轮椅的康复功能首先需要使用者可以自行驱动轮椅，锻炼上肢力量，增强血液循环；其次可以通过轮椅的部件功能设计实现臀部减压、肩肘关节的支撑和腿部的固定等功能。对于依靠轮椅进行日常移动的使用者而言，如果能借助轮椅进行一些休闲运动，则可以极大地改善人体的新陈代谢功能，提高身体的免疫力，改善情绪，培养积极向上的生活态度。

以上功能需求从普遍到特殊，有重叠可能，在产品的选择上也可能需要几种不同的产品优先满足不同的功能。

2. 使用者信息评估　在轮椅配置评估服务中，需要针对使用者的人群特征、身体功能情况、使用环境和操控轮椅的能力等进行评估（表 4-4-1），以期有针对性地选择相应的配置流程和适合的产品。

（1）身体功能评估：包括生理及认知、心理功能等评估。生理功能评估中重要的项目包括关节活动度、肌肉张力、姿势控制、转移位移能力、感觉功能的发展情况和日常生活自理能力等。该评估结果结合身体尺寸测量和康复需求决定适合的轮椅种类、尺寸及配件，以及轮椅是否需要特别改造、定制。

（2）操控能力评估：依据使用者的操控能力，了解使用者是否需要家属、照护者的帮助，若需要，根据评估结果为使用者制定可行的配置方案。

（3）使用环境评估：对使用者的生活环境，如家居、社区、学校、办公室等空间范围、安全性、适用性进行评估，提供轮椅选配或适配方案。

表 4-4-1　手动轮椅使用者信息评估表

适用人群	使用原因	使用目的	操作技能	轮椅选择	技术参数/部件选择范围
行动能力退化的老年人	年老体弱	* 代步	□可自行推动轮椅	□生活轮椅（自驱型）	□车型，型号
			□具有良好的轮椅操控能力	□功能轮椅（选配型）	□车型，型号
			□无自行推动轮椅能力	□生活轮椅（他驱型）	□车型，型号
	疾病引起下肢功能障碍或者移动力降低（包括关节炎、心脏病、风湿病等）	* 代步 * 移位	□可自行推动轮椅	□生活轮椅（自驱型） □功能轮椅（选配型）	□车型，型号 □基础部件选择
			□具有良好的轮椅操控能力	□生活轮椅（自驱型） □功能轮椅（选配型）	□车型，型号 □基础部件选择
			□无自行推动轮椅能力	□生活轮椅（他驱型） □功能轮椅（护理型）	□车型，型号 □基础部件选择
	脑卒中	* 代步 * 移位 * 体位支撑	□可自行推动轮椅	□功能轮椅（适配型）	□车型 □轮椅基本尺寸选择 □基础部件选择 □功能部件选择
			□无自行推动轮椅能力	□功能轮椅（适配型） □功能轮椅（护理型）	□车型 □轮椅基本尺寸选择 □基础部件选择 □功能部件选择
移动障碍的成年人	脊髓损伤、脊柱裂、截肢、颅脑损伤、多发性硬化症等	* 代步 * 移位	□可自行推动轮椅	□生活轮椅（自驱型） □功能轮椅（选配型）	□车型，型号 □基础部件选择
			□无自行推动轮椅能力	□生活轮椅（他驱型） □功能轮椅（适配型） □功能轮椅（护理型）	□车型 □轮椅基本尺寸选择 □基础部件选择 □功能部件选择
		* 代步 * 移位 * 体位支撑	□可自行推动轮椅	□功能轮椅（适配型） □功能轮椅（护理型）	□车型 □轮椅基本尺寸选择 □基础部件选择 □功能部件选择
			□无自行推动轮椅能力	□功能轮椅（适配型） □功能轮椅（护理型）	□车型 □轮椅基本尺寸选择 □基础部件选择 □功能部件选择

续表

<table>
<tr><th>适用人群</th><th>使用原因</th><th>使用目的</th><th>操作技能</th><th>轮椅选择</th><th>技术参数/
部件选择范围</th></tr>
<tr><td rowspan="5">移动障碍的成年人</td><td rowspan="5">脊髓损伤、脊柱裂、截肢、颅脑损伤、多发性硬化症等</td><td rowspan="2">*代步
*移位
*体位支撑
*日常生活
*康复运动</td><td>□可自行推动轮椅</td><td>□功能轮椅(适配型)
□功能轮椅(护理型)</td><td>□车型
□轮椅基本尺寸选择
□基础部件选择
□功能部件选择</td></tr>
<tr><td>□无自行推动轮椅能力</td><td>□功能轮椅(适配型)
□功能轮椅(护理型)</td><td>□车型
□轮椅基本尺寸选择
□基础部件选择
□功能部件选择</td></tr>
<tr><td rowspan="2">*代步
*移位
*日常生活
*康复运动</td><td>□可自行推动轮椅</td><td>□功能轮椅(适配型)
□功能轮椅(护理型)</td><td>□车型
□功能部件选择
□车架材质、技术参数、特殊部件定制</td></tr>
<tr><td>□具有良好的轮椅操控能力</td><td>□定制轮椅</td><td>□车型
□功能部件选择
□车架材质、技术参数、特殊部件定制</td></tr>
<tr><td>*参加专业运动项目</td><td>□具有良好的轮椅操控能力</td><td>□定制轮椅</td><td>□车型
□功能部件选择
□车架材质、技术参数、特殊部件定制</td></tr>
<tr><td rowspan="2">移动受限的儿童</td><td rowspan="2">先天基因缺陷、母体内发育未完全、生产时颅脑损伤</td><td rowspan="2">*代步
*移位
*体位支撑
*康复</td><td>□可自行推动轮椅</td><td>□功能轮椅(适配型)
□功能轮椅(护理型)</td><td>□车型
□轮椅基本尺寸选择
□基础部件选择
□功能部件选择</td></tr>
<tr><td>□无自行推动轮椅能力</td><td>□功能轮椅(适配型)
□功能轮椅(护理型)
□定制轮椅</td><td>□车型
□轮椅基本尺寸选择
□基础部件选择
□功能部件选择
□摆位部件的定制</td></tr>
<tr><td rowspan="2">复杂需求人群</td><td rowspan="2">特殊身材的使用者、肥胖症、多发性硬化症、罕见病患者和进行性疾病伴有并发症的患者</td><td rowspan="2">*代步
*移位
*体位支撑
*康复</td><td>□可自行推动轮椅</td><td>□功能轮椅(适配型)
□功能轮椅(护理型)</td><td>□车型
□轮椅基本尺寸选择
□基础部件选择
□功能部件选择</td></tr>
<tr><td>□无自行推动轮椅能力</td><td>□功能轮椅(适配型)
□功能轮椅(护理型)
□定制轮椅</td><td>□车型
□轮椅基本尺寸选择
□基础部件选择
□功能部件选择
□摆位部件的定制</td></tr>
</table>

（三）手动轮椅的配置

根据实际获得轮椅的途径、场所和评估轮椅的复杂程度，可将轮椅的配置过程分为以下三种：

1. 选配　对于大多数移动障碍人群的短途代步或者简单的室内转移、转运和代步的功能需求，在使用者的体位支撑、认知和判断能力没有异常的情况下，应优先采用批量生产的生活轮椅，以快速、经济的方式解决使用者的需求（表4-4-2）。

表4-4-2　手动轮椅选配需求评估表

选配项目	选配依据	技术参数/部件选择
轮椅类型	使用者的操控能力 使用者是否有其他需求	□生活轮椅（自驱型）□生活轮椅（他驱型）□功能轮椅（选配型）□功能轮椅（护理型）
轮椅重量	使用者的个人喜好 照护者的操作习惯	□生活轮椅（常规型）□生活轮椅（轻量型）□生活轮椅（超轻量型）
轮椅座宽（SW）	使用者的身体测量数值 使用者的个人使用偏好	座宽（cm）：□ 35.5 □ 38 □ 40.5 □ 43 □ 45.5 □ 48 □小于该尺寸的，一般列入儿童轮椅，大于该尺寸则考虑复杂需求
轮椅座深（SD）	使用者的身体测量数值	座深（cm）：□ 38　□ 40　□ 42　□其他请注明尺寸
驱动轮尺寸	主要使用地点： □室内　□室外 室外活动一般选择大的驱动轮，室内和狭小空间选择较小的驱动轮	驱动轮尺寸：□ 20″充气轮　□ 20″实心轮　□ 22″充气轮　□ 22″实心轮　□ 24″充气轮　□ 24″实心轮 □其他请注明尺寸
前导轮尺寸	主要使用地点：□室内 □室外 室外活动，地面不平坦一般选择大的前导轮，室内和狭小空间选择较小的前导轮	前导轮尺寸：□ 6″充气轮　□ 6″实心轮　□ 7″充气轮　□ 7″实心轮　□ 8″充气轮　□ 8″实心轮 □其他请注明尺寸
靠背绷布	使用者的舒适度要求	□一般靠背 □可调型靠背
刹车方式	刹车习惯、驱动轮椅人员	□肘式推式刹车　□肘式拉式刹车　□介护肘式刹车　□介护鼓式刹车
侧板/扶手	使用者是否需要在轮椅上就餐及是否需要侧位稳定性支撑	□可拆卸侧板/扶手　□高低可调式侧板/扶手 □固定式侧板/扶手　□其他
脚踏悬挂系统	使用者活动空间是否狭小 使用者是否有坐便、床铺之间的移位障碍	□固定式　□可拆卸
固定带	使用者躯干控制能力 使用者是否具有高肌张力	□胸部安全带　□髋部安全带　□腿部安全带 □其他
其他配件	使用者的环境和康复需求	□小桌板　□防翻轮　□拐杖盒 □机舱行走轮　□手机支撑架

2. 适配　如果使用者不仅以轮椅作为代步工具代偿行走能力，同时还需要有体位支撑

的功能，需要增加摆位附件以满足使用者的姿势控制功能，需要在轮椅上进行康复训练及防止二次伤害，需要从事简单的运动以促进康复，那么成品轮椅就无法满足其全部需要，此时需要根据使用者的评估结果和轮椅处方进行轮椅适配（表 4-4-3），在功能型轮椅中根据使用者身高、体重的测量值确定座宽、座深、靠背高度、小腿长度等数据之后，还需要进一步选择其他技术数据，例如座位高度、底座角度，以及根据移位、体位支撑等需求选择扶手 / 侧板等功能部件。

表 4-4-3 手动轮椅适配需求评估表

轮椅尺寸测量			
1. 座宽（SW）	________cm	5. 后座高（PSH）	________cm
2. 座深（SD）	________cm	6. 前座高（ASH）	________cm
3. 靠背高度（BH）	________cm	7. 靠背角度（BA）	________°（角度减少意味着靠背向前倾；角度增加意味着靠背向后倾）
4. 小腿长度（LL）	________cm	8. 驱动轮位置	________cm 或 A.B.C.D 位置
① 座宽（SW）	② 座深（SD）	③ 靠背高度（BH）	④ 坐垫厚度 小腿长度

评估项目	评估结果	部件名称	部件选择
对轮椅重量的需求	□一般型 □轻量型 □超轻型	车架形式	□固定式 □折叠式
		轮椅车架材质选择	□铝合金 □钛合金 □碳素纤维
主要使用地点	□室内 □户外 □室内室外均需要	驱动轮	□ 20″充气轮 □ 20″实心轮 □ 22″充气轮 □ 22″实心轮 □ 24″充气轮 □ 24″实心轮 □ 25″充气轮 □ 25″实心轮 □其他
		前导轮	□ 4″合金轮 □ 4″实心轮 □ 5″合金轮 □ 5″实心轮 □ 5.5″实心轮 □ 6″充气轮 □ 6″实心轮 □ 7″充气轮 □ 7″实心轮 □ 8″充气轮 □ 8″实心轮 □其他

续表

评估项目	评估结果	部件名称	部件选择
使用者操控能力	□无法自行操控 □可自行驱动轮椅 □操控轮椅能力强	轮椅类型	□自驱型 □他驱型
		防翻轮	□左侧 □右侧 □中位 □无
轮椅操作者	□使用者 □护理者 □两者皆要	刹车系统	□肘式推式刹车 □肘式拉式刹车 □剪刀式刹车 □介护肘式刹车 □介护鼓式刹车 □加长刹车手柄 □其他
是否需要移位	□需要　□不需要	扶手/侧板	□可拆卸扶手/侧板 □高低可调式扶手/侧板 □固定式扶手/侧板 □其他
上肢力量	□正常 □较强 □弱	手推圈形式	□常规手圈□单臂驱动手圈 □带推动把手的手圈 □是否需要覆盖橡胶涂层 □其他
脊柱	□正常 □前/后倾 □左/右倾斜 □向左/右旋转	靠背	□一般靠背 □可调型靠背 □硬靠背 □壳式靠背
		固定带	□胸部安全带 □其他
骨盆	□向前滑动 □向后滑动 □向左滑动 □向右滑动	底座	□软 □硬
		固定带	□髋部安全带 □腿部安全带 □其他
压疮	□未发生 □过去有	□目前有____部位： 尺寸：　cm×　cm 分级：□Ⅰ □Ⅱ □Ⅲ □Ⅳ □疑似深层压疮 □不可分级压疮	□无须求 □海绵 □凝胶 □空气 □复合型 □其他 厚度：□ 3cm □ 5cm □ 7cm □ 10cm □其他
膝关节	□屈伸正常 □屈伸受限	脚踏悬挂系统	□固定式 □可拆卸 □可旋开 + 可拆卸式 + 抬高式
踝部	□正常 □外翻变形 □跖屈变形	脚踏板	□分体式塑料脚踏板 □分体式金属脚踏板 □一体式金属脚踏板 □管状焊接式脚踏板 □其他
其他需求事项			
特殊功能需求	单手驱动：□左侧驱动 □右侧驱动		
	倾斜功能：□靠背倾斜 □座椅倾斜 □站立		
姿势固定装置（PSDs）	固定带		
	胸部安全带：□动态型胸部安全带 □ H 型肩部固定带 □其他____________		

续表

<table>
<tr><td colspan="2">其他需求事项</td></tr>
<tr><td rowspan="7">姿势固定装置（PSDs）</td><td>髋部固定带：□四点式骨盆安全带 □两点式骨盆安全带 □骨盆壳式固定安全带 □其他____</td></tr>
<tr><td>腿部固定带：□一体式织物安全带 □足踝安全带 □其他________</td></tr>
<tr><td>支撑垫
头颈支撑：□头托 □头颈托
脊柱支撑：□侧支撑
手臂支撑：□前臂支撑垫 □异形抓握垫
骨盆支撑：□骶骨支撑垫
腿部支撑：□大腿分隔垫 □外展鞍板 □内收鞍板 □前膝挡板 □腿托
脚部支撑：□足托</td></tr>
<tr><td>座壳系统：
□ 3D 取型座壳系统</td></tr>
<tr><td>其他部件：
□桌板 □防翻轮 □拐杖盒 □机舱行走轮 □座下收纳袋 □其他________</td></tr>
<tr><td>其他配件：</td></tr>
<tr><td rowspan="3">其他建议事项</td><td>1. 是否需要接受使用训练：□需要 □不需要</td></tr>
<tr><td>2. 是否需要安排追踪时间：□需要 □不需要</td></tr>
<tr><td>3. 其他建议事项</td></tr>
</table>

3. 定制　针对特定的活跃型使用者、复杂功能需求者或有特殊功能需求的人群，在选配和适配范围内找不到合适的产品时，需要根据使用者的实际需求精确地评估，以提供车架、扶手 / 侧板、脚踏板、其他配件等部件的连接角度、方式，甚至单独设计个性化的部件以满足特定的需求（表 4-4-4）。

表 4-4-4　手动轮椅定制需求评估表

<table>
<tr><td>使用者姓名</td><td>编号</td><td rowspan="2">特殊需求说明（可另附说明）</td></tr>
<tr><td colspan="2">交付地址</td></tr>
<tr><td rowspan="2">定制人员</td><td>日期</td><td rowspan="2">特殊需求示意图（可另外附图）</td></tr>
<tr><td>签字</td></tr>
<tr><td colspan="2">测量人员</td><td>是否需要测试装配</td></tr>
<tr><td colspan="2">□适配人员</td><td>□是</td></tr>
<tr><td colspan="2">□厂方人员</td><td>□否</td></tr>
<tr><td colspan="3">车架类型</td></tr>
<tr><td>□可折叠车架</td><td>□固定车架</td><td>□ PSD 需求</td></tr>
</table>

续表

测量尺寸			
1. 坐宽(SW)	________cm	10. 小腿空隙(LLC)	________cm
2. 座深(SD)	________cm	11. 重心位置(APO)	________cm
3. 靠背高度(BH)	________cm	12. 框架长度(FL)	________cm
4. 靠背角度(BA)	________°(角度减少意味着靠背角度向前倾;角度增加意味着靠背向后倾倒)	13. 后座水平位深度(LSS)	________cm
5. 后座高(PSH)	________cm	14. 座位中心高度(CSH)	________cm
6. 前座高(ASH)	________cm	15. 前导轮位置(CHP)	________cm
7. 前框架延长(FFE)	________cm	16. 脚踏板后高度(RTF)	________cm
8. 小腿长度(LL)(LL＜ASH)	________cm	17. 脚踏板前高度(FTF)	________cm
9. 前小轮距离(LL)	________cm		

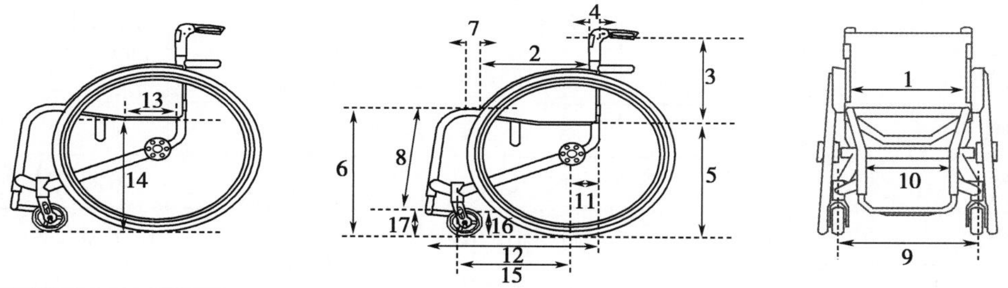

车架座管	框架附加件
□直座管	□防翻轮,右侧
□人体工程学座椅管	□防翻轮,左侧
	□防翻轮,中位

推手	扶手/侧板	
□短推手	□可拆卸侧板	□扶手杆(可选)
□长推手	□固定式高度可调侧板	□侧板防寒垫(可选)
□高度可调推手	□插拔式高度可调侧板	
□可折叠推手	□铝合金固定侧板	

续表

□无推手			□碳纤维侧板		
脚踏悬挂系统			脚踏板		
□可拆卸脚踏悬挂系统			□分体式塑料脚踏板		□管状固定脚踏
□可拆卸脚踏悬挂系统，角度可调			□分体式金属脚踏板		□异型脚踏
□固定焊接踏脚踏系统			□一体式金属脚踏板		
前导轮			驱动轮尺寸		驱动轮轮毂
□ 4″橡胶轮	□ 5.5″软轮，灰色	□ 7″橡胶轮	□ 20″	□ 28″	□空心轮毂
□ 4″发光轮	□ 6″充气轮	□ 8″实心轮	□ 22″		□ SPOX 轮毂
□ 4″铝合金实心轮	□ 6″橡胶轮	□ 8″充气轮	□ 24″		□ LX 轮毂
□ 5″橡胶轮	□ 6″铝合金实心轮		□ 25″		□超轻轮毂
□ 5″铝合金实心轮	□ 7″充气轮		□ 26″		□越野轮毂
轮胎		手推圈			驱动轮角度
□细纹窄胎		□铝合金黑色涂层		□ Surge	0°
□粗纹窄胎		□铝合金电镀银，高		□ MaxGrepp	1°
□城市胎		□铝合金电镀银，低		□ L 曲线（电镀）	3°
□马拉松胎		□橡胶涂层，高		□ L 手柄曲线	6°
□充气 1/3/8″宽胎		□抛光不锈钢，高		□自然安装	按需提供
□ PU 1/3/8″宽胎		□抛光不锈钢，低		□不需要	
□雪地胎		□抛光钛合金，高			
车轴系统		车轴延长板			手推圈安装位置
□标准快卸轴		□带车轴延长板			□窄型安装
□固定车轴		□无车轴延长板			□宽型安装
□带释放锁车轴					
靠背管		靠背绷布			底座
□直背管		□固定靠背绷布			□软
□生理曲线背管		□可调靠背绷布			□硬
□角度可调背管		□透气靠背绷布			
□折叠式背管		□硬式靠背系统			
车闸系统		坐垫		其他部件	
□推式刹车		□普通海绵坐垫 3/5cm		□骨盆安全带	
□拉式刹车		□舒适性海绵坐垫		□小腿安全带	

续表

□剪刀式刹车		□凝胶坐垫		□桌板		
□其他		□空气坐垫		□其他（请注明）		
车架颜色						
□无	□蓝	□白	□绿	□金	□粉	□红
□银	□黑	□黄	□紫	□灰	□橙	□其他

（四）常见疾病手动轮椅需求评估

对于临床常见导致移动障碍而需要进行轮椅配置的疾病，在疾病发展的不同阶段有不同的功能需求和康复目的，配置轮椅时可参考下列评估表。

1. 脑卒中　临床主要表现为“偏瘫”，不同的疾病分期导致功能丧失的情况不同，进而可选轮椅的功能也需有差异（表4-4-5）。

表4-4-5　脑卒中患者手动轮椅需求评估表

病因	分期/分级	主要功能障碍	轮椅适配的目的	轮椅类型	选择部件和注意事项
脑卒中	软瘫期	瘫痪侧肢体肌张力低下，反射消失；无任何自主运动	* 转移 * 移位	转移轮椅 生活轮椅	□他驱型轮椅 □髋部安全带和腿部安全带
	痉挛期	瘫痪侧肢体肌张力增高，甚至痉挛，反射亢进，出现异常的姿势反射和运动模式，通常表现为上肢屈肌痉挛模式和下肢伸肌痉挛模式	* 转移 * 体位支撑 * 康复/运动	功能轮椅：适配型	□他驱型 □具有体位支撑功能 □髋部安全带和腿部安全带 □患侧加装手臂支撑功能部件
	恢复期	主要表现偏瘫侧肢体肌张力开始降低，痉挛减弱，共同运动消失，开始出现部分或完全性分离运动	* 转移 * 体位支撑 * 康复/运动	功能轮椅：适配型	□轮椅车架降低高度到患者的健侧脚踏地驱动轮椅 □前叉外侧连接前导轮，防止转动时撞伤健足 □选择健手侧安装驱动装置 □患侧加装特型单臂手托承托肩、肘关节
	后遗症期	患者可能仍会遗留一些功能障碍，包括肌张力高，腕手屈曲挛缩，肌力差，踝关节挛缩畸形，足下垂和内翻等	* 转移 * 体位支撑 * 日常生活 * 康复/运动	功能轮椅：适配型	□轮椅车架降低高度到患者的健侧脚踏地驱动轮椅 □前叉外侧连接前导轮，防止转动时撞伤健足 □选择健手侧安装驱动装置 □患侧加装特型单臂手托承托肩、肘关节

2. 截瘫　截瘫患者由于损伤平面以下运动感觉减退或消失而导致的移动能力降低或丧失，大多需要配置轮椅满足代步、移位、康复训练及运动的功能需求。截瘫患者的轮椅选择需要根据损伤的程度和并发症综合考虑，然后进行选配、适配甚至量身定制（表4-4-6）。

表4-4-6　截瘫患者手动轮椅需求评估表

病因	分期/分级	主要功能障碍	轮椅适配的目的	轮椅类型	选择部件和注意事项
脊髓损伤	颈髓损伤（四肢瘫）	上肢和下肢感觉和运动功能丧失，包括躯干、盆腔脏器功能损害	*代步 *移位 *日常生活 *康复/运动	功能轮椅：适配型 功能轮椅：护理型	□他驱型高靠背多功能（部分使用者可用自驱型） □具有体位支撑功能，可带头枕、侧支撑 □髋部安全带和腿部安全带 □轮椅倾斜功能 □预防并发症（压疮），可配防压疮坐垫，增加姿势管理功能 □预防脊柱侧弯变形可配摆位装置 □特殊情况可能需要座壳系统
	胸髓损伤	下肢瘫痪、上肢活动能力正常；第6胸椎损伤后自主神经反射异常的比例偏高	*代步 *移位 *日常生活 *康复/运动	功能轮椅：适配型	□自驱型轮椅 □轮椅重心可以根据患者操控轮椅的能力提升而进行调节适配 □髋部安全带和腿部安全带控制反射 □自主生活能力强，考虑自行移位的可拆卸侧板和脚踏 □预防并发症（压疮），可配防压疮坐垫 □预防脊柱侧弯变形可配摆位装置
	腰髓损伤	下肢瘫痪、上肢活动能力正常，小便控制有障碍	*代步 *移位 *日常生活 *康复/运动	功能轮椅：适配型	□自驱型轮椅 □轮椅重心可以根据患者操控轮椅的能力提升而进行调节 □髋部安全带和腿部安全带控制反射 □自主生活能力强，考虑自行移位的可拆卸侧板和脚踏 □预防并发症（压疮），管理坐垫微环境湿度
	骶髓损伤	下肢瘫痪、上肢活动能力正常；逼尿肌无反射，尿潴留居多	*代步 *移位 *日常生活 *康复/运动	功能轮椅：适配型	□自驱型 □轮椅重心可以根据患者操控轮椅的能力提升而进行调节 □轮椅具有尿袋安置功能 □自主生活能力强，考虑自行移位的可拆卸侧板和脚踏 □预防并发症（压疮），考虑压疮垫的干燥和透气 □座下收纳袋用于尿袋存储

3. 脑瘫 脑瘫儿童临床主要表现为中枢性运动障碍和姿势异常，选择的轮椅功能部件需要考虑不同分级的临床康复需求和发育生长的需求（表4-4-7）。

表4-4-7 脑瘫患者手动轮椅需求评估表

病因	分期/分级	主要功能障碍	轮椅适配的目的	轮椅类型	选择部件和注意事项
脑瘫	Ⅰ型：无明显的功能受限	转移功能基本正常	不适用	不适用	不适用
	Ⅱ型：有轻到中度的功能受限	仅需使用少量支具支撑受限的运动功能或进行康复治疗以恢复功能	*代步 *日常生活	功能轮椅：适配型	□自驱型/他驱型儿童轮椅 □轮椅具有随患儿身材进行调节高度和深度的可能 □具有安全辅助功能/自驱时需要防翻轮 □髋部安全带和腿部安全带 □照顾者驱动推手和介护刹车
	Ⅲ型：有轻到中度的功能受限	需要进行长时间多学科综合治疗，并需要广泛使用支具或者辅助器具弥补运动功能障碍	*代步 *移位 *日常生活 *康复/运动	功能轮椅：适配型	□自驱型可调儿童轮椅 □轮椅宽度深度可以根据患儿的身材变化进行调节 □轮椅具有自驱和他驱双重功能 □照顾者驱动推手和介护刹车 □活动能力强、控制力好、智力正常的患儿考虑固定框架式儿童轮椅 □轮椅需要具有体位支撑功能，需增加头枕、侧位支撑、骨盆固定带
	Ⅳ型：患儿不能从事任何有实用价值的活动	功能严重受限，需要各种辅助器具和专业的护理机构进行护理	*代步 *移位 *日常生活	功能轮椅：护理型	□他驱型可调儿童轮椅 □轮椅宽度、深度、靠背高度可以根据患儿的身材变化进行调节 □轮椅增加摆位附件以支撑患儿体位 □轮椅需要具有移位功能 □轮椅需要头枕、侧位支撑、骨盆固定装置 □轮椅需要配备胸部安全带、髋部安全带和腿部安全带 □轮椅预留预防脊柱侧弯的矫形支具位置 □特殊情况可能需要座壳系统

4. 颅脑损伤 颅脑损伤可能影响身体的一部分或全身的运动功能，受损的部位和损伤的严重程度将导致轮椅辅助器具需求的差异（表4-4-8）。

表 4-4-8 颅脑损伤患者手动轮椅需求评估表

病因	分期 / 分级	主要功能障碍	轮椅适配的目的	轮椅类型	选择部件和注意事项
颅脑损伤	脑震荡	短暂意识丧失、头痛、头晕、轻度恶心呕吐	* 代步	转运轮椅	□治疗恢复阶段的转移和代步
	脑挫裂伤	意识障碍、偏瘫	* 转移 * 移位 * 日常生活 * 康复 / 运动	功能轮椅：适配型	□他驱型轮椅—偏瘫功能 □具有体位支撑功能 □髋部安全带和腿部安全带
	脑干损伤	重者有长时间意识障碍、昏迷、生命体征紊乱	* 转移 * 移位 * 康复 / 运动	功能轮椅：护理型	□他驱型轮椅 □具有体位支撑功能 □髋部安全带和腿部安全带
	颅内血肿	继发性脑损伤，症状和体征呈现进行性发展，表现为昏迷、清醒、再昏迷状态	* 转移 * 移位 * 康复 / 运动	功能轮椅：护理型	□他驱型轮椅 □具有体位支撑功能 □髋部安全带和腿部安全带

5. 脊髓灰质炎　别称小儿麻痹症，永久性肌肉麻痹症患者需要在不同患病时期选择适当的轮椅以提高日常活动能力（表 4-4-9）。

表 4-4-9 脊髓灰质炎患者手动轮椅需求评估表

病因	分期 / 分级	主要功能障碍	轮椅适配的目的	轮椅类型	选择部件和注意事项
脊髓灰质炎	前驱期和瘫痪前期	高热、肢体疼痛、需要支撑体位或者头部需要进行支撑	不适用	不适用	不适用
	瘫痪期	弛缓性瘫痪，不对称；腱反射消失，肌张力减退；下肢及大肌群较上肢及小肌群更易受累，但也可仅出现单一肌群受累或四肢均有瘫痪；如累及颈背肌、膈肌、肋间肌，则出现梳头及坐起困难、呼吸运动障碍等表现。颅神经受损时，则出现相应的神经麻痹症状和体征，有上运动神经元痉挛性瘫痪表现	* 转移 * 移位	功能轮椅：护理型	□他驱型 □护理型轮椅 / 高靠背轮椅 □自行移位者配可拆卸侧板和脚踏 □预防并发症（压疮）

续表

病因	分期 / 分级	主要功能障碍	轮椅适配的目的	轮椅类型	选择部件和注意事项
脊髓灰质炎	恢复期	瘫痪从肢体远端开始恢复，持续数周至数月，一般病例 8 个月内可完全恢复，严重者需 6~18 个月或更长时间	* 转移 * 移位 * 日常生活 * 康复 / 运动	功能轮椅：适配型	□他驱型 □髋部安全带和腿部安全带控制反射 □自行移位者配可拆卸侧板和脚踏 □预防并发症（压疮）
	后遗症期	严重者受累肌肉出现萎缩，神经功能不能恢复，造成受累肢体畸形。部分瘫痪型病例在感染后数十年，发生进行性神经肌肉软弱、疼痛，受累肢体瘫痪加重，称为“脊髓灰质炎后肌肉萎缩综合征”	* 代步 * 移位 * 日常生活 * 康复 / 运动	功能轮椅：适配型	□自驱型 □轮椅重心可以根据患者操控轮椅的能力提升而进行调节 □髋部安全带和腿部安全带进行位置固定 □自行移位者配可拆卸侧板和脚踏 □肌肉萎缩、骨盆变形需增加脚踏悬挂系统可调、靠背可调、可能需要侧位支撑 □适配功能型坐垫提高舒适度和摆位功能

6. 神经肌肉进行性疾病　进行性疾病是指随着时间进展病情会加重，且运动功能逐渐变弱的一些病症如肌营养不良症、帕金森病、多发性硬化症、脊肌萎缩综合征（SMA）、杜兴型肌营养不良症（DMD）等。该类疾病患者随着病情进一步发展，身体运动的肌肉首先受到影响，进而心脏、肺部肌肉也会出现症状，这个过程是渐进性的，所以轮椅的配置就需要根据病情的发展及时调整（表 4-4-10）。

表 4-4-10　脊肌萎缩综合征患者手动轮椅需求评估表

病因	分期 / 分级	主要功能障碍	轮椅适配的目的	轮椅类型	选择部件和注意事项
进行性疾病	轻度运动障碍	长距离行走功能减弱	* 代步	生活轮椅	□自驱型可调轮椅 □轮椅重心可以根据患者操控轮椅的能力提升而进行调节 □髋部安全带和腿部安全带控制反射 □自主生活能力强，考虑自行移位的可拆卸侧板和脚踏 □预防并发症（压疮）

续表

病因	分期/分级	主要功能障碍	轮椅适配的目的	轮椅类型	选择部件和注意事项
进行性疾病	中度运动障碍	长距离行走功能减弱、操控轮椅能力降低、肢体控制能力进一步退化	* 代步 * 肢体支撑	功能轮椅：适配型	□自驱型/他驱型轮椅 □轮椅重心可以根据患者操控轮椅的能力提升而进行调节 □髋部安全带和腿部安全带控制反射 □自主生活能力强，考虑自行移位的可拆卸侧板和脚踏 □预防并发症（压疮）
	重度运动障碍	长距离行走功能减弱、操控轮椅能力降低、肢体控制能力进一步退化、头部支撑性降低、脊柱变形严重，运动功能完全丧失，需要借助轮椅进行移位和转移	* 代步 * 肢体支撑 * 日常生活	功能轮椅：适配型 功能轮椅：护理型	□自驱型/他驱型轮椅 □轮椅重心可以根据患者操控轮椅的能力提升而进行调节 □髋部安全带和腿部安全带固定位置 □头枕、腿托以支撑使用者体位 □预防并发症（压疮）
	运动功能丧失	几乎完全丧失自主运动的能力	* 移位 * 体位支撑	功能轮椅：适配型 功能轮椅：护理型	□他驱型轮椅 □轮椅可以倾斜以改变使用者的体位，转移分散压力并预防压疮，改善呼吸状态 □髋部安全带和腿部安全带固定位置 □头枕、腿托以支撑使用者体位 □预防并发症（压疮），控制微环境 □特殊情况可能需要座壳系统

三、身体测量与轮椅尺寸的选择

轮椅的选择，不管是手动轮椅还是电动轮椅，不论是通过选配、适配还是量身定制，除了选择轮椅的特征、功能、外观以外，轮椅的尺寸选择也会影响到轮椅使用者的舒适度甚至轮椅的功能发挥，所以在选择轮椅之前测量人体以便匹配合适的轮椅尺寸至关重要。

（一）测量注意事项

1. 测量时要求使用者最好坐在即将选择的轮椅上进行测量，如无轮椅，则坐在平面上采取自然舒适的坐立位，保持头、颈、躯干处于正常的生理位置。

2. 测量完身体尺寸，匹配轮椅时要考虑不同使用者的松紧度需求和功能需求。

（1）截瘫为主的成年人：轮椅座宽尺寸尽可能紧凑，提升使用者操作的灵活性，但同时防止侧板压迫两侧髋关节诱发压疮；轮椅座深尽可能承托他们臀部和大腿，以增加接触面积，分散局部压力，但是需要留出腘窝和轮椅椅座之间的空间，防止腘窝部位发生摩擦导致压疮；轮椅靠背高度一般尽可能选择肩胛骨以下位置，增加自驱轮椅的灵活度，但同时需在受伤位置10cm以上以实现有效承托。

（2）行动能力降低以代步为主的老年人：轮椅座宽要留出足够的空间以便老年人增加毛毯等物包裹身体；轮椅座深留出足够空间防止老年人身体前移滑出轮椅，或者倾斜时座深不够无法承托大腿；靠背高度则优先考虑老人的舒适度。

（3）发育受限的儿童：①可调节轮椅，在儿童可接受的范围内尽可能给他们提供有效的支撑性；②不可调节轮椅，则在可选范围内考虑增加衬垫、坐垫、靠垫等附件，以适应轮椅的选择。

3. 匹配轮椅尺寸时需要确认不同厂家轮椅或者不同国家的轮椅对于自身轮椅尺寸的定义，比如有的轮椅座宽是指轮椅底座连接管外沿之间的距离，有的是指扶手侧板之间的距离。

（二）轮椅测量的主要数据

轮椅选择的尺寸数据是在人体的测量数值之上增加或减少一定的数值，此处提供的指导数据均为一般原则，由于使用者的个体差异不同，使用习惯不同，在参考测量数据的基础上，需要慎重考虑使用者个体的强烈需求，并综合安全因素作出最终的判断。

1. 测量轮椅座宽　椅座太窄，使用者上下轮椅会较为困难，并且长期使用易造成臀部及大腿组织受压迫，以及压力性损伤；椅座太宽，则不易坐稳，容易造成肢体摆位不当，操作轮椅不方便，肢体易产生疲劳。

（1）测量者手掌侧放于臀部两侧，手指无明显挤压，用直尺测量双掌之间的距离（图4-4-61）。

（2）使用者自己驱动轮椅：臀部最外宽度加1~2cm。

（3）使用者由他人帮助推动轮椅：臀部最外宽度加3~4cm。

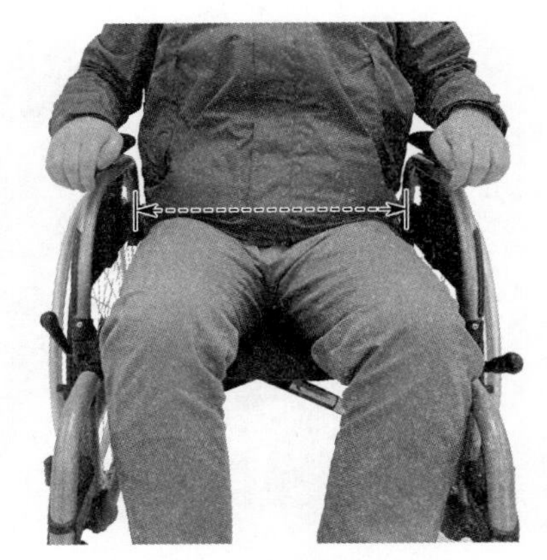

图4-4-61　测量轮椅座宽

2. 测量轮椅座深　座深靠背底部中点至坐垫前缘的距离。若椅座太短，体重压力将主要在坐骨结节上，易造成局部受压过重，产生压力性损伤；若椅座太长，会压迫腘窝部位影响局部的血液循环，并易刺激该部位皮肤，且导致操控轮椅不灵活。如果使用者大腿部位较短或有髋、膝屈曲挛缩等情况，则选用较短座深较为合适。

（1）使用者保持正确坐姿在轮椅上，后背接近90°。

（2）测量轮椅靠背管到腘窝（膝关节内侧）的距离后减去3~5cm（图4-4-62）。

3. 测量轮椅背高度　靠背高度越高，越稳定；靠背高度越低，上身和上肢的活动范围就越大，操控轮椅越灵活。

（1）使用者自己驱动轮椅：根据用户受伤位置，尽量选择从坐垫上缘到肩胛骨下1cm的距离为轮椅靠背高度（图4-4-63）。

（2）使用者由照护者帮助推动轮椅：根据使用者舒适度要求测量。

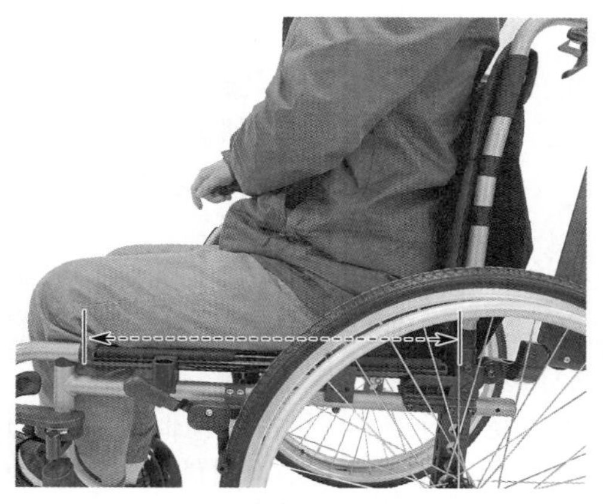
图 4-4-62　测量轮椅座深

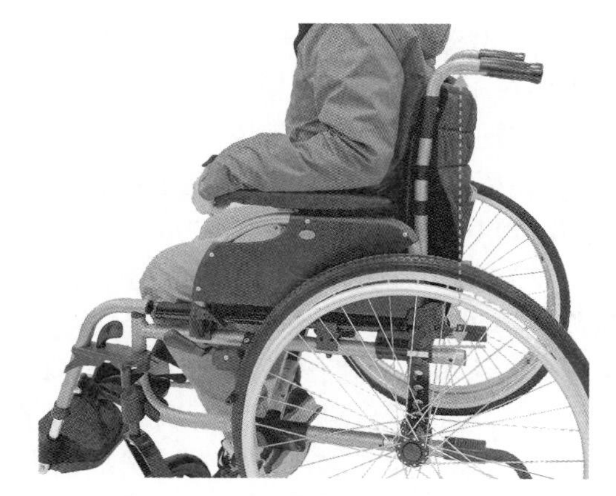
图 4-4-63　测量轮椅靠背高度

（3）使用者在轮椅上的坐姿将影响数据测量的准确性。

4. 测量小腿长度

（1）使用者在轮椅上保持正确坐姿，膝关节接近 90°，测量腘窝（膝关节内侧）到鞋底的距离后减去坐垫厚度（图 4-4-64）。

（2）测量值包含鞋底厚度。

（3）测量值不包含轮椅坐垫厚度。

5. 扶手的高度　扶手太高，上臂被迫上抬，易感疲劳；扶手太低，则需要上身前倾才能维持平衡，不仅容易疲劳，也会影响呼吸，且无法分担身体体重带来的压力。

（1）使用者双肘呈 90° 自然放置在扶手上。

（2）测量前臂下缘到轮椅底座之间的距离（图 4-4-65）。

（3）双臂自然下垂，不端肩。

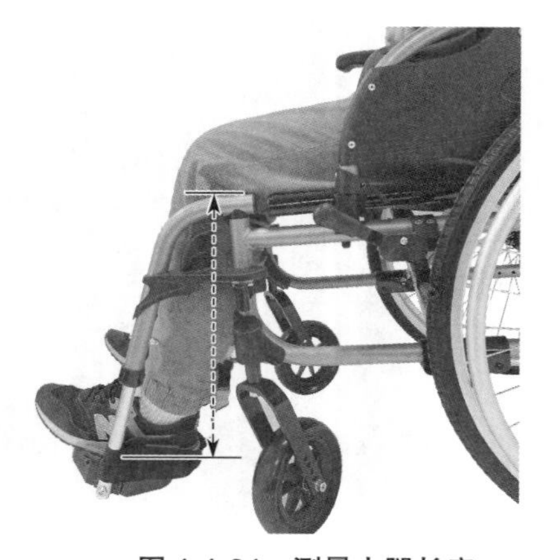
图 4-4-64　测量小腿长度

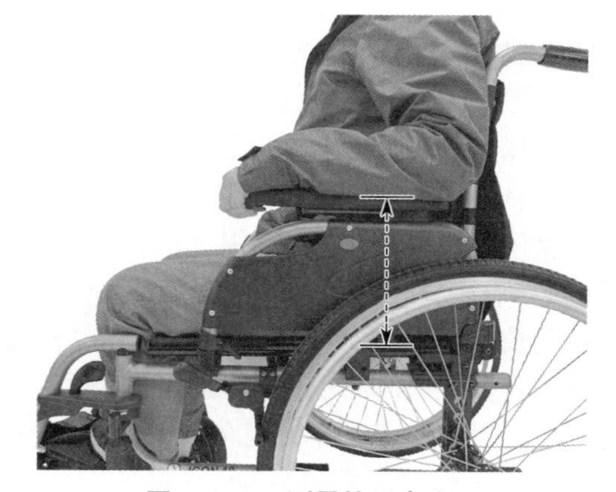
图 4-4-65　测量扶手高度

本节介绍的测量方式为一般参考方式，具体的数据要根据使用者的实际情况确定。比如考虑季节和地域因素：夏天测量时要考虑冬天增加衣物所需轮椅的尺寸空间；不同的使用者有不同的使用习惯或功能需求；不同的轮椅有增加或减少配件或零部件所需考虑调整轮椅尺寸的需求。

四、使用训练

（一）轮椅使用基础技能

1. 轮椅上的正确姿势（图 4-4-66）

（1）坐在轮椅上时要保持抬头挺胸，双眼平视前方，尾椎及臀部与靠背尽量贴合。

（2）尾椎到胸椎形成“C”形弧度，防止脊椎变形，双手自然放置在双膝上方，膝关节保持 90° 角，双脚自然平放至脚踏板上。

（3）腘窝与坐垫前部应至少保持 3cm 间距；双膝、双脚间隙应保持 5~8cm 间距。

2. 定位、启动、驱动、刹车技能

（1）手的位置：①双手放置在轮椅手圈上，拇指压在手圈顶部，其余手指轻握手圈。②如果使用者的手指不具备这样的灵活性，则尽可能使用手掌握压手圈面，保持接触（图 4-4-67）。

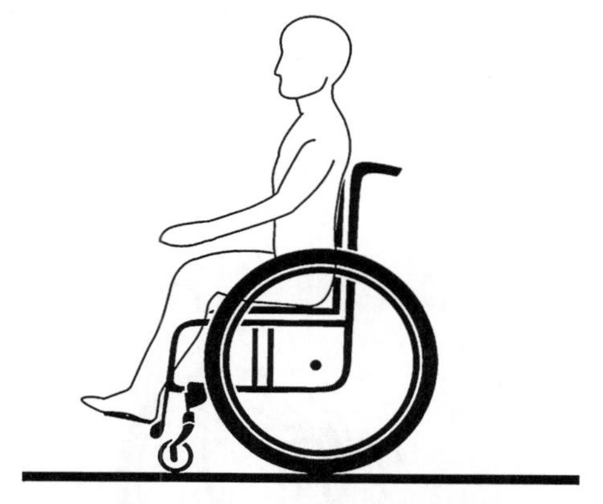

图 4-4-66　轮椅上的正确姿势

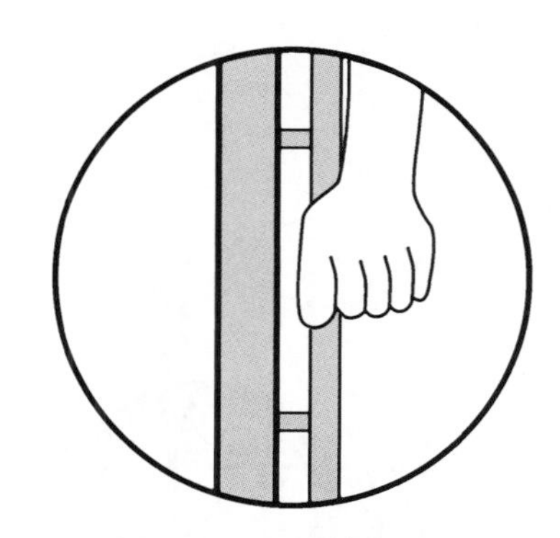

图 4-4-67　手的位置

（2）启动的位置：①双手放在手圈最高点的稍后方，约 10cm 处。②上身前倾，手臂和肘部靠近身体，手臂和双手绷紧用力。③腰部稳定性较差及抓握能力较弱的使用者应减小前倾角度（图 4-4-68）。

（3）驱动轮椅：①首先打开轮椅车闸，双手握住手圈向前滑动。②手臂完全伸展至前斜下方时，松开手圈并将双手返回到起始位置，反复进行。③手臂到达最低点的过程中需要注意手指不要碰到轮椅车闸或插入辐条，以免受伤。

（4）刹车：①刹车时双手臂伸展至斜下位置，双手紧握手圈向后提拉至启动位置，并配合上半身重心向后靠，直至轮椅停止即可。②练习时需要双臂、双手与上半身保持协调性和一致性。③如需要轮椅缓慢降速，使用者可通过双手抓握力对手圈的掌控进行调节，力量大则制动快，力量小则制动慢（图 4-4-69）。

3. 旋转和转向

（1）“S”形旋转：“S”形转向包含左右转向两个动作。①左转向：左手抓住手圈中心位置靠前的部位向右后提拉，右手抓握住手圈中心靠后的位置向左前推动，双手同时移动。②向右转：前面左右手的动作交换即可。③注意事项：每次移动的幅度要小，感受手圈从手中滑过、双手发力时的旋转速度和角度（图 4-4-70）。

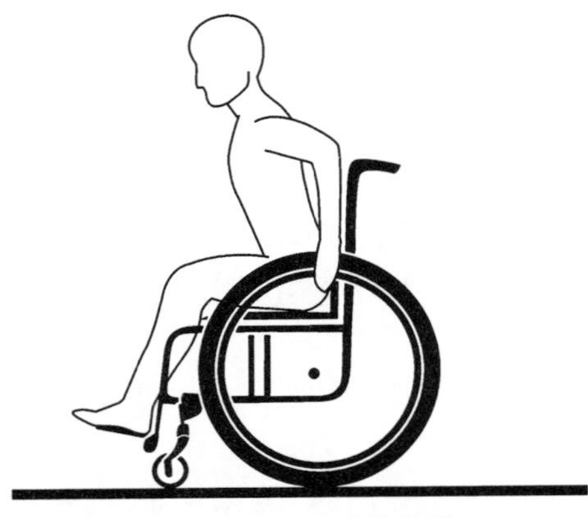
图 4-4-68　启动的位置

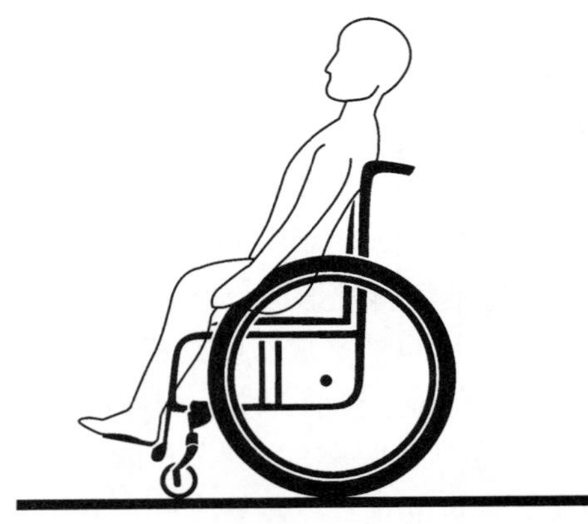
图 4-4-69　刹车

（2）行进中旋转和转向：①双手向前推动手圈两三下，上半身向后靠，一只手慢慢刹车，轮椅会自动向刹车的方向行驶。②在行驶过程中，上身向后靠，瞬间握紧一个手圈，用力向后拉拽、制动，车子就会自动转弯和转向（图 4-4-71）。

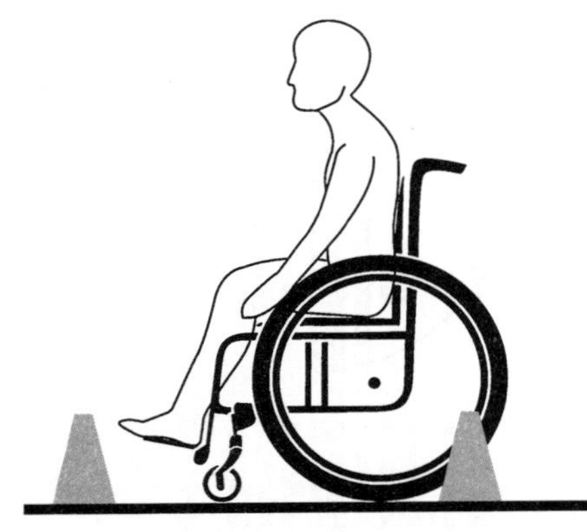
图 4-4-70　“S”形旋转

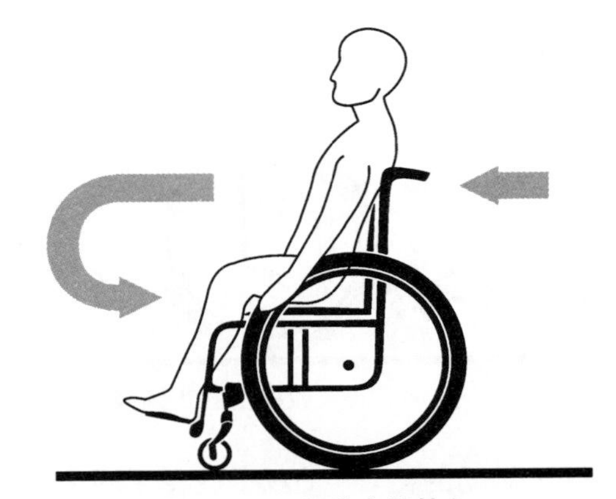
图 4-4-71　行进中的转向

（3）单手操控轮椅转向：①上身微向后靠，单手向斜下方轻握手圈缓慢制动。②抓住手圈快速向后拉，这样轮椅就会向操作的手臂方向转向（图 4-4-72）。

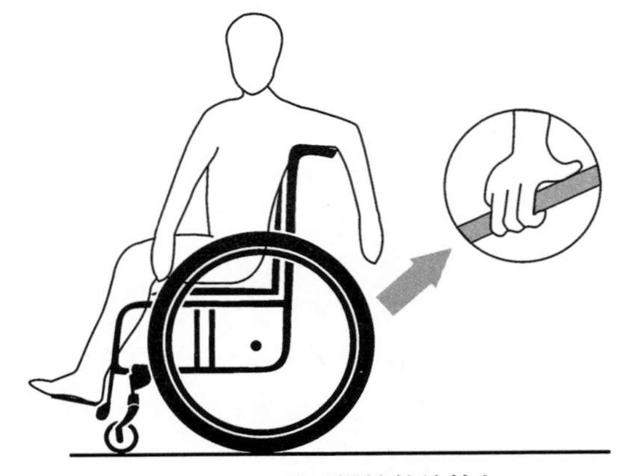
图 4-4-72　单手操控轮椅转向

4. 行进中倒车刹车

（1）行进中背部及臀部需贴靠在轮椅靠背上，双手抓握手圈，待轮椅缓慢制动后刹车，刹车后向后拉动手圈则完成倒车动作（图 4-4-73）。

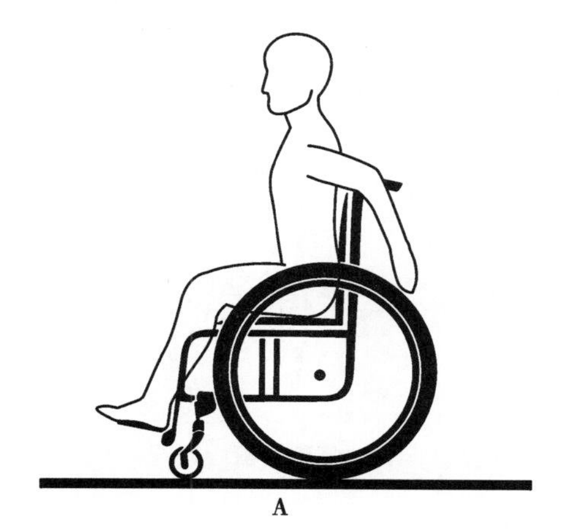

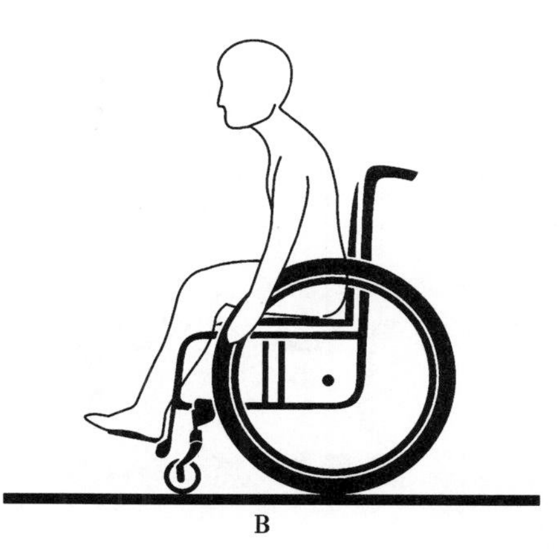

图 4-4-73　倒车刹车

（2）初步练习时用力需轻缓，用力过猛容易翻倒。

（3）驱动轮椅倒退时一定要缓慢用力，上身尽量前倾，俯身向下贴在大腿上，双手抓住轮椅前框架，身体重心压在左侧往右转动，反之亦然。

5. 单手前进

（1）单手向后拉几次手圈使轮椅原地向后旋转，配合上身前倾，会使轮椅借助原地旋转的余力直线移动小段距离。

（2）配合单手交替左右推动手圈完成单手前进。

（3）单手拉住固定的物体（桌子边缘、梳妆台等）驱动轮椅，另外一只手拿好物品。在轮椅偏离行进路线时，可以双手动作互换（图 4-4-74）。

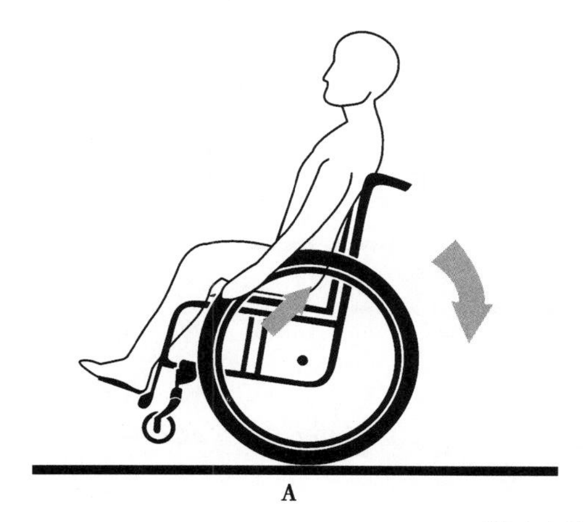

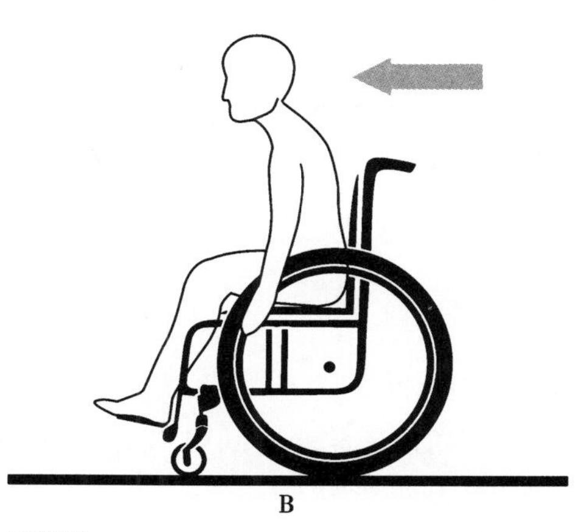

图 4-4-74　单手前进

6. 原地旋转到位　单向前推手圈，同时另一只手向后拉即可实现轮椅的原地旋转（图 4-4-75）。

7. 前行转弯 轮椅驱动轮超过左侧障碍物时，左手制动左驱动轮，右手向左推动右手圈，完成转弯后全车通过，并在通过后注意避让周围障碍物（图 4-4-76）。

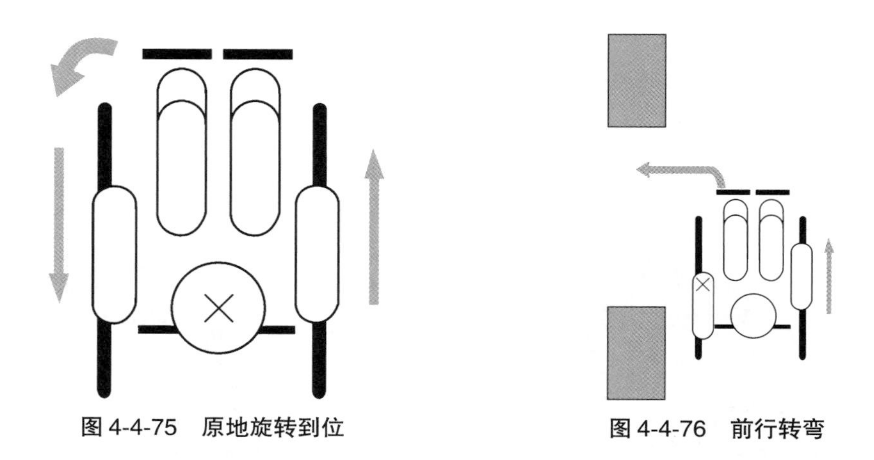

图 4-4-75 原地旋转到位

图 4-4-76 前行转弯

8. 倒车驻车 确保从侧面接近开口，保持轮椅驱动轮轴心位于开口的中间位置，然后旋转轮椅背对开口。转头查看身后情况，慢慢向后移动，倒至目标位置后刹车（图 4-4-77）。

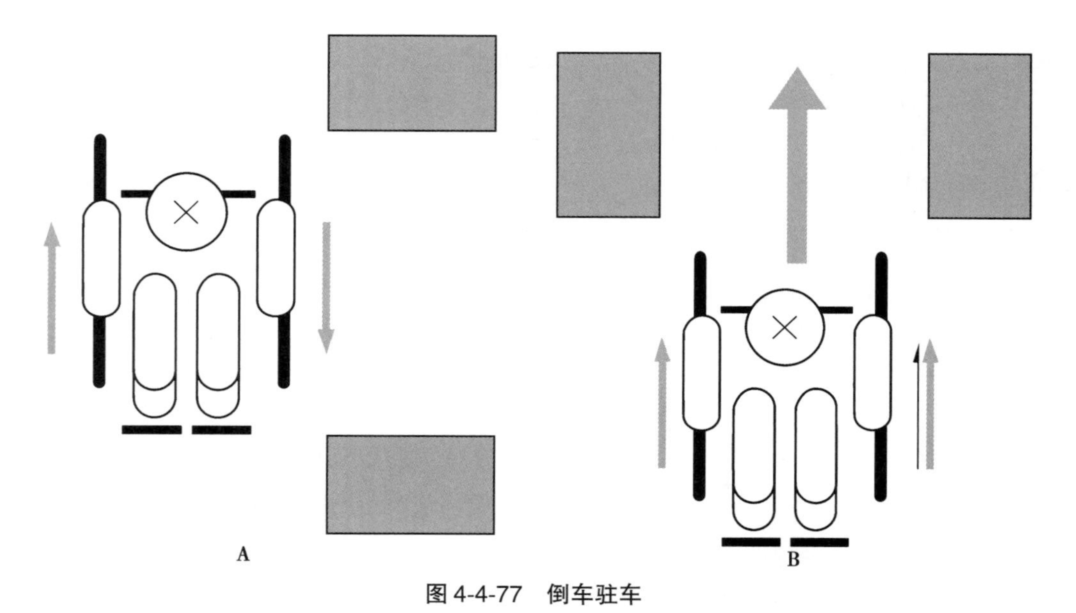

图 4-4-77 倒车驻车

9. 使用辅助工具

（1）在角落或狭小空间内移动到拐角或障碍物近侧时，轻轻推动墙壁或物体就足以使轮椅向相反方向移动。

（2）跨越门槛时前导轮翘轮越过门槛，驱动轮与门槛贴紧，双手抓住门槛借力推动驱动轮越过门槛。在跨越门槛前需要绑好轮椅髋部安全带和腿脚部安全带。

（3）行进路程中如果有栏杆扶手，单手握住栏杆接力向前，另一只手驱动手圈（图 4-4-78）。

（二）轮椅使用高阶技能

1. 翘轮和平衡

（1）安全保护：①需要将防翻轮拆卸；②需要熟悉轮椅使用技巧的人保护协助练习；③轮椅后方应放置 3~5cm 海绵垫，并防止垫子移动。

（2）克服后翻恐惧：①照护者站在轮椅后面，双手轻握轮椅推手向后方下压轮椅，使前导轮离开地面，然后慢慢地将轮椅和练习者向后倾斜直到倒在垫子上。②练习者应在脚踏板固定好双脚防止滑脱，双手用力握紧手圈顶端，后背贴合轮椅靠背，头部向前倾。③照护者要安抚练习者放松身体和情绪，并给予鼓励，直到练习者熟悉这一过程。

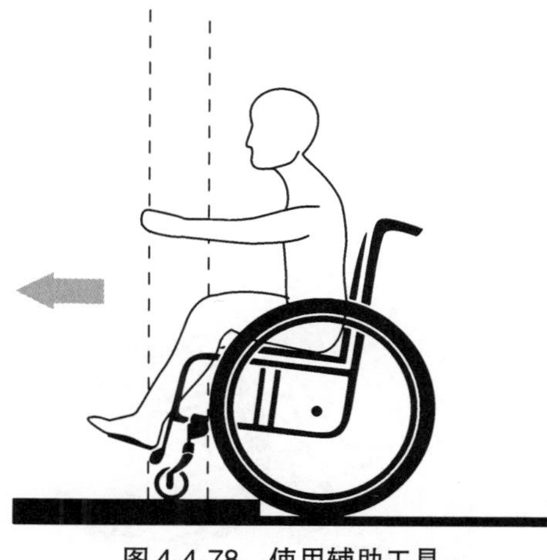

图 4-4-78　使用辅助工具

（3）练习翘轮：①上身稍向后倾斜，双手抓住手圈与靠背齐平的点位，背部贴紧轮椅靠背，头部前倾。②双手一起用力向前推手圈，同时身体向后靠，使前导轮抬离地面，然后放下。③当练习者将前导轮翘起后，照护者通过轻轻下拉轮椅推手使轮椅向后倾斜，辅助练习者找到一个适合自己的平衡位置。④练习者的双手要放在手圈上，不断推拉手圈调整平衡点，头部前倾，双下肢放松，前导轮尽量保持悬空，同时感受腰背、双手和平衡点的协调状态。⑤练习时，照护者要站在身后的垫子上，双手握紧轮椅推手或者练习者的双肩以应对突发的失衡后翻情况，直到练习者完全掌握这一技能（图 4-4-79）。

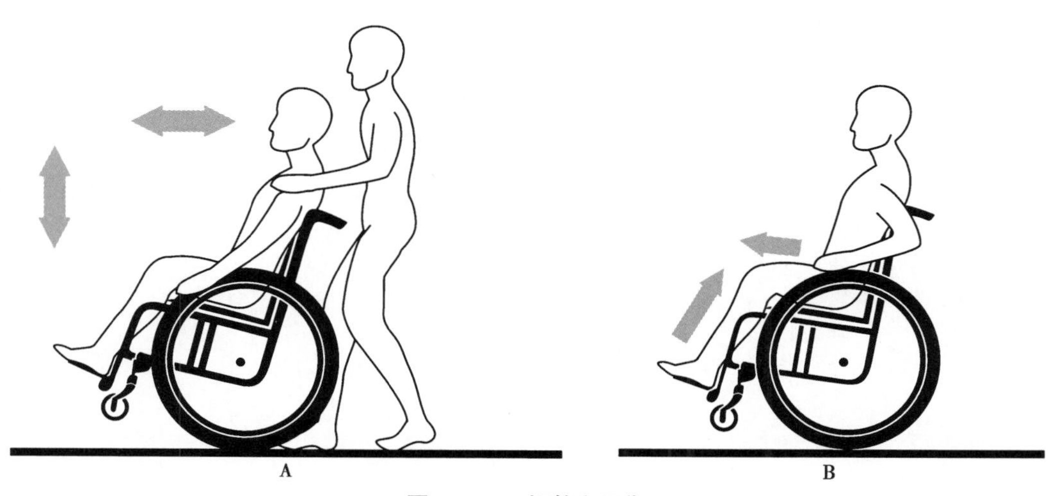

图 4-4-79　翘轮和平衡

2. 越障

（1）练习时可用防滑木板充当障碍物或路肩。

（2）轮椅接近障碍物时翘起前导轮直到高出障碍物后将前导轮落于木板上，让驱动轮前部与障碍物拉开 5~10cm，然后身体前倾并向前推动手圈使驱动轮越过障碍物到达木板上。障碍越高，翘轮的高度越高，推动驱动轮的推力就越大。

（3）下障碍物时，需将身体趴在膝盖上，推动轮椅使驱动轮缓慢靠近木板的边缘；双手紧握手圈顶点缓慢倒退，保持轮椅平衡位置使驱动轮从木板上缓慢落下；驱动轮落地时上身微微抬起，双手向后拉驱动轮使前导轮落地，然后身体坐直即可（图 4-4-80）。

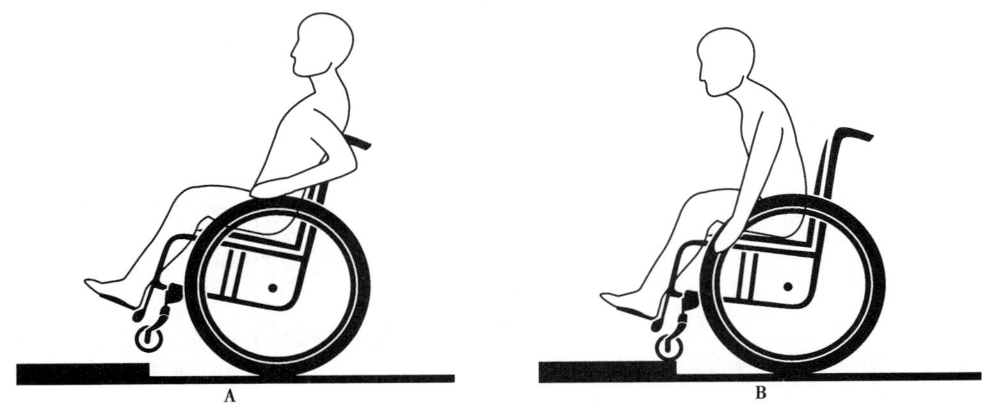

图 4-4-80　越障

3. 借力上下台阶

（1）单人协助轮椅上台阶：①该动作仅适用于楼梯不太陡且台阶间隔距离长的情况下操作。②确保轮椅的推手连接牢固。③推手上的背包或储物袋需取下，给协助人员留有空间。④轮椅背对台阶，照护者站在台阶上抓住轮椅推手将轮椅下压至向后倾斜。⑤向上拉升时，轮椅使用者向后靠，双手握紧手圈配合照护者用力向后拉手圈，此动作需要使用者和照护者同步进行，每上一层台阶之前，照护者应放低靠背，双脚一前一后向上依次交替上行。轮椅使用者需与协助者统一节奏（图 4-4-81）。

（2）单人协助轮椅下台阶：①该动作仅适用于楼梯不太陡的情况。②照护者应站在轮椅后方，一只脚位于两个驱动轮中间，下台阶时双手紧握轮椅推手，并下压轮椅至后倾位置（大约 35°）。③每下一个台阶，照护者拉动推手制动，同时轮椅使用人员用手圈制动，两者统一配合。④照护者应保持身体重心向后、膝盖弯曲，并在放下轮椅时利用自己的体重和臂力减慢轮椅下降的速度。⑤当到达一个平台，使用者应放松手圈以便照护者可以将轮椅推到下一个台阶边缘。当轮椅再次开始下降时，继续轻轻制动以保证安全（图 4-4-82）。

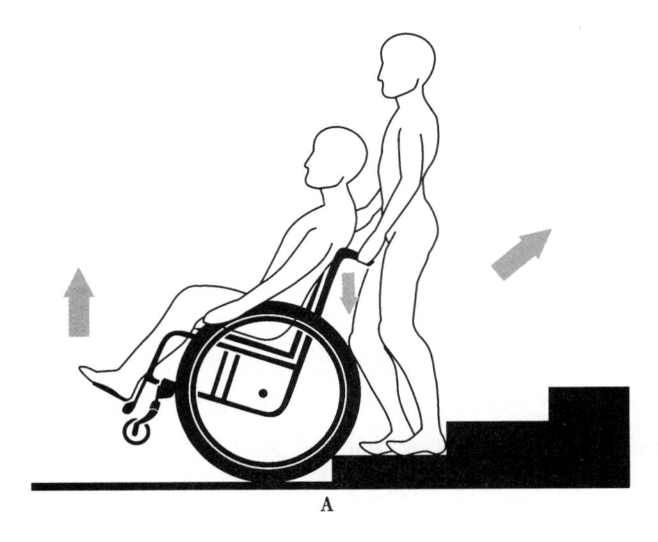

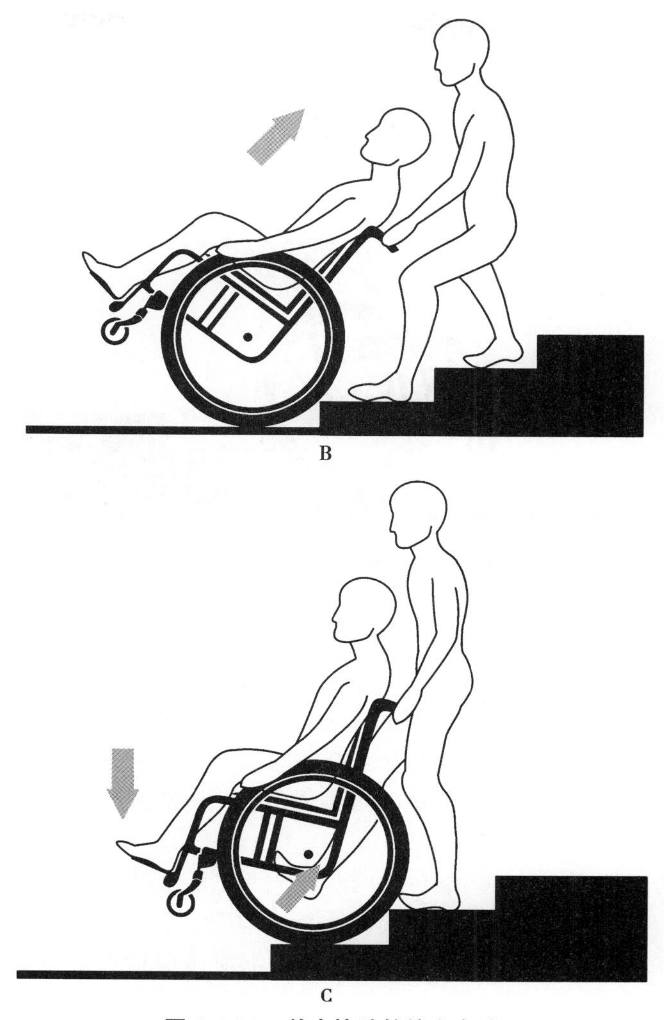

图 4-4-81 单人协助轮椅上台阶

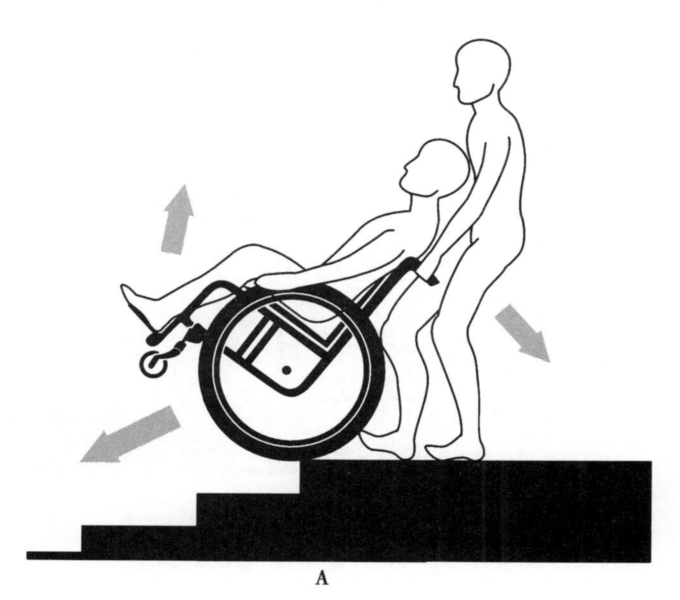

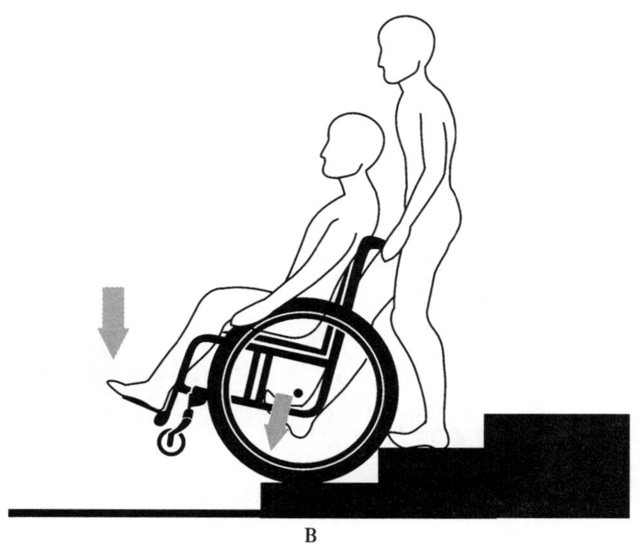

图 4-4-82　单人协助轮椅下台阶

（3）双人协助轮椅上台阶：①前方照护者应蹲下并抓住轮椅前护管，后排照护者应以步行姿势站直在轮椅后面双手抓住推手，使用者双手放在扶手上或抓住轮椅前框，使用者无须用力，需要完全信任照护者。②启动时，后排照护者拉起推手，让驱动轮沿台阶边缘向上提拉，前排照护者配合后排人员通过提升轮椅的前框架将轮椅推上台阶。③双人抬轮椅上台阶时轮椅必须保持直立，后排人员重心可稍微后倾，两名照护者应保持步调的协调性和一致性（图 4-4-83）。

（4）双人协助轮椅下台阶：①下台阶时，下部照护者通过将直立而非倾斜的轮椅直接推向台阶来制动，上部照护者需紧握轮椅推手配合制动。②下位照护者承受最大的力，上位照护者稳定轮椅并保持下降速度。两位照护者都应该保持背部挺直，腿部受力或蹲下（图 4-4-84）。

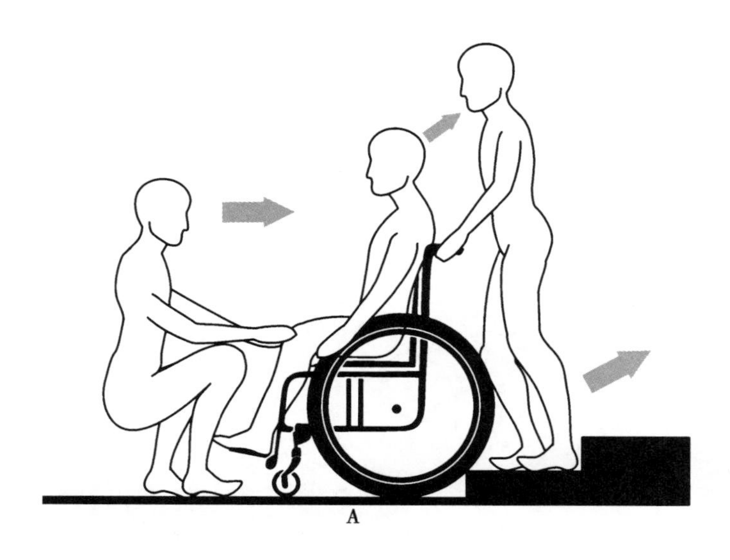

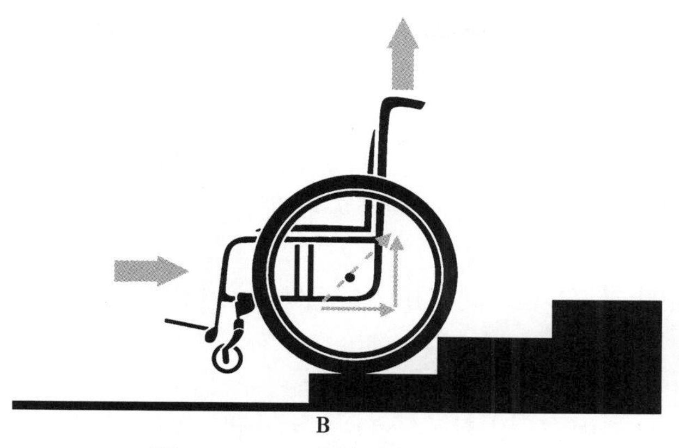

图 4-4-83　双人协助轮椅上台阶

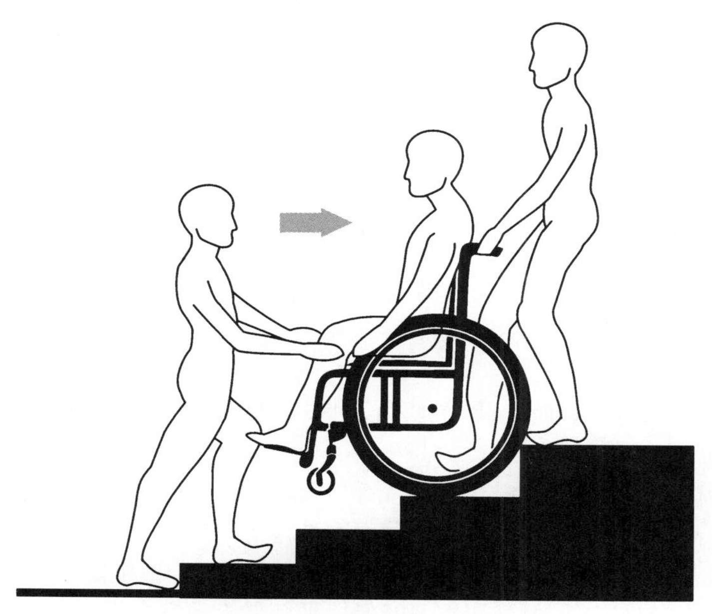

图 4-4-84　双人协助轮椅下台阶

五、使用注意事项

（一）使用轮椅前

1. 接收轮椅

（1）收集配件：收到交付的轮椅时，要按照说明书的指示将所有配件收集保存。有些配件暂时用不到，但在日常维护过程中可能用到，比如随车附送的六角扳手。

（2）安装驱动轮：轮椅交付给用户时通常都将驱动轮拆卸包装，轮椅车架折叠。使用者需要打开包装进行简单组装。装配驱动轮时需拇指按住快卸轴上的按钮，其他四指放在辐条之间，然后拇指按下快卸轴按钮将驱动轮插入车架上，待确认轮轴自动啮合且拉拽时不会向外脱落才可以使用轮椅。

（3）开打轮椅：①组装人员将折叠的轮椅朝向自己稍微倾斜，用整个手掌按压椅座撑布的支撑杆，确保椅座撑布的支撑杆锁定到卡槽里。如果底座绷布直接固定在轮椅框架上，则无须这一步操作。②将连接后靠背绷布与底座绷布之间的连接织物黏接到轮椅底座上。③放入坐垫。④将脚踏板打开，放置到位。

2. 检查轮椅

（1）轮椅的基本状态：①轮椅刹车系统：轮椅的驱动轮是否处于锁定状态；②胎压：充气式内胎的胎压是否正常；③驱动轮：是否安装到位，是否松脱；④轮椅扶手侧板有没有破损。

（2）轮椅的功能状态：①双手同时用力向前推动轮椅时，轮椅是否沿直线行走；②轮椅是否左右摆动。

3. 熟悉功能

（1）轮椅试用的过程中，使用者要在照护者的帮助下熟悉靠背的角度所带来的前倾、后仰变化，以及轮椅的重心可能倾翻的坡度或高度。

（2）练习摆放手臂的位置、手指抓握手圈的位置，以及驱动轮椅时的力量配比。

（3）轮椅使用者一定要在进行轮椅技能的基础训练之后才可以独立操控轮椅外出。具体训练方法参看本节内容的第三条。

（二）使用轮椅中

1. 确保轮椅安全

（1）轮椅在使用的过程中经常需要折叠、打开、拆卸驱动轮进行运输等操作，所以在每一次重新坐回轮椅之前都要检查轮椅的基本状态是否合格，确保轮椅处于安全状态。

（2）检查轮椅在使用过程中是否增加新的风险物，如玻璃碴、铁钉扎胎，尖锐物剐坐垫，扶手未安装到位等问题。

2. 使用行为安全

（1）使用者应该在使用前仔细阅读使用说明，并遵循所用轮椅的使用规则，避免在使用中出现风险。

（2）驱动轮椅时不要过度冲击马路道牙和路面障碍。上下斜坡时防止轮椅后翻或者侧翻。遇到台阶等高大障碍物，尽量寻求协助而不是自行跨越障碍，以免发生危险。

（3）使用者从轮椅上站立或移位时，必须先将轮椅刹车锁定防止轮椅自行滑动摔伤。乘坐轮椅时要保持姿势正确，上身躯干不能保持平衡者应系安全带，以免发生意外。

（4）长时间乘坐轮椅者要特别注意预防压疮。应保持坐面清洁、干燥、平整、柔软、舒适，定时进行臀部减压；应注意戴无指手套，以减少轮圈对手掌的摩擦。

（三）使用轮椅后

1. 维护保养轮椅

（1）需要定期清除驱动轮和前导轮轮轴之内卷入的头发毛发等异物。

（2）定期检查各螺栓是否松动，若有松动，要及时紧固。

（3）定期检查轮椅前后轮轴的活动性和灵活性，如有必要，可加入润滑剂。

（4）轮椅车在使用过程中如遇雨淋，应及时擦干，并涂上防锈蜡，使轮椅持久保持光亮、美观。

2. 运输存储轮椅

（1）运输存储轮椅时，需要将轮椅折叠起来以方便运输。

（2）运输时需要将可拆除的驱动轮和脚踏板放置妥当，以免磕碰变形导致轮椅无法安装复原。

（3）有特殊运输规则的轮椅，应遵循该轮椅的使用说明。

（王彩霞）

第五节 动力轮椅车

动力轮椅车（powered wheelchair），又称电动轮椅，是指带有动力推进装置，旨在为移动受限的人士提供座位支持系统的轮式机动车，动力来自电机或内燃机，就是在普通轮椅的基础上增加了马达与电池。电动轮椅适用于手部功能不全、重度瘫痪、心肺功能较差和需要较大移动距离的功能障碍者。电动轮椅的使用，需要有良好的单手控制能力、基本的认知功能，以及较大的活动空间。

一、分类与结构

（一）分类

根据《康复辅助器具：分类和术语》（GB/T 16432—2016/ISO 9999：2011），动力轮椅车分为下列支类：手动转向的电动轮椅车（electrically powered wheelchairs with manual direct steering）、动力转向的电动轮椅车（electrically powered wheelchairs with powered steering）、机动轮椅车（combustion powered wheelchairs）、护理者控制的电动轮椅车（assistant-controlled electrically powered wheelchairs）、电动爬楼梯轮椅车（stair climbing wheelchairs）。实际工作中，可根据组成结构不同，将电动轮椅分为三种基本形式：

1. 基座式电动轮椅　把普通手动轮椅的轮子去掉，并在座位下加上电动结构。这种轮椅首先建立一个可方便控制的电动基座，包括两个电驱动的轮子。该结构对于为使用者量身定制的座位很有用，更换座位非常方便（图 4-5-1）。

2. 紧凑式电动轮椅　在手动轮椅的基础上增加电机装置，其结构相对紧凑（图 4-5-2）。

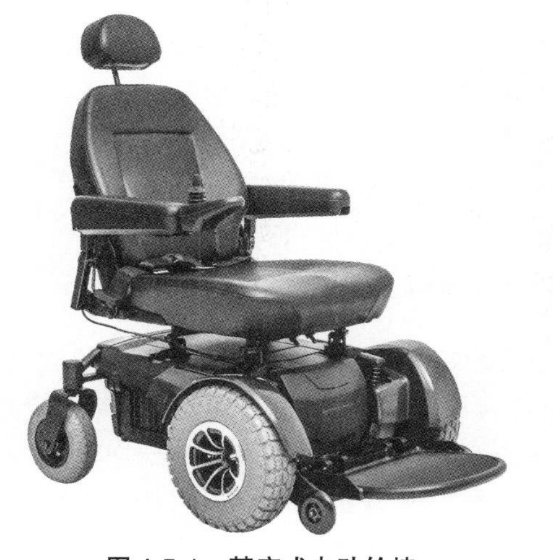

图 4-5-1　基座式电动轮椅

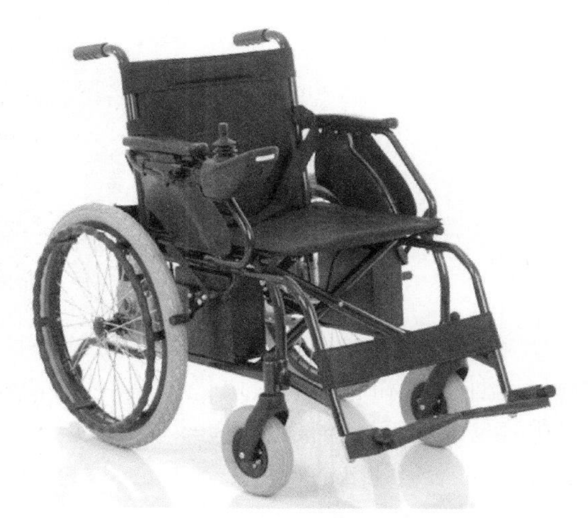

图 4-5-2　紧凑式电动轮椅

3. 踏板摩托式电动轮椅　又称踏板轮椅，座位可旋转，大多使用一个手柄型操作控制系统（图 4-5-3）。踏板轮椅是较为独特的一种电动轮椅。对于移动不便却有外出需求的患者，常常需借助它来节省体力。它的推进结构包括驱动盒、轮胎、舵柄和电池。该种电动轮椅有很多样式，有三轮或四轮的，前轮驱动或后轮驱动。前轮驱动的踏板轮椅更适用于平坦的地面，而且更易操作。后轮驱动的踏板轮椅，因驾驶者的重量刚好在发动机上方，则需要更大的牵引力和功率。踏板轮椅的优点在于质量较轻，可以拆卸后用汽车运输，容易操作。但它的控制面板不够灵活；在速度、制动和控制转换方面灵活性不够；座位调整幅度不够大，因此座位可调系统很难安装于其上。

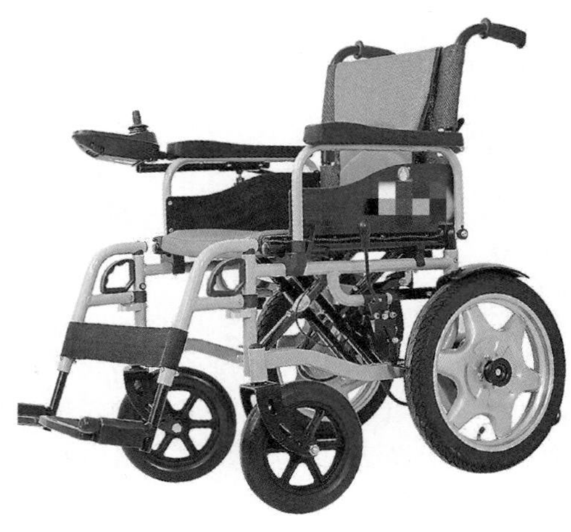

图 4-5-3 踏板摩托式电动轮椅

根据功能和用途分类，电动轮椅可以分为三类：第一类轮椅主要是为日常生活活动而设计，目的是在室内应用，但跨越障碍的能力不足，便携性不佳；第二类轮椅是为室内和适度的室外应用而设计，兼具一定程度的越障能力及便携性能；第三类轮椅是为了较为剧烈的室内和室外应用而设计的。

（二）电动轮椅的基本结构

与手动轮椅不同，电动轮椅采用的是外加电力能源来驱动，并由此形成了新的组成结构，突出表现在它的模块化动力系统、驱动系统、控制系统、人 - 机界面和电池（图 4-5-4）。

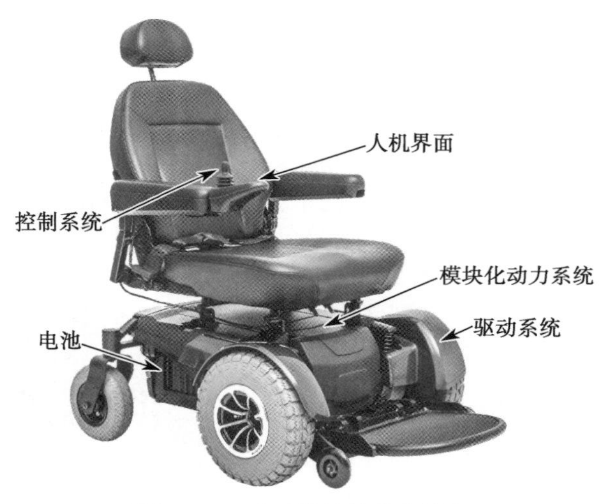

图 4-5-4 电动轮椅的基本结构

1. 模块化动力系统　在电动基座上加一个合适的座位，就形成了图 4-5-1 所示的电动轮椅。这种座位和底部的模块化设计，使得使用者因身体状况的需要而改变座椅系统时，可以很容易地更换而不需要变动驱动系统。但该系统的最大缺陷是重量和体积均较大。

2. 驱动系统　电动轮椅采用前轮驱动时多用于室内，采用后轮驱动时可用于室内也可用于室外活动。常见的驱动系统主要有 4 种类型。

（1）摩擦驱动：这种方法是在电机上安装一个滚筒，这个滚筒被紧紧压贴在轮胎上。当电机的滚筒转动时，摩擦会带动轮子为其提供动力。这种设计的主要缺点是轮胎上的水或油脂常会导致打滑，降低滚筒与轮胎之间的摩擦力。当所需要的动力过大时（爬斜坡），打滑会更常见。

（2）皮带驱动：使用一条皮带使轮轴上的一个滑轮与电机上的转子连接。通过选择滑轮大小，可以获得合适的转速和动力。如果滑轮变湿，皮带驱动器同样打滑。一些系统使用有齿的皮带和形似齿轮的滑轮可以减少打滑。

（3）链条驱动：电机和轮轴通过驱动链条连接，在电机和轮轴两端都有链轮。链轮齿数比的改变可用来调节动力与速度之间的需求。

（4）直接驱动：这种系统的驱动器不打滑，并具有强动力和高速特性。电机直接安装在轮子上，有时可能需要链轮装置。该类型的电机多使用直流电，这种电机转动的速度正比于所加的电压，动力则正比于所加的电流。但相比于其他的驱动类型，直接驱动装置有些笨重。

3. 控制系统　电动轮椅控制系统的核心是控制器。最常见的控制器是一个可以向四个方向推动的控制杆，每一个运动方向都可以通过将控制杆推向不同的方向来直接选择。最常用的方法是通过控制杆的推进幅度与速度的比例来连续改变轮椅速度，大的偏转可以使轮椅速度提高。此外，常会设置单独的功能键用于实现不同功能间的切换。例如，功能键可以用于控制脚踏板抬高或座位后倾等。

4. 人 - 机界面　操纵杆和开关是人 - 机界面研究的重要内容，通过它们可以有效地控制电动轮椅。

（1）操纵杆：操纵杆是使用者控制轮椅最常见的工具。操纵杆可产生与其位移、所受的力或开关闭合成正比的电压信号，用以控制电动轮椅实现各种功能。位移式操纵杆是最常用的一种。位移式操纵杆可采用电位计、可变电感或光学传感器，将位移转化为电压。感应式操纵杆的应用也较为广泛，主要特点为耐用。因为操纵杆与线圈不直接接触，可以做得十分灵敏。操纵杆还可以改为下颌、足、肘、舌或肩控制。

（2）开关：当部分使用者缺少足够的运动控制能力，无法有效地使用操纵杆时，则可选择使用开关控制或头控装置。开关控制可简单地采用一组开关或单一开关，也可以使用简单的开关编码，由使用者用开关或编码发出命令。不同尺寸的简单开关能使人身体的不同部位用于控制轮椅。开关可以固定于扶手或膝关节上，以方便使用者用手或胳膊来控制；也可以安装在靠背顶上，以方便用头部的运动来控制。根据使用者的特殊需求，人体的不同部位都可以通过不同尺寸的简单开关来控制轮椅。

选择或设计用户操作界面时，必须考虑到使用者在座位上的稳定性，这是使用者能够有效控制界面操作轮椅的关键问题。通常要求定制个性化的座位和姿势支撑系统，切实保证用户可以稳定操作用户界面。此外，用户界面安装位置对于有效控制设备也是非常重要的。当使用者不能用手可靠地操作手动操纵杆时，可以考虑使用下颌操作型操纵杆；当使用者不能灵活使用手部，可以使用上肢，并考虑多路开关作为输入设备；对于最严重运动功能障碍者，使用吹吸式开关可以提供安全有效的输入。

5. 电池　电池容量和寿命被认为是电动轮椅性能中重要的制约因素。电池寿命越长，容量越大，电动轮椅使用者就可以行驶越远的距离，电动轮椅就可以使用越久的时间。室温下单个轮椅电池额定容量的典型值为 12V 和 30~90Ah，电动轮椅行驶时的电流约为 10A。安培小时额定值决定了电池的容量。然而随着近些年新能源技术的推广，也有电动轮椅生产商采用革新的电池技术，可在一定程度上提高电动轮椅的便携性和续航里程。

（三）特殊功能轮椅类别

1. 智能轮椅　随着社会的发展和人类文明程度的提高，残疾人、老年人和伤病患者越来越需要运用现代高新技术来改善生活质量和提高生活自由度。智能轮椅是将智能机器人技术应用于电动轮椅，其融合多个领域的研究，包括机器视觉、机器人导航和定位、模式识别、多传感器融合及用户接口等，涉及机械、控制、传感器、人工智能等技术，也称为智能轮椅式移动机器人（图 4-5-5）。

2. 电动站立轮椅　通过移动杆的操控可解决使用者在室内、室外的站立、移动需求，具有转弯半径小、多功能等特点（图 4-5-6）。由使用者本人或照顾者操作控制器即可帮助使用者站立。此轮椅胸口应设一个应急开关，防止不同体型的使用者在升降调节过程中被夹伤。适用于移动不便的残疾人、老年人和伤病患者，其操作简单，体位变换安全、灵活、舒适。

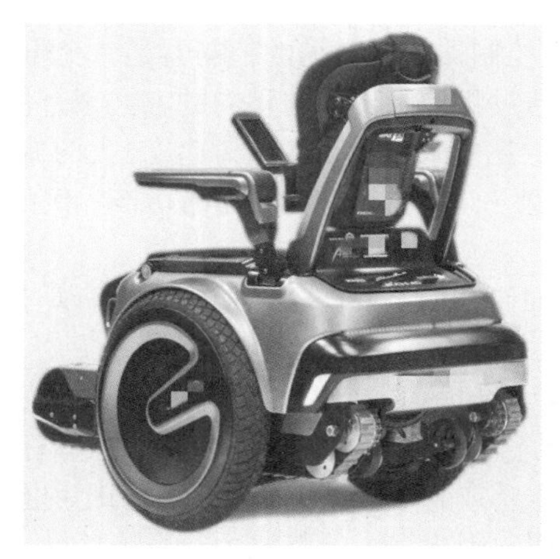

图 4-5-5　智能轮椅

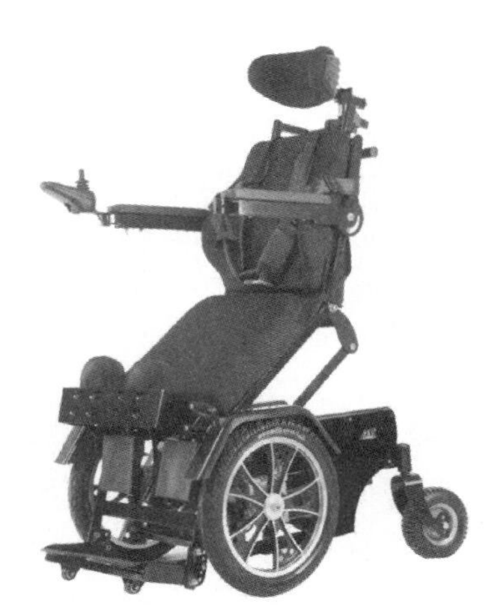

图 4-5-6　电动站立轮椅

3. 电动轮椅拖头及尾推附件　电动轮椅拖头及尾推附件是指装载在手动轮椅前或后的电动助力装置。拖头装置通过一根放置于轮椅下方的连接杆与手动轮椅相连，包括电机系统、双侧手柄控制系统及单轮驱动（图 4-5-7）。拖头装置与手动轮椅连接后，前脚轮悬空，由拖头轮子与双侧大轮形成三轮驱动车系统。该装置的优点在于便携，并容易实现轮椅的手动与电动转换，拆卸便利，方便患者较远距离的出行。缺点在于易磨损后轮、转弯时侧方稳定性减低、安装后越障能力降低。尾推附件则通过连接杆安装在轮椅后侧，可通过速度感应装置自动调节助推力大小（图 4-5-8）。该装置优点在于体积小、便携，但拆装较拖头装置复杂，轮椅越障能力不会因安装尾推减低。

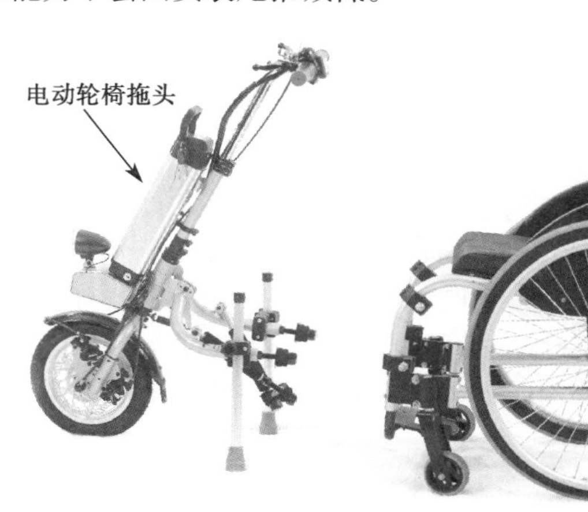

图 4-5-7　电动轮椅拖头

二、电动轮椅电动功能及选择

简单来讲，电动轮椅的电动功能就是通过使用操纵杆、替代驱动控制、外部开关、按钮或电动功能控制盒使电动轮椅转换各种不同的体位。

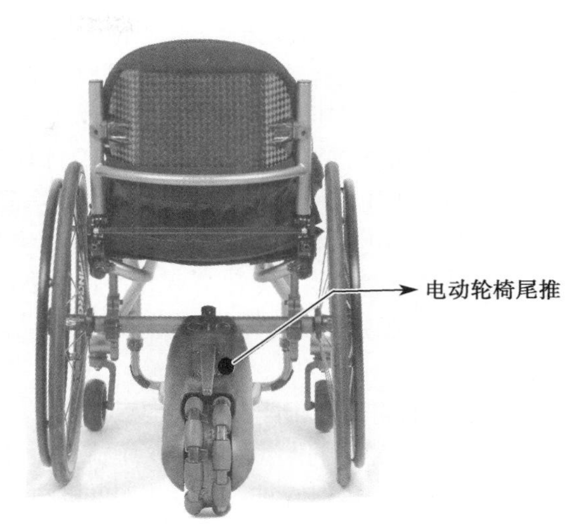

图 4-5-8 电动轮椅尾推

（一）电动座椅倾倒

1. 前倾

（1）定义：指电动轮椅的座椅向前倾倒而不改变座椅到靠背的支撑角度。根据前倾的程度，座椅到小腿支撑的角度可能会同时发生变化（倾斜），以防止脚踏板碰到底盘（图 4-5-9）。

（2）作用：①抑制张力和异常反射；②便于转移，降低了前部座椅到地面的高度，由于下肢的相对位置改变，能够协助使用者尽量靠近和低于要转移的目标位置；③有利于发挥上肢功能，前倾的体位便于使用者独立完成相关的日常活动（包括自理、卫生、做饭、清洁、洗衣等）；④有助于消化和发声；⑤提高安全性，降低横向伸展和抬手过头导致上肢损伤的风险。

2. 后倾

（1）定义：指座椅向后倾倒而不改变座椅到靠背的支撑角度或座椅到小腿的支撑角度（图 4-5-10）。

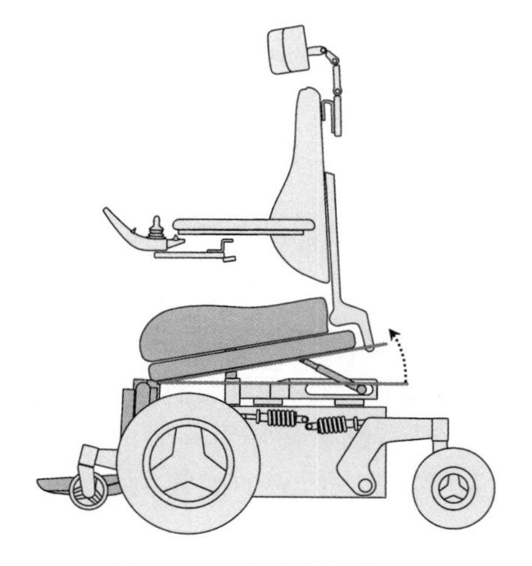

图 4-5-9 电动座椅前倾

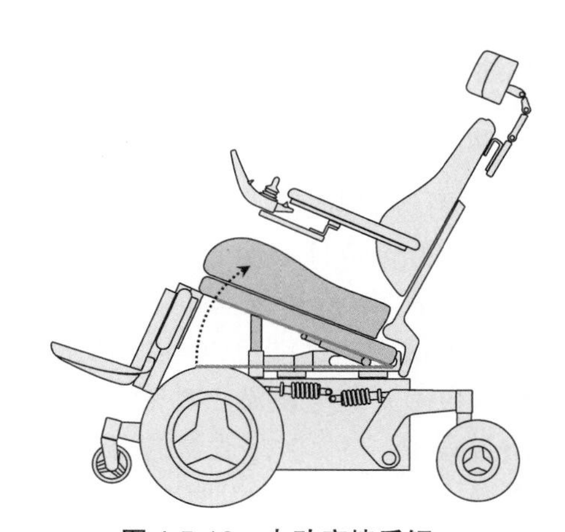

图 4-5-10 电动座椅后倾

（2）作用：①臀部减压：对大部分使用者而言，45° 以上的后倾可将压力从座椅表面重新分配到背部和头部支撑上。②稳定坐姿：为躯干控制受限人士提供重力辅助，以获得更加稳定轻松的坐姿，帮助他们全天保持更挺直的姿势。③提高安全性：在下坡 / 下路肩时使用后倾有助于使用者保持姿势稳定性。

（二）电动靠背仰躺

1. 定义 指电动仰躺，可使靠背向后翻转，增大座椅到靠背的支撑角度（图 4-5-11）。

2. 作用 ①增大座椅到靠背的支撑角度，可以为躯干无力的使用者提供姿势稳定性。②通过完全仰躺结合抬高腿托架，可以在轮椅上进行如厕和护理，以减少全天的转移次数。③使用仰躺可能有助于控制痉挛或张力。④与倾倒结合使用时，仰躺可以提供额外的减压；部分使用者可能需要倾斜和后仰的组合才能充分减压。

3. 注意事项 使用靠背仰躺时必须考虑的重点如下：

（1）大幅度的仰躺可能会改变使用者与控制区域和摆位配件之间的相对位置，影响使用者触及驱动控制、开关和头靠装置及坐姿摆位。

（2）单独使用靠背仰躺功能（即与电动倾倒非同时使用），增大了接触面产生剪切力的风险。

（三）电动升降和连贯式小腿支撑

1. 定义 指可供使用者改变座椅到小腿的支撑角度，以弯曲或伸展膝关节。有些腿托是连贯式的，即可以在伸展膝关节的同时加长承托长度（图 4-5-12）。

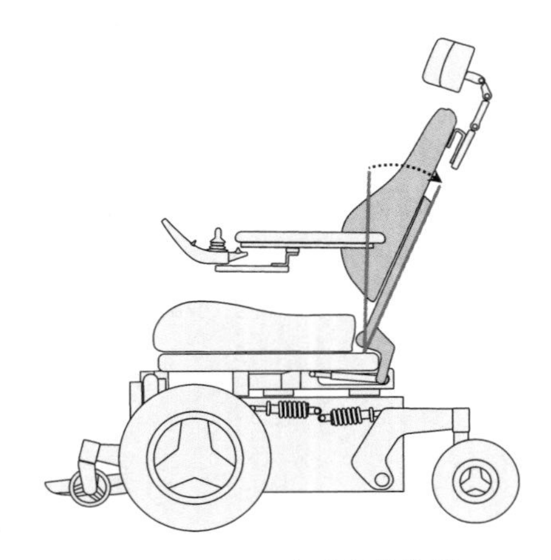

图 4-5-11 电动靠背仰躺

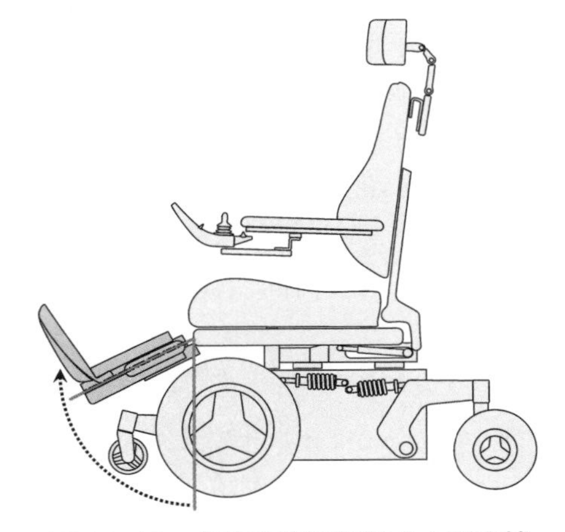

图 4-5-12 电动升降和连贯式小腿支撑

2. 作用 ①当双腿完全抬高时，配合使用座椅倾倒和靠背仰躺，可以协助控制下肢水肿。②使用倾倒或仰躺功能时，可以使腿部摆位达到最佳压力分布状态。③与靠背仰躺同时使用，可帮助维持骨盆位置（避免骨盆后倾或前倾）。④疼痛管理。⑤连贯式设计有助于维持坐垫上的大腿远端负重，以避免压力在小腿抬升的过程中往近端集中，并避免使用者的坐姿移位。⑥与电动站立功能一同使用时，连贯式设计有助于使用者在座椅系统上变换摆位的过程中，持续保持适当的姿势。如果使用抬高的小腿支撑来伸展膝关节，必须考虑腘绳肌是一个跨双关节的肌肉，所以强烈建议与电动仰躺结合同时使用，以避免产生骨盆后倾。

（四）电动座椅升降

1. 定义 指电动座椅可以升高和降低整个座椅系统，从而在不改变座椅支撑角度的情况下改变座椅到地面的高度（图 4-5-13）。

2. 作用 ①能够触及更高的平面以完成移行相关的日常活动；②降低与抬手过头相关的重复性劳损风险，保护上肢功能；③可执行在标准高度轮椅中不可能完成的任务；④有助于提高转移位过程中的安全性和独立性；⑤可以与他人进行眼神交流，同时降低颈椎劳损的风险；⑥可以提供与他人同等高度和面对面交谈的心理方面的益处；⑦增加操纵轮椅时的可视范围，可提高安全性。

当座椅升降与前倾结合使用时，能够以更自然且面向前方的方式完成任务：①执行转移相关的日常活动和工具性日常活动（IADL）时，身体肌肉和关节耗费的扭矩较小；②增加上肢水平和垂直接触环境中物体的能力；③更有效发挥身体功能，减少疲劳和重复性劳损；④改善与环境的相互作用。

（五）电动站立

1. 定义　指能够通过改变所有主要座椅支撑面的空间方向，将乘坐者从坐姿提升到站立姿势（图 4-5-14）。在考虑使用站立功能时，要重点考虑是否需要个人化设定站立顺序和角度，以满足使用者不同的活动度和功能需求的能力。

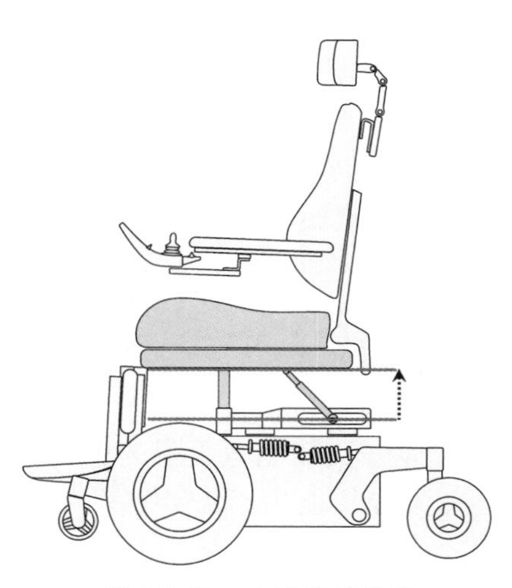

图 4-5-13　电动座椅升降

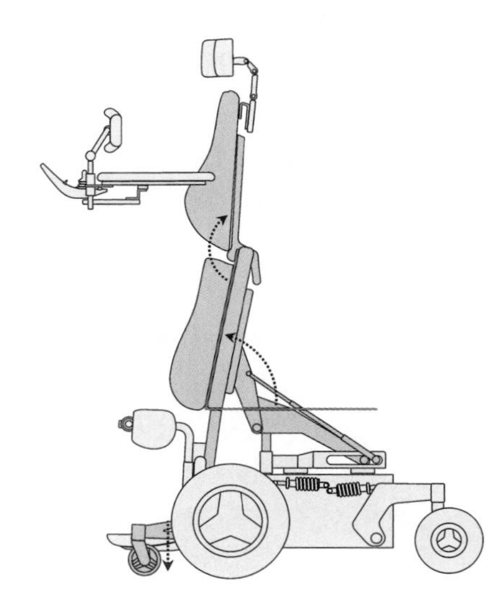

图 4-5-14　电动站立

2. 作用　①允许接近多种环境水平高度，以提高在转移相关的日常活动中的参与程度；②痉挛控制；③减轻躯干和四肢的疼痛；④促进肠蠕动及膀胱排空；⑤改善下肢和臀部的活动范围；⑥通过活动来改善心血管、呼吸系统功能；⑦更频繁的站立和动态负重可能会提高骨密度。

（六）电动座椅功能的结合使用

电动座椅的所有功能都可以组合使用，一般来说并没有功能数量的限制。但很重要的是选择合适的电动轮椅底座，因为并非所有电动轮椅都能容纳且适用所有电动座椅的功能。组合使用各种电动座椅功能的优点包括：①可以重新调整姿势并提升功能发挥；②增强视觉定向、言语、警觉性和醒觉作用；③改善生理功能状态，诸如血压调节、呼吸、肠道和膀胱功能；④改善移位时的生物力学，使转移更省力；⑤降低痉挛；⑥适应或避免关节挛缩和骨骼变形；⑦控制水肿，电动抬高脚踏板，通过与电动倾倒和仰躺结合使用，可将下肢抬高至心脏水平以上 30cm，有利于控制下肢水肿；⑧重新分配并缓解坐姿压力；⑨改善坐姿耐力和舒适度；⑩使用者可通过使用控制器自行改变姿势摆位，允许进行动态移动。

为了在使用电动倾倒和仰躺时减少转换过程中产生的剪切力，可以先倾倒座椅，然后再仰躺靠背。如需解除电动摆位状态，可以先解除靠背仰躺，然后再解除座椅倾倒。

三、选配与应用

电动轮椅操作灵活，能够快速而简易地操作，具有可调节性及模块化设计。适用于下肢残疾、高位截瘫、关节挛缩或关节损伤、偏瘫及年老体弱者使用。电动轮椅的使用，要求使用者必须有足够的视力、判断力和运动控制能力，以保证操作安全。在确定电动轮椅的适配方案时，应综合考虑使用者的自身情况和特点，结合使用环境，对轮椅的某些部位进行调整或改进。在使用者使用安全、舒适的前提下，还应考虑到使用时的便利。需要强调的是，电动轮椅主要适用于不可能或不允许使用手动轮椅的使用者，条件允许的情况下，都应尽量鼓励患者使用手动轮椅。

（一）需求评估

1. 使用者的一般情况　使用者的一般情况，包括使用者的年龄、身高、体重、身体损伤程度、个性化需求、居住条件及使用环境等。

2. 电动轮椅的使用需求

（1）材质需求：电动轮椅的椅座应选用易于清洗又能防水防汗的面料。

（2）驱动需求：当使用者坐在电动轮椅上，身体的重心距离驱动轮轴心较远时，虽然电动轮椅重量较大，不会有后倾风险，但操作驱动时也会十分吃力，因此可选择驱动轮前后可调的轮椅，适当调节该距离，既保证轮椅重心稳定，又能使用自如。

（3）活动需求：年轻人、运动爱好者和整体活动能力较好的老年人，在各方面条件允许的情况下，有必要考虑为他们提供轻巧且便于操作的电动轮椅。

（4）认知需求：电动轮椅的操作需要一定的认知能力，认知能力受限的患者不宜使用。因此使用对象主要为伤残后认知能力正常，但丧失步行能力而需要移动手段的使用者。

3. 个性化需求

（1）综合需求：电动轮椅操作便利，活动自如，与手动轮椅相比有很大的优越性，但由于其价格昂贵且自重较大，选用电动轮椅时应根据使用者的实际需求、使用地点和经济能力，进行综合、全面的分析评估。

（2）出行需求：如果使用者有经常出游的能力和兴趣，最好选用驱动轮可拆卸的轮椅，再配置一对备用小滚轮。当使用者乘坐飞机或火车时，只需驱动轮换成小滚轮就可由服务人员或照顾者推行轮椅通过狭窄的过道。

（3）独立生活需求：对有条件的使用者，建议再配置洗浴及如厕轮椅，并在浴室、厕所安装固定扶手，进一步提高轮椅使用者独立生活的能力。

4. 电动轮椅的适配方案应力求达到以下目标：

（1）提高骨盆和躯干稳定性。

（2）优化执行日常活动的身体功能。

（3）保护皮肤或治愈现有的压疮。

（4）为使用者提供最大的舒适度。

（5）尽量减少不必要的移动，同时最大程度增加所需的运动，从而实现执行日常任务所需恰当的动作自由。

（6）纠正或顺应姿势异常。

（7）避免姿势异常的恶化。

（8）在所有必要环境中实现安全、高效、独立的移动性。

（二）评估注意事项

在执行评估、证明辅助器具建议合理性和辅助器具交付的过程时，还需考虑使用者短期和长期在医疗、姿势、功能和环境方面的需求和目标。

1. 最大程度地提高使用者的舒适度，尽量减少疼痛，尽可能纠正变形、避免变形进一步恶化发展、避免压力性损伤、尽可能地提高安全性和功能独立性、确保在所有必要环境中的独立性。

2. 根据使用者的需求推荐适合的座椅系统和助行设备。

3. 带有电动座椅功能的电动轮椅可以提供重要的健康、功能和活动参与方面的助益；在评估电动座椅功能如何增加使用者体整体表现结果时，需要放眼全局。

4. 如果手动轮椅相对较为适合使用者的环境和功能需求，则额外加装电动辅助设备可能是更好的解决方案。

5. 以个体为中心的评估和辅助器具交付流程（包括功能设置和使用训练），是成功达到最佳个人使用效果的关键。

在提供电动轮椅时，没有“标准”的解决方案。每个个体都是独一无二的，需要按照个人需求和要达到的功能目标来制定最佳解决方案。

（三）电动轮椅尺寸测量

见上一节轮椅尺寸测量。

四、电动轮椅的使用训练

电动轮椅的使用训练内容根据不同电动轮椅性能及驱动方式的差异、使用者的个性化需求等，训练内容亦有差异。

1. 直线行驶　电动轮椅操作手柄选择的挡位不同，直线行驶时的行进速度也不同。室内行驶时，建议采用低挡位行驶，行进速度较慢，安全性较高。建议使用者在初学时期谨慎选择较高挡位模式，以免发生坐位不稳等意外事件。

2. 直线后退　电动轮椅直线后退需注意后方障碍。通常建议电动轮椅设置后视装置或后退警报装置，以提醒电动轮椅后方人群小心避让。建议电动轮椅直线后退时采用低速模式。在空间允许的情况下，尽量操作电动轮椅调头，前方面对障碍，减少后退的风险。

3. 转弯　电动轮椅的体型通常较手动轮椅大。为保证平稳性，前轮也比较大，因此转弯半径常常需要较大的空间。在电动轮椅训练过程中，使用者需实践掌握该电动轮椅的转弯半径空间，以保证在狭窄空间如电梯间的顺利进出（图 4-5-15）。

4. 上下斜坡　电动轮椅可上下斜坡的能力取决于电动轮椅的动能及制动能力。训练前应掌握所使用电动轮椅安全上下斜坡的斜率。一般室内型电动轮椅不应小于 6°，室外型不应小于 9°，电动道路型不应小于 15°。具备座椅整体升降功能的电动轮椅，可在上坡时调直座椅，下坡时调低座席以保证安全的坐位稳定性（图 4-5-16）。

5. 上下小台阶　部分电动轮椅具备一定程度的跨越障碍的能力，如上下小台阶（高度≤4cm）。上台阶时，使用者驱动前轮缓慢行驶到障碍前，再加足马力向前，前轮会在较大的驱动力下越上台阶；及时降低速度，待后轮碰到台阶边缘，加足马力，带动后轮上台阶；待后轮越上台阶后及时减速。下台阶时，使用者缓慢驱动电动轮椅向前，双前轮同时落下，保持缓慢直行，双后轮缓慢落下。需要说明的是，对于电动轮椅来说，上下台阶等越障项目存在一定程度的风险，建议使用者日常谨慎使用。

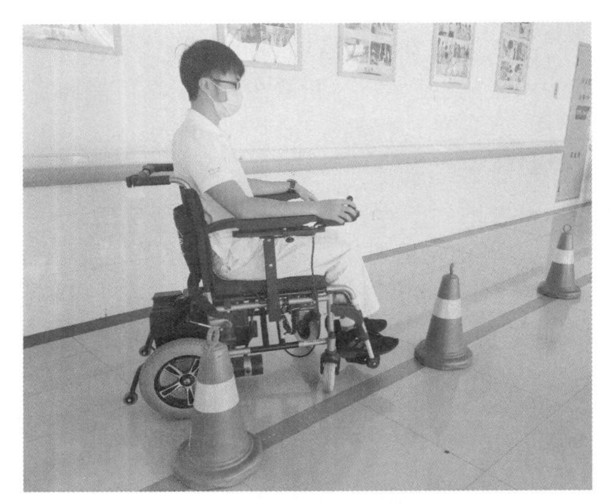

图 4-5-15　电动轮椅转弯训练

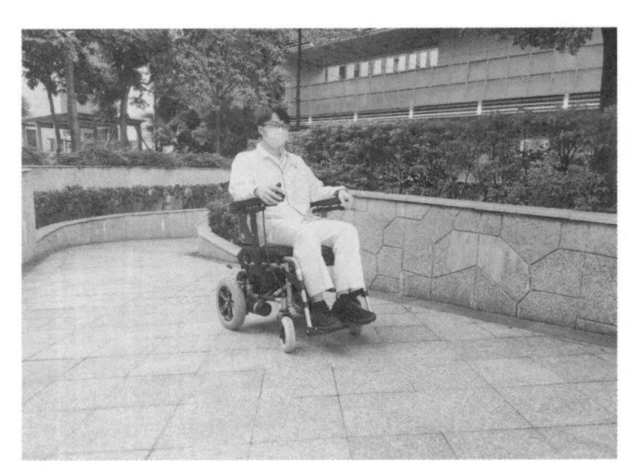

图 4-5-16　电动轮椅上斜坡训练

五、电动轮椅养护技巧

电动轮椅的养护技巧包括使用安全提示、注意事项等。

（一）安全提示

1. 转移时安全提示

（1）在上下轮椅时，确保电动轮椅的控制器处于关闭状态。

（2）在上下轮椅时，不要蹬踏脚踏板。

2. 使用时安全提示

（1）为避免潜在的危险如翻车，使用者务必先在平整宽阔的场地上进行训练及练习，以熟悉掌握产品的各种特性。

（2）在他人的帮助下，体会轮椅重心变化对轮椅行进产生的影响，如在上下斜坡或翻越障碍时。

（3）轮椅在坡面行驶时，要确保正确操作和制动。

（二）使用注意事项

1. 驾驶时注意事项

（1）不要在未制动的情况下翻越障碍（包括台阶、路沿及通道），不要尝试翻越高度超过4cm的障碍。

（2）远离明火及点燃的香烟，以免引燃靠背绷布及坐垫。

（3）最高承重为100kg。

（4）不要在驾驶电动轮椅时同时使用手机或其他电子设备，避免电磁场干扰。

（5）确保轮胎状态正常，检查轮胎气压（正确的气压值可在轮胎侧壁上读到）。

（6）温度适用范围为 –25~50℃。

（7）不适于在非常滑的路面（如冰面）及非常粗糙的路面上（如砂砾、石子、鹅卵石、碎石）驾驶。

（8）经过测试电动轮椅的驻坡能力为12°。

2. 其他注意事项

（1）在使用升降台搬运轮椅时，必须避免防翻轮与其他物品缠绕。

（2）在升降台上或电梯内使用轮椅时，轮椅控制器需处于关闭状态。务必使制动闸处于制动状态。

（3）在充电过程中，控制器必须处于关闭状态。

（4）为获得乘坐电动轮椅更高的安全性，可选用附件骨盆固定带。

（5）禁止使用水龙头或高压清洗装置清洗轮椅。

（邓小倩　吴雨儒　王　杨）

第六节　转移和翻身辅助器具

转移和翻身辅助器具属于移动类辅助器具的其中一类，是通过控制卧姿、坐姿、站姿等静态姿势，或行走和完成某一动作时的动态姿势，以提高日常生活活动能力，预防并发症，减轻失能损害程度的相关辅助器具。

一、转移类辅助器具

转移辅助器具（mobility assistive device）是使用者进行体位移动时使用的辅助器具，其使用目的主要是帮助使用者安全、有效地进行位置移动和转动。

很多研究发现，如厕和床椅转移需要多次重复活动，会耗费大量的时间和体力，并且在转移的过程中跌倒的风险较高。转移辅助器具可以帮助使用者进行体位变换和位置移动，是提高功能水平和生活质量的高频率辅助工具。

（一）分类与结构

1. 转移板　是利用率最高的移动辅助器具之一，其主要使用目的是帮助使用者安全有效地进行床椅转移，以及从床到沙发、马桶等的转移。转移板的形式和种类很多，有坚固厚重、稳定性较好的，方便在转移两端平面不稳定的时候使用；也有轻巧灵便、方便外出时携带的；还有一些个性化定制需求，需要设计结构和形状都较为复杂的款式。

（1）软性折叠转移板：该转移板在日常生活和临床工作中最为多见，材质有一定的弹性，方便使用和携带，但不适合转移平面间隙过大的环境，以及转移两端平面高度差距太大的环境，也不适合平衡功能障碍或者稳定性较差的使用者。在临床中主要应用于上肢或一侧肢体有较好的支撑能力，可在治疗师的辅助或者监督下完成转移的患者（图 4-6-1）。

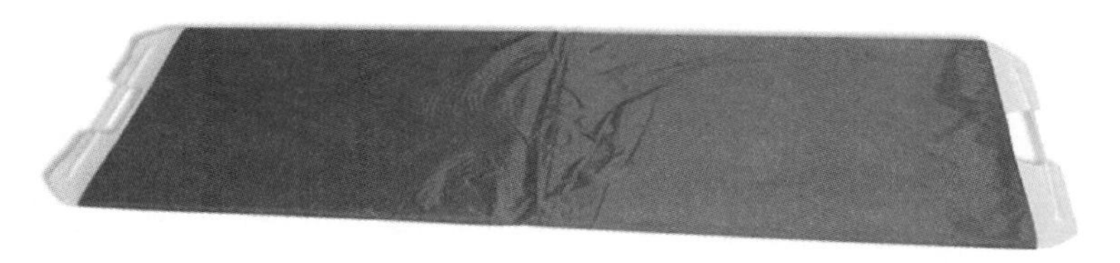

图 4-6-1　软性折叠转移板

（2）硬质薄款转移板：此款是较为常见的类型，弹性较小，稳定性较好，适用于稳定平面有一定间隙的环境，平衡功能障碍或者稳定性较差的使用者要谨慎使用。该转移板在临床中最为常见，是使用频率最高的一种转移板，适合有一定支撑能力的患者练习床椅转移时使用（图 4-6-2）。

图 4-6-2　硬质薄款转移板

（3）硬质厚款转移板：使用木材或者其他较硬质材料制成，没有弹性，结构较为稳定，可在间隙较宽的两个稳定平面及稳定平面有一定高度差的环境中使用。但因其不是固定装置，故不推荐平衡功能障碍者使用。适合有较强支撑能力的患者，在固定安全的环境使用（图 4-6-3）。

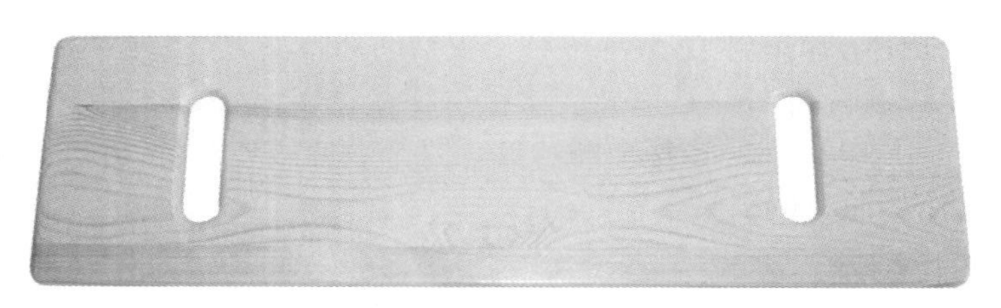

图 4-6-3　硬质厚款转移板

（4）特殊形式的转移板：根据患者的不同需求，定制转移板，如上肢支撑困难的患者，可采用滑轨转移板；担心摩擦造成损伤的使用者，可以使用特殊材质减少摩擦；在使用浴室内转移时，可以选择防滑防水的板材。

（5）其他辅助转移装置：轮椅使用者可根据个人使用习惯，以及充分考虑安全性和稳定性的基础上，选择自制结构简单的转移装置，例如一些利用上肢抬起下肢的绷带装置，可有效地辅助患者完成转移。

2. 转移带　形式可以多种多样，使用者可在身体不同位置进行使用，在临床中多用转移带进行安全保护或者姿势调整（图 4-6-4、图 4-6-5）。

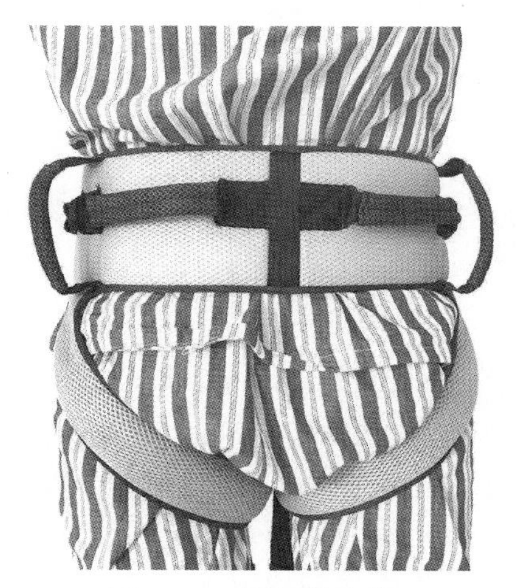

图 4-6-4　腰部转移带

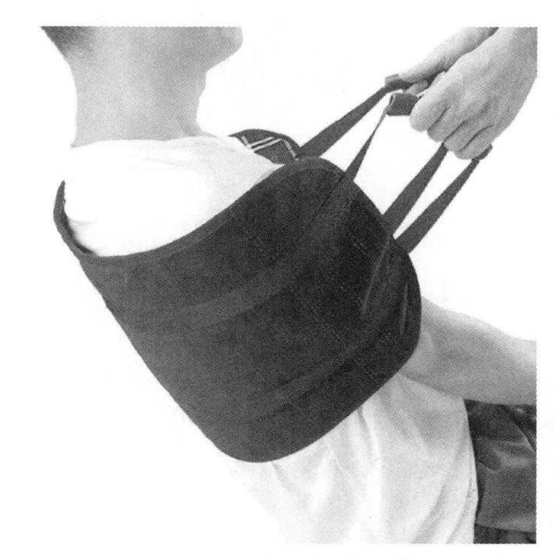

图 4-6-5　安全保护转移带

3. 新型移动转移装置　根据文献显示，目前室内移动辅助器具产品中，推行式移位机有 18 种，绝大部分产品均由驱动电机、可升降悬臂、可充电电池、安全装置、操作的人机接口、吊架和吊兜等构成。安全装置包括紧急停机安全装置，超安全承重自动停机保护装置，下降遇障碍自动停机安全保护装置，系统失灵手动下降安全保护装置，以及低电量视觉和声音报警等。操作的人机接口有设备操作面板和手持遥控器等。吊兜的种类繁多：标准吊兜、带衬垫的吊兜、洗浴吊兜、如厕吊兜、环状吊带吊兜、下肢截肢专用吊兜、平卧位软式吊兜、步行训练夹克等。

（1）固定式悬吊转移器：在固定的空间内安装稳定的转移装置，安装吊架和吊兜的转移设备，帮助照顾者安全有效地转移被照顾者（图 4-6-6）。

（2）移动式悬吊转移器

1）推行式移位机：推行式移位机多简称为移位机，主要由可升降的悬臂 / 立柱、吊架、吊兜、主机支架、电机、电池和可张开合拢的底盘组成。目前推行式移位机在室内移动辅助器具中运用较为广泛，主要分为手动和电动两种。手动推行移位机主要以手动或液压动力为主，操作较为繁复，设备承重较轻，整体设备使用为手动操作，应用范围主要为家庭和家庭护理中心，以从床面移位至轮椅上为主。电动推行移位机动力主要以液压或电动为主，控制器方便操作，机器承重好，安全性高，符合人体工程学的设计，可最大限度地减轻照顾者的操作负担。电动推行移位机应用范围广泛，可升举、移位、如厕、短距离转移，使用场所以残障中心、老年护理中心、养老院为主。近年来，还有更为智能化的电动推行移位机，动力采用高档微电机，既可手持遥控，也可面板操作，对于使用者悬吊后体位不易调节的问题，增设有电动体位调节和自动感应系统（图4-6-7）。

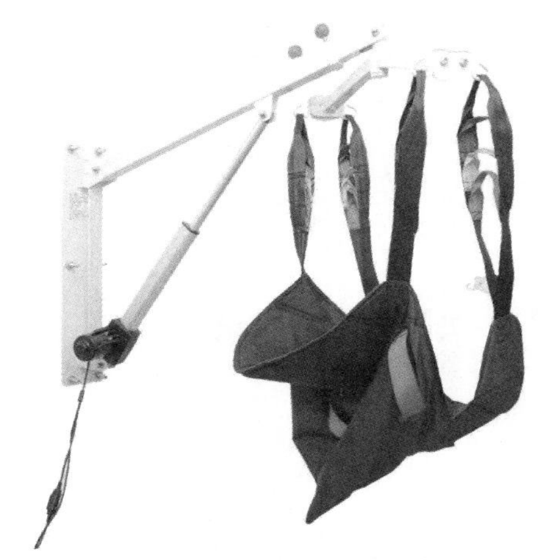

图4-6-6　固定式悬吊转移器

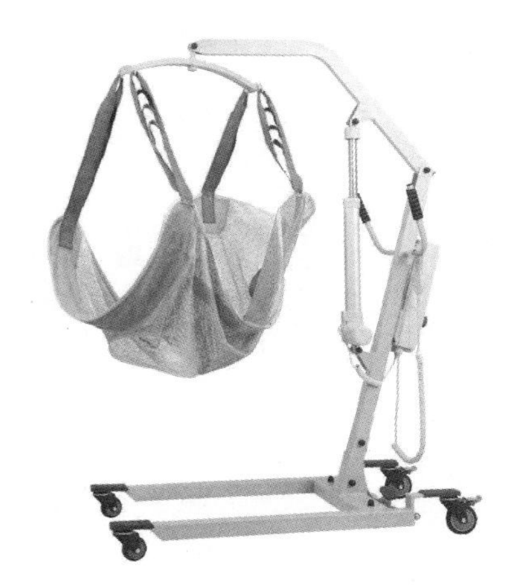

图4-6-7　推行式移位机

2）站立辅助器：协助部分丧失活动能力的功能障碍者站立，辅助其从床、座椅、轮椅和便桶等处站立起来。围在腰间的站立吊带不仅保证转运时的安全，同时可使他们维持在完全站立位，避免长期卧床带来的并发症，如体位性低血压、褥疮、血栓，以及心肺和尿路感染等（图4-6-8）。

3）天轨：是一个移动的升降系统，用于活动能力重度障碍的使用者。主要由固定轨道、变轨控制器、转轨控制器、可移动和升降的悬吊机头、吊架和吊兜等部件装配集成。可实现在照顾者的协助下，使用者沿固定轨道在各个房间内进行水平移动，同时还可以在垂直方向进行上下升降，这样就可将使用者从座椅、床上转运到客厅、餐厅、卫生间、活动室等其他房间。天轨除了具备水平移动和垂直升降功能以外，还具备过门换带和步行训练功能。天轨作为一种实用的室内移动辅助器具，通过其水平或者垂直方向的运动，能够帮助身体功能障碍的使用者在室内进行无障碍的空间移动，从而很好地解决行走功能残障者如厕难、入浴难等基本生活问题，促进他们实现生活自理，完成日常生活活动，减轻照顾者的负担（图4-6-9）。

4）可拆卸轨道移位机由可伸缩的立柱、可拆卸的轨道、可移动和升降的悬吊机头，以及吊架和吊兜等组成，从而实现单房间移动。与固定式天轨非常相似，可拆卸轨道移位机只是将固定式天轨变为可拆卸和便于搬动的简易轨道。它的优点是利用轨道进行水平和垂直方向的移动与上下升降，可单人组装方便拆卸，在独立的空间内快速搭建一个轨道系统。缺点是无法跨越房间，不适合使用者在两个空间内进行转移。

（二）选配与应用

1. 转移板　转移板不但可以让使用者独立使用，也可帮助照顾者协助转移时使用。在临床中可根据使用者不同的功能情况，选择不同类型的转移板。①上肢支撑能力较好的使用者：可选择硬质薄款转移板进行日常训练和家居使用，外出活动可选择折叠转移板。②上肢支撑能力较差的使用者，或伴有认知感觉障碍的使用者：推荐使用硬质厚款转移板进行日常训练和家居活动，外出活动也尽量选择硬质转移板，以便增强转移的安全性和稳定性。

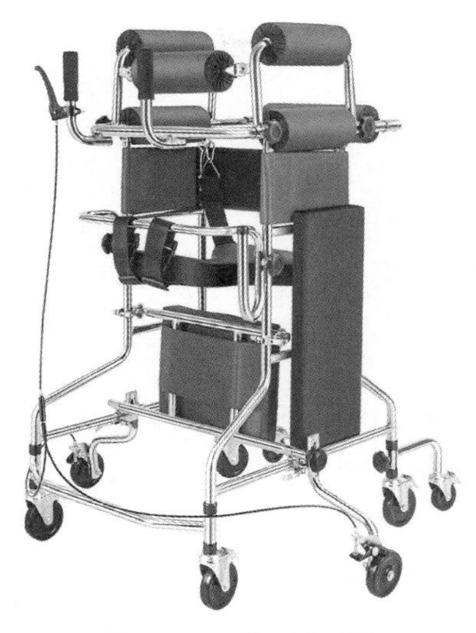

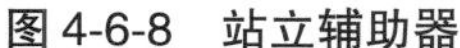

图 4-6-8　站立辅助器

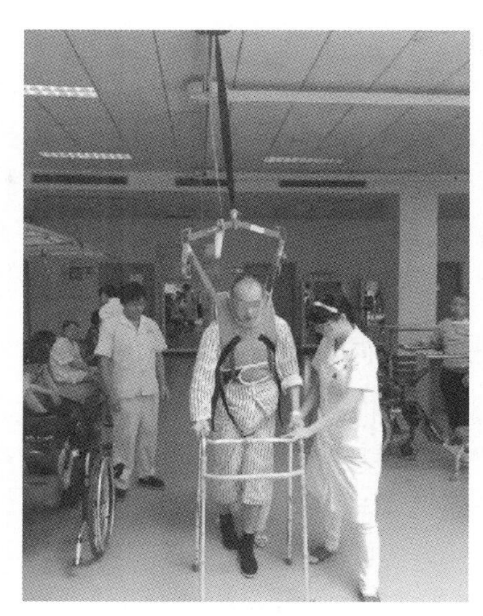

图 4-6-9　天轨

2. 转移带　转移时照顾者最常使用的是腰部转移带，可提高转移时的姿势稳定性和方便转移人员的抓握，给予被转移者安全有效的保护；辅助固定式腿带可增加半站立姿势的稳定性，方便照顾者安全转移；旋转脚盘也可用于下肢无法活动的使用者，方便照顾者旋转时不会被绊倒。临床中转移带也是较为常见的治疗用具，通常在平衡功能障碍患者的日常姿势调整治疗时使用，方便治疗师更好地控制患者的姿势和体位。

3. 新型移动转移装置

（1）固定式悬吊转移器：一般用于转移频率发生较高的场所，且场所内的环境较为稳定。浴室内选择安装此类转移器较为常见，用于使用者的日常清洁和沐浴。

（2）移动式悬吊转移器：该类转移器的主要特点是灵活方便。需要在多个空间移动时，建议选择此类转移器，主要针对完全丧失活动能力的残疾人、老人。目的是减轻照顾者的工作强度，主要是将患者从床、座椅、轮椅、马桶、浴缸和地板上提升，转移至其他相应位置。

（三）使用训练

1. 转移板　转移板的使用方式比较简单，保证转移板的两端放置稳定，使用者根据自身功能状况完成转移动作。

2. 转移带　使用各类转移带时，需先将转移带固定到被转移者身上，如腰部和背部。做好安全提示后，将被转移者安全转至另一平面。

3. 新型移动转移装置

（1）固定式悬吊转移器：例如浴室内的转移，可用固定转移器的吊袋对被照顾者进行轮椅到浴缸的转移，对于功能障碍较为严重，且活动范围在固定区域内的被转移者，可选择此种转移方式。

（2）移动式悬吊转移器：将被转移者固定于悬吊设备中，将设备手动或自动转移至需转移的其他空间位置。也可帮助使用者减轻自身体重，帮助使用者进行行走或者转移训练。

（四）使用注意事项

1. 转移板　根据实际使用需要选用不同形状的转移板；选用时应测试转移板的强度、

材质，确保使用过程中不会因质量问题而出现意外；使用转移板转移时，轮椅座面与床面的高度差一般不超过 5cm；转移板并非固定装置，转移过程应谨防滑落或者翻转。

2. 转移带 注意转移过程中的滑落。

3. 新型移动转移装置 推行式移位机目前应用最为广泛，其操作简单，提升和移位时灵活方便。但当空间有限时，推行和操作都将受限。天轨造价较贵，须专业安装，但投入使用后，由于没有推行式移位机的立柱阻挡，可使使用者的提升和下降更加安全。

二、翻身类辅助器具

翻身类辅助器具（turnover assistive device）指辅助长期卧床者进行翻身、姿势维持、肢体活动的辅助器具，可帮助使用者保证基本功能活动，预防压疮及其他并发症。

（一）分类与结构

1. 各类体位垫 可根据使用者的不同需求，选择不同角度、形状、材质的体位垫。长期卧床的使用者，最常见的并发症是压疮，因此体位垫的重要作用是每间隔一段时间改变床垫和使用者之间的接触面，以减少压疮的发生率。常见的体位垫如楔形垫、圆形垫、方形垫（图 4-6-10、图 4-6-11）。

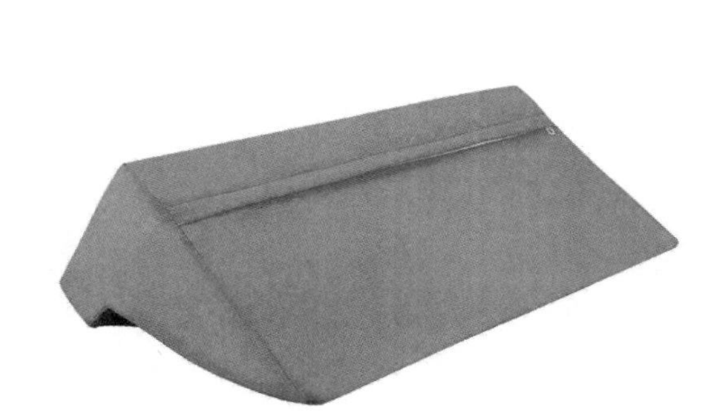

图 4-6-10 楔形垫

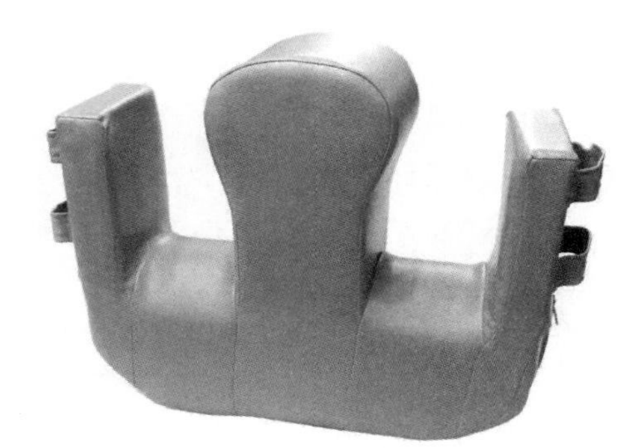

图 4-6-11 体位垫

2. 辅助翻身装置 为了帮助长期卧床的使用者翻身，并减少照顾者的体力支出，可以使用一些简易的翻身器，如翻身床单，轻便简单，操作方便（图 4-6-12）。

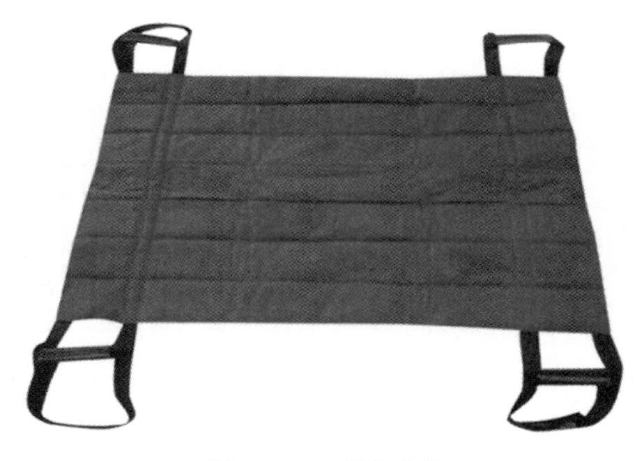

图 4-6-12 翻身床单

3. 自助式翻身装置　对于部分上肢残存功能的使用者来说，固定装置的吊环或者扶手可以帮助使用者转换体位。这类翻身装置可安装在床边的任何位置，如在使用者仰卧位的上方，方便上肢拉起；也可安装在其他方便使用者转换体位的位置。通常位置固定且较为稳定（图 4-6-13）。

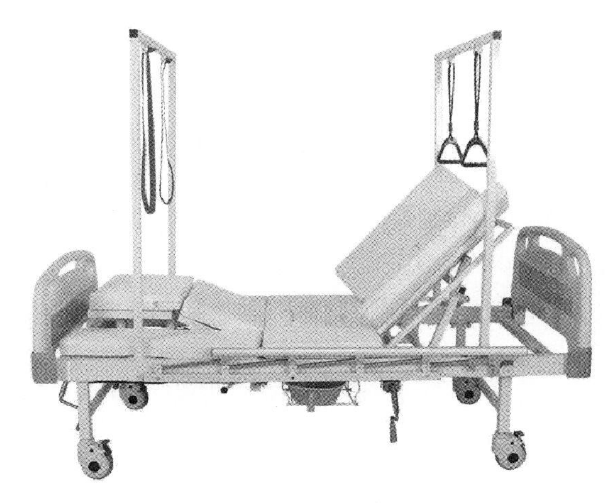

图 4-6-13　自助式翻身装置

（二）选配与应用

1. 各类体位垫　按照使用的功能和目的，合理地选择体位垫的类型、材质和尺寸等。维持体位，躯干部分可选择楔形垫；肢体部分可选择圆形滚筒类；防止压疮和提高舒适性，可选择充气型体位垫。

2. 其他各类翻身装置　根据肢体功能情况，选择适合功能水平的翻身装置。

（三）使用训练

1. 各类体位垫　常见的体位垫的角度有 15°、30°、45° 等，不同的角度可用于支撑不同的身体部位。临床训练中根据患者不同的功能情况，选择不同角度的楔形垫，给予不同程度的辅助和支持，以便帮助患者完成训练目标。圆形体位垫角度均匀，多用于支撑四肢。

2. 辅助翻身装置　为了预防各种临床并发症，使用翻身辅助装置的频率较高。针对患者的个体功能情况和周围环境的支持，结合个体使用习惯，可个性化设置翻身辅助装置，如用于翻身的吊环和栏杆，如果患者需要完全辅助翻身，则需选择适合其身高和体重的软性翻身装置，以减轻照顾者的操作难度。

（四）使用注意事项

注意选择体位垫的内部填充物，以免发生撞伤。辅助翻身类装置应注意使用时的稳定性和安全性。

（郭　石）

第七节　升降移动辅助器具

升降移动辅助器具（lifting assistive device）主要指帮助各类失能人群进行垂直体位转变

和不同高度的位置移动，实现功能代偿、辅助日常生活及提高生活和工作质量的辅助工具。可分为移动升降架和固定升降架，其中移动升降架又包括带吊索座移动升降架、立式移动升降架、带硬质座移动升降架、升降手推车等。根据使用者使用空间分类，可分为室内型和室外型。

一、分类与结构

（一）室内升降辅助器具

室内升降辅助器具按升降动力源分有电动式、液压式和手卷式等。2006 年在日本东京举办的第 32 届国际康复辅助器具展上，固定有轨类升降机架有 29 种，升降架的配套产品有 25 种，室内升降机类产品相关联可组合使用的产品还有很多。

室内升降辅助器具绝大部分由驱动电机、可升降悬臂、可充电电池、安全装置、人机接口、吊架和吊兜等构成。安全装置包括紧急停机安全装置、超安全承重自动停机保护装置、下降遇障碍自动停机安全保护装置、系统失灵手动下降安全保护装置，以及低电量视觉和声音报警等。操作的人机接口有设备操作面板和手持遥控器等。吊兜种类繁多，有标准吊兜、带衬垫的吊兜、洗浴吊兜、如厕吊兜、环状吊带吊兜、下肢截肢专用吊兜、平卧位软式吊兜、步行训练夹克等。

1. 立式固定升降机　立式固定升降机由可升降悬臂、吊架、吊兜、立式支架和固定装置组成，通常安装在卧室、卫生间、浴室等需要护理而又空间狭小的地方。立式支架通过固定装置安装在地板、天花板和墙壁上。升降机可以帮助残障者、老人从床或轮椅等位置转移至轮椅、浴缸或者床上，还可以帮助使用者上下楼梯。

2. 上下楼梯辅助器具　指能够有效地弥补或代偿因年龄或肢体残障而造成身体功能减弱或丧失的人群，使其具备上下楼梯和翻越路障能力的代步器具。按照上下楼梯辅助器具的部件组成及移动方式，可以将其分为四大类型：①通用性椅式升降装置；②履带式上下楼梯轮椅；③星轮式上下楼梯轮椅；④腿足式上下楼梯装置。不同种类的上下楼梯辅助器具都有自己的优点，但也都有各自的不足之处。

（1）通用性椅式升降装置：①优点：上下楼梯的速度相对较快，装置的结构较为坚固，升降较为平稳，安装维护简单方便。②缺点：装置体积庞大，不适合在狭小的楼道中使用，而且转角时需要的空间也较大；出于安全要求，仅适合比较平坦的楼道或者公共交通工具，可运行的范围固定（图 4-7-1）。

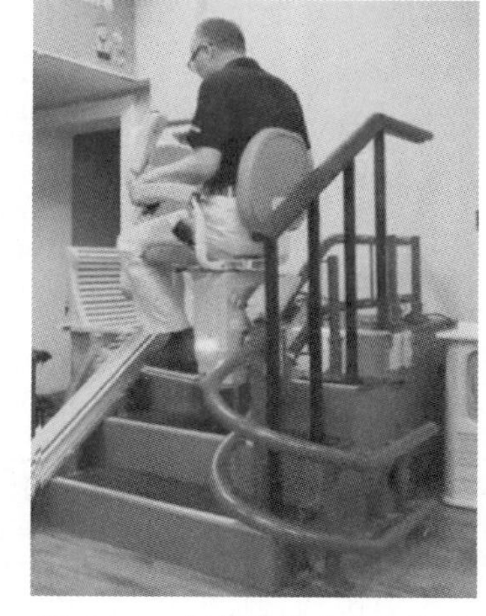

图 4-7-1　通用性椅式升降装置

（2）履带式上下楼梯轮椅：①优点：履带的传动结构效率比较高，在运行时轮椅能够相对保持平稳，上下楼梯时人与轮椅的总重心波动不大；能够适应的环境范围较广，在一些不规则的楼梯上也可以使用；具有多种功能，除具备上下楼梯的功能外，在一定角度的坡道上和一些地面不平的崎岖山路也可以使用，运行比较平稳（图 4-7-2）。②缺点：履带式上下楼轮椅虽然对环境的适应范围较广，但在一些环境条件（如边缘光滑的楼梯或坡度的斜度大于 35° 的坡道）的使用还是会受到限制；由于在上下楼时履带与楼梯边缘是紧密接触的，这种接触不但会对楼梯边缘造成较大磨损，对轮椅履带的损耗也是很大的；另外，履带式的结构决定了这种轮椅的自重较重，最轻的也达到 85kg。此类轮椅自重较重，使用不轻便，室外使用不方便携带，实用性不太理想。虽然国内外对于此类轮椅提出了多种结构改进，但目前的使用状况仍然不是很理想。

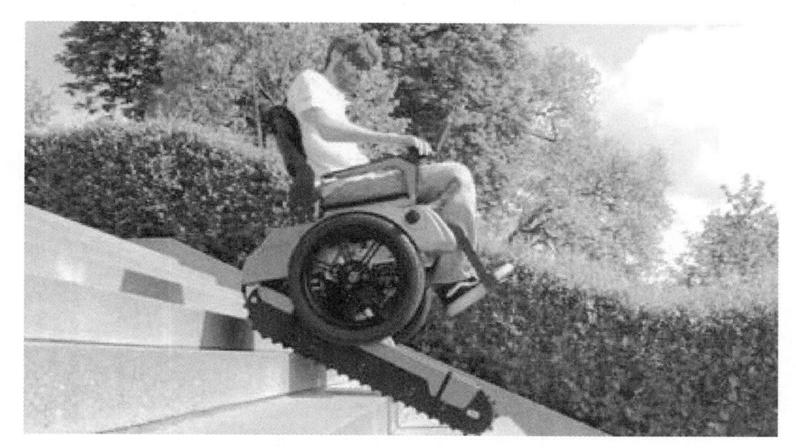

图 4-7-2　履带式上下楼梯轮椅

（3）星轮式上下楼梯轮椅：①优点：星轮式上下楼梯轮椅的轮子数量很大程度上可以决定上下楼梯时的运动性能。星轮轮子的个数越多，在上下楼梯时轮椅本身也就越稳定，轮椅和使用者总重心的波动也越小；与其他上下楼梯的辅助器具轮椅相比重量较轻（一般在 35kg 左右），结构较为简单；活动范围广、成本相对较低，在无障碍环境下具有较好的运动性能（图 4-7-3）。②缺点：星轮式上下楼梯轮椅的轮组越多，轮椅的体积也会越大，质量也会越重；单组星轮式上下楼梯轮椅的体积虽小、重量虽轻，但结构稳定性却不是很好，而且在上下楼过程中需要有他人的帮助；星形轮的结构在上下楼梯时的总重心起伏较大，使得平稳性不是很好，这不但会使轮椅使用者心里感到恐慌，还会降低轮椅的舒适感；且此类轮椅的体积较大，不适合家居环境使用。

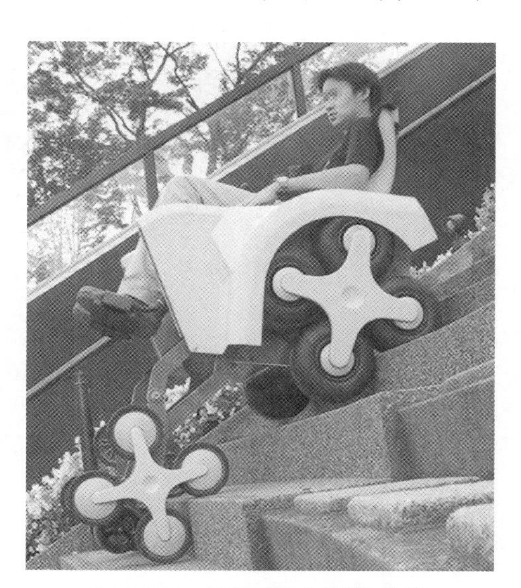

图 4-7-3　星轮式上下楼梯轮椅

（4）腿足式上下楼梯装置：①优点：腿足式上下楼梯装置可以适合不同尺寸的楼梯和不同的环境；座椅下部安装的陀螺仪使腿足式上下楼梯装置上下楼梯时运行平稳并且可以调高调低。②缺点：腿足式上下楼梯装置对操作装置本身的要求较高，结构也较为复杂，动作繁琐，由于座位面离地面较高，使得下肢障碍者离地面较高，在运行时便会产生强烈的恐慌感；这种轮椅目前的价格较高，不适用于普通人群。

（二）室外活动升降辅助器具

对于轮椅使用者来说，上下车障碍是他们外出时面临的最大困难。一种新型车载轮椅自动升降机，实现了自动载、卸乘客的功能。使用该升降机，将在很大程度上解决残疾人生活环境中的外出通行障碍问题。车载轮椅自动升降机采用典型的机、电、液一体化集成系统，该系统以机械机构作为对象，液压作为动力，由单片机实现自动控制。整个系统可分为机械系统、液压驱动系统、电子控制系统三个子系统，共同完成升降运动。车载轮椅自动升降机对我国残疾人社会保障事业具有重要的现实意义（图 4-7-4）。

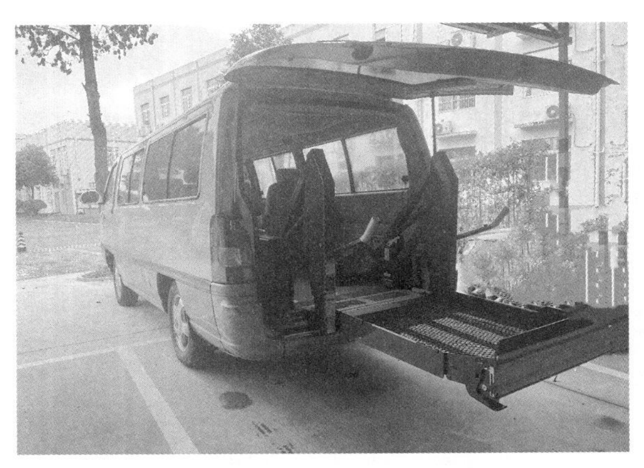

图 4-7-4　车载轮椅自动升降机

另外一些学者调查国内外的无障碍升降平台的现状，以及城市客车的发展要求之后，设计了一种方便残障及老弱人士的上下车用自动升降机，实现了上下车用升降机的自动控制及合理运行，系统还包括液晶显示、按键输入、语音报警等多个模块（图 4-7-5、图 4-7-6）。

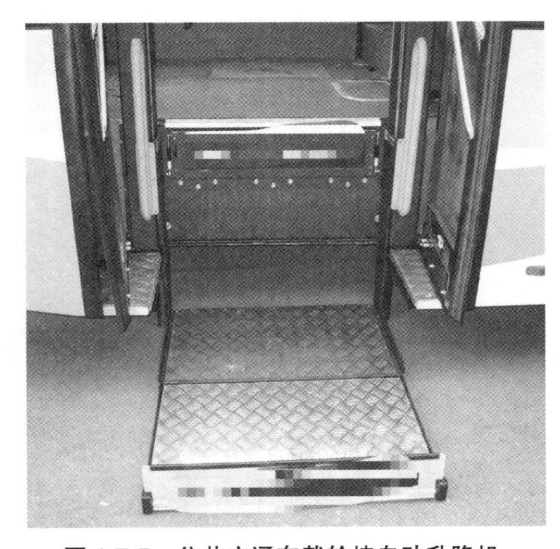

图 4-7-5　公共交通车载轮椅自动升降机

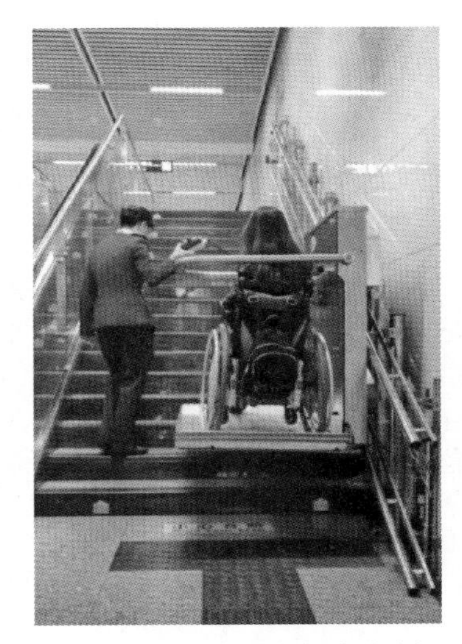

图 4-7-6　地铁轮椅自动升降机

二、选配与应用

（一）室内升降辅助器具

1. 立式固定升降机　适合空间狭小的房间，立式固定升降机由可升降悬臂、吊架、吊兜、立式支架和固定装置组成，通常安装在卧室、卫生间、浴室等需要护理而又空间狭小的地方。立式支架通过固定装置安装在地板、天花板和墙壁上。立式固定升降机结构简单，便于拆卸，尤其适用于狭小的空间。因受制于位置需固定，故移动范围有限，灵活性差。在临床运用中需要根据患者的功能情况，环境空间的使用状况，家庭经济条件，以及民族和文化背景，为患者选择合适的安装方式，以便照顾者对患者进行更高效和安全的转移活动。

2. 上下楼梯辅助升降装置　上下楼梯轮椅能够弥补普通轮椅的不足，带给高龄、下肢障碍人群更广的活动空间。随着时代的进步和社会经济的发展，越来越多的人关注生活质量的提高。因此，满足日常居家活动的上下楼梯装置显得尤为重要。在选择上下楼梯装置时，应考虑家具环境的空间大小和转角空间。在选配时根据使用者的基本情况，匹配大小及功率合适的装置，并选择方便使用者操作的应急装置。但目前市场并不能完全满足各类型人群对上下楼梯装置的需求，故康复治疗师或医生在推荐时要充分考虑患者使用的安全性、稳定性和实用性。

（二）室外活动升降辅助器具

在室外，公共场所通常会设置无障碍设施。治疗师或医生在指导患者选择出行辅助器具或使用轮椅自带的升降装置时，需要考虑使用者的体重和功能、地形和地面条件，以及室外活动过程中公共无障碍设施的建设情况。在选择时需要考虑携带方便，以及使用时重心的保持。通用式上下楼梯装置可配合室外无障碍设施使用，以及发生特殊情况的应急准备。

三、使用训练

1. 立式固定升降机　升降机可以帮助残障者、老人从床或轮椅等位置转移至轮椅、浴缸或者床上。升降时使用吊兜来承载使用者，不同结构的吊兜适合不同姿势的使用者。

2. 上下楼梯辅助升降装置　通用性椅式升降装置可以由使用者独自操作，自行完成上下楼梯和平地代步的运动。

3. 所有装置和设备都配有完善的使用说明和操作规程，使用者必须严格按照操作说明进行操作。

四、使用注意事项

上下楼梯辅助器具设计是通用设计的一项内容，它可以为下肢障碍者提供出行的辅助，使其能够更好地适应生活，参与到日常活动中，从某种程度上减轻家庭中其他成员的负担。在使用的过程中应充分考虑老年人、重症患者的生理和心理需求，同时按照我国成年人身体各部分尺寸适当选择配件，使整体的结构和功能都可以发挥最大的优势，也减轻照顾者的工作强度。

使用者必须严格按照操作说明进行操作，认知水平和肢体运动功能需要进行专业评估，具备使用条件才可使用。

（郭　石）

参考文献

[1] 朱图陵 . 功能障碍者辅助器具基础与应用[M]. 深圳：海天出版社，2019.
[2] 舒彬 . 临床康复工程学[M]. 北京：人民卫生出版社，2018.
[3] 喻洪流 . 康复器械临床应用指南[M]. 北京：人民卫生出版社，2020.
[4] 邓小倩 . 康复工程学[M]. 广州：广东科技出版社，2009.

［5］吴英黛．辅具评估专业技术手册［M］．北京：华夏出版社，2009.
［6］Sarah Frost，Chapal Khasnabis，Kylie Mines，et al. IC12：World Health Organization Wheelchair Service Training Package［M］. Geneva：World Health Organization，2013.
［7］肖晓鸿，李古强．康复辅助器具技术［M］．2版．北京：人民卫生出版社，2019.
［8］王荣光．辅助器具适配教程［M］．沈阳：辽宁人民出版社，2016.
［9］王珏．康复工程基础［M］．西安：西安交通大学出版社，2008.
［10］佛罗斯特．轮椅服务中级教程［M］．钟磊，赫琳，译．北京：求真出版社，2016.
［11］中华人民共和国民政部．电动轮椅车：GB/T 12996—2012［S］. 2012.
［12］柴华丽，陈荔群，朱宁嘉．个人移动辅助器具概览［J］．艺术科技，2016，29（2）：279.
［13］中辅．我的房间我做主——室内移动辅具纵览［J］．中国残疾人，2013（10）：62-65.
［14］樊金园，许雁翎．高龄下肢障碍者上下楼梯辅具的设计分析［J］．科技资讯，2017，15（1）：233-234.
［15］刘建明．升降式洗浴辅具设计研究［D］．天津：天津科技大学，2015.
［16］李彩峰．新型车载轮椅自动升降机的设计与研究［D］．咸阳：西北农林科技大学，2009.
［17］徐明．残障及老弱人士上下车用自动升降机的研究［D］．青岛：青岛科技大学，2011.

第五章 沟通和信息康复辅助器具适配指南

第一节 沟通和信息康复辅助器具概述

一、定义和作用

（一）定义

1. 沟通　是人们传递信息、表达思想和情感的任何过程，包含了口语、书面语、肢体语言、表情、语气、物质环境等任何一种被赋予含义的信号。人与人之间的沟通是信息的传递、接收和反馈。沟通是一个闭环，从信息的传递、接收到反馈，任意一环受到阻碍，沟通障碍就产生了。当人出现了言语障碍、听力障碍、视力障碍、肢体障碍、认知障碍等，都有可能导致信息阻隔，从而产生沟通障碍。

2. 沟通和信息康复辅助器具　是指以不同的形式载体来辅助或替代个人传递、接收、处理信息的装置设备或技术系统，包括通过语言、标志和符号进行交流、接收和传递信息，进行对话，使用通信装置和技术，包括看、听、读、写、通话、发信号和报警的装置和信息技术。

（二）作用

1. 有助于沟通障碍者的学习、阅读和沟通　学习是人们日常生活中必不可少的重要内容，人从出生后从未停止学习，知识和技能的累积是让个体不断变化和成长的根本。沟通和信息康复辅助器具在不同程度上提高了沟通障碍者的阅读能力、书写能力、沟通能力，从而增加他们受教育的机会。

2. 有助于沟通障碍者的人际互动　人类是群居动物，生活中的每一天都离不开人与人之间的互动，而人与人之间关系的维持依靠的是良好的沟通。沟通和信息康复辅助器具可以帮助沟通障碍者更准确地理解和表达，使他们获得更多的理解、帮助、支持、赞同和友谊，减少误解、怯懦、回避、怀疑和厌倦。

3. 有助于沟通障碍者沟通信心的建立　无论是在家庭，还是在其他场所中，使用沟通和信息康复辅助器具都能让沟通障碍者更容易达到沟通的目的、提高沟通效率，从而减少个人在家中或其他场所中因为沟通不良所造成的挫折感，以及攻击、自我损伤等负面情绪和行为，更容易被别人了解，能更好地融入家庭、集体和社会。

4. 有助于沟通障碍者融入社区　建立沟通信心和良好的人际关系后，沟通障碍者愿意走出家庭，进入更大的集体中，与社区中的人互动、参与社区的活动、使用社区的公共设施、为社区做一些力所能及的事情，进而使沟通障碍者从悲观走向乐观，从过去的被照顾者，到有机会成为为社区提供服务的贡献者。

5. 有助于沟通障碍者的就业　沟通和信息康复辅助器具帮助沟通障碍者排除学习、人际交往、沟通上的困难，建立个人在职场上的独立性与个人地位，进而可以将其所学技能用于工作当中，实现自己的价值。

二、分类

按照《康复辅助器具：分类和术语》（GB/T 16432—2016/ISO 9999：2011），可以将信息沟通辅助器具分为：①助视器；②助听器、发声辅助器具；③绘画和书写辅助器具；④计算辅助器具；⑤记录、播放和显示视听信息的辅助器具；⑥面对面沟通辅助器具；⑦电话传送（信息）和远程信息处理辅助器具；⑧报警、指示、提醒和发信号辅助器具；⑨阅读辅助器具；⑩计算机包括终端设备、输入设备和输出设备。

（一）助视器

助视器是指能提高视力障碍患者的视功能，改善患者的活动能力，帮助患者更加有效地利用残余视力的设备及装置。低视力患者配置助视器进行康复训练，可降低视觉损伤的影响，更好、更有效地使用可利用的视力，提高学习、生活的能力，提高生活质量。

1. 滤光器（滤光镜） 滤光器是一种能限制光辐射通过，通常用来改变光谱分布的器具。

2. 远用光学助视器

（1）眼镜式望远镜：眼镜式望远镜是低视力门诊常用的助视器。该望远镜的外壳、镜片均为塑料制品，重量较轻（图 5-1-1）。

（2）单筒手持望远镜：常用的有两种，一种为 4×12，放大倍数为 4 倍；另一种为 8×20，放大倍数为 8 倍（图 5-1-2）。很多望远镜上标明 8×20，7.2°，它的含义是：该望远镜放大 8 倍，物镜的直径为 20mm，视野大小是 7.2°。

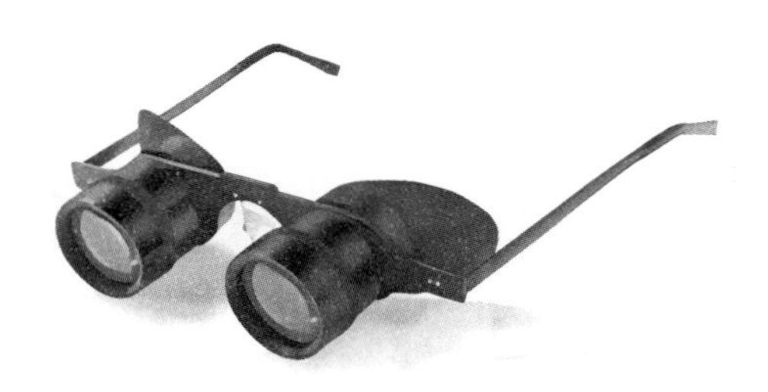

图 5-1-1 眼镜式望远镜

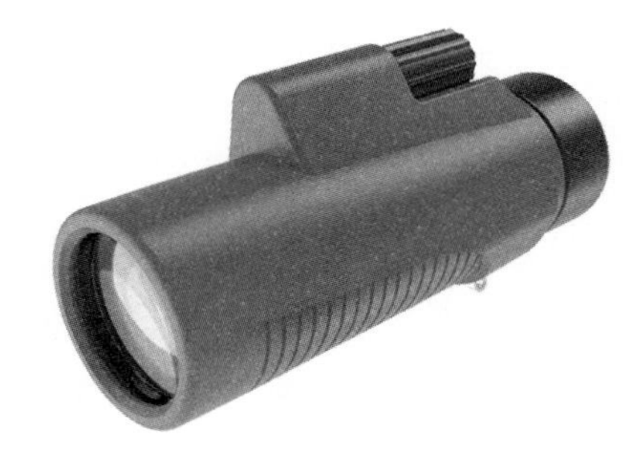

图 5-1-2 单筒手持望远镜

3. 近用光学助视器

（1）眼镜助视器：眼镜助视器相比普通眼镜只是屈光度增大，外形形似普通眼镜。

（2）近用望远镜助视器：近处使用的望远镜称为近用望远镜助视器，又称望远镜显微镜。

（3）立式放大镜：立式放大镜是一种固定于一个支架上的凸透镜。

（4）手持放大镜：手持放大镜是一种手持的可在离眼不同距离使用的正透镜，即眼与透镜距离可任意改变的近用助视器。

（5）电子助视器：电子助视器主要包括闭路助视器、阅读机、低视力增强系统、全球定位系统等。①闭路助视器：包括摄像机、光电耦合装置、显示屏、光源和前后及左右可推拉的文件台，有些还有望远镜摄像头；②电子阅读助视器具：有高清彩色屏，双摄像头可兼顾远景和近景，放大倍数可达 32 倍，支持亮度调节、补光灯调节，具备图像冻结、记忆功能、语音输出功能，配备可拆卸手柄(图 5-1-3、图 5-1-4)。

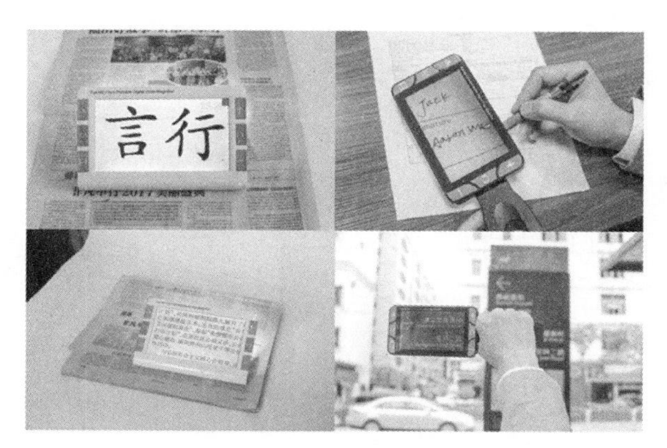

图 5-1-3　电子阅读助视器(便携式)

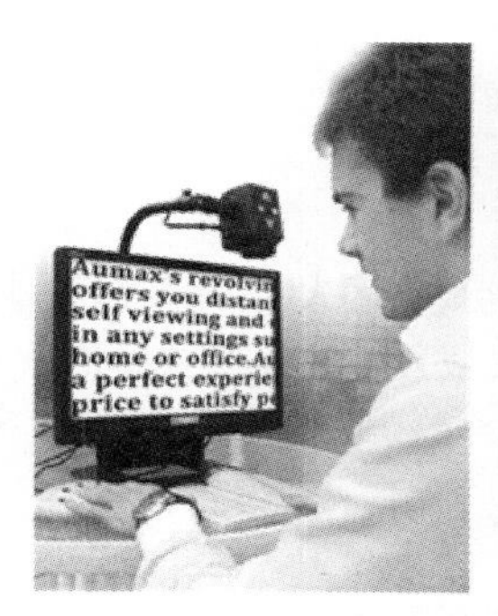

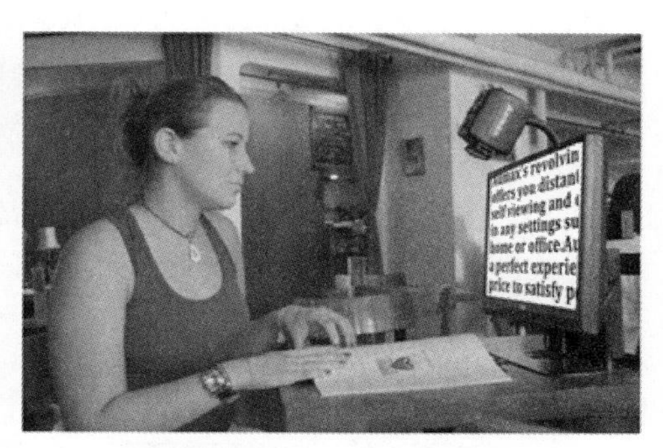

图 5-1-4　电子阅读助视器

(二)助听器

助听器是一类有助于听力残疾者改善听觉障碍，进而提高与他人会话交际能力的工具、设备、装置和仪器等。广义上讲，凡能有效地把声音传入耳朵的各种装置都可以看作助听器。狭义上讲，助听器就是一个电声放大器，通过它将声音放大使听障者听到原来听不清楚、听不到的声音，这种装置就是助听器。

1. 结构

(1) 基本结构：任何助听器都包括 6 个基本结构。①话筒：又称传声器或麦克风，接收声音并把它转化为电波形式，即把声能转化为电能。②放大器：放大电信号(晶体管放大线路)。③耳机：又称受话器，把电信号转化为声信号，即把电能转化为声能。④耳模：又称耳塞，置入外耳道。⑤音量控制开关。⑥电源：放大器用的干电池。

(2) 附件：助听器除有上述 6 个部件外，大多数型号的助听器还有 3 个附件，或称 3 个附加电路：①音调控制；②感应线圈；③输出限制控制。

2. 工作原理　电子助听器是一个放大器，它的功能是增加声能强度，并尽可能不失真地传入耳内。因声音的声能不能直接放大，故有必要将其转换为电信号，放大后再转换为声能。①输入换能器：由传声器(麦克风或话筒)、磁感线圈等部分组成。其作用是将输入声能转为电能传至放大器。②放大器：将输入电信号放大后，再传至输出换能器。③输出换能器：由耳机或骨导振动器构成，其作用是把放大的信号由电能再转为声能或动能输出

(图 5-1-5)。④电源：是供给助听器能量不可缺少的部分，另外还设有削峰或自动增益控制装置，以适应各种不同程度耳聋患者的需要。

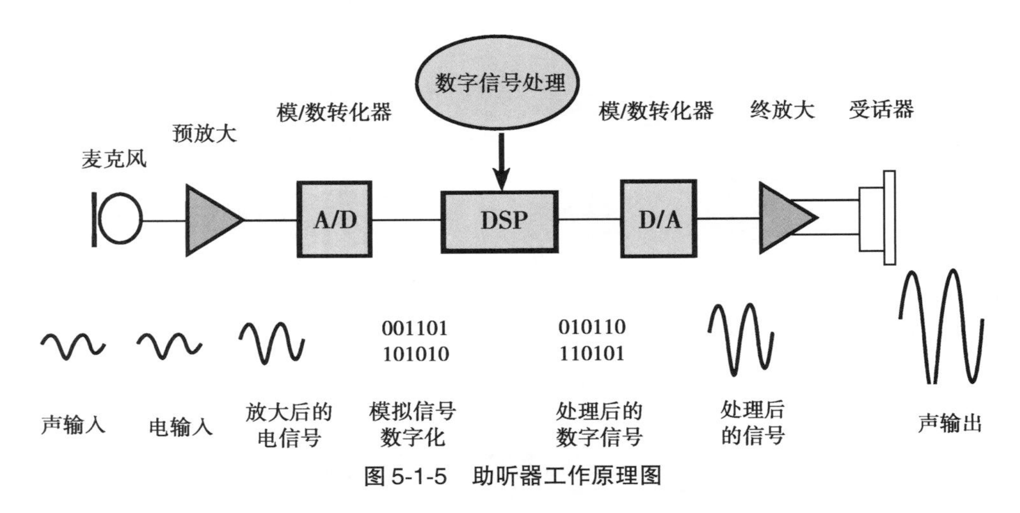

图 5-1-5　助听器工作原理图

3. 分类

(1) 根据放置部位分类：盒式助听器、眼镜式助听器、耳背式助听器、定制式助听器、开放式助听器。定制式助听器是“耳内式助听器”“耳道式助听器”及“深耳道式助听器”的统称(图 5-1-6)。

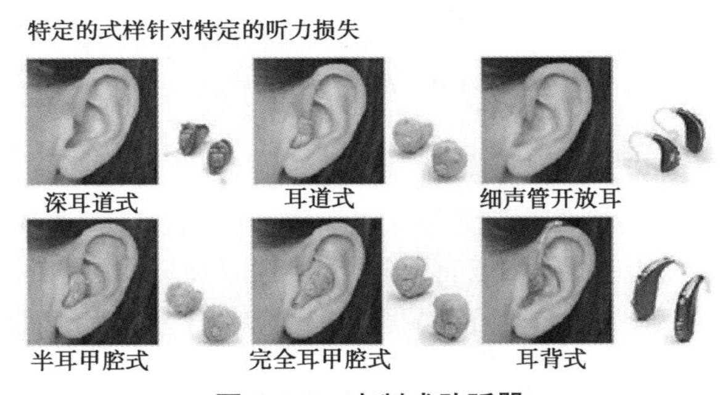

图 5-1-6　定制式助听器

(2) 根据使用距离分类：①有线式助听器：有线式助听器为教育训练聋儿开展口语教学专用的集体助听器，经放大器并联多副耳机，放置在课桌上为每个学生使用，称为有线式。也可连接组合音箱，聋童坐在教室内以开放声场形式接受扩声教学。这种助听器的使用距离十分有限。②无线式助听器：无线式助听器分为调频助听器和红外助听器两种。使用时学生将其挂在胸前，而老师或父母身佩发射装置(如无线话筒)进行教学或对话，在一定的距离范围内可以自由活动。除在室内教学外，还可走出户外进行讲解，这种助听器的使用距离相对较远。

(3) 根据助听途径分类：①气导助听器：空气通过声波振动经鼓膜传至听骨链内耳进行助听的装置。②骨导助听器：声波转换为机械振动，经颞骨传至内耳进行助听的装置，又分接触式和骨锚式骨导助听器。接触式骨导助听器是将声频振荡器压迫接触颅骨使振动传至内耳，由于重压会引起不适感，又有皮肤、皮下组织阻隔，致使能量有较大衰减，影响效果。

骨锚式助听器用铆钉将声频振荡器直接固定，是颅骨上的一种部分植入式骨导助听器装置，适用于骨导平均40dB以内、气导平均60dB以上的单侧聋，介于助听器与人工耳蜗之间的一种新助听选择。

（三）发声辅助器具

通过辅助发声器具，改善发声器官损伤患者的语言发音、沟通与交流能力，包括语音发声器和个人用语音放大器。

1. 语音发声器　主要是指人工喉。人工喉是一种替代喉的发声装置，是一种重要的康复辅助器具。当喉被切除，丧失发声能力时，可以用人工喉作为辅助发声说话的工具。人工喉大致可分为机械式和电子式两种。

（1）机械式人工喉：简称机械喉，又称气动式人工喉（图5-1-7）。一般是由罩杯、进气管、振动体和导音管组成。由振动发声的橡胶薄膜（人工声带）发声，可以通过调节其松紧度变换音调，使声音尽量接近自然。①优点：操作简单，只要患者有主动说话意识，多能较快掌握。语音清晰、接近人声。轻巧美观、使用方便，即使掉在地上或进水后也不易损坏，便于清洗。②缺点：口腔内的导管常常影响唇、舌的运动，少数患者虽然能很好地发声，但构音较困难，只能以一种单音调发音，改变音调需要调节橡胶松紧带。年老体弱的患者因呼吸气流不足，使用这种人工喉比较困难。另外，簧片易于沾上黏液影响发音，当唾液灌进连接管时容易发生堵塞。

（2）电子式人工喉：简称电子喉，是利用电子振荡、电磁振动的发音装置代替声带振动而发音，经鼻、咽、口、舌、齿、唇等配合形成语音的人造发声工具。电子喉有各种型号，有的外观像电动刮须刀，有的像小手电筒。电子喉具有发音方法简单，使用方便，易学易懂，重新发音讲话成功率高、噪声比低等优点，是目前国际上最流行的发声康复辅助器具。根据结构特点，电子喉可分为嘴型、口内植入型和颈型。嘴型常用类型是Cooper装置；口内植入型包括振荡器、功率放大器、换能器和电源振荡器，可产生特定频率的脉冲波，可以根据患者的习惯和喜好调节频率；颈型结构与性能同口内植入型。

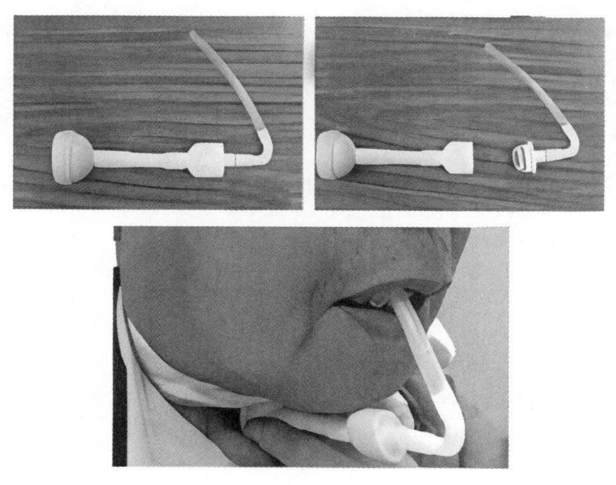

图5-1-7　机械式人工喉

2. 个人用语音放大器　如扩音器、喇叭等。一般由麦克风、语音放大器和充电电池组成。

（四）绘画和书写辅助器具

指通过不同的方式生成图形、符号或者语言来辅助个人传递信息的器具，包括手动式绘画和书写器具，书写板、绘图板和绘画板，签字导向槽、印章和书写框，手写盲文书写装置，打字机，特制书写纸，便携式盲文记录装置，文字处理软件，绘图和绘画软件。

1. 手动式绘画和书写器具　通过在常见的用具上刻印盲文，方便视觉障碍者使用，例如盲人用直尺（图 5-1-8）、盲文笔记本等。

2. 书写板、绘图板和绘画板　如低视力助写板（图 5-1-9）、盲人用绘图板、盲人用绘画板等。

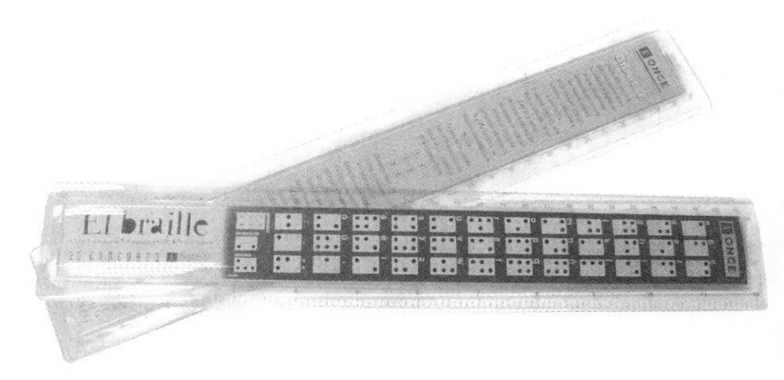

图 5-1-8　盲人用直尺

3. 签字导向槽、印章和书写框　如盲人用签字导向槽、盲人用印章、盲人用书写框。

4. 手写盲文书写装置　如盲文写字板。

5. 打字机　例如盲人手动打字机（图 5-1-10）。

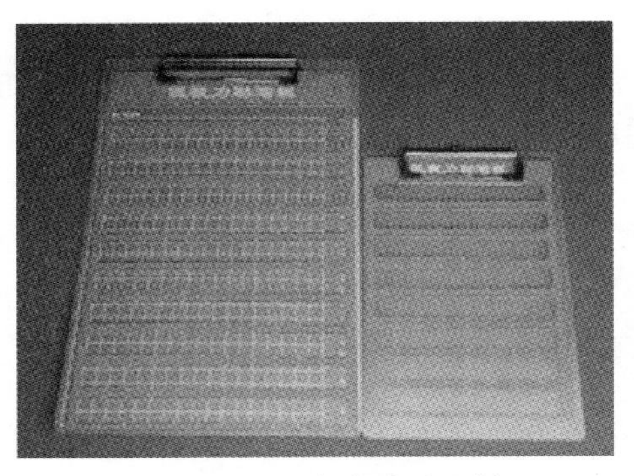

图 5-1-9　低视力助写板

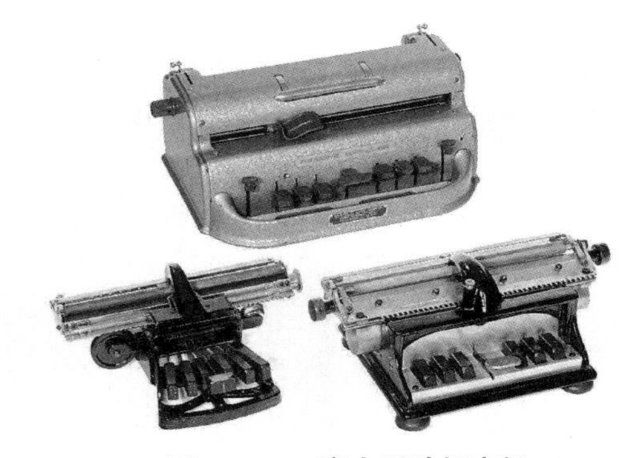

图 5-1-10　盲人手动打字机

6. 特制书写纸　比传统书写纸多加一层塑膜材质。

7. 便携式盲文记录装置　如便携盲文记录仪器。

8. 文字处理软件　如盲文计算机编辑排版软件、视觉控制计算机软件。

9. 绘图和绘画软件　如盲文绘图程序。

（五）计算辅助器具

计算辅助器具是指从事计算所使用的器具或辅助计算的实物，能帮助患者方便地进行计算和加速计算。

1. 手动计算器　如盲用算盘。

2. 计算设备　如语音计算器（图 5-1-11）。

3. 计算软件　如语音计算软件。

（六）记录、播放和显示视听信息的辅助器具

以音频或视频格式记录或传递信息的装置，包括录音机和播放器具、录像机和播放器具、无线电接收机、双向无线对讲机、电视机、闭路电视系统、可视图文译码器和文本电视、无线电频率传输系统、声音信息红外系统、感应环路装置、话筒、扬声器、声音和视频及可视系统的附件。

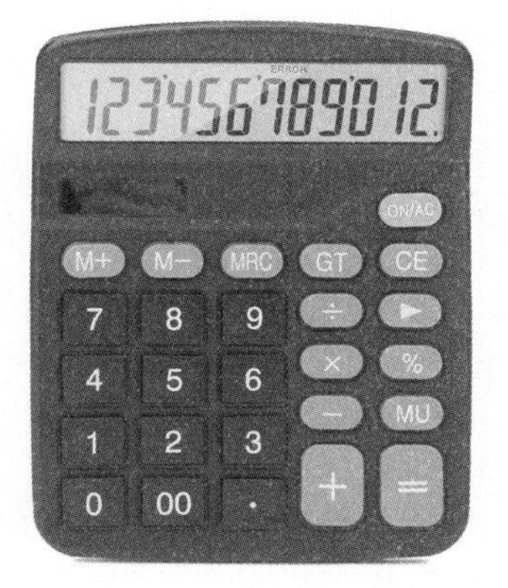

图 5-1-11　语音计算器

1. 录音机

（1）原理：把声音记录下来以便重放的机器，它以硬磁性材料为载体，利用磁性材料的剩磁特性将声音信号记录在载体，一般都具有重放功能，最基本的录音机通常由拾取声音的传声器、机芯、录放电路和放出声音的扬声器一起装入机壳后组成。随着科学技术的发展，如数字录音技术的发展，使录音机抖动率、信噪比下降，改善了音质（图 5-1-12）。

（2）应用：机内话筒录音时，声源在话筒 0.5~1m 处效果最好，同时按下录音键（RECORD）和放音键（PLAY），录音便开始。外接话筒（或收音机等的音频信号）录音时，应注意电平控制和传声器的阻抗匹配（一般为 200~1 000Ω）。外接传声器录音也可以录制电话、电唱机信号、收音机节目和电视机伴音。

（3）优点：盒式录音机方便携带，录音操作简单。

（4）缺点：录音质量不高，信息储存量相对较小，录音时间较短。

2. 对讲机

（1）原理：是集群通信的终端设备，它不但可以作为集群通信的终端设备，还可以作为移动通信中的一种专业无线通信工具（图 5-1-13）。

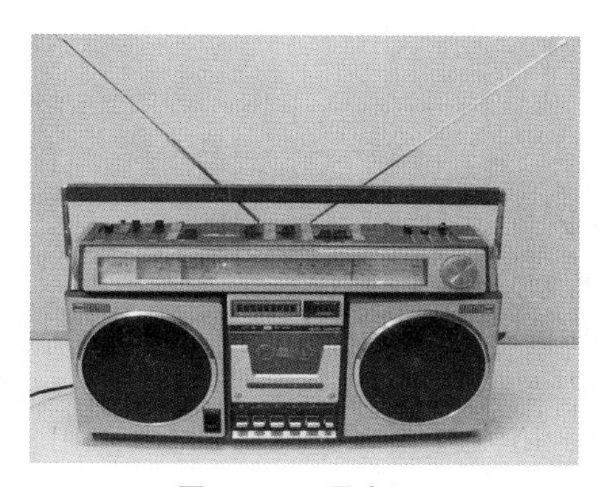
图 5-1-12　录音机

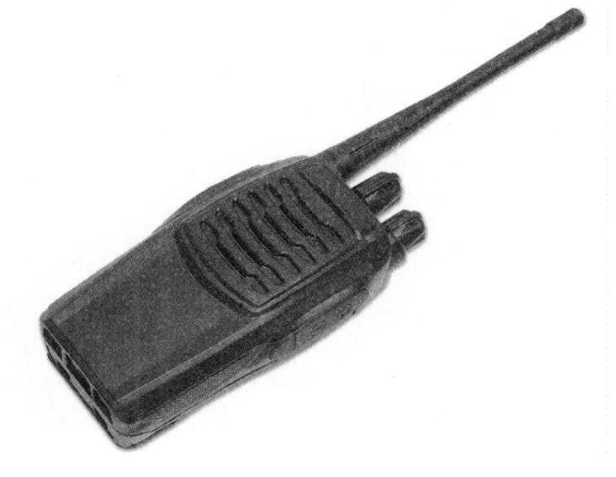
图 5-1-13　对讲机

（2）应用：无线通信设备，没有安装天线时，禁止使用；如果收发信号不清晰，可以尝试变换自己的位置来寻找最佳通信位置。周围 1m 以内有大功率的电台时，严禁使用对讲机，以免烧坏喇叭；同时还要远离计算机，以免发生干扰。

（3）优点：对讲机不受网络限制，在网络未覆盖到的地方，对讲机可以让使用者轻松沟通，通话成本低。对讲机提供一对一、一对多的通话方式，一按就说，操作简单，令沟通更自由，尤其是紧急调度和集体协作工作的情况下，这些特点是非常重要的。

（4）缺点：如果没有中继或网络支持，通信距离有限，不能像电话那样同时讲和听，只能在一种状态下工作，电磁信号易受干扰。

3. 话筒

（1）原理：一种电声器材，属传声器，是声电转换的换能器，通过声波作用到电声元件上产生电压，再转为电能，用于各种扩音设备中。话筒种类繁多，电路简单（图 5-1-14）。

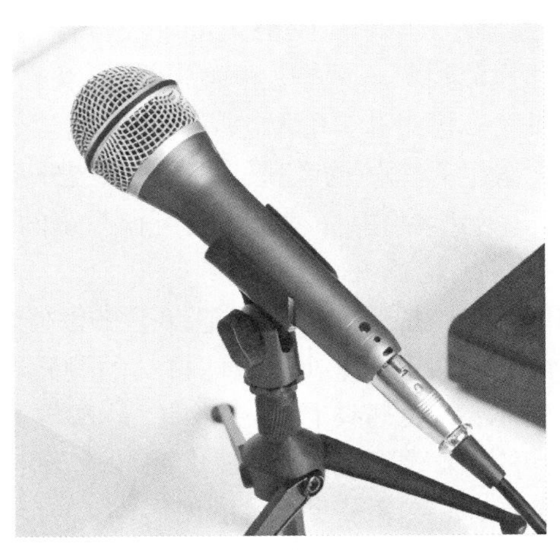

图 5-1-14 话筒

（2）应用：为了确保正常使用，必须使用足够的电池；麦克风和嘴巴之间的距离通常为一拳，太近，很大声，很容易产生喷话筒的情况；但麦克风也不要离得太远，否则声音不能传播，尤其是灵敏度低的麦克风，太远就等于无效果；请勿将麦克风放在与嘴同一平面上，应低于嘴唇，并与嘴成 45°的方式放在嘴的下角，以便灵活使用；调整麦克风的位置后，检查麦克风开关是否打开，向上是开，向下是关，这是国际统一的。

（3）优点：结构简单，结实耐用，价格较低，对使用环境的要求不高。

（4）缺点：需要功放、音响扩大器等周边设备联合使用。

（七）面对面沟通辅助器具

面对面沟通辅助器具（augmentative and alternative communication，AAC），指任何能够帮助一个人提高沟通能力和效率的设备、系统或方式。AAC 通过辅助或者替代的方式为沟通障碍者寻找一种合适的用于表达的方法。非辅助沟通指沟通障碍者通过自身其他途径表达的方式，如手语和手势系统、眼神交流、面部表情、身体姿态等。而辅助沟通是指沟通障碍者通过自身以外的某一种形式进行沟通表达的方式，如图形符号、沟通卡、沟通册、沟通板、书籍、有合成语音输出系统的电子设备、沟通软件等。

1. 字母和/或符号组及符号板 包括打印出来的沟通书本和沟通板。

（1）原理：通常用符号来代表人物、地点和事物，活动内容可依照个人的需求来设计（图 5-1-15）。

（2）优点：容易制作，携带方便，制作费用低，可以表达比较复杂的想法。

（3）缺点：使用者须先学习拼音，对方需要帮忙翻译，需要较佳的认知能力。

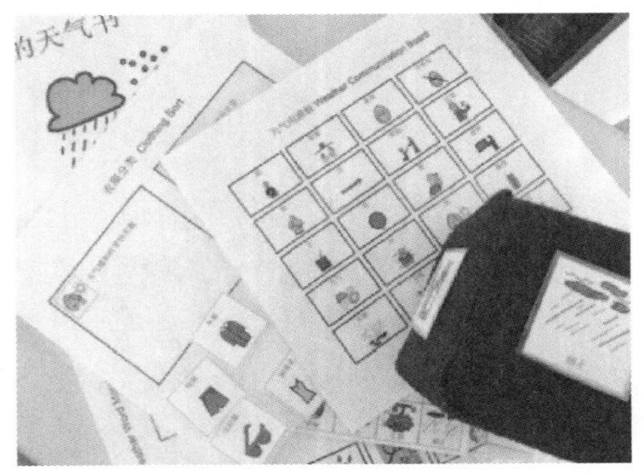

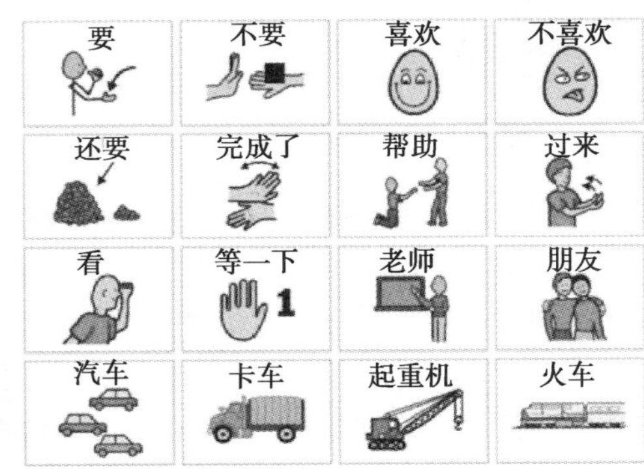

图 5-1-15 AAC 字母符号板

2. 语音输出装置

（1）原理：一般是由一些按钮加上录音装置组成，同时设有展示图片符号的区域（图 5-1-16）。

（2）应用：可以用来构建图片或文字与语音之间的联系，发展听觉语言理解能力，应急沟通，发展与听觉有关的认知等。可根据沟通障碍者的沟通能力、认知水平、使用场景等选用不同数量和版面的装置。

（3）优点：由语音输出，可采用复杂句子表达。

（4）缺点：个别辅助器具携带不方便，价格昂贵。

3. 面对面沟通用软件

（1）原理：沟通软件一般指安装于电脑或平板上，为沟通障碍者设计的一种传递信息的动态版面程序（图 5-1-17），具备合成电子语音系统、丰富的沟通主题和词汇，同时可通过多种方式进行操作，如触摸、开关、鼠标、操纵杆等。

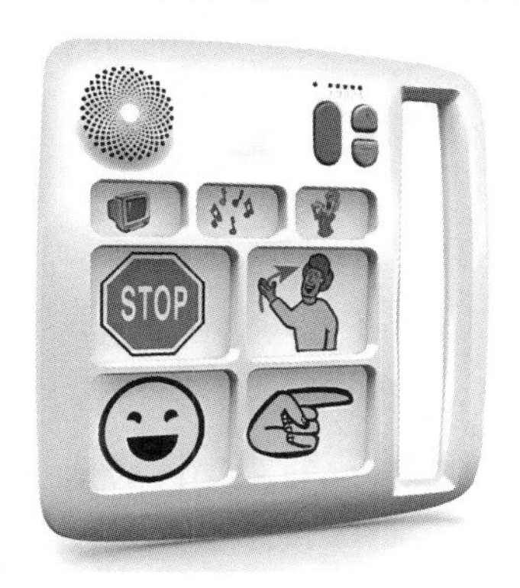

图 5-1-16　语音输出装置

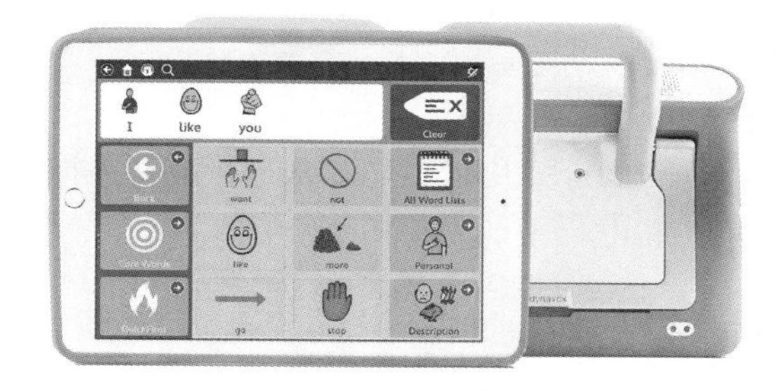

图 5-1-17　沟通软件

（2）优点：方便表达各类复杂情绪及语义，表达精准度高。

（3）缺点：价格昂贵。

（八）电话传送（信息）和远程信息处理辅助器具

该类康复辅助器具包括标准网络电话、移动网络电话、文本电话、电话亭、电话应答机、电话交换机、电话附件、远程交流和远程信息处理软件、内部通话系统、应门对讲电话，同时也包括通过辅助方式让功能障碍者使用标准网络电话进行远距离交流的装置，如打字带盲文电话、带照片电话、遥控免提电话、可视电话等。

1. 移动网络电话

（1）原理：采用了压缩编码及统计复用等技术。

（2）优点：节省了网络的宽带，降低了通信成本，所以 IP 电话可以为用户提供更经济的电话服务（图 5-1-18）。可以说，IP 电话是技术进步的产物。

2. 远程信息处理（telematics）　是利用电信网进行终端间的远程信息处理和通信的业务总称。

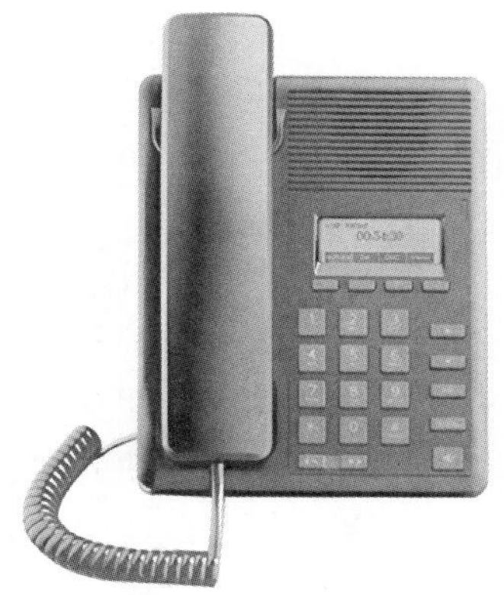

图 5-1-18　IP 电话

（九）报警、指示、提醒和发信号辅助器具

视觉信号指示器、声信号指示器、机械信号指示器、钟和

计时器、时间表、个人紧急报警系统、环境紧急报警系统、监测和定位系统。

1. 信号指示器

（1）原理：指能转化信号的装置，如将电话、门铃等信号转化为视觉、声音或机械输出。

（2）应用：为听觉障碍者提示有人来访的闪光门铃，为视觉障碍者提示水杯已满的防溢出提示器。

（3）优点：能够及时提醒使用者尽早进行排查检修，以免故障恶化扩大化，影响使用，造成事故损失。

（4）缺点：监测局限性大、片面，缺少逻辑推导，不能确指故障位置或原因。

2. 钟和计时器　用于测量、显示和报时的器具，如震动闹钟、语音计时器、点字手表等。

3. 日历和时间表与日程计划内容存储和编排相关的器具　如盲文日历版。

4. 个人紧急报警系统　在紧急情况下帮助功能障碍者发出警报以便及时得到援助的装置，如便携式报警器、跌倒报警器、紧急呼救药盒、有GPS定位功能的紧急呼叫器等。

5. 环境紧急报警系统　包括火警和烟雾探测器，有为听力障碍者设计的带闪灯信号的烟雾报警器，为视力障碍者设计的水报警器等。

（十）阅读辅助器具

1. 有声阅读材料

（1）原理：一般是用语音芯片来进行语音播报。

（2）应用：电子书、音频播放软件。

（3）优点：具有内容丰富多彩、轻松、不限时间场地等优点，同时视力障碍或不识字者均能使用。

2. 大字母阅读材料　如汉语拼音表或英语字母表（图5-1-19）。

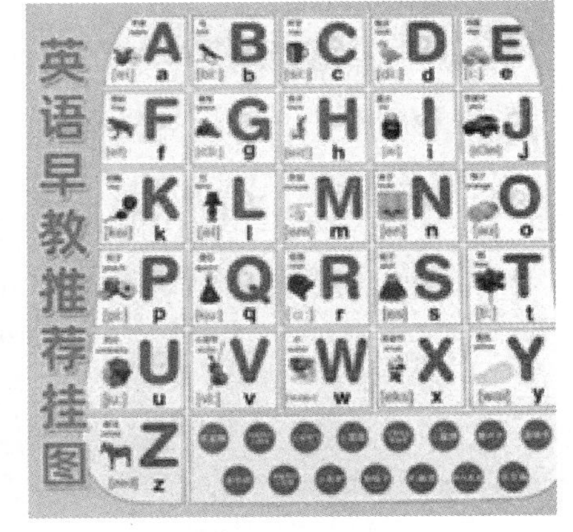

图5-1-19　大字母阅读材料

3. 多媒体阅读材料

（1）原理：运用多媒体技术，即计算机交互式综合处理多媒体信息、文本、图形、图像和声音，使多种信息建立逻辑连接，集成为一个系统并具有交互性。

（2）应用：图像、图形、动画、视频会议和医疗诊断。

（3）优点：全方位调动视觉、触觉、听觉，使认知渠道多元化，同时多媒体与网络技术的应用可进行远程医疗。

4. 翻书器

（1）原理：一种由机械结构控制、能够自动翻页的简单器械。

（2）应用：乐器演奏或工作中，以及手部残障人士等不便用手进行翻阅文本时（图5-1-20）。

5. 书支撑架和书固定夹　将需要阅读、查看的内容固定在需要的位置和角度上，具有操作简单、快捷、方便的优点（图5-1-21）。

6. 阅读框和版面限定器

（1）原理：将阅读内容限定在一个区域内。

（2）优点：起视觉提醒和排除干扰的作用。

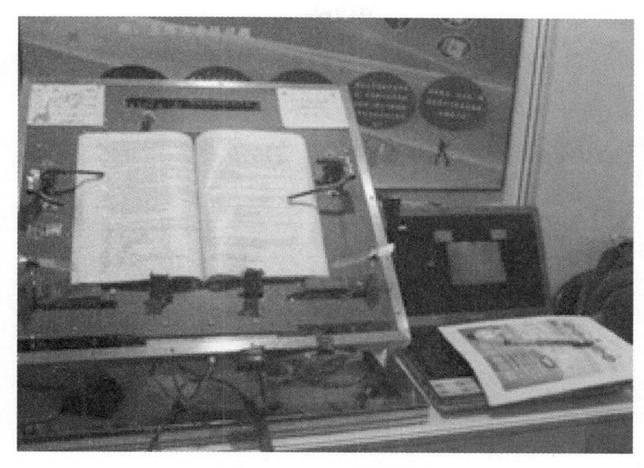

图 5-1-20 翻书器

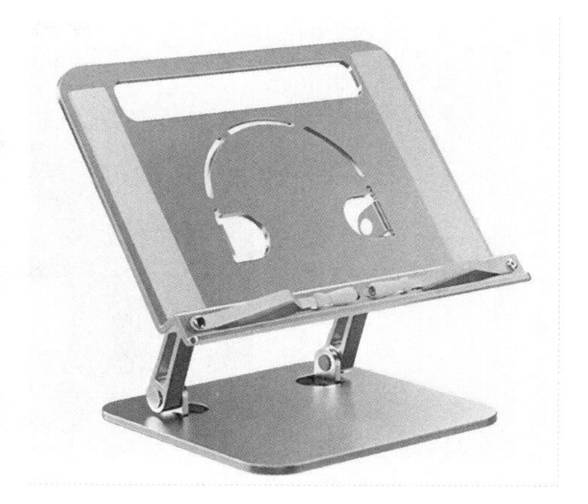

图 5-1-21 书支撑架和书固定夹

7. 字符阅读器

（1）原理：如光学字符阅读器以光学扫描的方法，将字符以图像的方式输入计算机，经过识别与处理，实现字符输入。

（2）应用：如电脑阅卷、选举等。

（3）优点：具有快速、不易出错的优点（图 5-1-22）。

8. 触摸阅读材料

（1）原理：靠触觉感知的文字，例如盲文通过点字板、点字机、点字打印机等在纸张上制作出不同组合的凸点。

（2）应用：盲人的教育、盲文的科研、交流等（图 5-1-23）。

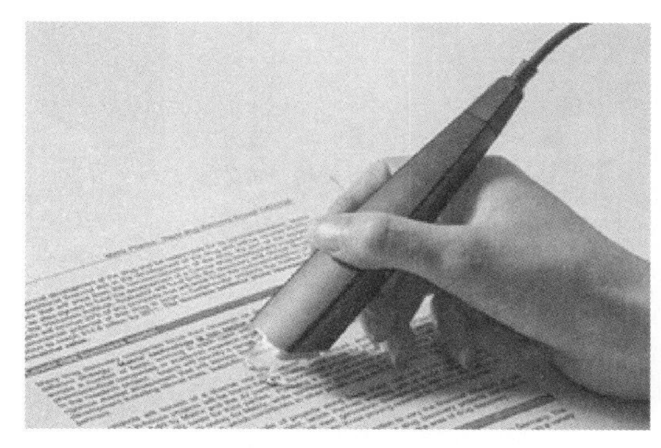

图 5-1-22 字符阅读器

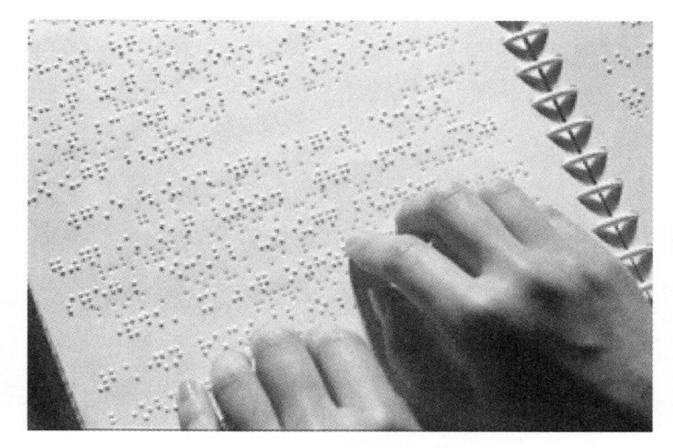

图 5-1-23 触摸阅读材料

（十一）计算机终端设备

1. 台式电脑 是一种独立分离的计算机，跟其他部件无联系，相对于笔记本体积较大，主机、显示器等设备一般都是相对独立的，需放置在电脑桌或专门的工作台上（图 5-1-24）。

2. 便携式电脑和个人数字辅助器（PDA） 具有体积小、查找方式灵活方便、查找效率高的优点（图 5-1-25）。

3. 公众信息和交易终端 可以和公众进行交流、交易的软件。

4. 操作软件视频、音乐、办公软件等。

5. 浏览和交流软件 例如 IE、搜狐、360、微信、QQ 等。

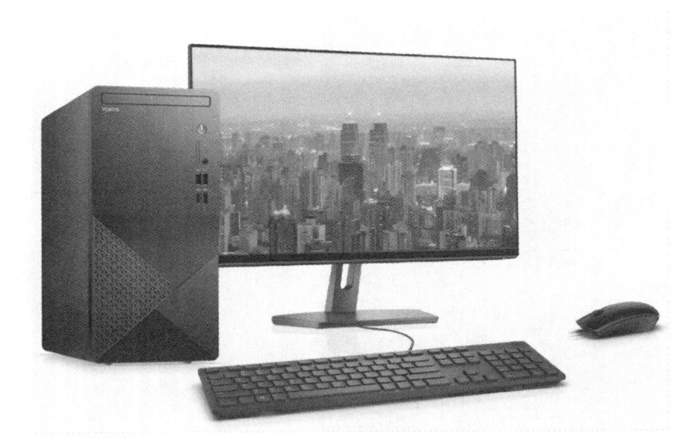

图 5-1-24　台式电脑

6. 用于电脑和网络的附件　如摄像机、耳机、驱动光盘等（图 5-1-26）。

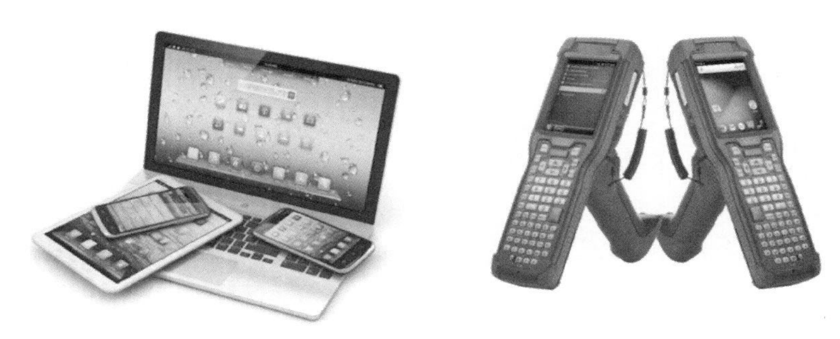

图 5-1-25　便携式电脑和个人数字辅助器

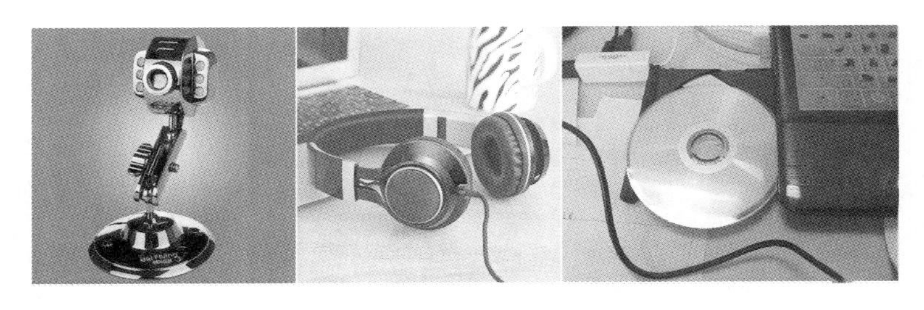

图 5-1-26　附件

（十二）计算机输入设备

计算机常见的交互式输入设备或方式有触屏、键盘、鼠标、操纵杆、光笔等，而对于不同的功能障碍者而言，在使用以上设备时存在不同程度的困难，为了解决这些困难，形成了与之相对应的特殊制作的计算机输入设备，包括盲人或低视力者适用的盲文键盘、大字键盘，肢体障碍者适用的眼控鼠标、轨迹球鼠标、声音录入软件等。

1. 大字键盘　是一种电脑术语，键盘上的字符更大，还有中文标示，适合老年人和视力不好的人群（图 5-1-27）。

2. 轨迹球鼠标　外形像倒过来的机械鼠标，应用于笔记本电脑，有节省空间，减少使用者手腕的疲劳的优点（图 5-1-28）。

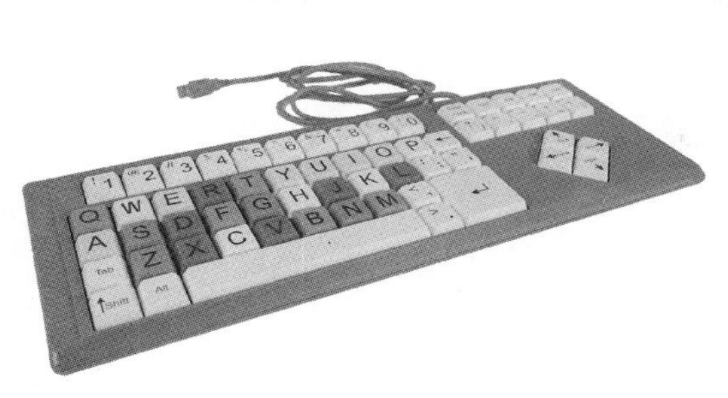

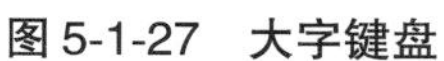

图 5-1-27　大字键盘

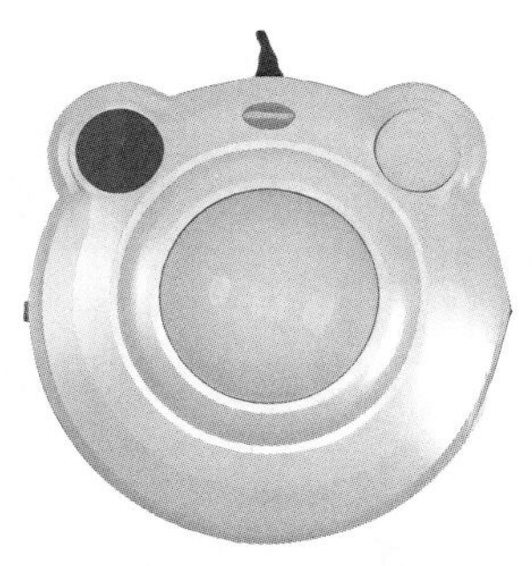

图 5-1-28　轨迹球鼠标

3. 计算机操纵杆　一种将塑料杆的运动转换成计算机能够处理的电子信息的物理设备(图 5-1-29)。

4. 输入软件文字　录入软件、声音录入软件等。

(十三)计算机输出设备

1. 显示器　一种将一定的电子文件通过特定的传输设备显示到屏幕上再反射到人眼的显示工具,可分为 CRT、LED 等多种类型(图 5-1-30)。

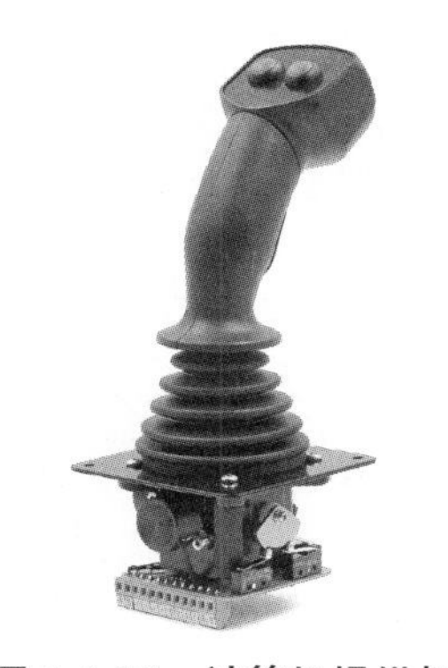

图 5-1-29　计算机操纵杆

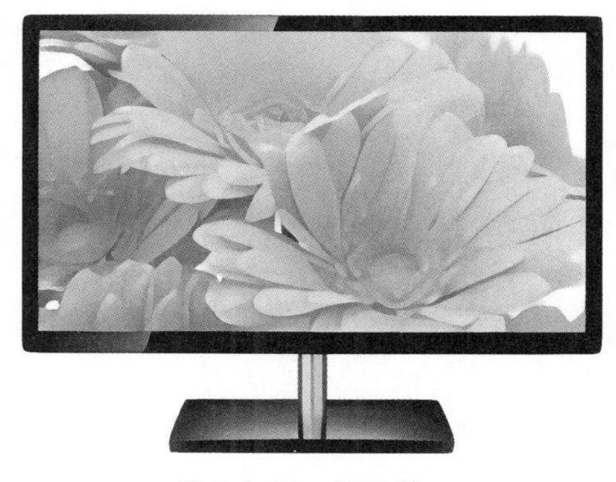

图 5-1-30　显示器

2. 打印机　用于将计算机的处理结果打印在相关介质上的一种设备(图 5-1-31)。

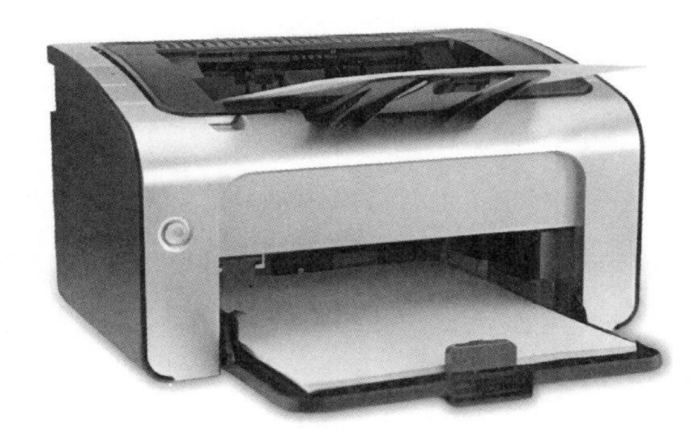

图 5-1-31　打印机

3. 可选择的输出装置　一类输出设备有显示器、印刷机、绘图机及言语输出设备等;另一类输出设备是将计算机的输出数据记录在媒体上，变成其他机器能识别或感知的形式，如纸带机、卡片机、磁带机、软盘驱动器、光盘驱动器等。

4. 特殊输出软件 在计算机屏幕上显示放大文本和图形的软件，以及能将屏幕上的文字转化成语言的软件。

三、沟通和信息康复辅助器具相关的康复评定与治疗要点

（一）相关功能障碍的评定

功能的评定分为主观和客观两方面，主观评估为运用一些评估量表对功能障碍进行筛查与综合评定，而客观评定则是利用医学设备和仪器进行检查。

1. 常用的失语症的相关评估 失语症评定的主要的目的是通过系统全面的语言评定发现患者是否有失语症及其程度，鉴别各类失语类型，了解各种影响患者交流能力的因素，评定患者残存的交流能力，制定治疗计划。失语症评定包括西方失语成套测验、中国康复研究中心汉语标准失语症检查、Token 测验、日常生活交流能力检查。

2. 构音障碍的相关评定 构音障碍评定通过构音器官的形态和粗大运动检查来确定构音器官是否存在器官异常和运动障碍。构音障碍评定包括 Frenchay 构音障碍评定法和中康版构音障碍检查法。

3. 听力障碍的相关评定 听力检查是通过观察声音刺激所引起的反应，以了解听觉功能状态和诊断听觉系统疾病的检查。

（1）主观测听法：主要包括音叉试验、纯音听阈测试、阈上功能测试和言语测听等，纯音听阈测试是临床最常用和最重要的检测方法。

（2）客观测听法：临床常用的客观测听法包括声导抗测试、听觉诱发电位测试、耳声发射等。

4. 视力障碍的相关评定 视力障碍的评定是通过主观的日常生活活动表现和客观检查来评估视力障碍者的功能情况，对视功能的评估需要通过多项视功能指标来体现，包括视力、视野、双眼视觉、色觉、视觉对比敏感度、屈光度、晶状体调节能力等。

（1）主观检查：含远视力检查法、近视力检查法、优先注视法。

（2）客观检查：含视力表检查、检查人员检查、视觉诱发电位。

（二）康复目标制定

目标的制定应该是以功能为导向，包括短期目标和长期目标。短期目标是具体且可测量，近期需要完成且有能力完成的目标。长期目标就是短时间内无法实现，需要较长时间才能完成的目标。

（三）个性化康复治疗方案

1. 康复治疗原则

（1）因人而异：个体化原则，即根据患者功能障碍的特点、病情和目标差异、康复需求、年龄和性别、兴趣差异、文化差异、经济和环境经济条件等制定康复治疗目标和方案，并根据治疗进度和功能及时调整方案。

（2）循序渐进：康复治疗的难易程度、强度和总量应该逐步增加，治疗应符合从量变到质变的过程，避免突然改变，康复治疗的强度应该由小到大，运动时间由短到长，动作复杂性由易到难，以保证身体对运动负荷相关康复治疗的逐步适应。循序渐进是建立安全性最重要的措施之一，突然变化的康复治疗或运动负荷可以造成身体的过分应激，从而威胁患

者的生理功能。

（3）持之以恒：以功能锻炼为核心的康复治疗需要持续一定的时间才能获得显著效应，停止治疗后治疗效应将逐步消退。因此许多康复治疗需要长期持续，甚至维持终生。

（4）主动参与：康复时患者的主观能动性或主动参与是康复治疗效果的关键。

（5）全面锻炼：康复治疗应该全面审视，全面锻炼。应具有功能的多维性、功能恢复的多渠道、锻炼手法的多样性。

2. 训练方法　相关功能障碍康复训练的指导原则：①要有针对性：根据患者是否存在言语障碍、类型、程度，明确治疗方向。②综合训练：注重口语，如果听说读写口语和书写语言有多方面的受损，要进行综合训练，但治疗重点和目标应放在口语康复训练上。③要适合患者的文化水平及兴趣：先易后难，由浅入深，由少到多，逐步增加刺激量。④配合心理治疗：方式灵活多样。⑤发音矫正训练：提高言语清晰度与可懂度。⑥沟通技巧的应用：提高言语障碍患者的沟通效果。

（1）失语症康复训练

1）改善患者语言功能的训练方法：包括听理解训练、复述训练、命名训练、阅读训练、书写训练、旋律音调疗法、计算机辅助治疗等。

2）改善日常生活交流能力的训练方法：包括交流效果促进法、手势语的训练、画图练习、沟通交流板或交流手册的训练、运用平板电脑沟通交流系统辅助发声等。

（2）构音障碍康复训练

1）放松训练：包括颈部按摩、颈部被动与主动活动、口颜面放松训练、喉部放松训练等。

2）呼吸训练：包括口鼻呼吸分离训练、增加呼吸气流训练、缓慢呼气法、快速用力呼气等。

3）构音运动训练：包括下颌运动训练、唇部运动训练、舌运动训练等。

4）发音训练：包括增强对目标音位的感知训练、诱导目标音位训练、音位习得训练、音位对比训练、声韵组合强化训练等。

5）沟通技巧的应用：①说话者的技巧：要取得听话者的注意，以便听话者能集中注意力听说话者所讲的内容；介绍相关的主题，让听话者有可供参考的范围；保持眼神接触，善于观察听话者的面部表情；使用沟通补偿策略。②听话者的技巧：维持眼神的接触，做一个仔细的聆听者；对于听不懂的信息，要求说话者解释；听话者保持感官的敏锐度。

6）沟通辅助器具的应用：对于完全不能发声的患者，或者清晰度过低，不能达到有效沟通的患者，可采用沟通辅助器具帮助患者提高生活质量，例如 PECS、带有辅助沟通系统的平板电脑等。

（3）听力障碍类康复训练

1）佩戴助听器等声音放大系统：选配助听器后，家属应向助听器专业人员或听力学家详细了解患者听力损失的特征及助听器的调节，助听器各个开关的功能，对患者的听力特征及助听器应放大的度数做到心中有数。

2）实施人工耳蜗手术：对于双耳听力损失大于 90 分贝的极重度感音神经性耳聋的患儿，可考虑在患儿耳蜗内埋植人工耳蜗假体，替代耳蜗的功能，完成对声音信号的感知分析和处理。

3）辅助性听觉装置：如无线调频系统（FM system），能直接从讲者口边接收及放大声音，降低环境噪声的干扰，特别适合一对一的教学及课堂教学。

4）听觉训练：包括声带的振动、气息的控制、舌头的位置、唇齿的运动等。

听觉训练应与日常生活相结合，听觉训练应和语言训练相结合，听觉训练要符合听障儿童的年龄特点。

（4）视力障碍类

1）提高眼球调焦 - 松弛转换的灵敏度：如用调焦灵敏仪、直线或眼肌训练仪。

2）矫正原有屈光不正：使用综合验光仪（牛眼），通过转换牛眼上的镜片，可以矫正受训者近视、远视及散光。

3）调节 - 集合灵敏度训练：进行看远看近调节 - 集合紧张及松弛灵敏度训练（即晶体操训练），可防止近视的发生及发展。

4）眼球灵敏度训练：双眼作视野极限协调运动（即眼球操），疲劳过度可以协调斜视术后眼外肌功能，并扩大视野，有助于防止近视的发生发展，并建立完善的双眼单视、三级视功能。

5）双眼单视功能训练：提供特殊闪光模式及视差图标，眼外肌协调运动，建立完善双眼单视、三级视功能。

6）耳部穴位高频刺激：通过经络穴位刺激，改善眼视功能状态，防止近视的发生发展。

7）辅助增视仪器：主要为按摩器、眼贴药疗等。

8）核心增视训练设备：①眼调节灵敏度训练仪。② 3D 视力优化器：3D 视力训练增视，并扩大视野，抵消形觉剥夺性近视。③眼球扩振视力优化镜：眼球真空扩张、谐振、拉扁晶状体而主动式松弛调节，增加看远力度，促使眼球变圆，减少散光。④电视自动远化优化镜：可将近视眼焦点移向远方，并产生前离焦距，促眼轴缩短（图 5-1-32）。

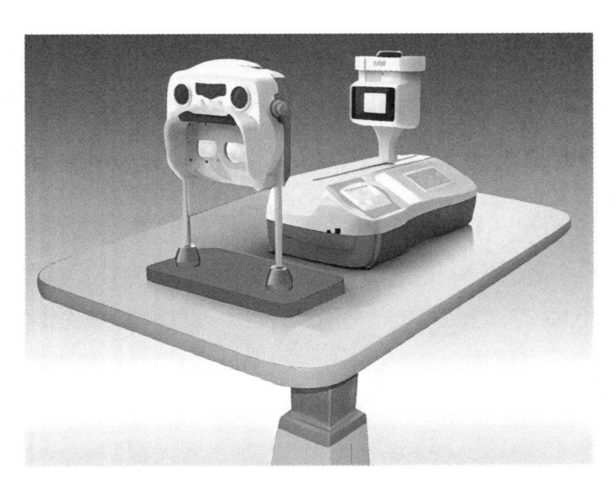

图 5-1-32　视力康复训练仪

（四）再评估与康复目标和方案修订

医院的康复治疗师与护士医生的康复团队，召开康复评定会，对于患者的进展情况与恢复效果作出再次评估，以便于更好地了解其情况，并制定更详细的治疗方案，不断地达到想要的康复效果。

（五）随访与回诊

保证患者诊疗的持续性，为患者提供出院后的优质服务。科室应对随访的患者有追踪，并且及时、准确、完整地记录出院随访记录本。同时科室应积极进行自查，不断改进该项工作，定期开展出院随访情况的日常监管，将发现的问题及时反馈给相关科室。鼓励出院随访工作落实好的科室继续保持，加强对随访工作落实较差科室的督导检查。

四、沟通和信息康复辅助器具的适配

（一）沟通和信息辅助器具的适配原则

由于沟通和信息康复辅助器具种类繁多，因此对于某些个案，沟通和信息辅助器具的选择并不是唯一的。根据个案功能障碍程度不同，适配原则如下：

1. 根据视力与听力评估的结果，由辅助器具工程师为患者选择、改制或定制适合的沟通和信息康复辅助器具。同时需要评估辅助器具的操作成功率、使用效率、安全性与易用性。选择结构简单美观、价格便宜、容易得到与维修升级的辅助器具。

2. 根据认知与沟通能力评估结果，确定是否可以使用图片、符号、文字或者电脑等辅助器具。沟通障碍患者需要计算机帮助扩大替代沟通，则需要评估其现有的沟通方式、沟通互动能力、沟通技能、接受和表达能力、阅读水平等，用以选择扩大替代的方式。

3. 根据个案身体及移动能力的评估结果，选择合适的姿势与桌椅、加强鼠标和键盘控制的键盘洞洞板、键盘敲击器、手腕支撑器等设备；若需要支持才可以保持坐位平衡，则可使用可调整支撑功能的桌椅、有坐姿保持功能的轮椅，再配合使用座位绑带、靠垫、轮椅桌板、垫脚器等支持物。稳定的姿势可以促进个案正确使用辅助器具，同时避免二次伤害。

4. 除个案功能障碍程度，障碍性质也对选择辅助器具种类有影响。如仅能单手操作的个案，可以使用滞黏键、改变键盘布局、更换鼠标左右键等方案；对于双手协调性好但活动范围有限如肌无力的患者，可以使用迷你键盘、触摸键盘；视功能障碍者使用大字键盘、盲用键盘等。

辅助器具适配需要根据使用者的需求、所处环境、身体功能等进行评估，遵循由简到繁的原则。遵循个性化原则，满足患者需求，旨在解决个体的沟通交流能力。

（二）沟通和信息康复辅助器具的适合性能评价和使用功能评价

许多研究证明，沟通和信息康复辅助器具能借助图片、文字、视觉符号、手语、手势、沟通板、电脑无障碍沟通系统等操作，提高无法说话的孩子的社交能力，增加口语表达机会，促进语言发展，也可帮助沟通障碍者组织概念，表达思想，减少无法沟通引起的紧张和挫折，有助于各种能力的提升；可以帮助因肢体、感官、认知或其他功能障碍而无法正常使用普通键盘、鼠标、显示屏等计算机输入输出设备的患者使用计算机。通过计算机辅助器具使用电脑，可以帮助更多功能障碍者获得更多的教育与职业机会，提高健康水平，减少孤立，加强与外界交流，提升自我价值，恢复自信。

（王红艳　王　姝）

第二节　言语障碍类沟通和信息康复辅助器具适配指南

一、脑瘫

（一）言语功能障碍和康复治疗要点

脑性瘫痪（cerebral palsy，CP），简称脑瘫，是一组持续存在的中枢性运动和姿势发育障碍、活动受限症候群，这种症候群是由于发育中的胎儿或婴幼儿脑部非进行性损伤所致。脑性瘫痪的运动障碍常伴有感觉、知觉、认知、交流和行为障碍，以及癫痫和继发性肌肉骨骼问题。

1. 主要言语功能障碍　最为常见的言语功能障碍为语言发育迟缓和构音障碍，严重影响患儿的认知、社会交往及交流能力的发育。①构音障碍：主要表现为躯干和头颈不稳、呼吸调节失常、下颌运动范围过大或过小、不同语音片段舌位不恰当和运动范围缩小，软腭上抬不稳定致间歇性腭咽腔闭合等，起声和发音困难，鼻音化构音，音调和音质异常，语流短促、断续、元辅音歪曲、置换和错误等，言语可懂度差，脑瘫程度越重，构音障碍越重。②语言发育迟缓：主要症状有过了说话年龄仍不会说话；说话很晚；开始说话后，比正常孩子发展慢或出现停滞；虽然会说话，但是语言技能较低；语言应用、词汇和语法应用能力均低于同龄儿童；只会用单词交流，不会用句子表达；交流技能低；回答问题反应慢；语言理解和遵循指令困难。除了语言的问题，还伴有许多其他问题，如不愿与他人交流、智力低下、注意力不集中、烦躁、多动、不合群等。

2. 言语障碍的康复治疗

（1）脑瘫儿童的言语障碍康复训练方法：①姿势控制训练；②构音运动训练；③发音训练；④口腔知觉的训练；⑤克服鼻音化的训练；⑥克服费力音训练；⑦韵律训练等。

部分脑瘫患儿，通过各种手段治疗后仍不能讲话或清晰度极低，可以应用交流辅助系统，最简单的有用图片或文字构成的交流板，通过交流板上的内容表达各种意愿，可以发挥促进交流的作用。目前有专门软件系统的计算机也逐步用于脑瘫言语障碍患者的交流，这些特制的装置有的还可以合成言语声音。高科技的辅助沟通软件的开发和适配也应该行进一步探索、研究和开发。

（2）脑瘫儿童的语言发育迟缓训练方法：以横向扩展、纵向提高为原则，以语言发育阶段为参考，选择个体训练计划，具体内容包括：①对事物事态未分化阶段的训练，包括注意力训练、事物持续记忆训练、视觉接触训练、实物操作训练等；②事物技能性操作阶段训练，包括事物基础概念训练、多种事物辨别训练等；③手势符号阶段训练，包括场景依存、手势符号训练、事物的手势符号训练等；④扩大词汇量训练，包括名词学习、动词学习、形容词学习等训练；⑤语法训练，包括主动语态训练、被动语态训练等，并根据患儿的具体情况进行表达训练及文字训练等。

（二）沟通和信息康复辅助器具选配指南

脑瘫患者的沟通和信息康复辅助器具可扩大或替代脑瘫儿童的沟通能力，提升表达需求、信息交换、情绪发泄、学习知识、与伙伴沟通等能力，进一步提高儿童的生活质量。

1. 言语与沟通障碍类辅助选配　根据沟通装置所采用的技术层次，包括凝视沟通板（图 5-2-1）、实物辅助沟通和图片辅助沟通辅助器具；低技术含量的录音辅助沟通装置和简单的静态版面辅助沟通装置；中技术含量的、词汇较多的多层静态版面沟通装置；高技术含量的、词汇丰富的动态版面沟通板；依托于电脑、平板电脑和手机的沟通装置。

（1）凝视沟通板：对于肢体功能严重障碍的脑瘫儿童来说，使用时，脑瘫儿童通过目光的移动和注视选择需要的选项来表达沟通需求。

（2）图片辅助沟通辅助器具：该类辅助器具的表现方式多种多样，包括话题板、沟通书、选择板、图片交换沟通系统（picture exchange communication system，PECS）及互动语言板等。图片辅助沟通的特点是成本低，制作相对方便，易于满足一些个性化的沟通需要。图片辅助沟通已成为训练脑瘫儿童主动与人沟通的重要手段（图 5-2-2~ 图 5-2-4）。

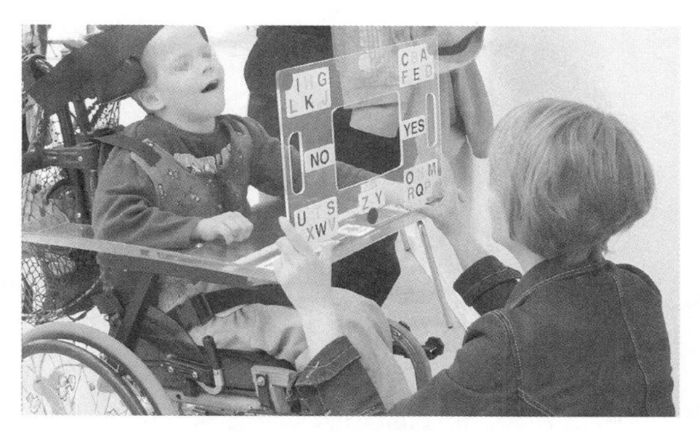

图 5-2-1　凝视沟通板

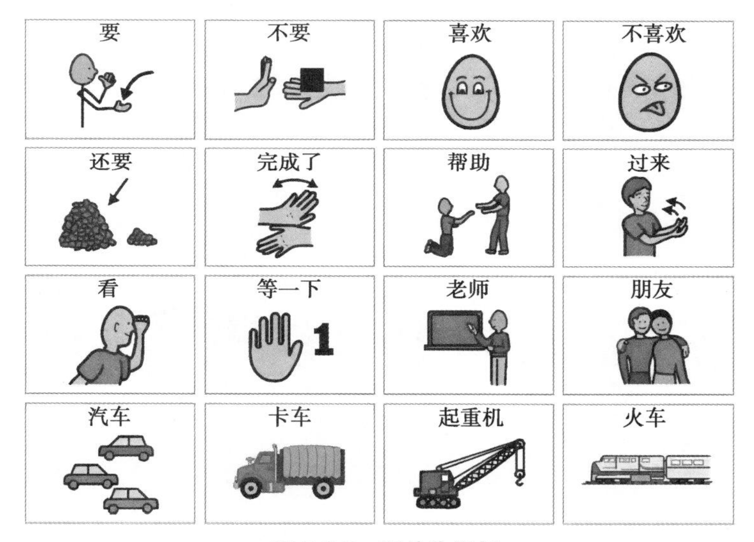

图 5-2-2　图片沟通板

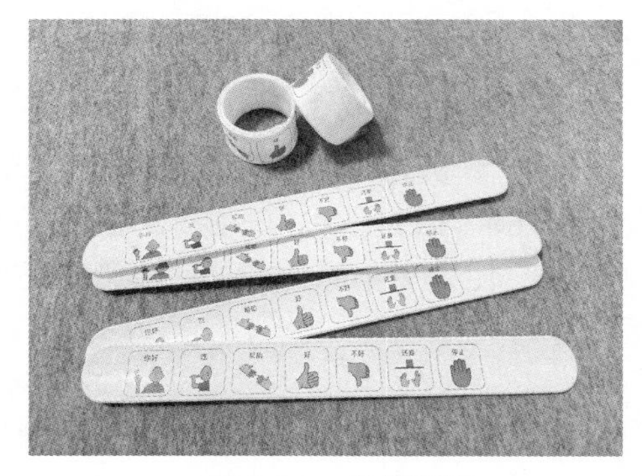

图 5-2-3　沟通手环

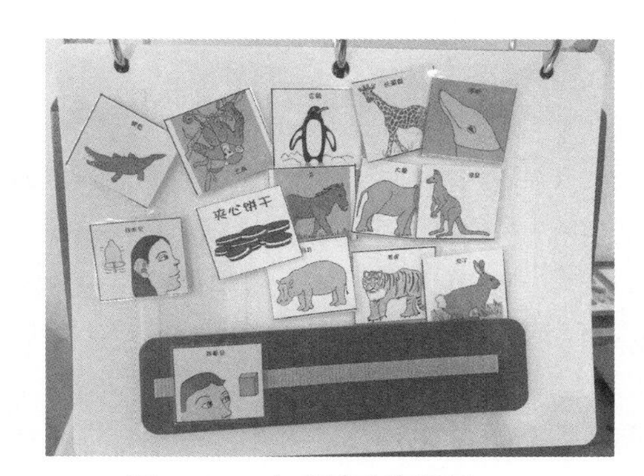

图 5-2-4　卡式活动沟通板

（3）录音辅助沟通装置：可以很方便地通过录音与播放的方式来帮助儿童沟通的装置。这些装置可以录一句话或几句话，也有的可以录几十句话。这些录音播放装置可单个使用，也可根据需要多个组合起来使用，用于认知能力较好、口语表达差的脑瘫儿童（图 5-2-5）。

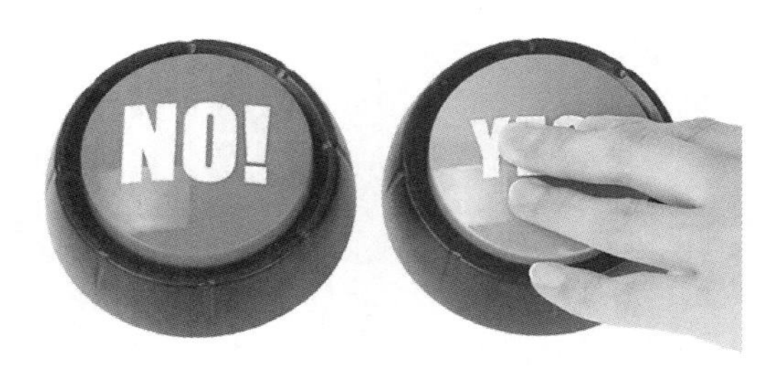

图 5-2-5　按键式沟通辅助器具

（4）静态版面辅助沟通装置：是指上面是图标，内置言语播放器，但图标数量不能改变的辅助沟通装置（图 5-2-6）。当使用者点击其中的某层图标时，内置的语音播放器就可以播出该图标表示的词语的读音，通过多次选择点击，就可成功地表达儿童的完整意图。用于认知能力较差的脑瘫儿童，可以用于教学和户外使用。

（5）动态版面沟通板：是指版面可以根据需要变化的电子辅助沟通装置（图 5-2-7），并且沟通内容可根据需要动态显示，并拥有更多的图片，增加和更换图片更容易，功能更多，使用方式更便利，其体积可小如平板电脑或手机。可用于认知能力较好的脑瘫儿童，提高互动沟通及学习使用。

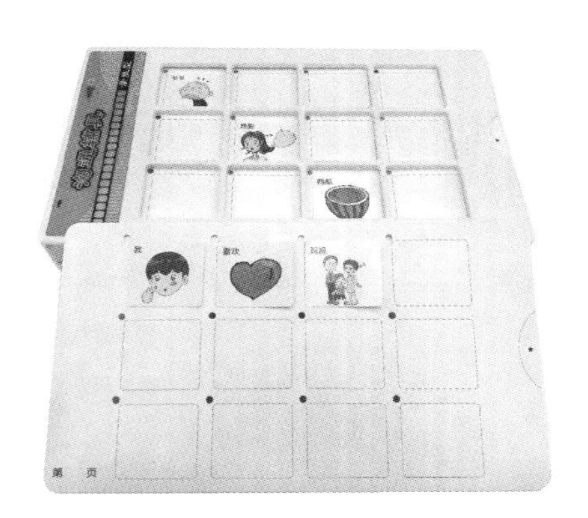

图 5-2-6　静态版面沟通板

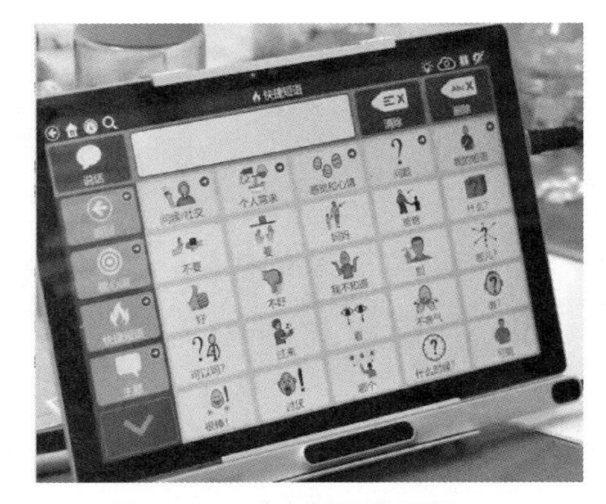

图 5-2-7　动态版面沟通板

（6）基于电脑、平板电脑和手机的沟通装置：随着计算机与信息技术的进步，基于电脑、平板电脑和手机的辅助沟通与语音合成、语音识别技术、眼控技术（图 5-2-8）和有关开关技术的使用，也使得辅助沟通技术的性能越来越优越，使许多不同的沟通需要得到前所未有的满足。用于智力正常，口语表达落后的脑瘫儿童。

2. 构音障碍辅助器具选配　脑瘫儿童构音障碍主要是因为与言语表达有关的神经 - 肌肉系统的器质性损害导致发音肌的肌力减弱或瘫痪，肌张力改变和协调不良等，引起字音不准、声韵不均、语流缓慢和节律紊乱等言语障碍。治疗涉及多种口腔刺激和口腔运动工具。口肌辅助训练装置是非常重要的辅助技术，包括各种形式的口肌训练工具、构音训练勺、牙胶、面部按摩器、舌肌训练器，以及帮助舌头正确摆位的唇部阻挡器等（图 5-2-9~图 5-2-12）。

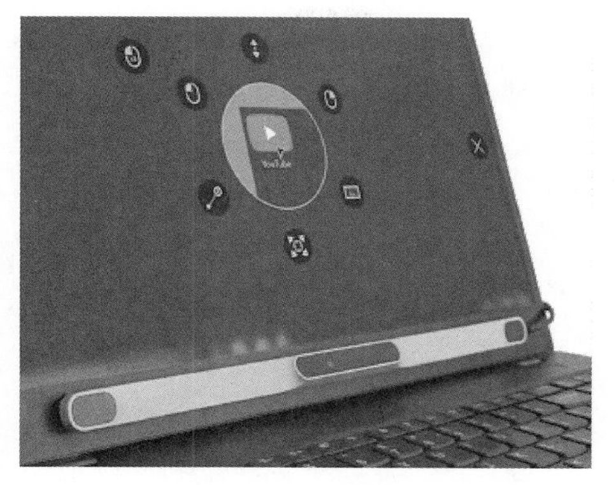

图 5-2-8　眼控仪

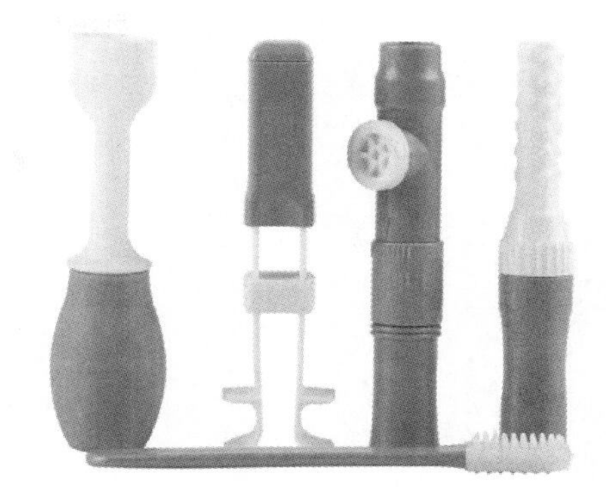

图 5-2-9　口肌训练工具

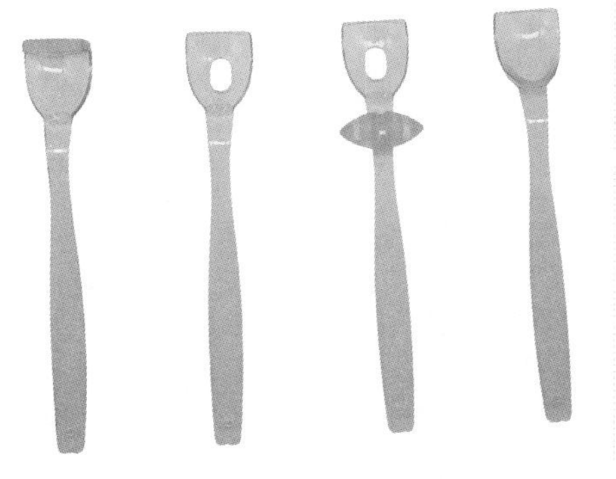

图 5-2-10　构音训练勺

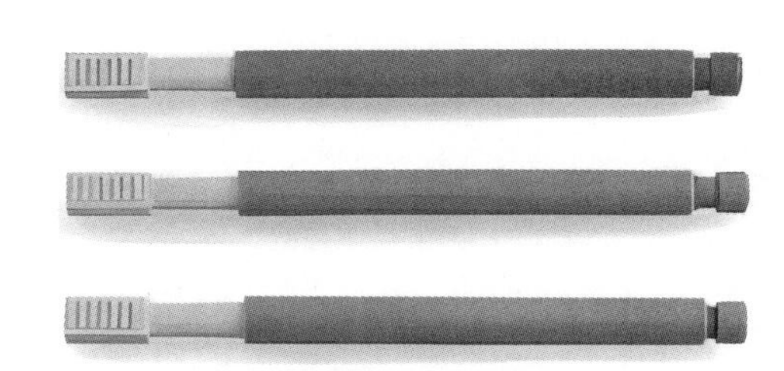

图 5-2-11　牙胶震动棒

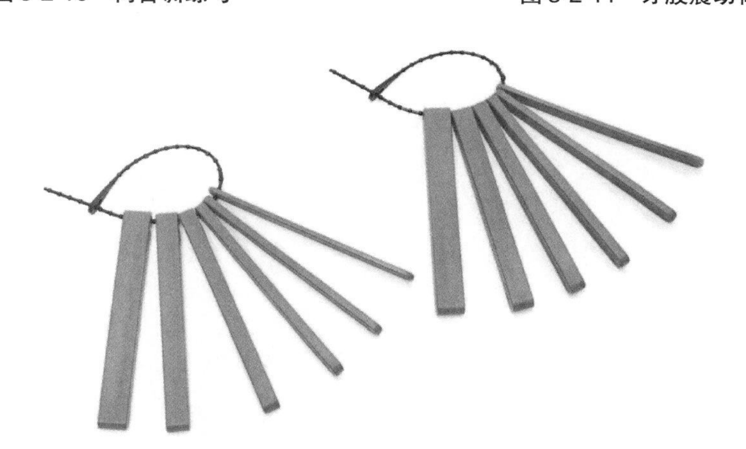

图 5-2-12　咬牙胶棒

3. 认知障碍相关的辅助器具选配　脑瘫儿童也需要通过玩耍、游戏，以及与他人的互动等来发展认知。目前我国认知障碍儿童辅助器具还比较少见，在选择使用时，需根据患者的注意力、记忆力、推理能力等特征来进行选择使用（图 5-2-13~ 图 5-2-16）。

4. 阅读障碍辅助器具选配　阅读是最重要的学习技能，是脑瘫儿童获取知识和信息的手段。常见的辅助器具有：①图书摆放与翻阅装置：图书摆放与翻阅装置主要用于肢体活动受限的脑瘫儿童（图 5-2-17、图 5-2-18）。②字词认读工具：主要是帮助脑瘫儿童认识文字词汇的读音、写法及其含义。常见的字词认读工具有识字卡、点读笔、各种帮助阅读理解的学习机等（图 5-2-19~ 图 5-2-21）。③电子阅读材料：大量的阅读是脑瘫儿童获取各方面知识、信息，提高阅读速度和理解能力的重要手段。目前的阅读材料有带字幕的故事、儿歌、童谣、童话、百科知识等（图 5-2-22）。

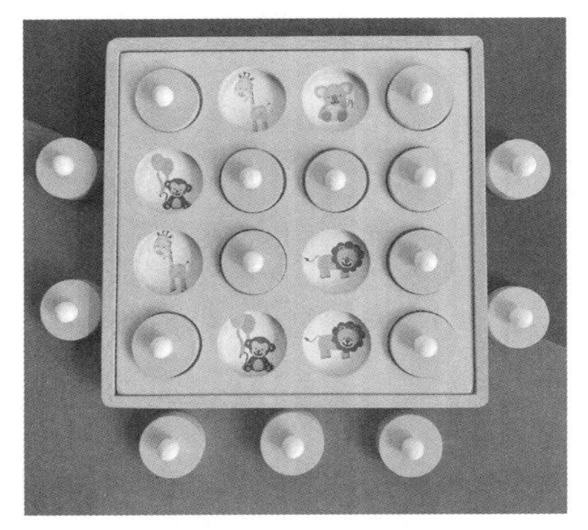

图 5-2-13　记忆配对嵌板

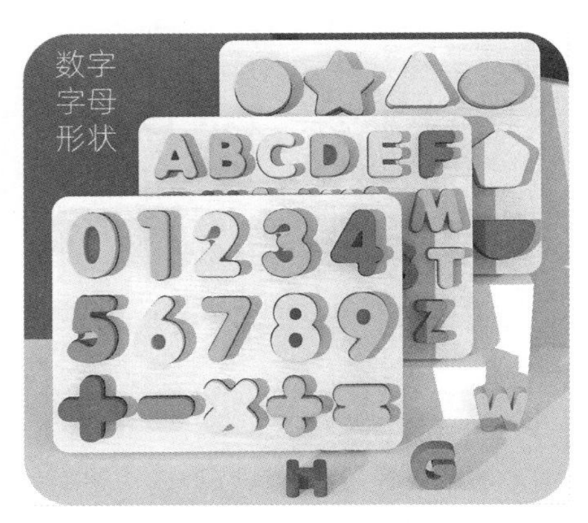

图 5-2-14　数字匹配嵌板

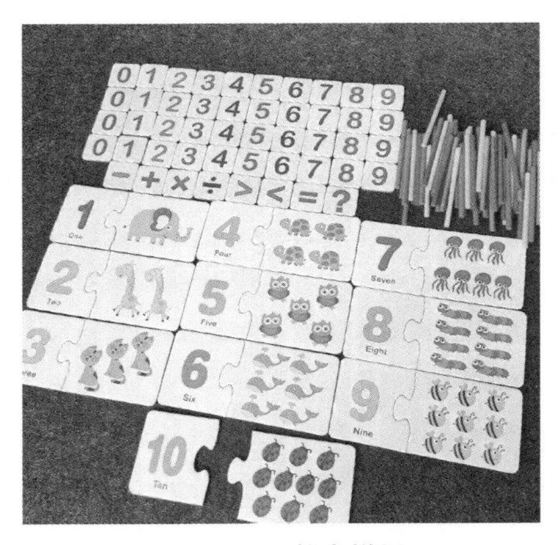

图 5-2-15　数字拼图

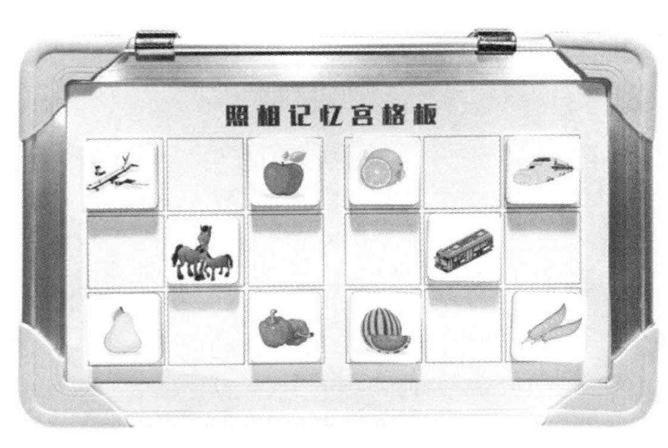

图 5-2-16　儿童记忆训练

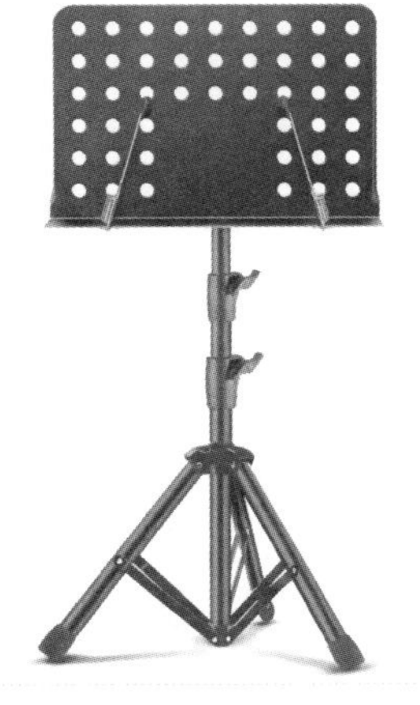

图 5-2-17　可升降乐谱架

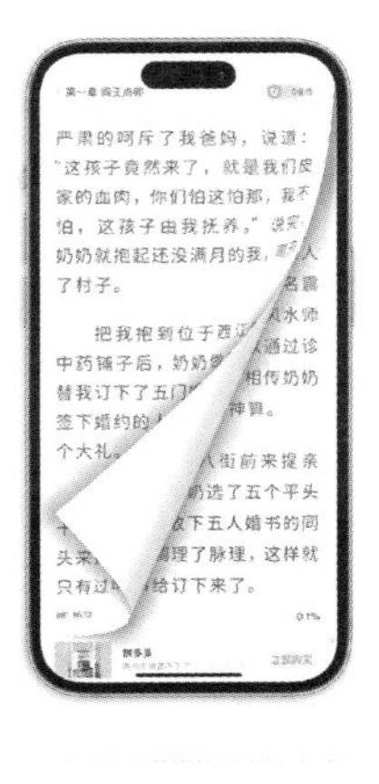
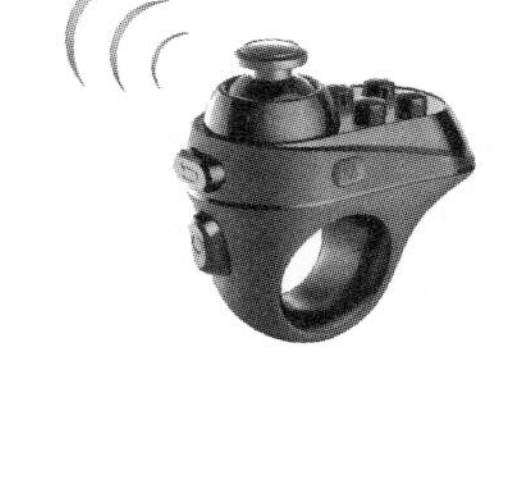

图 5-2-18　手持翻书器

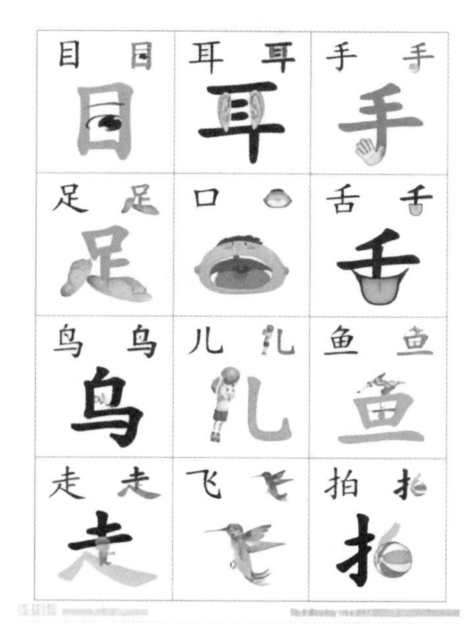

图 5-2-19　识字卡片

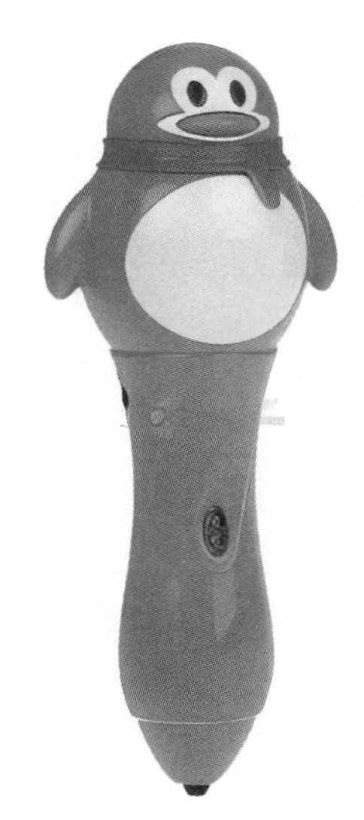

图 5-2-20　点读笔

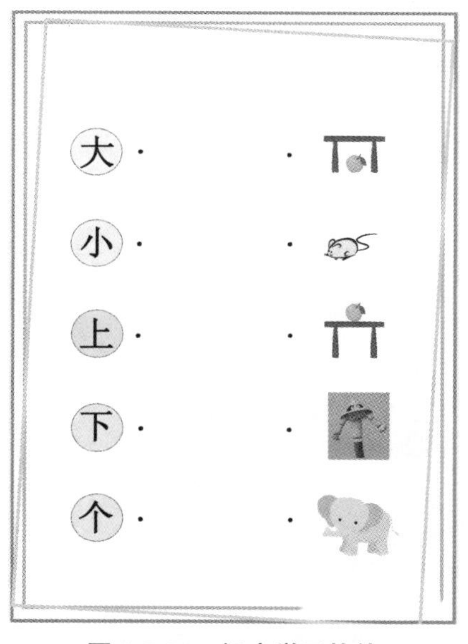

图 5-2-21　汉字学习软件

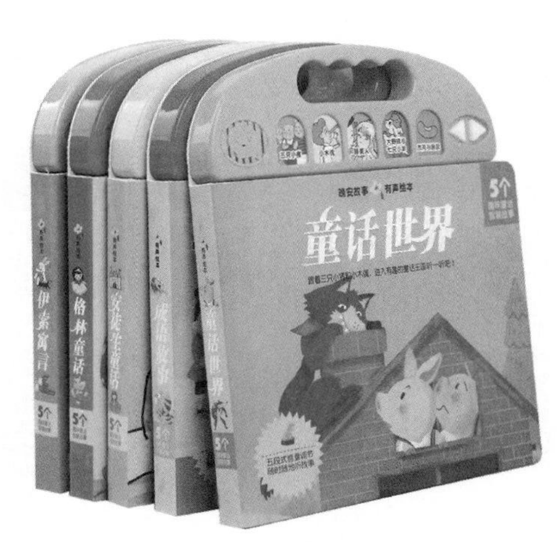

图 5-2-22　有声绘本

5. 书写障碍辅助器具选配　书写是儿童学习中的重要活动。脑瘫常伴有书写障碍，该类儿童动作笨拙，精细动作整合困难，也影响其握笔和书写。常用的辅助器具有：①手写辅助器具与画板：对于握笔困难、书写吃力、书写字迹糟糕的书写障碍学生，可采用经过改进便于抓握的笔与握笔辅助器具；使用各种可写大字的写字板，采用各种帮助手部稳定的加重或托架等形式的稳定用具，还可以采用手指书写的平板电脑与手机（图 5-2-23~ 图 5-2-25）。②替代手写的信息记录装置辅助器具：对于无法握笔者，可利用替代手写的键盘鼠标，还可以采用帮助文字正确输入和编辑的各种文字输入工具和软件等（图 5-2-26）。

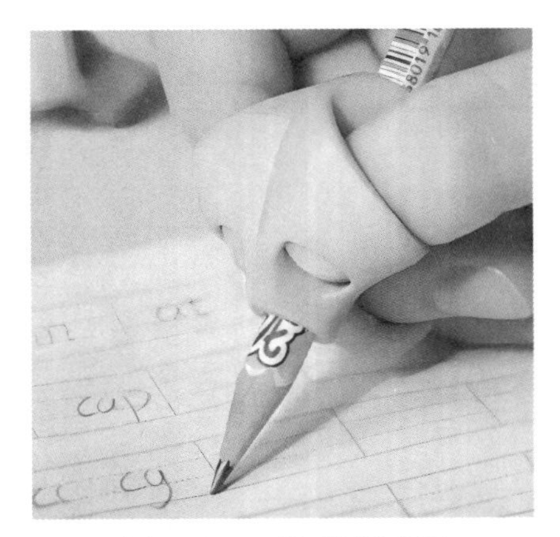

图 5-2-23　书写握笔指环

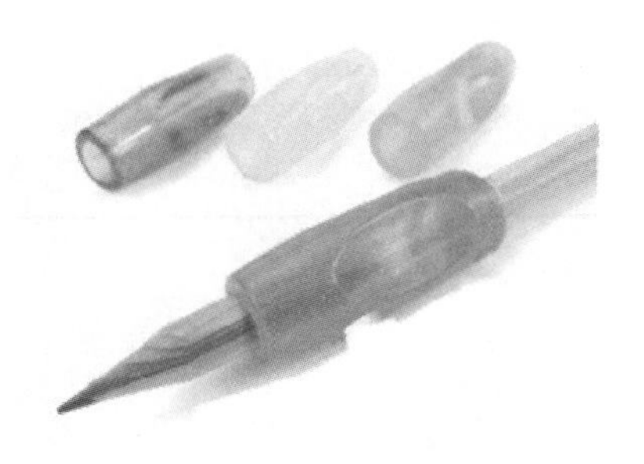

图 5-2-24　加粗握笔套

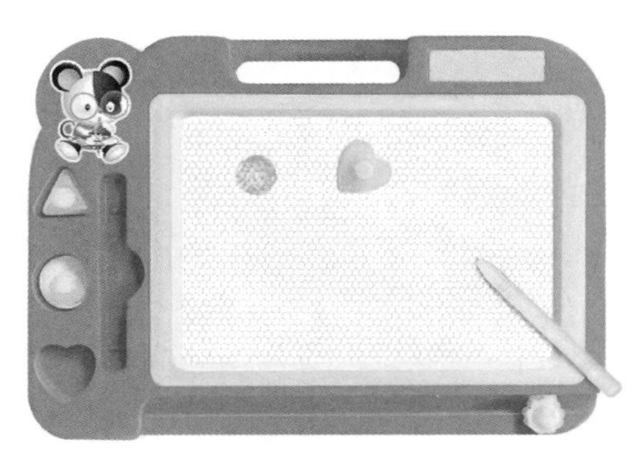

图 5-2-25　磁性书写板

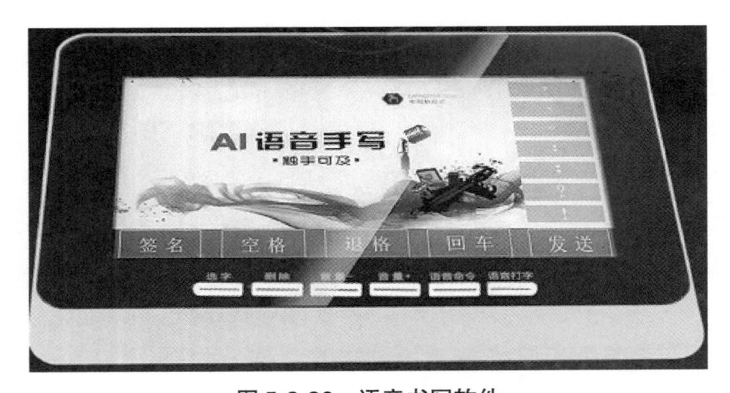

图 5-2-26　语音书写软件

二、孤独症

（一）言语沟通功能障碍和康复治疗要点

孤独症（autism），又称自闭症。2013 年美国精神医学学会发表的《精神障碍诊断与统计手册》将孤独症定义为发病于儿童早期，以言语社会沟通障碍和局限兴趣及刻板行为方式为核心症状的精神发育障碍。

1. 言语沟通障碍　语言功能的发展缺陷是自闭症儿童显著的特点，语言障碍导致他们与人沟通的障碍，从而引起他们社会交往和情绪行为方面的问题。有研究结果表明，绝大多数孤独症儿童在功能性语言方面存在问题，主要在语音方面、语义方面、语法方面和语用方面。①语音方面：自闭症儿童存在说话时音素替代、歪曲、遗漏和添加的言语异常，且在声音的音质、音调和音量方面也存在问题。②语义方面：大多数自闭症儿童存在语义理解方面的困难，尽管自闭症儿童掌握的词汇不少，但由于其固定的思维模式，词汇的迁移很困难。③语法方面：有 30%~50% 的自闭症儿童无法以口语作为沟通的方式，即使有口语表达能力的自闭症儿童，在其语言中也会表现出鹦鹉式语言、电报式语言等语法方面的问题，自闭症儿童最大的问题就是颠倒句子中的词序。④语用方面：尽管自闭症儿童能尽量表达自己想要的东西，如食品、玩具等，但他们往往不知道如何与人持续交谈，很难进行更高层次的社会人际交往。

2. 言语语言障碍的康复治疗要点

（1）应用行为分析（applied behavior analysis，ABA）：是被“循证实践”证明有效的孤独症儿童教育干预模式，广泛运用于孤独症儿童语言、认知等领域的训练过程。ABA 通过高度结构化的环境和训练设计，通过一套分解流程提高儿童学习词语和语言的能力。回合式训练法（discrete trial training，DTT）是应用行为分析的具体操作形式，是常用的康复训练方法之一，主要包括指令、反应、辅助、结果、停顿这五大环节。

（2）结构化教学（treatment and education of autistic and related communication-handicapped children，TEACCH）：是 Schopler 及其贝拉罗莱纳大学的团队在 20 世纪 70 年代创立的，是目前治疗孤独症患儿的主要方法之一。TEACCH 在孤独症患儿的社交游戏、个人自理、运动能力及认知功能方面具有促进作用，同时有减少问题行为、改善社交及适应能力的作用，有利于提高儿童整体的发育水平（图 5-2-27）。

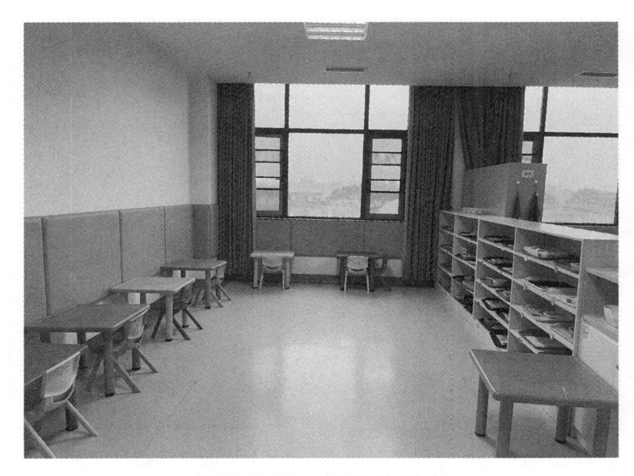

图 5-2-27　结构化教室

（3）地板时光（floor time）：即坐在地板上和儿童互动，建立和谐融洽的关系，让儿童通过游戏互动来学习，在这个互动过程中建立眼神交流、逻辑思维交流、语言交流和情感之间的交流。

（4）语言行为法（verbal behavior，VB）：是建立在斯金纳的学习和行为理论基础之上的语言康复方法，它从语言的功能属性来定义语言，将语言视为一种可以被塑造和强化的行为。

（二）沟通和信息康复辅助器具选配指南

1. 言语与沟通障碍类辅助选配　对于孤独症的儿童来说，沟通是一件极为困难的事情。AAC 技术可以让他们表达自己的想法，获得帮助，解决日常生活中的基本需要问题，也可以使他们有更多与他人互动的机会，从而帮助交友，发展社交技能，还可帮助儿童发展出更多的沟通之外的能力。

（1）手势语：手势在 AAC 中属于非辅助性的沟通符号，并且无须科技辅助器具。从国内外研究结果来看，手势沟通运用在表达需求和词汇学习上较单纯的口语学习速度更快，效果更好（图 5-2-28）。

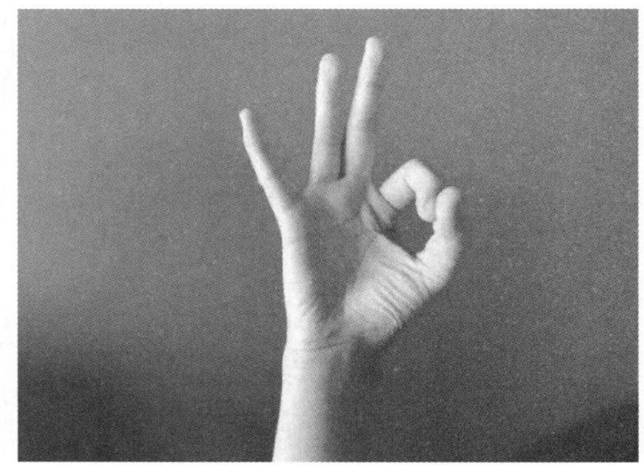

图 5-2-28 "OK"手势

（2）图片交换沟通系统（picture exchange communication system，PECS）：是针对无法使用口语进行沟通的孤独症儿童开发的一套辅助沟通的系统，它的核心是让孤独症儿童使用图像来辅助沟通，从学前阶段到成人都适用。PECS 强调孤独症儿童与人沟通的自发性，它以结构化的环境、程序和教材协助孤独症儿童学习主动与人沟通；借助增强物，让孤独症儿童建立实用的沟通技巧。PECS 的训练分为"以物换物""增加自发性""辨认图卡""句式结构"，回答"你想要什么"和"提升"这六个训练阶段，每个阶段都有自己清晰的目标和要求。Mayer-Johnson 公司的 Boardmaker 就是一种广泛使用的图片生成软件（图 5-2-29、图 5-2-30）。

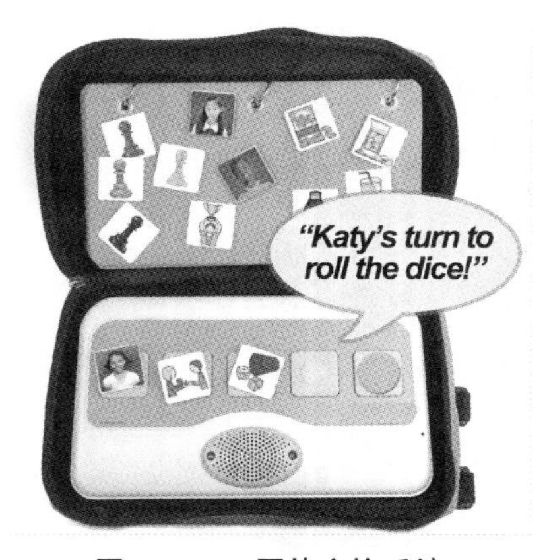

图 5-2-29　图片交换系统

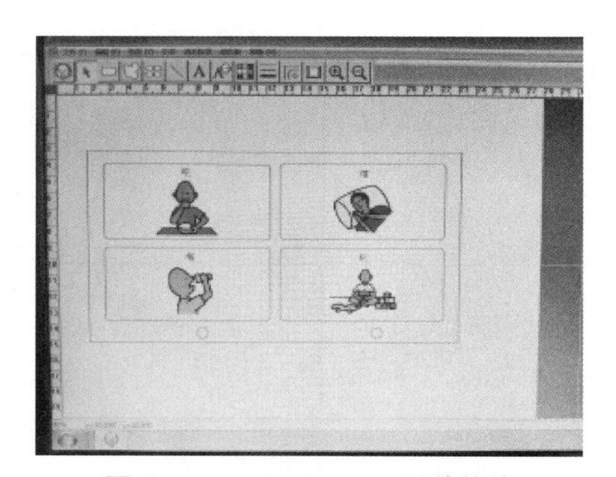

图 5-2-30　Boardmaker 图片软件

（3）语音生成沟通装置：该装置在自闭症人群中的研究主要集中在 3~16 岁的儿童与青少年。语音生成沟通装置针对的目标非常多，包括表达要求、对话与评论、回答问题、拼写、减少不恰当的口语、增加自然口语，以及手势、参与对话、轮流等沟通行为。

（4）单按键沟通辅助器具：适用于有沟通障碍，参与积极性不高的孤独症儿童。具备多种形态，如大面版、小面版、按钮式，可录入单语句语音重复播放，用于帮助孤独症儿童构建因果关系、表达简单需求、发展听觉语言理解，以及紧急沟通。面版颜色鲜艳，可提高孤独症儿童的积极性（图 5-2-31）。

（5）双按键沟通辅助器具：适用于有认知障碍的孤独症儿童。双按键的设置可用于验证孤独症儿童因果关系的建立，多在判断、选择、两步骤的活动中使用，可用于两种活动之间做出决定，表示是 / 否、首先 / 然后。训练中可用于认识物体、学习词汇、游戏参与等（图 5-2-32）。

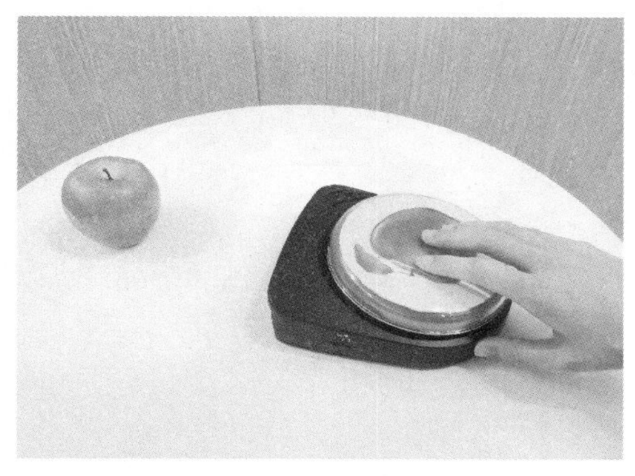

图 5-2-31　单按键沟通辅助器具

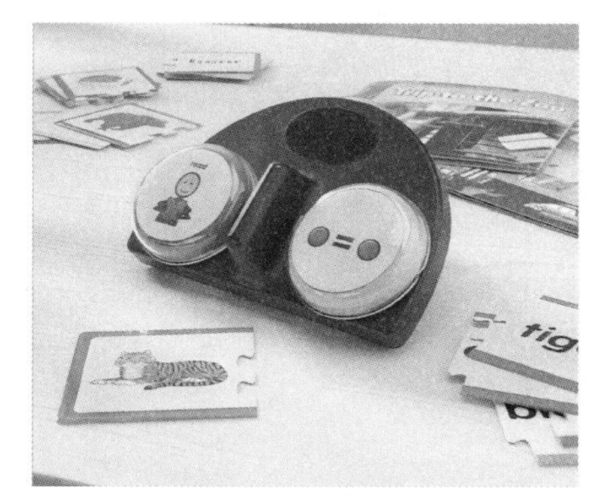

图 5-2-32　双按键沟通辅助器具

（6）静态版面沟通板：适用于需要基本的表达需求，语言能力较低的孤独症儿童。版面内容是静态、固定的。版面上的图标数量及排列方式可能不同，可配备不同领域的词汇版面，帮助孤独症儿童建立场景化的沟通、学习和使用各领域的词汇、短语、简单句的能力。训练中可用于验证和提升儿童的配对能力、发展听觉语言理解，可采用结构化方法学习行为规范、参与课程。

（7）动态版面沟通软件：适用于需要较快速流畅地表达需求，较高层次的语言能力，学习或使用较多词汇的儿童。这类沟通软件的特点是词汇量大，图片形态多，沟通主题丰富，版面的排布也可灵活调整，强大的功能容易满足快速沟通的需要。

2. 认知障碍辅助选配　孤独症儿童有部分存在认知局限，使其在认识事物时常常只关注其中的一个部分，忽略物品的真实用法或整体性。辅助技术可以对自闭症患者起到提示、情绪管理、出行定位、日程安排、时间管理、学习和应用知识的作用。

（1）“抓”类辅助器具：抓是五指弯曲聚拢，使物体固定在手中。在手眼协调训练中，抓的教具主要有抓沙包、抓积木、抓网球等，通过对不同物体单手抓、双手抓、满手抓的练习，实现抓握意识的形成和抓握能力的提升（图 5-2-33）。

（2）“捏”类辅助器具：捏是用拇指和别的手指把物体夹住。可让患儿练习捏大物件、捏小东西、用二指捏、用三指捏等（图 5-2-34）。

（3）“按”类辅助器具：用手或手指压，自闭症儿童和普通儿童相比，手部力量会差很多，通过这一类教具的练习，可增强自闭症儿童对手部力量的控制，在生活中能够对一些工具进行正常操作（图 5-2-35）。

（4）“插”辅助器具：将长形或片状的东西放进、挤入、刺进或穿入别的物品里（图 5-2-36）。

（5）“穿”类辅助器具：穿是用绳线等通过物体内部把物品连贯起来，不断练习穿不同质地、不同颜色、不同大小和形状、不同洞眼大小、深浅不一的珠子，或用吸管、硬纸片剪成的“珠子”等，同时穿珠所用绳线的软硬、粗细等也可有所区别，以此来改变训练难度（图 5-2-37）。

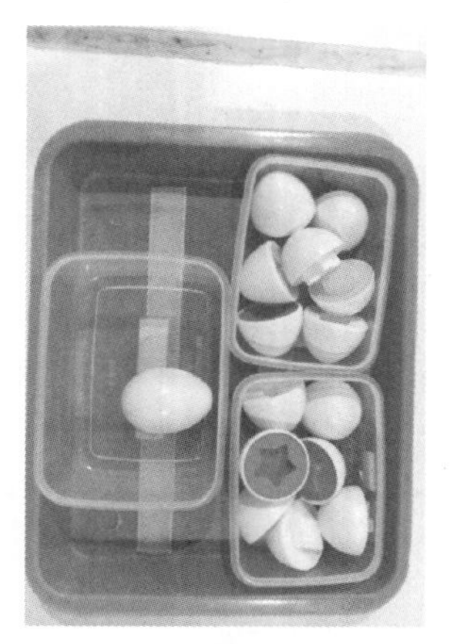

图 5-2-33　“抓”类辅助器具

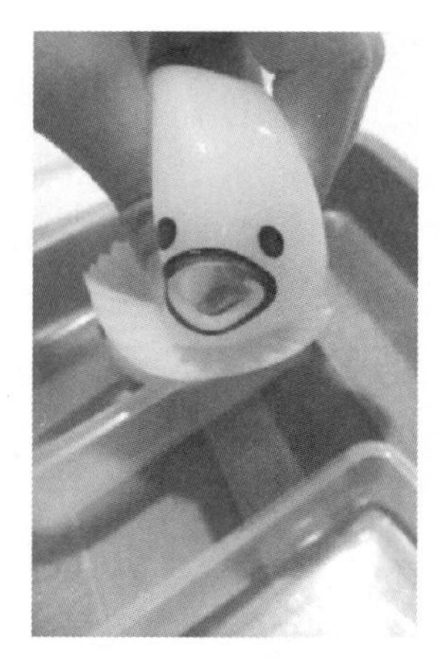

图 5-2-34　“捏”类辅助器具

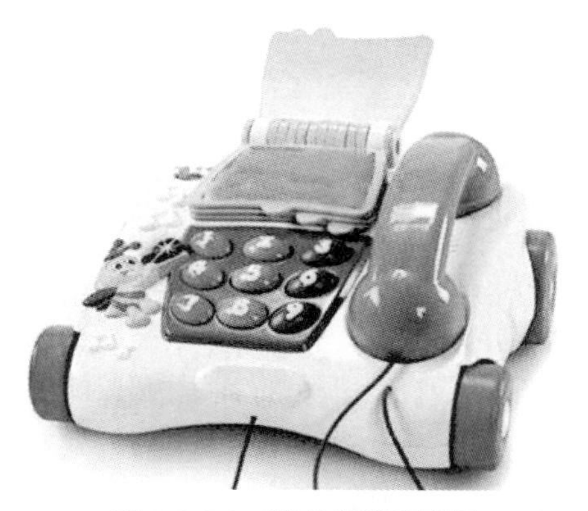

图 5-2-35　“按”类辅助器具

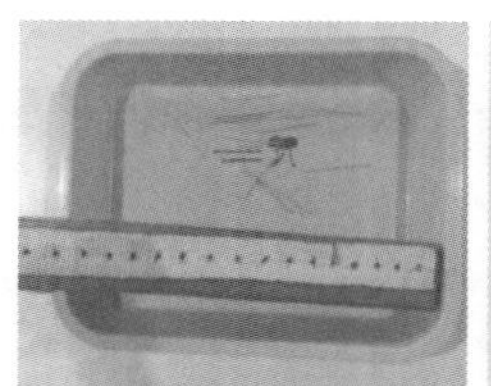

A. 牙签插孔

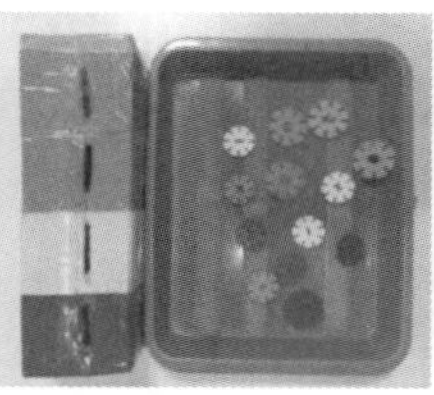

B. 雪花片插入盒中

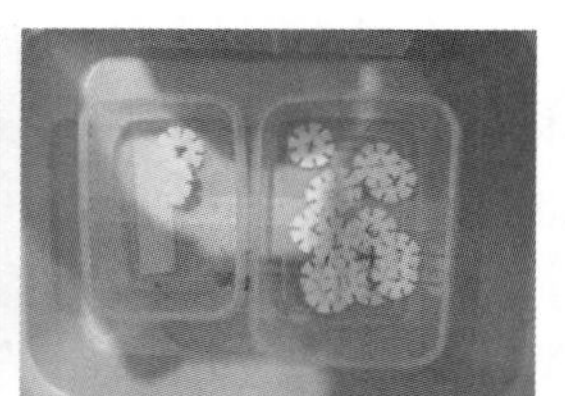

C. 雪花片插接

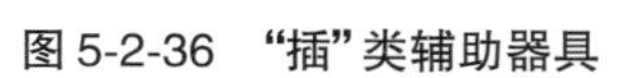

图 5-2-36　“插”类辅助器具

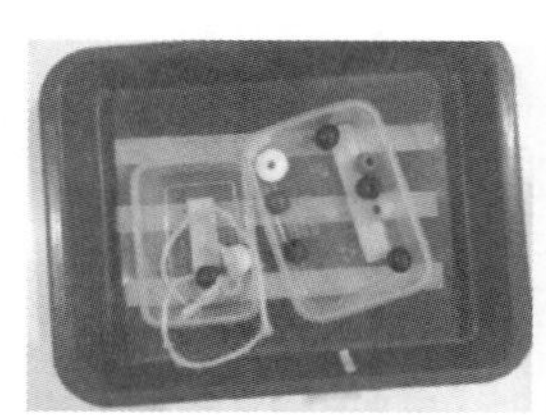

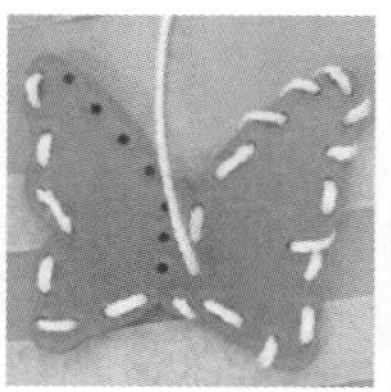

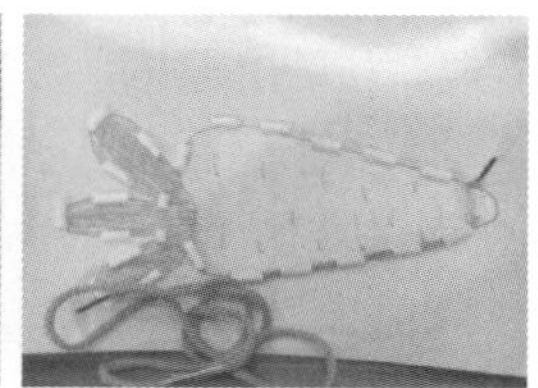

图 5-2-37　“穿”类辅助器具

（6）“拧”类手眼协调辅助器具：拧是控制住物体并向里转或向外转。通常孤独症儿童的模仿能力比较差，在看到瓶子时，即使想要打开，更多的是对瓶子进行敲击而非拧（图 5-2-38）。

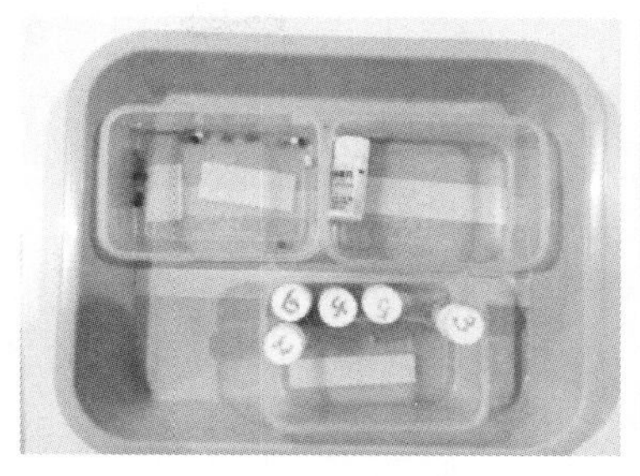
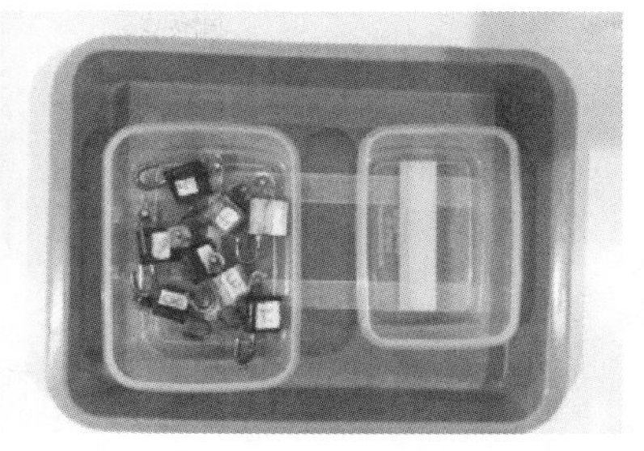

图 5-2-38 “拧”类辅助器具

（7）“切”类手眼协调辅助器具：切是用刀把物品分成若干部分。先从切橡皮泥开始，再练习切香蕉及其他一些软质的东西，并逐渐增加难度，如要求切得越来越薄等（图 5-7-39）。

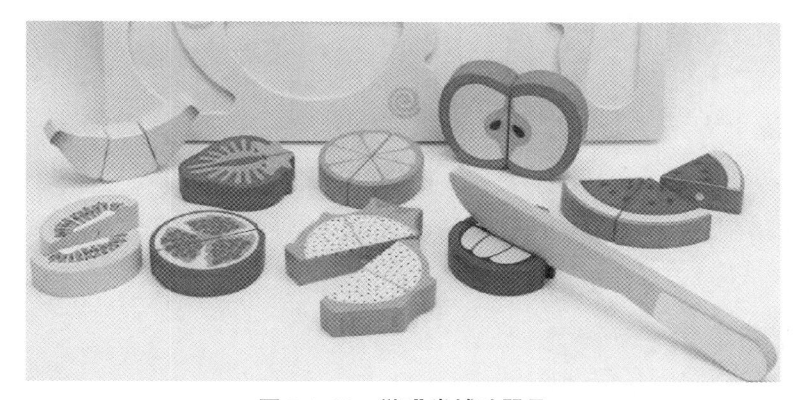

图 5-2-39 “切”类辅助器具

（8）“描”类辅助器具：照着底样画，开始时可选择较为简单的虚线线条描写，经过一段时间练习后可选择稍微复杂的图形进行描边。要求儿童对准曲线描边，描写一定要认真细致，对于没有准确描边的地方应及时擦除，要求患儿重新进行描边练习（图 5-2-40）。

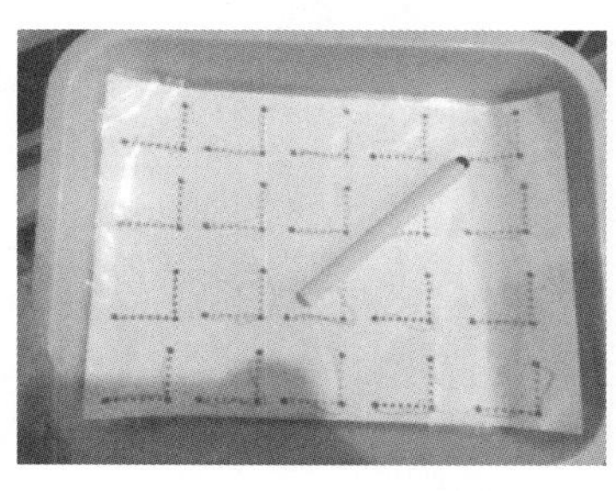
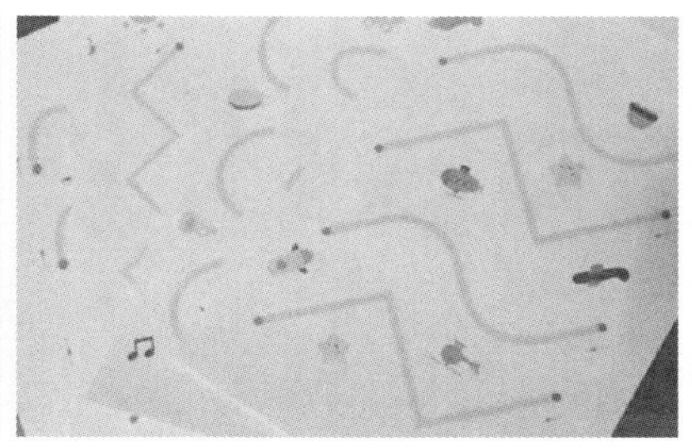

图 5-2-40 “描”类辅助器具

（9）多媒体输出软件：适用于有学习和认知障碍的儿童。这类辅助器具是为有学习和认知障碍的儿童设计的语音输出程序，包含照片、图形、语音、视频等多种方式，有助于孤独症儿童进行认知训练。

3. 情绪放松辅助器具选配　孤独症儿童常常通过感觉刺激来放松情绪，情绪放松方面的辅助技术装置利用感觉统合所具有的解压的功能，使自闭症儿童情绪放松的常见方式包括对身体的挤压、紧裹、皮肤的剐蹭、摩擦等。

（1）有沉重压迫感的器具：如加重马甲、重力被、重力带、大球、大型毛绒玩具等（图 5-2-41、图 5-2-42）。

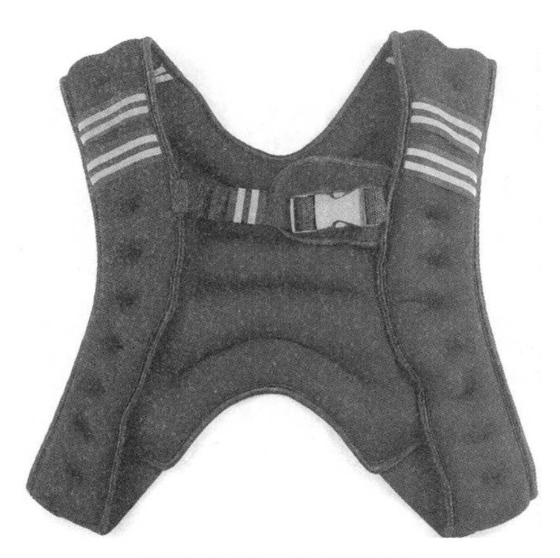

图 5-2-41　加重马甲

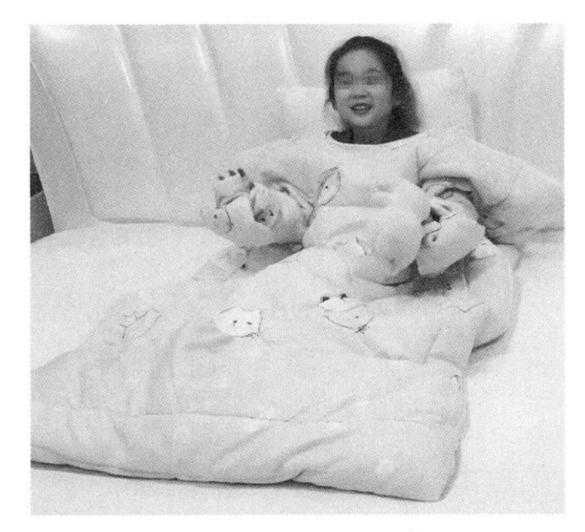

图 5-2-42　加重睡袋

（2）可裹紧身体的吊床、包裹毯、紧身衣和手指缠绕器具等（图 5-2-43）。

（3）各种振动器械：如手部振动棒、振动盘卷、振动坐垫，以及各种可产生振动的按摩器具等（图 5-2-44）。

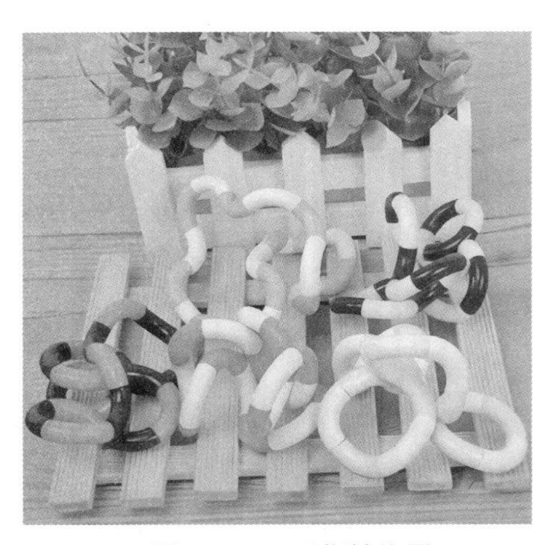

图 5-2-43　手指缠绕器

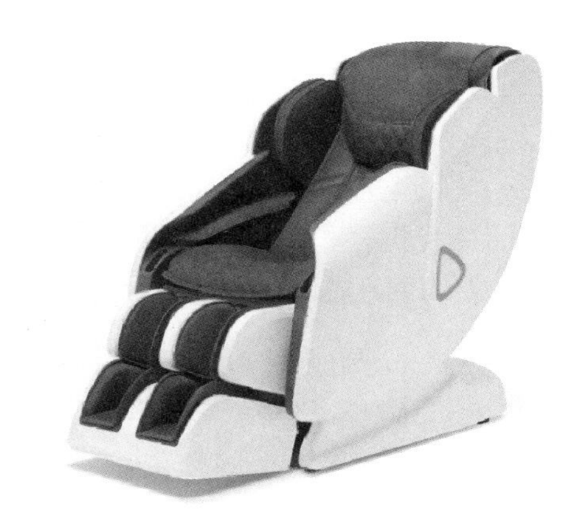

图 5-2-44　按摩椅

（4）振动垫：适用于触觉、感觉障碍的儿童。这类辅助器具是为触觉、感觉障碍的儿童设计的感觉统合训练的垫子，可增强儿童的触觉感知，用力挤压垫子时，垫子会产生振动，停止挤压时，垫子停止振动。

4. 社交障碍辅助器具选配　社交技能是与他人沟通互动所必须具备的技能，是儿童必须发展的能力。孤独症儿童存在严重的社交技能障碍，提高社交技能对他们成功地玩耍、工作、合作及进行有成效的学习极为重要。在帮助自闭症儿童建立社交技能的辅助技术选配中，除各种直接帮助言语障碍者的沟通辅助技术之外，使用较多的是社会故事、图片程序表，反映情感的图书、海报、图表、提示卡、“首先 / 然后”提示板等（图 5-2-45、图 5-2-46）。

拿牙刷和牙膏
把牙刷弄湿
挤牙膏，放到牙刷上
开始刷牙
刷牙齿正面
刷牙齿背面
刷舌头
漱口
把水吐到洗手池
冲洗牙刷
盖上盖子
放好牙刷
弄湿毛巾
擦脸
擦干手

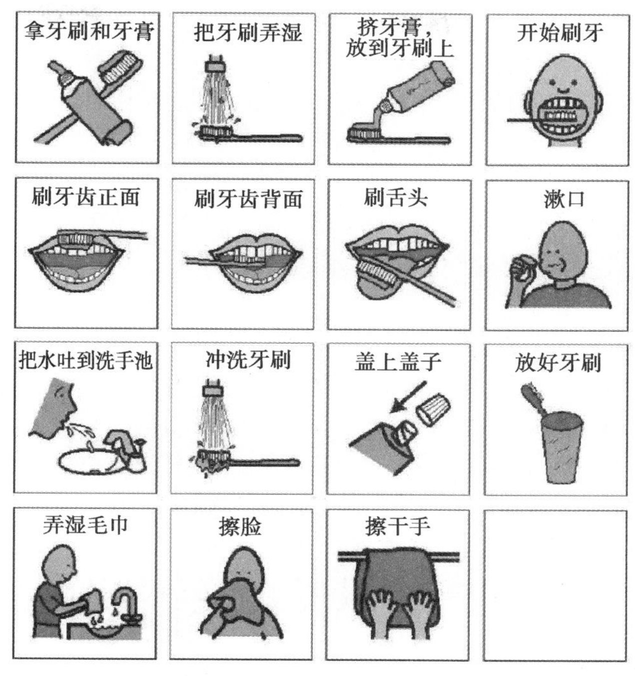

图 5-2-45　图片活动流程

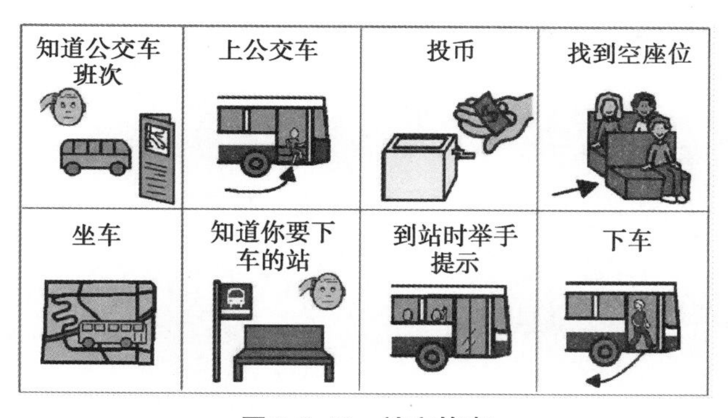

图 5-2-46　社交故事

三、阿尔茨海默病

阿尔茨海默病（Alzheimer's disease，AD）是一种起病隐匿的进行性发展的神经系统退行性疾病。临床上以记忆障碍、失语、失用、失认、视空间损害、执行功能障碍，以及人格和行为改变等全面性痴呆表现为特征，病因迄今未明。

（一）言语功能障碍和康复治疗要点

1. 言语障碍　AD 患者通常是认知功能出现比正常年老过程更严重的衰退，影响了记忆、思考、定向、理解、计算、学习、语言和判断能力，通常伴随情感控制能力、社会行为和动机的衰退，但不会有意识障碍。语言障碍是由于认知功能衰退引起的高级语言功能受限，临床特征表现为找词困难、理解障碍、复述障碍、语义障碍、句法障碍、语篇和语用障碍等。患者在语篇的衔接与连贯方面有缺陷。AD 患者的语言障碍发展过程为：最早的语言障碍是找词困难、自发谈话空洞和列名困难，随后是命名障碍、错语和理解障碍；继而出现类似流利性失语，之后逐渐出现模仿言语和重复语言；最后患者仅能发出不可理解的声音。在整个过程中，语言的实质性和实用性部分进行性受损，而句法和语音性成分相对不受损。在疾病的大部分过程中，产生言语的机械部分仍正常，至病程晚期才出现口吃和构音障碍，最后缄默。

2. 言语障碍的康复治疗　AD患者语言障碍的治疗是利用各种方法改善语言功能和交流能力，提高患者的生活质量，最终重返社会。

（1）言语训练：AD患者的康复训练主要是采用脑卒中后语言障碍的治疗方法。两者的语言障碍在某种程度上有重叠，故而卒中后失语的治疗策略可能被用于AD患者的言语障碍治疗上，其中最常用的为Schuell刺激疗法和实用交流能力的训练。

（2）计算机辅助训练技术：近年来，应用计算机辅助训练技术（图5-2-47）对AD患者进行言语训练逐渐为人们所重视。通过观察训练前后AD患者语言功能和认知能力的情况，表明计算机辅助认知训练可提高患者的语言功能和认知能力。计算机辅助认知训练有良好的发展前景，具有形象、生动、多元等诸多优点，可针对不同阶段、不同类别、不同文化背景的AD患者，未来的研究趋向于影像学及神经心理学量表和神经心理实验的共同应用。

（3）认知训练：语言功能与认知功能相互关联，AD患者除言语常规训练外，还要注重认知功能的治疗，可提高语言恢复能力。在临床上设计一些难度适中的记忆任务来训练患者记忆的加工处理和储存速度，为患者提供多种途径的语言信息，提高其语言理解能力（图5-2-48）。

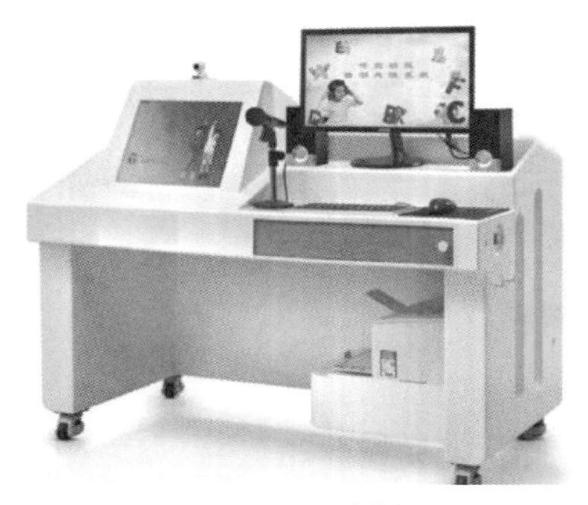

图5-2-47　计算机

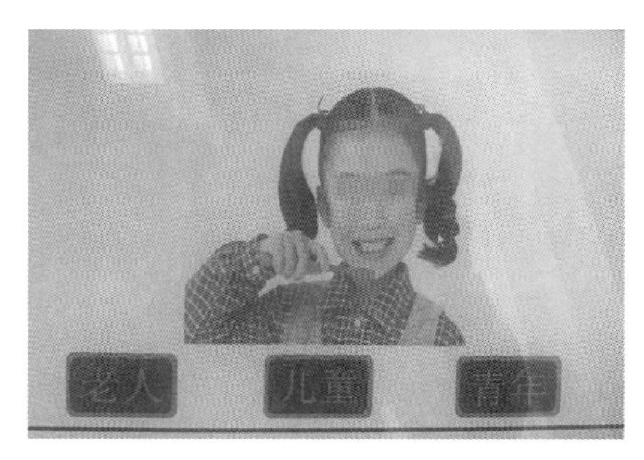

图5-2-48　认知训练

（4）小组训练：AD患者在训练的时候可以加入同伴，与其他患者一起开展言语训练、认知训练和计算机辅助训练等，小组训练可以增加患者的积极性和参与度，通过与同伴的沟通和交流，进一步提高日常生活交流能力。

（5）辅助器具治疗：康复小组成员共同完成沟通康复辅助器具评估适配后，应根据适配处方，对配置的康复辅助器具进行适合性检查，并指导服务对象和护理者正确使用。AD患者的辅助器具多为提醒类随身物品，首先要保证这一类物品是否紧密贴合在患者身上，确保无法丢失。电子手环等需要确保电源充足并处于打开状态。需要打开和自我操作的笔记本要求家属在上面写出需要的内容，做好快速查找标签，患者明白如何简单、快速地打开查询。

（二）沟通和信息康复辅助器具选配指南

AD患者认知语言功能障碍的治疗是利用各种方法改善语言认知功能和交流能力，使用沟通辅助器具早期防治并发症、促进功能恢复，后期可替代或重建功能，提高患者自理能力及生活质量，最终重返社会。

1. 轻度功能障碍沟通康复辅助器具的选配　轻度功能障碍以记忆障碍为主，近记忆力受损尤为明显。视空间功能轻度受损，不能精确描摹立体图形，书写障碍较其他语言障碍出现早且明显。空间和时间定向力也出现不同程度的障碍。选配合适的沟通自理康复辅助器具，用于帮助维持一定水平的记忆能力，避免记忆受损带来的个人沟通交流及日常工作生活受限。

（1）记事本：用书面的文字和图片来激发必要的个人信息的回忆，以便产生有意义的对话。当需要认知记忆和大声朗读的能力时，记事本中插入的图片和书面文字信息能够帮助患者回忆起有效的信息（图5-2-49）。

（2）防走失定位手环：适用于定向力差、容易迷路走失的AD患者和记忆力稍差、出门较少的老年人。手环具有实时定位、紧急呼叫、运动轨迹、越出安全区域提醒等功能（图5-2-50）。

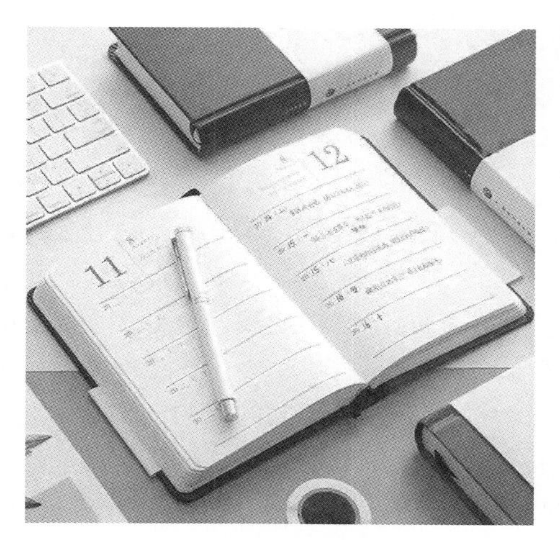

图5-2-49　记事本

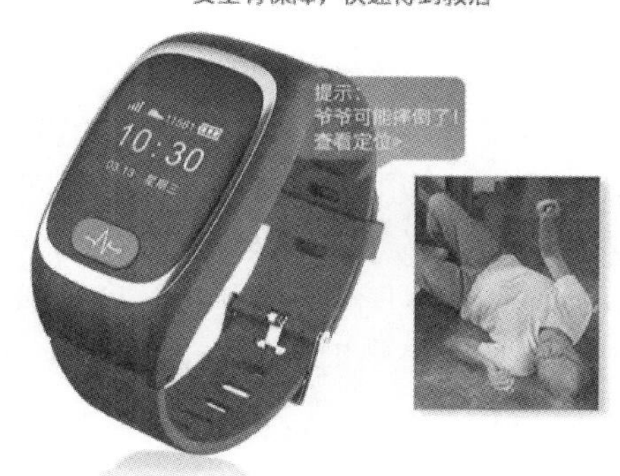

图5-2-50　防走失定位手环

（3）信息牌、挂牌：适用于定向力差、容易迷路走失的AD患者或认知障碍者。走失时，在路人的帮助下能更快地联系到家人或找到所住地址（图5-2-51）。

（4）按键上贴照片的电话：适用于记忆力差的老年性患者或中度以上智障者。将电话上的功能键位置设置为加大的按钮，每个按钮上贴有联系者的照片，当需要向某人打电话时，只要按贴有此人照片的按钮，将自动拨打相应的电话号码，从而使记不清电话号码的智障者能够顺利完成拨打电话（图5-2-52）。

（5）门测控系统：是为防止AD患者走失而设计的监测和定位系统，患者佩戴一个信号发射器，然后打开一个需要监测的监测门，当信号发出，门接收到信号时，报警信号将传送到系统（图5-2-53）。适用于经常独自外出且易走失的AD患者。

关爱老人
平安回家
请好心人
帮助我回家
爱心联系卡
牛某某
联系方式
13688B88000
13866A66000
上海市浦东新区
丽都景苑5A

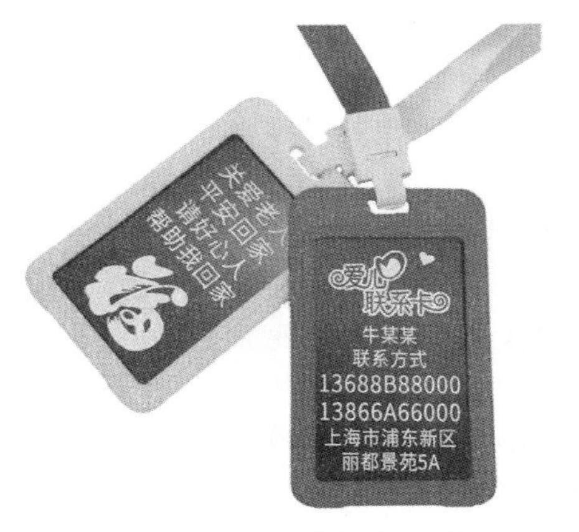

图 5-2-51 信息牌、挂牌

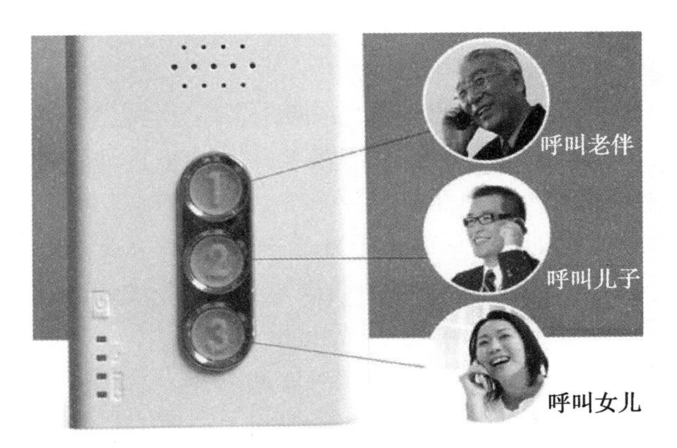

图 5-2-52 按键上贴照片的电话

自从有了坐标派，
再也不怕走丢了！

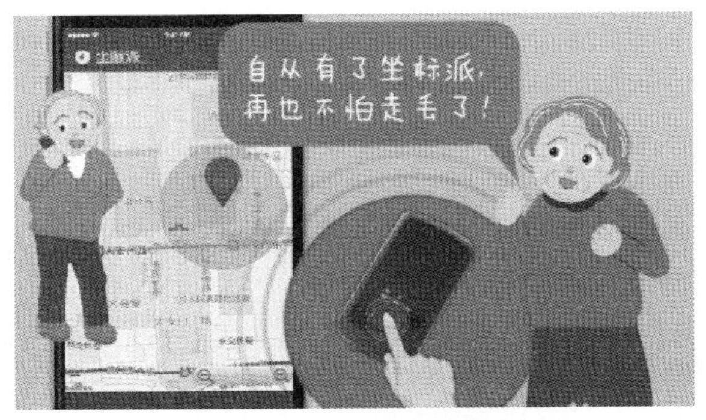

图 5-2-53 门测控系统

2. 中度功能障碍沟通康复辅助器具的选配 中度功能障碍 AD 患者的近、远记忆力均明显受损，伴随出现流利性失语，常表现出失用、失认、失算、判断能力下降。需要选配合适个人生活自理的康复辅助器具，用于帮助维持或代偿受损的记忆功能和语言能力，避免语言认知功能障碍所带来的个人社区生活自理能力受损。

（1）计算机辅助下语言认知平台训练：帮助患者提高不同认知域的能力，改善口语表达、执行指令等语言能力，进而延缓 AD 病程所带来的语言认知障碍（图 5-2-54）。

（2）计算器：帮助患者提高计算的正确率，通过计算机的语音提示，AD 患者不仅可以有大脑的处理，还有听觉的刺激，提高正确率的同时形成正确的答案反射。

（3）日记提示标签：帮助患者对零碎事物的记忆，提醒患者每日需要做的事情。代偿受损的记忆功能，改善由于 AD 病程带来的记忆力障碍（图 5-2-55）。

（4）阅读推理卡：帮助患者进行阅读推理，提高患者的逻辑思维能力和短时记忆能力，增加生活趣味，改善心情（图 5-2-56）。

（5）字母娱乐键盘：通过软件游戏进行字母学习，达到了解字母、熟悉字母、认识字母、运用字母的目的，最终实现以学习字母为基础的语言文字运用能力的维持与提高（图 5-2-57）。

3. 重度认知功能障碍沟通康复辅助器具的选配 重度功能障碍 AD 患者的智能全面严重衰退，生活完全不能自理。患者的语言障碍除流畅性相对保持外，其余听、说、读、写功能全面严重受损，书写功能基本完全丧失。选配适合个人家庭生活自理康复辅助器具，用于帮助患者及家属改造易于交流的沟通策略及途径，尽量减少语言认知功能障碍所带来的个人家庭生活自理能力受损，降低重度 AD 患者因空间定向能力障碍所带来的迷路走失等风险，并记录患者日常生活中的锻炼、睡眠与营养情况，拥有智能闹钟、健康提醒等功能，起到通过数据指导康复生活的作用。

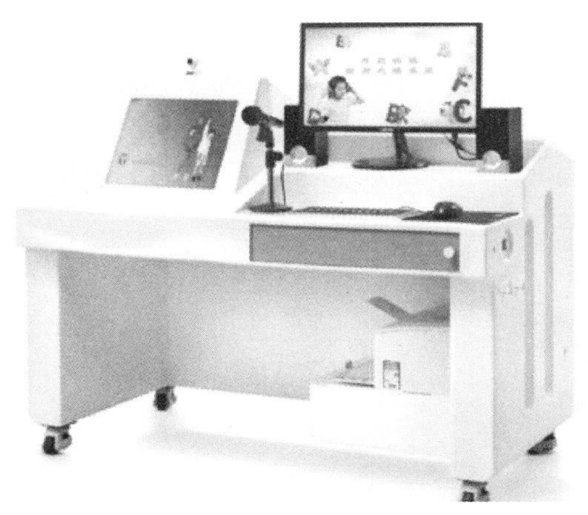

图 5-2-54　计算机辅助下语言认知平台训练

图 5-2-55　日记提示标签

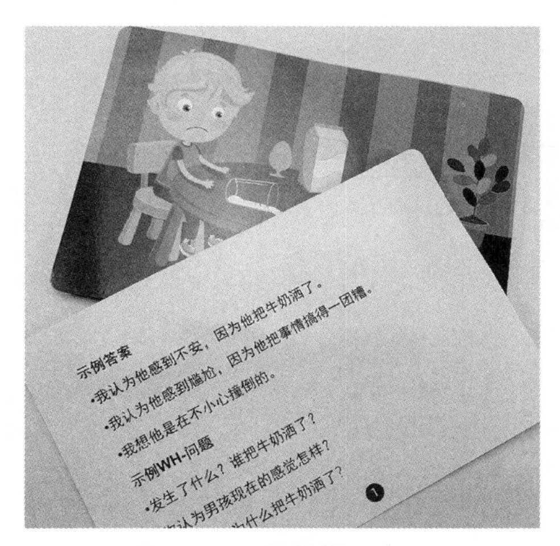

图 5-2-56　阅读推理卡

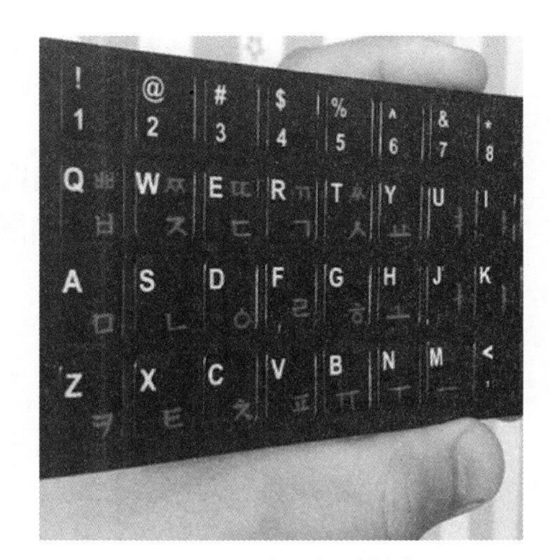

图 5-2-57　字母娱乐键盘

（1）智能定位手环：通过智能定位手环，实时监测患者所在的位置和患者的生命体征，比如心率、血压、运动步数，这样不仅能够防止患者出现安全意外，还能对患者的健康进行实时追踪（图 5-2-58）。

（2）手指选择沟通板：通过手指来选择沟通板上需要选择的项目，提高患者认知能力与注意力，加强患者自我参与的能力和完成指令的能力（图 5-2-59）。

（3）语音辅助沟通装置：通过录音与播放的方式帮助沟通的装置，这些装置有的录一句话或几句话，也有的可以录几十句话，方便患者表达需求。

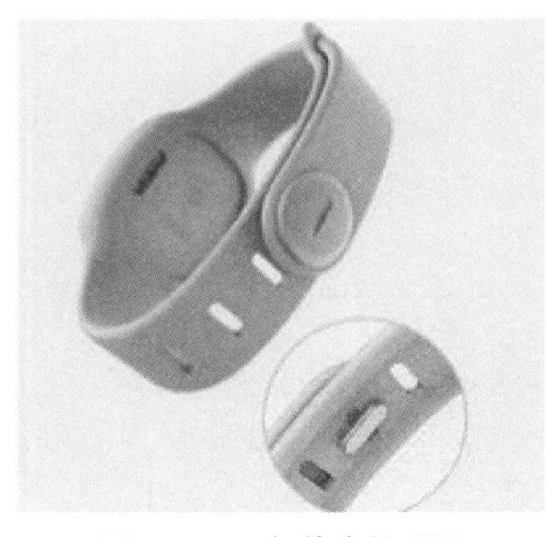

图 5-2-58　智能定位手环

（4）沟通板：患者选择其中的某层图片，并对该层图片上的某个图标进行点击时，内置播放器可以播放出该图标表示的词语读音，多次选择点击，就可成功表达出患者的完整意图。

（5）语音笔：通过在与之配套的打印材料上点击发声，表达沟通意愿，也可以在纸张上打印 V-pen 可以点读的有声资料，形成个性化沟通工具（图 5-2-60）。

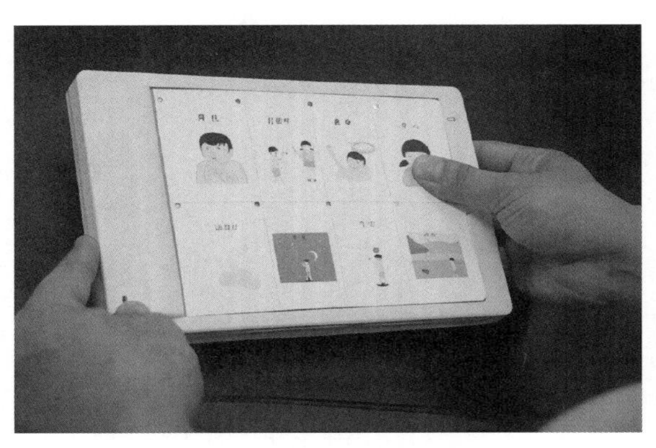

图 5-2-59 手指选择沟通板

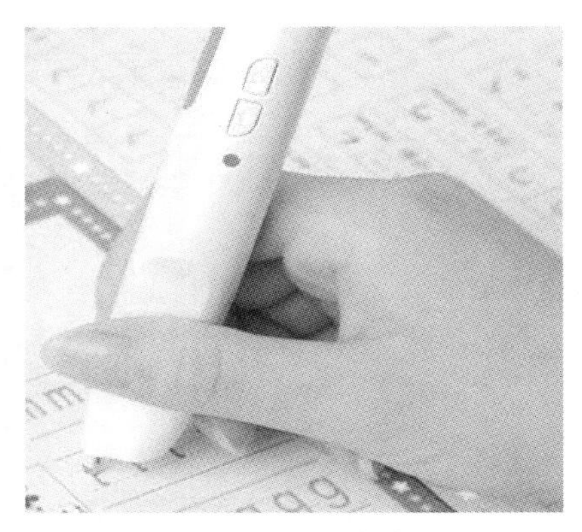

图 5-2-60 语音笔

（王红艳 王 姝）

第三节 视力障碍类沟通和信息康复辅助器具适配指南

一、概述

（一）视力障碍分级

由于各种原因导致双眼视力低下，并且不能矫正或双眼视野缩小，以致影响其日常活动和社会参与，包括盲和低视力。视力残疾标准见表 5-3-1。

表 5-3-1 视力残疾标准

类别	级别	双眼中好眼的最佳矫正视力
盲	一级盲	＜0.02 ~ 无光感，或视野半径＜5°
	二级盲	＜0.05 ~ 0.02，或视野半径＜10°
低视力	一级低视力	＜0.1 ~ 0.05
	二级低视力	＜0.3 ~ 0.1

（二）视功能障碍分类

视功能障碍包括视力障碍、色觉异常、夜盲、昼盲、视野缺损、视物变形、闪光视觉、视疲劳、立体视觉异常、对比敏感度异常等。本节主要讨论因光感和视野半径改变引起的低视力和盲的康复辅助器具适配。

（三）视力障碍常见康复辅助器具

视力障碍类沟通和信息康复辅助器具包括可以减轻或消除视觉障碍的任何装置或设备，包括低视力和盲人主要康复辅助器具。

1. 低视力主要康复辅助器具

（1）滤光器（滤光镜）：滤光镜通常由添加了各种无机或有机化合物的玻璃制成，因为各物质对不同波段光的吸收程度不同。

（2）远用光学助视器：利用两个焦距不同的透镜，增大远处物体的视角，从而达到放大的目的。优点：使远处物体放大的唯一光学系统。缺点：视野范围小；很难寻找快速运动的物体；需要特殊训练；手持望远镜占用单或双手；视野缩小的患者使用时有一定困难。

（3）近用光学助视器

1）眼镜助视器：由于目标与眼睛之间的距离缩短，因而使视网膜像增大，这便是一种相对距离的放大作用。眼镜式助视器的放大率计算公式：$M=\frac{F}{4}$。其中，F 代表正透镜镜度，M 代表眼镜式助视器的放大率。①优点：它是最容易接受的助视器；可空出双手拿材料或书写；在凸透镜助视器中，眼镜式助视器的视野最宽；可以长时间地阅读；适用于手臂震颤的患者；可单眼或双眼使用。②缺点：凸透镜度数越高，阅读距离越近，最高度数眼镜式助视器的阅读距离可在 2.5cm 以内；透镜超过 +10.00D 时会造成书写困难；透镜度数增加时，视野逐渐缩小；较近的阅读距离会妨碍照明；透镜度数较高时，阅读速度会减慢；光学中心固定，偏中心注视的患者有一定困难，他们必须转动眼睛或歪头视物。

2）近用望远镜助视器：近用望远镜在物镜上增加阅读帽（正球镜）以后，其放大倍数亦发生改变，可以用下列公式求出：$M=Ma \times Md$。M 为加阅读帽后望远镜放大倍数，Ma 为阅读帽的放大倍数，Md 为望远镜原放大倍数。①优点：比同样放大倍数的眼镜助视器阅读或工作距离远。中距离望远镜适合一些特殊工作，如打字、读乐谱、画图及一些修理工作。双手可自由活动，易获得较好照明。②缺点：视野小，景深较短。

3）立式放大镜：固定在架子上的凸透镜与贴在支架底部的阅读物或目标间的距离小于该凸透镜的焦距，这样便在凸透镜的后方形成一个放大的正立的虚像，该虚像射出的光线，经凸透镜后，不是平行光线，而是发散的光线。①优点：透镜安装在支架上，可预测焦距；阅读距离较正常；适用于短时间的精细工作；适用于儿童或不能用手持放大镜的成人；适用于视野受限的患者；放大镜本身可自带光源，加强照明；可与标准阅读眼镜联合使用。②缺点：视野小，通常需要靠近放大镜以获取较大视野；如果成像有角度，会产生像差，要指导患者从透镜面的垂直方向视物；带框架的透镜限制了照明，除非框架是透明的或自带光源；放大镜屈光度一般不超过 +20.00D。

4）手持放大镜：物体在人眼视网膜上所成像的大小正比于物对眼所张的角（视角）。视角愈大，像也愈大，愈能分辨物体的细节。一般而言，放大倍数高，透镜直径小；反之，放大倍数低，透镜的直径较大。①优点：工作或阅读距离可以改变，且距离比一般眼镜助视器远一些，可用于视野小的患者；放大倍数可以改变；适合于非中心注视患者使用；一般不需用阅读眼镜；适合于短时间使用及阅读细小的材料；价格便宜，易于买到及使用方便；放在眼前可以做眼镜助视器使用；对照明要求不高。②缺点：需占用一只手；视野较小，尤其在高倍放大时；阅读速度慢，不易有双眼单视；当患者有手颤时，很难使用这种放大镜。

5）电子助视器：闭路电视助视器是相对体积放大作用和相对距离放大作用的结合。如果从25cm的距离来看闭路电视，相对距离放大作用=1或1个单位。当从比25cm更近的距离来看屏幕时，总共可以获得的放大倍率是相对体积放大作用和相对距离放大作用的乘积，即 $M=M1 \times M2$。①优点：放大倍数高；视野大；有利于严重视力及视野损害患者；可有正常的阅读距离；可有图像反转的改变；对比度可以改变；对于有严重视野缩小者更为适用；阅读时不需要过度辐辏。②缺点：价格较高。

2. 盲人主要康复辅助器具

（1）盲杖：盲人借助盲杖来探知周围基础环境。现在市面上的盲杖价钱在十几到一千不等，随着人们创新力的提升和科学技术的发展，盲杖在可以伸缩、照明、支撑盲人等功能的基础上增加了“一键联系亲友”“跌倒自动报警”等功能，一些盲杖设计者甚至赋予了盲杖MP3和雨伞的功能，诠释了更多的可能（图5-3-1）。

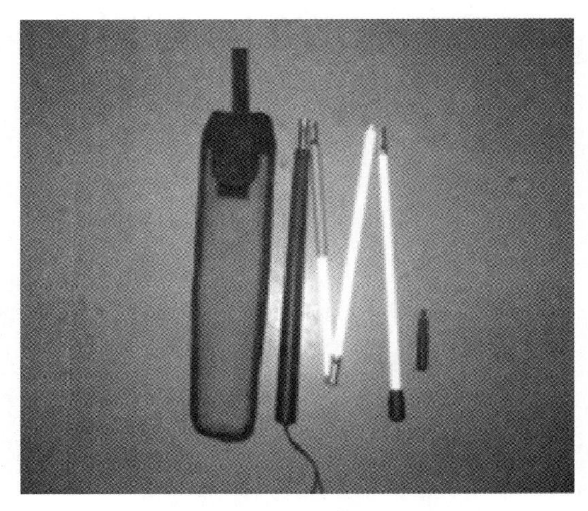

图5-3-1 盲杖

（2）读屏软件：是一种利用多媒体技术，截取来自屏幕或键盘上的信息，使其同步发声，从而帮助视障学生操作电脑和手机的应用软件。通过读屏软件，可以使视障学生与明眼人一样，获取丰富多彩的软件资源，也可以通过其上网浏览、收发电子邮件，甚至可以让他们进行计算机软件的操作等。

（3）盲人手机：使得盲人用户对于自己的生活有了更多的自主权。它不仅让用户彼此之间联系在一起，也让他们和这个社会联系在了一起，更重要的是，在这个技术不断更新的时代，使他们不再感到孤独和落伍，能和其他人一样掌控自己的信息生活（图5-3-2）。

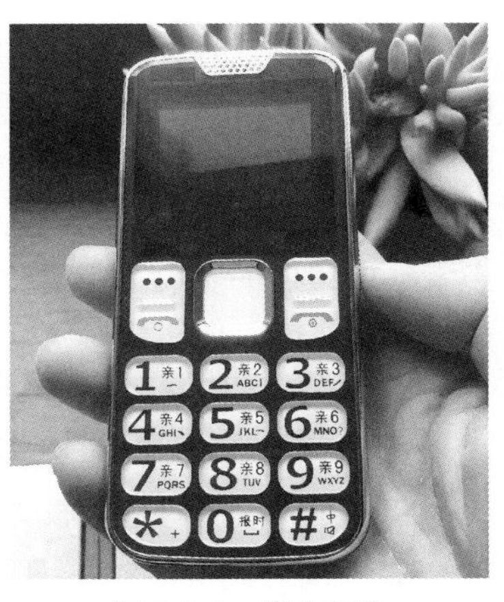

图5-3-2 盲人手机

（4）导盲犬：是一种工作犬。因为狗的眼睛更敏感，能够分辨出颜色中更多的层次，通过灰色的层次不同来分辨红绿灯，以此引导盲人过红绿灯。狗有很好的记忆力。导盲犬是有感情的，它会与主人形成非常牢固的关系，有时甚至超过家庭关系，导盲犬也会成为视障者的眼睛、助手和朋友。导盲犬除了引导盲人行走，更重要的功能是心理层面的抚慰，它给予处于黑暗世界的盲人心理上的温暖。然而，导盲犬的训练费用很高，训练周期长，要至少一年半的训练时期和与盲人 1~3 个月甚至更长的磨合时间；成功率低，导盲犬的选种要聪明和温柔，并且正在训练中的导盲犬一旦发生恶意“咬人”等事件，将立刻停止训练。

二、低视力

（一）功能障碍原因及评估

1. 功能障碍产生的主要原因　包括高度近视、屈光不正、视神经萎缩、视神经炎、先天性小眼球小角膜、视网膜色素变性、先天性白内障术后无晶体状、黄斑变性、青光眼等。

2. 功能障碍常见的评估方法　主要包括远视力检查、近视力检查、眼球运动、屈光度、视野、对比敏感度、色觉评估等。

（二）康复治疗

1. 康复治疗目的　不同年龄阶段的康复服务要点不同，0~6 岁的儿童注重视功能和感知觉的训练，青少年和中老年注重辅助器具适配、康复性训练、支持性服务等。

2. 康复治疗方法

（1）视功能训练：基本内容包括近距离视功能训练和远距离视功能训练。训练内容包括视觉的注视、认识、辨认、追踪、搜寻、记忆和综合训练。训练内容由简单到复杂，由易到难，积极鼓励，用语言加以诱导。

（2）环境无障碍：创造有助于发挥视力的空间和环境。色彩的选用可以根据颜色之间的对比度来进行搭配，选择使用者敏感和 / 或偏爱的颜色，家具避免选择产生炫光的材料，座椅避免棱角，采用弧面；通过增加窗户数量或大小的方法增加室内照明等。

（3）适配助视器：通过评估适配助视器来帮助低视力者有效地使用残余视力。

（三）辅助器具选配

1. 选配流程

（1）根据残余视力选择助视器倍率，例如低视力患者最低行动视力为 0.4，阅读一般书刊需要达到的近视力约为 0.5，放大倍率 = 目标视力 / 残余视力，不同使用目的选用的放大倍率不同；视力残疾学龄儿童的主要问题是无法看清黑板等远距离目标，往往导致他们不能正常接受教育，甚至丧失学习的机会。根据需要可以选择双目望远镜或单目望远镜，在验配时并不是放大倍率越高越好，放大倍率越高则视野范围越小，移动镜筒时物像向相反方向移动的速率也越快。在满足生活需要的前提下，低倍率的望远镜效果更好。也有研究认为，远视力低于 0.02 时，一般无法配光学近用助视器，而只有借助电子助视器。

（2）根据协定放大率公式，换算出屈光度为放大倍率的四倍。

（3）确定近用助视器注视距离和总焦度，总焦度 =1.35/ 残余视力，注视距离的倒数为患眼看清 0.4 视标所需要的正透镜的总焦度。

（4）助视器验配后会出现视野显著缩小，头部转动时，目标会快速逆向移动，被测者需要经过训练才能交付使用。

（5）将助视器先放在读物上，慢慢把助视器移动离开读物，直到成像最清，变形最小为止。患者眼与放大镜之间的距离由患者自己决定。

（6）交付前再次为患者调焦，调整瞳距、瞳高、外张角、前倾角等。

2. 常见低视力辅助器具适配　常见低视力辅助器具适配见表5-3-2。

表5-3-2　常见低视力辅助器具适配

辅助器具名称	适用范围
滤光器（滤光镜）	适应于有眩目的患者，通过吸收部分对视觉功能有副作用的可见光，帮助对刺眼光敏感的人减少眩目
远用光学助视器	适用于看电视、看比赛、戏剧、广告牌及远处景物等
眼镜助视器	书写、阅读等居家或学习使用
近用望远镜助视器	既能看远又能看近，适用于看公交站台信息等外出需要
立式放大镜	多适用于视野损害较严重，但尚保存较好视力的患者，如视网膜色素变性及青光眼等
手持放大镜	适合于短时间阅读细小目标，例如读温度计的刻度、标签、药品说明书等
电子助视器	适合黄斑变性、糖尿病性视网膜病变、青光眼、视神经萎缩及视网膜色素病变等低视力患者，可帮助低视力患者进行报纸书籍的阅读，也可进行路牌上的文字识别

三、盲

（一）功能障碍原因及评估

1. 主要原因　我国主要致盲的眼部疾病有白内障、角膜病、沙眼及青光眼等，盲人中一部分人是有残余视力的，如果充分发挥其潜能，会对其生活和学习有很大帮助。

2. 常见评估方法　同低视力功能障碍常见评估方法。

（二）康复治疗

1. 康复治疗目的

（1）针对不同致盲眼病，采取相应药物或手术方法，阻止或延缓眼病的发展，恢复眼组织的完整性及视功能。

（2）使用助视器放大或增加视觉对比度，可帮助低视力患者改善生活和工作能力。

2. 康复治疗方法

（1）视功能训练：包括认识和注视训练、视觉追踪训练、视觉辨认训练、视觉搜寻训练和视觉记忆训练等。

（2）定向行走训练：包括定向技能训练、独行技巧训练和导盲犬随行训练等，其中定向技能训练包括方向辨别、线索、气流、阴影、气味、声音、路标的应用、平路与坡路、直路与弯路、路的质地、常见建筑物的形态、入口定向、楼梯知识介绍、阳光定向法等；独行技巧训练包括身体上部保护、身体下部保护、上下楼梯等；导盲犬随行训练包括接触、抓握、站立与随行、换边、过狭小通道、进出门、上下楼梯、落座等。

（3）适应能力训练：包括盲用康复辅助器具的使用训练和社会适应能力训练，社会适应能力训练应根据视力残疾人的不同年龄和需求提供相应的康复服务，包括沟通能力、职业能力、安全防护能力等训练。

（4）感知觉训练：包括听觉训练、触觉或感知觉训练、嗅觉与味觉训练等。训练内容包括听声音、辨别声音、手或身体接触物体、嗅和品尝各种气味的食品等。

（三）辅助器具选配

1. 选配原则

（1）助视器的选配参照低视力沟通和信息康复辅助器具选配指南。

（2）初次适配盲杖，建议从普通盲杖开始，避免电子声光盲杖等声音刺激干扰使用者对外环境的判断，辅助器具适配原则是由简到繁，先考虑购买再考虑定改制。

（3）对盲人进行定向行走训练，先辅助构建心理地图，再考虑导航指引辅助，如 GPS 导航仪、导盲犬等。

2. 常见盲辅助器具适配　常见盲辅助器具适配见表 5-3-3。

表 5-3-3　常见盲辅助器具适配

辅助器具名称	适用范围
盲杖	视觉障碍者用于导向或周围环境识别
读屏软件	帮助视觉障碍者操作电脑和手机的应用软件
盲人手机	帮助视觉障碍者进行正常的对外联系和社交需要

（陈盼盼　刘夕东）

第四节　听力障碍类沟通和信息康复辅助器具适配指南

一、概述

（一）听力障碍分级

全球有超过 15 亿人正遭受不同程度的听力损失，其中 4.3 亿人有中度或中度以上听力损失。到 2050 年这个数字可能会增加到 25 亿。2021 年 WHO 发布的听力障碍分级标准将轻度听力损失起始值从 26dB 降低到了 20dB，听力损失分为轻度、中度、中重度、重度、极重度和全聋，每 15dB 为一级，并且增加了单侧听力损失的标准（表 5-4-1）。

表 5-4-1　2021 年 WHO 听力障碍分级标准（0.5、1、2、4kHz 平均听阈）

听力障碍分级	较好耳听阈（dB HL）
正常	<20
轻度	20 ~ <35
中度	35 ~ <50

续表

听力障碍分级	较好耳听阈(dB HL)
中重度	50～<65
重度	65～<80
极重度	80～<95
全聋	≥95
单侧聋	好耳<20，差耳≥35

（二）听力障碍分类

听觉是通过大脑皮层分析后获得的声音感受，由传音器官和感音器官协同完成。一般按照解剖部位和听力损失时间两种方法进行分类。

1. 按解剖部位分类 ①传导性耳聋：一般为外耳或中耳病变，声波在到达内耳之前受到阻碍；②感音神经性耳聋：耳蜗、听神经或听觉中枢等部位病变，引起对声音感觉和认知功能障碍的听力损失；③混合性耳聋：任何导致传导性耳聋和感音神经性耳聋的因素同时存在时，均可引起混合性耳聋，兼具传导性耳聋和感音神经性耳聋的特点。

2. 按听力损失时间分类 ①先天性耳聋：指从出生起就有听力损失；②后天性耳聋：出生以后因某些原因导致听力损失。

（三）听力障碍常见康复辅助器具

1. 盒式助听器 又称口袋式、体佩式、袖珍式助听器。体积似香烟盒。通常挂在胸前小袋内或衣袋内（图 5-4-1）。①优点：体积较大，可装置多种功能的调节开关，提供较好的声学性能，并易制成大功率型，满足严重听障者的需要，价格便宜、维修方便。②缺点：主机与耳机之间的连接导线较长，不美观。适用于老年人、儿童和手指活动不方便的患者。

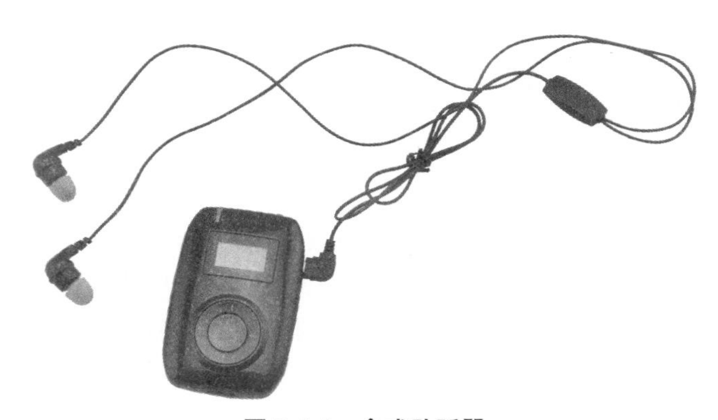

图 5-4-1 盒式助听器

2. 眼镜式助听器 眼镜式助听器是将传声器、放大器、耳机、电池盒及各种功能开关全部安装在眼镜腿内，或者将普通眼镜的一只腿末端与耳背式助听器连接在一起，便于维修和更换（图 5-4-2）。①优点：除用于气传导方式外，也适合于制成骨导助听器。②缺点：眼镜与助听器相互牵制，售价贵，已逐渐被市场淘汰。可同时满足屈光不正和耳聋患者的需要。

3. 耳背式助听器　又称耳后式、耳挂式助听器。①优点：性能优良，机壳可制成各种肤色，佩戴于耳朵背后，外形小巧、轻便，有多种档次和不同功能。②缺点：助听器挂在耳后，耳郭的集音作用和定位功能未获充分利用；对于经常出汗的患者，助听器会因受潮而加速元器件的老化（图 5-4-3）。

4. 定制式助听器　定制式助听器是"耳内式助听器""耳道式助听器"及"深耳道式助听器"的统称（图 5-4-4、图 5-4-5）。①优点：外形小巧，隐藏性好；按照耳道形状定制，佩戴舒适；不易进水、进汗，利于助听器保养；充分利用外耳的声音收集功能；能以正常的方式接听电话；抑制耳鸣的效果较佳。②缺点：成本高，价格较贵。

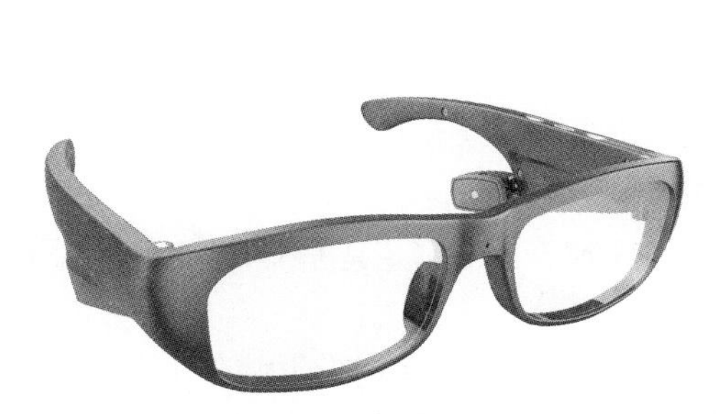

图 5-4-2　眼镜式助听器

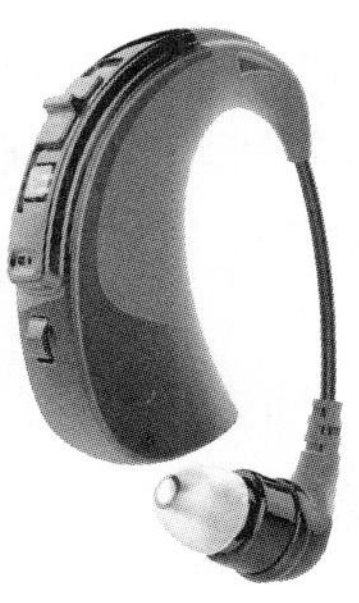

图 5-4-3　耳背式助听器

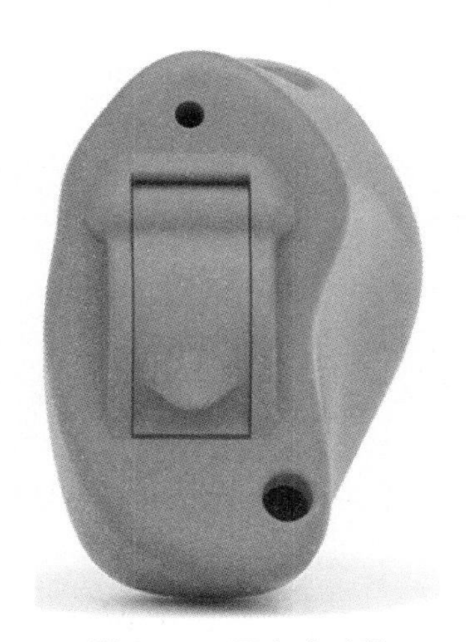

图 5-4-4　耳内助听器

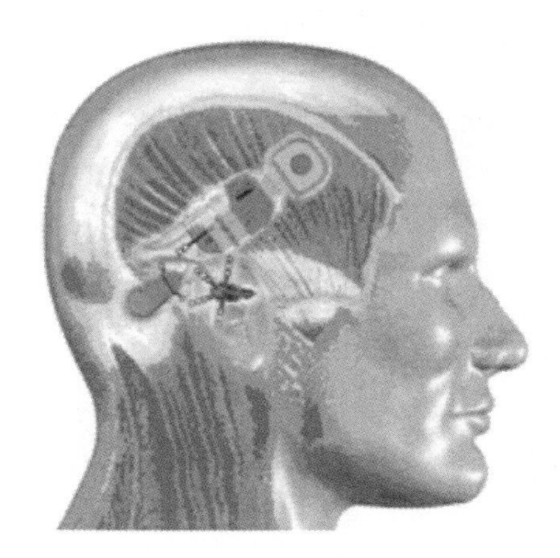

图 5-4-5　植入式助听器

（四）听力障碍类沟通和信息康复辅助器具适配流程

1. 申请 / 开案　由功能障碍者本人、家属、社会工作人员申请或医务人员转介的形式到辅助器具单位或部门开展听力障碍类沟通和信息康复辅助器具适配。

2. 评估

（1）需求评估：包括听觉需求、生活需求、助听器使用经验等。

（2）听觉能力评估：包括语音识别、音节声调识别、自然环境声响识别和听话识图。

（3）言语语言能力评估：包括语音清晰度、听话演示、看图说话、主题对话和模仿句长。

（4）活动与参与能力评估：包括 ADL 评估量表、调查问卷等。

（5）环境评估：包括生活、工作、学习等环境。

3. 制定听力障碍类沟通和信息康复辅助器具处方 包括助听器类型、人工耳蜗等。

4. 听力障碍类沟通和信息康复辅助器具的购置 按照BAD原则，购买和定改制。

5. 听力障碍类沟通和信息康复辅助器具的使用训练 根据听力损失程度、生理年龄、身心发展状况及康复需求进行听觉言语功能康复辅助器具训练服务等。

6. 听力障碍类沟通和信息康复辅助器具的回访与维修。

二、先天性耳聋

在全球范围内，每1 000名新生儿和婴儿中有0.5~5名有听力障碍。在我国，中度及以上听力障碍儿童的患病率达17.49/10 000。听力损伤患儿的听觉中枢缺乏有效的声音刺激，若不及时进行有效干预，则可能导致患儿的语言、情绪、智力等方面产生严重缺陷。临床多通过新生儿听力筛查达到筛查听力损伤新生儿的目的。

（一）功能障碍原因及评估

1. 主要原因

（1）在发育早期，神经中枢对胆红素毒性易感，导致新生儿，尤其是早产新生儿听觉更容易遭受损伤，引起听神经病。

（2）新生儿缺氧不仅干扰耳蜗外毛细胞结构功能，还影响耳蜗到听觉脑干的信号传递，短时间缺氧造成的听力下降是可逆的，如果缺氧持续存在，将损害耳蜗和听觉神经，发生不可逆的听觉损伤。

（3）母亲妊娠期间巨细胞病毒感染可传染给新生儿，增加新生儿感音神经性听力障碍风险。

（4）先天性耳郭和外耳道闭锁畸形与鳃弓和鳃沟在胚胎期发育障碍有关，多同时发生，常合并鼓室、听小骨、咽鼓管和乳突畸形。

（5）其他基因突变等遗传因素引起的听力障碍。

2. 常见评估方法 主要包括耳声发射、自动听觉脑干反应、声导抗测试、基因筛查、听觉能力评估、听觉行为分级、言语能力评估、言语可懂度分级、有意义听觉整合量表等。

（二）康复治疗

1. 康复治疗目的 ①0~3岁：以家庭为中心的康复；②3~6岁：听力语言康复机构实施全面康复模式；③7~18岁：普通学校融合教育和特殊学校。

2. 康复治疗方法

（1）以家庭为中心的康复：该康复治疗方法包括家庭入户指导课程、亲子活动课程、亲子核心知识技能培训课程、社会参与活动课程等。

（2）听力残疾儿童全面康复：以学前教育为基础，以听力干预、听觉言语训练、言语矫治等专项技术为支撑，促进听障儿童全面发展为宗旨的康复模式。

1）听觉训练：充分利用听力残疾儿童的残余听力和助听、辅助听设备的作用，通过有计划、有步骤地学习和练习，帮助听力残疾儿童掌握聆听技能，提高听觉能力的一种功能康复服务。

2）言语语言训练：帮助发展听力残疾儿童的语言能力，包括建立语言意识，获得语言概念，理解和掌握有声词汇，正确运用语法规则表达意图，进行基本对话交流的一种功能康复服务。

3）感觉统合训练：基于儿童神经发育、发展的需要，引导儿童对前庭觉、本体觉、视觉、听觉、触觉等刺激作适当反应的训练，从而达到改善脑处理感觉信息目的的一种功能康复服务。

（三）辅助器具选配

1. 选配原则

（1）人工耳蜗植入术：人工耳蜗植入术是治疗儿童重度、极重度感音神经性耳聋最佳的方法，有研究表明，1 岁前行人工耳蜗植入术有助于儿童学语。

（2）助听器适配：①助听器的验配必须由取得验配师资格的专业人员进行操作。②验配所需物品和设备至少应包括：检耳镜、声级计、纯音听力计、声导抗仪、计算机、编程器、助听器分析仪、听力康复评估用具、印模制取器具等。③助听器验配适应证：听力损失＜80dB HL 的感音神经性耳聋患者，首选使用助听器；听力损失＞80dB HL，暂时不具备人工耳蜗植入条件者，也应及时选配相应的助听器。④助听器建议双耳佩戴，只能单耳验配时遵循：双耳听力损失均＜60dB，选择听力差的一侧；双耳听力损失均＞60dB，选择听力好的一侧；双耳听力损失相差不多，选择听力曲线平坦的一侧；选择生活中习惯使用的“优势耳”一侧。⑤遇到以下情况应停止向听障者推荐助听器，并建议及时就医：传导性耳聋；发生在近 3 个月内的进行性听力下降；反复出现的波动性听力下降；伴有耳痛、耳鸣、眩晕或头痛；外耳道耵聍栓塞或外耳道闭锁。⑥正式验配前，要使用 2~3 款助听器进行预选，目的是确定助听器的外形和技术线路，以及增益、频响曲线等技术参数。⑦成人听障者和听障儿童佩戴助听器后，都要按照助听器音量由小到大，佩戴时间由短到长，佩戴环境由安静到复杂的原则进行助听器适应性训练。⑧助听器验配结束后要定期随访，追踪助听器效果，了解听力变化，复查助听听阈，回答使用者或监护人提出的问题等。

2. 常见助听辅助器具适配　常见助听辅助器具适配见表 5-4-2。

表 5-4-2　常见助听辅助器具适配

辅助器具名称	适用范围
盒式助听器	老年人及手部功能活动受限的耳聋
耳背式助听器	适合于各种听力损失患者，需要患者有完整耳廓
耳内式助听器	根据患者的耳甲形状定制，因此不需要患者有完整耳廓，只需要耳道不闭锁
耳道式助听器	对具有相同听力损失的患者，佩戴耳道式助听器较耳内式助听器能达到更好的听力放大效果
完全耳道式助听器	非常接近鼓膜，其放大特性更接近正常人耳的生理特征，因其输出功率有限，仅适用于轻、中度听力损失患者
人工耳蜗	适用于成人及儿童重度以上的感音神经性耳聋
其他补偿类助听设备	适用于无法代偿听力损失或补偿日常功能活动

三、后天性耳聋

（一）功能障碍原因及评估

1. 主要原因

（1）中耳炎：是临床上常见的耳科疾病，根据发病时间可分为急性中耳炎和慢性中耳炎，多引起传导性耳聋。

（2）耳外伤：一般耳郭外伤不影响听力，但若同时存在鼓膜、听小骨或内耳损伤，可能引起传导性耳聋。

（3）中毒：许多药物或化学试剂具有耳毒性，可以引起耳蜗和/或前庭中毒性损害，造成听力损失和/或前庭功能障碍，常见的耳毒性物质包括氨基糖苷类抗生素、奎宁、重金属等，可引起感音神经性耳聋。

（4）感染：许多致病微生物的感染可以直接或间接损害内耳，引起双耳或单耳感音神经性听力损失和/或前庭功能障碍。

（5）爆震及噪声：突发强烈爆震或声音，或长期接触噪声刺激，均可引起内耳损害，一般会引起感音神经性耳聋。

（6）听神经病变：病因不明，多表现为中枢性低频感音神经性耳聋。

（7）慢性疾病及年龄性退化：甲状腺功能减退、糖尿病、高血压等可造成内耳损害，导致感音神经性听力损失和/或前庭功能障碍，年龄增加可造成听觉器官衰老退化等，其主要特征是隐匿性进行性听力损失的感音神经性耳聋，患者常常伴发认知功能降低、抑郁、焦虑等，严重者常见于老年痴呆患者。

2. 常见评估方法

（1）常规听力检测：同儿童听力障碍评估方法。

（2）症状自评量表（SCL-90）：该量表是当前使用最为广泛的精神障碍和心理疾病门诊检查量表，共有90个项目，包含有较广泛的精神病症状学内容，从感觉、情感、思维、意识、行为直至生活习惯、人际关系、饮食睡眠等，均有涉及，并采用10个因子（躯体化、强迫症状、人际关系敏感、抑郁、焦虑、敌对、恐怖、偏执、精神病性、阳性项目数），分别反映10个方面的心理症状。

（二）康复治疗

1. 康复治疗目的　及早利用残余听力佩戴合适的助听器，加强听觉语言训练，根据病情和条件选择人工耳蜗植入，改善患者听力水平和语言表达的社会交流能力。

2. 康复治疗方法　①中毒性耳聋：目前尚无有效的治疗方法，一旦出现中度以上的听力损失可选配助听器，前庭功能障碍可通过前庭训练进行矫正。②爆震及噪声性耳聋：重度以上听力损失者可佩戴助听器，极严重的听力损失在排除禁忌证的前提下考虑应用人工耳蜗。③老年性听力障碍：在临床上又被称年龄相关性听力损失，是指听觉器官随着年龄的增长发生的缓慢性听觉器官老化合并听力功能进行性下降的过程，一般听力下降最早的临床表现为高频听力下降。因其发展具有渐进和隐匿的特点，患者不仅有耳聋的表现，在日常生活中还会伴有心理状态的变化，影响了老年人的生活质量，增加了家庭照料和护理的负担。所以老年性听力障碍的康复目标以心理干预为主。以心理学为指导，通过对老年听力障碍者的心理诊断、治疗及训练，改善其认知功能、情感障碍及不良行为，使之正确对待听力障碍及其影响，并配合辅助器具适配，改善听力障碍。

（三）辅助器具选配

参照先天性耳聋的适配指南。

（陈盼盼　刘夕东）

参考文献

[1] 斯蒂芬·冯·特茨纳，哈拉尔德·马丁森．走出自闭：发展障碍儿童、青少年和成人的沟通辅助技术[M]．天津：天津教育出版社，2011.
[2] 朱图陵．功能障碍者辅助器具基础与应用[M]．2版．深圳：海天出版社，2019.
[3] 杜肖静．北京市视力残疾现状及助视器康复效果评价[D]．吉林：吉林大学，2012.
[4] 教育部教学仪器研究所．特殊教育学校的设施与专用仪器设备[M]．北京：人民教育出版社，2009.
[5] 李胜利．语言治疗学[M]．3版．北京：人民卫生出版社，2018.
[6] 单春雷．语言康复学[M]．北京：人民卫生出版社，2021.
[7] Szu-Han Kay Chen，Katya Hill，孙克兴，等．辅助沟通系统概要[J]．中国康复理论与实践，2012，18(9)：898-900.
[8] 齐红，赵斌．台湾地区沟通辅具服务探析与启示[J]．绥化学院学报，2018，38(1)：131-134.
[9] Szu-Han Kay Chen，Katharine Joan Hill，孙克兴，等．以语言为基础的辅助沟通系统评估模式构建[J]．中国康复理论与实践，2012，18(10)：991-994.
[10] 童琳，黄志军．国外近二十年视力障碍学生融合教育研究综述[J]．中国特殊教育，2020(12)：34-40.
[11] 付忠莲．辅助沟通系统在我国内地应用之探讨[J]．襄阳职业技术学院学报，2020，19(6)：42-52.
[12] 谌小猛，鲁明辉．盲人定向行走辅具的发展现状[J]．中国特殊教育，2017(9)：15-20.
[13] 踪玮，王爱平．视力障碍对老年人社会功能影响的研究进展[J]．护理研究，2021，35(9)：1621-1625.
[14] 张悦歆，刘郅青，钱志亮．视障儿童动作与运动技能发展研究述评[J]．中国特殊教育，2018(8)：18-23.
[15] 王宇，潘滔，米思，等．中文版言语可懂度分级标准的建立及其信度检验[J]．听力学及言语疾病杂志，2013，21(5)：465-468.
[16] 陈振声，中国残疾人康复协会听力语言康复专业委员会，全国残疾人康复工作办公室，等．助听器验配操作规范[试行][J]．中国康复理论与实践，2009，15(4)：393-394.
[17] 陈炜，张莉，饶睿，等．145例学龄前言语语言障碍儿童病因及特征分析[J]．听力学及言语疾病杂志，2022，30(2)：1-4.
[18] 周健．年龄相关性听力障碍发病情况及老年前期筛查可行性分析[J]．中国实验诊断学，2021，25(5)：658-661.
[19] 陈婕，茅伟安．社区老年性听力障碍患者心理健康状况调查分析[J]．心理月刊，2021，16(9)：53-54.
[20] 侯立军，马立，耿荔蓉，等．特发性震颤听力障碍特点及其本质分析[J]．国际神经病学神经外科学杂志，2021，48(1)：46-49.
[21] 范飞，胥科，樊迪，等．听力减退及相关残疾标准比较研究[J]．证据科学，2017，25(3)：289-306.
[22] 冀飞，何雅琪．听力损失分级及平均听阈的应用[J]．中国听力语言康复科学杂志，2021，19(3)：227-231.
[23] 王雅丽．听力障碍儿童听力语言康复效果评价及其相关影响因素分析[J]．数理医药学杂志，2021，34(3)：382-383.
[24] 许其华，苏俊．新生儿听力筛查的研究进展[J]．中外医学研究，2021，19(16)：188-190.
[25] 盘琳琳，孔令漪，翟丰，等．新生儿听力障碍常见危险因素及听力筛查方法研究进展[J]．山东大学耳鼻喉眼学报，2021，36(1)：131-137.

[26] 管海涛,顾文涛. 学龄前人工耳蜗植入儿童语音情绪感知研究[J]. 中国听力语言康复科学杂志,2021,19(4):274-277.
[27] 汉语失语症康复治疗专家共识组. 汉语失语症康复治疗专家共识[J]. 中华物理医学与康复杂志,2019,41(3):161-169.
[28] 陈振声. 听障成人听力语言康复[J]. 中国听力语言康复科学杂志,2018,16(2):83-87.
[29] 郑俭. 特殊儿童辅助技术选择利用指导[M]. 重庆:重庆大学出版社,2021.
[30] 叶茂腾. 自闭症儿童的玩具及其设计方法研究[D]. 广州:华南理工大学,2017.

第六章 个人生活自理和防护辅助器具适配指南

第一节 概 述

一、定义

1. 生活自理 生活自理(self-care),即自我照顾,是指人们在生活中自己照料自己的行为能力。生活自理包括穿衣服、洗手、洗脸、洗澡、如厕、刷牙、梳(洗)头发,乃至使用碗筷和餐桌的礼仪等饮食的技能。此外,还需要能在外出旅游时辨别方向、搭乘交通工具,以及打电话、寄信、处理轻微外伤、认识社区内的社会服务机构等。

2. 个人生活自理和防护辅助器具 是指可以帮助障碍者完成日常生活中的各种活动,并提升个人生活质量的辅助产品或用具。个人生活自理和防护的康复辅助器具是康复辅助的一个重要组成部分,在康复医学领域起着不可或缺的作用。其服务对象既包括某些组织和功能全部或者部分丧失的残疾人,也包括身体功能退化需要辅助的老年人,还包括组织和功能暂时受损、需要借助辅助器具促进康复的伤病人。个人生活自理和防护康复辅助器具可以是成品的,以满足个人的一般功能需求,也可以是定制的,满足特定功能要求,如辅助进食的加重勺、带挡边的盘子、防洒碗,用于个人卫生的淋浴椅和长柄头发刷子,用来写字和绘画的握笔器,穿衣物的穿袜器和单手系扣钩等。

二、作用

生活自理和防护辅助器具一般是用来提高康复疗效或方便功能障碍者生活,降低功能障碍对个人生活自理活动的影响。使用者因为生理功能退化、遭遇疾病、意外事故等导致生活自理能力缺失或障碍,通过必要的医疗与康复治疗后,仍需要借助或者使用各种康复辅助器具来提高康复治疗效果及增强生活自理功能。个人生活自理和防护辅助器具不能完全补偿或代偿个案因生理功能退化、疾病、意外事故等状况造成的自我照顾功能缺失,但能尽量减少个人对家庭与社会的依赖而尽量成为独立自主的个体,能不依赖他人是一种幸福,能合适地使用个人生活自理康复辅助器具也是明智之举。

三、分类

根据使用者的障碍和障碍程度不同、使用环境和使用年龄不同等因素,个人生活自理和防护辅助器具有不同的分类依据。

(一) 分类方法

常用的分类方法可以按辅助器具的使用人群分类、使用环境分类和使用功能分类。由于前两种分类方法中都存在同样一种康复辅助器具不是唯一的分类，故实际工作中常采用使用功能的分类方法。在《康复辅助器具：分类和术语》（GB/T 16432—2016/ISO 9999：2011）中，根据使用功能的分类方法，将个人生活自理和防护辅助器具划分为18个次类128个支类，泛指穿脱衣物、身体防护、个人卫生、测量人体物理和生理性能，以及性生活的辅助器具（表6-1-1）。

表6-1-1 个人生活自理和防护辅助器具分类汇总表

次类编码	次类名称	支类名称
09 03	衣服和鞋	外衣、帽子、分指手套和不分指手套、短外套和衬衫、夹克衫和长裤、半身裙和连衣裙、内衣、长筒袜和短袜、睡衣、浴衣、围嘴和围裙、鞋、靴、鞋靴的防滑辅助器具、钉扣装置和纽扣、特殊系戴方式的领带
09 06	穿着式身体防护康复辅助器具	头部防护辅助器具、眼睛防护和面部防护辅助器具、耳防护或听觉防护辅助器具、肘防护、臂防护辅助器具、手部防护辅助器具、膝防护和腿防护辅助器具、足跟防护、足趾防护或足部防护辅助器具、躯干防护或全身防护辅助器具、气道防护辅助器具
09 07	稳定身体的康复辅助器具	包括座椅安全带、腰带和背带
09 09	穿脱衣服的康复辅助器具	穿短袜和连裤袜的辅助器具、鞋拔和脱靴器、穿衣架、穿脱衣钩或穿脱鞋棍、拉动拉链的装置、系扣钩
09 12	如厕康复辅助器具	坐便椅、坐便器、坐便器座、框架型加高的坐便器座、嵌入型加高的坐便器座、安装在坐便器上加高的坐便器座、内置帮助起身、坐下的升降机构的坐便器座、装配在坐便器上的扶手和靠背、落地式坐便器的扶手和靠背、手纸夹、卫生间里的滚动架子（手纸盒）、便盆、作为坐便器附件的冲洗器和风干器、作为坐便器附件的冲洗器和风干器、安装在墙上的尿池、能搬运的卫生间
09 15	气管造口护理康复辅助器具	气管造口套管、气管造口保护器
09 18	肠造口护理康复辅助器具	一件式封口造口袋、两件式封口造口袋、带防回流阀的一件式开口造口袋、带防回流阀的两件式开口造口袋、造口袋支撑和压固辅助器具、造口护理压盘和带子、造口护理胶粘器具、造口袋密封件、造口护理气味吸收器和除臭器、造口袋的护套、灌肠辅助器具、造口防护罩、灌肠辅助器具、造口防护罩、造口导液管、造口护理用冲洗注射器、一件式开口造口袋、两件式开口造口袋、造口护理皮肤遮盖层、术后造口袋及配件
09 21	护肤和洁肤产品	褪胶剂、洁肤剂、消毒剂、密封材料、护肤剂
09 24	排尿装置	长期留置导尿管、间歇性导尿管、阴茎尿套、尿引流器、女用穿戴式软尿壶、自我导尿辅助器具、男用穿戴式软尿壶、间歇性导尿管
09 27	尿便收集器	封口贮尿袋、开口贮尿袋、非穿戴式尿壶和贮尿瓶、集尿器具吊架和固定装置、尿收集系统、粪便收集袋

续表

次类编码	次类名称	支类名称
09 30	尿便吸收康复辅助器具	儿童用一次性失禁用品、儿童可洗失禁用品、成人一次性衬垫、成人一次性尿布、成人一次洗防护、男性一次性失禁用品、无防水材料的一次性成人失禁用品、成人一次洗大便失禁用品、可洗成人失禁裤、尿便吸收贴身用品固定辅助器具、非贴身一次性尿便吸收用品、非贴身可洗尿便吸收用品
09 31	防止大小便失禁(不自主流出)的康复辅助器具	阻尿器、阻便塞
09 33	清洗、盆浴和淋浴康复辅助器具	盆浴或淋浴椅(有轮和无轮)、浴缸坐板、凳子、靠背和座、防滑浴盆垫、防滑淋浴垫和防滑胶带、淋浴器及其元件、洗浴床、洗浴桌和更换尿布桌、洗盆、坐浴盆、浴缸、浴缸架、用于减少浴缸的长度或深度的辅助器具、带有把手、手柄和握把洗澡布、海绵和刷子、肥皂盘、肥皂架和给皂器、自我擦干的辅助器具、漂浮辅助器具、潜水通气管、浴缸温度计
09 36	修剪手指甲和脚趾甲康复辅助器具	指甲刷、指甲锉、砂纸板、指甲剪和指甲刀、磨剪锉
09 39	护发康复辅助器具	用洗发水洗头发的辅助器具、梳子和头发刷、吹风机
09 42	牙科护理康复辅助器具	无动力(手动)牙刷、动力(电动)牙刷
09 45	面部护理和皮肤护理康复辅助器具	修胡须、剃刀和(电动)剃须刀、化妆品使用辅助器具、脸部保养用的镜子
09 54	性活动康复辅助器具	性活动仿造性器官、勃起辅助器具、性活动用振动器和按摩器具、性适应训练和性康复辅助器具

(二)类别

1. 衣服和鞋　包括外穿的功能性衣物、内穿的贴身性衣物和鞋及相关配件。

(1)外衣:乘坐轮椅的雨衣、裹身式雨衣。

(2)帽子。

(3)分指手套和不分指手套。

(4)短外套和衬衫:侧开拉链式或侧开搭扣式衬衫、侧开拉链式或侧开搭扣式外套。

(5)夹克衫和长裤:侧开拉链式夹克衫、侧开拉链式长裤、侧开搭扣式夹克衫、侧开搭扣式长裤。

(6)半身裙和连衣裙。

(7)内衣:一次性内裤、带假乳的文胸。

(8)长筒袜和短袜。

(9)睡衣。

(10)浴衣。

(11)围嘴和围裙。

(12)鞋和靴:防护鞋。

(13)鞋和靴的防滑辅助器具。

（14）钉扣装置和纽扣。

（15）特殊系戴方式的领带。

2. 穿着式身体防护辅助器具　穿戴在身体上的康复辅助器具，防止外力造成的身体损伤，或是强感官刺激造成感官器官的损伤。

（1）头部防护辅助器具：保护头盔。

（2）眼睛防护和面部防护辅助器具：防护面罩、护目镜。

（3）耳防护和听觉防护辅助器具：耳套、耳塞、降噪耳机。

（4）肘防护或臂防护辅助器具。

（5）手部防护辅助器具：操纵轮椅的手套。

（6）膝防护或腿防护辅助器具：加厚长筒袜。

（7）足跟防护或足趾防护或足部防护辅助器具：硬帮鞋、加厚袜。

（8）躯干防护或全身防护辅助器具。

（9）气道防护辅助器具。

3. 稳定身体的辅助器具　包括座椅安全带、腰带和背带。

（1）治疗期间身体定位辅助器具。

（2）机动车安全带和背带。

（3）轮椅车乘坐者约束系统。

（4）坐具配件。

4. 穿脱衣服的辅助器具　起到帮助穿脱衣服的康复辅助器具，增强患者的自理能力，包括辅助穿衣、穿鞋和系扣等。

（1）穿短袜和连裤袜的辅助器具：穿袜器。

（2）鞋拔和脱靴器：长柄鞋拔子。

（3）穿衣架。

（4）穿脱衣钩或穿脱衣棍：穿衣钩、穿衣杆。

（5）拉动拉链的装置。

（6）系扣钩：系扣器。

5. 如厕辅助器具　包括如厕辅助设施和相应的清洁设备。

（1）坐便椅：折叠坐便椅。

（2）坐便器：低座坐便器、高座坐便器、内置冲洗的坐便器。

（3）坐便器座。

（4）框架型加高的坐便器座。

（5）嵌入型加高的坐便器座。

（6）安装在坐便器上加高的坐便器座。

（7）内置帮助起身、坐下的升降机构的坐便器座。

（8）装配在坐便器上的扶手和靠背：固定在坐便器上的身体支撑架。

（9）落地式坐便器的扶手靠背。

（10）手纸夹：短柄手纸夹、长柄手纸夹。

（11）便盆：男用便盆、女用便盆。

（12）作为坐便器附件的冲洗器和风干燥器：坐便器冲洗器、坐便器热风干燥器。

6. 气管造口护理辅助器具　主要包括气管插管后造口的防护装置。

（1）气管造口套管：普通型气管插管、加强型气管插管。

（2）气管造口保护器：气管切开护理保护器、气管插管加湿保护器、气管插管防喷保护器。

7. 肠造口护理辅助器具　主要包括肠管造口后的安插辅助设施，造口护理装置和相应配件。

（1）一件式封口造口袋。

（2）两件式封口造口袋。

（3）带防回流阀的一件式开口造口袋。

（4）带防回流阀的两件式开口造口袋。

（5）造口袋支撑和压固辅助器具。

（6）造口护理压板和带子。

（7）造口护理胶粘器具。

（8）造口袋密封件。

（9）造口护理气味吸收器和除臭器。

（10）造口袋的护套：条形封口条、圆形封口夹。

（11）灌肠辅助器具：筒式灌肠器、球式灌肠器、手摇灌肠器、全自动灌肠器、一次性灌肠器。

（12）造口防护罩：通用型防护罩、铠甲型防护罩、卷帘型防护罩。

（13）瘘口导液管。

（14）造口护理用冲洗注射器。

（15）一件式开口的造口袋：成人一件式造口袋、儿童一件式造口袋、带防回流阀的一件式造口袋。

（16）造口护理皮肤遮盖层。

（17）术后造口袋及配件。

8. 护肤和洁肤产品　主要包括皮肤创口后的清洁和护理材料，比如消毒用品、敷料和护肤等产品。

（1）祛胶剂。

（2）洁肤剂。

（3）消毒剂。

（4）覆盖材料：纱布敷料、薄膜敷料、水胶体敷料、胶布。

（5）密封材料。

（6）护肤剂。

9. 排尿装置　主要指常见的导尿装置和自我辅助的导尿产品。

（1）长期留置导管：男性留置导尿管、女性留置导尿管、小儿留置导尿管。

（2）间歇性导尿管：男性间歇性导尿管、女性间歇性导尿管、小儿间歇性导尿管。

（3）阴茎尿套：成人用阴茎尿套、小儿用阴茎尿套。

（4）尿引流器：男性导尿斜管、女性导尿斜管。

（5）女用穿戴式软尿壶：普通女用尿壶、带盖女用尿壶、带刻度女用尿壶。

（6）自我导尿辅助器具：导管插入和冲洗的镜子、唇扳开器、膝打开垫。

（7）男用穿戴式软尿壶：普通男用尿壶、带盖男用尿壶、带刻度男用尿壶。

10. 尿便收集器 主要针对那些极需要辅助如厕的患者，用于排泄物的收集和贮存。

（1）封口贮尿袋：穿着式柔性封口集尿器、与导尿管一同使用的袋子。

（2）开口贮尿袋：穿着式柔性开口集尿器、与导尿管一同使用的袋子。

（3）非穿戴式尿壶和贮尿瓶。

（4）集尿器悬吊架和固定装置：集尿器吊带、集尿器紧固带。

（5）尿收集系统：尿袋、尿套、导尿管、排尿管。

（6）粪便收集器：一次性粪便收集袋、可冲洗粪便收集袋。

11. 二便吸收辅助器具 针对那些因某种原因卧床不起的患者，根据其当下特点，选用相应辅助吸收二便的康复辅助器具。主要包括儿童用和成人用两种。

（1）儿童用一次性失禁用品：儿童一次性尿布、尿不湿。

（2）儿童可洗失禁用品。

（3）成人性一次性衬垫：纸质尿衬垫。

（4）成人一次性尿布：成人一次性尿布、成人尿不湿。

（5）成人一次性防护内衣：成人一次性布内衣、成人一次性纸内衣、成人尿布内裤。

（6）男性一次性失禁用品：阴茎集尿器。

（7）无防水材料的一次性成人失禁品。

（8）成人一次性大便失禁产品。

（9）可洗的成人失禁裤。

（10）尿便吸收贴身用品固定辅助器具。

（11）非贴身一次性尿便吸收用品：一次性尿不湿、一次性卫生垫、一次性床单、一次性床罩。

（12）非贴身可洗尿便吸收用品：卫生垫、床单、床罩。

12. 防止大小便不自主流出的辅助器具 因某些原因需要延迟二便的排泄时机而配适的康复辅助器具。

（1）阻尿器：尿壶控制插闩、尿道插塞、阴道阀、阴茎夹、可膨胀的夹紧导尿管的气球。

（2）阻便塞：肛门插闩、肛门插塞。

13. 清洗、盆浴和淋浴辅助器具 针对患者的清洁问题，主要是洗澡，包括洗澡用的辅助产品和部分清洁产品。

（1）盆浴或淋浴椅（有轮和无轮）、浴室坐板、凳子、靠背和座：淋浴椅、沐浴靠背、沐浴扶手、淋浴凳、有轮盆浴椅、无轮盆浴椅。

（2）防滑的浴盆垫、淋浴垫和带子、淋浴器及其元件：浴门、浴帘、淋浴器、调节淋浴头位置的固定元件。

（3）洗浴床、洗浴桌和更换尿布桌。

（4）洗盆：固定式洗盆、便携式洗盆、高度可调节的洗盆支架、高度可调节的洗盆底座和支架。

（5）坐浴盆：固定坐浴盆、便携式坐浴盆。

（6）浴缸。

（7）浴缸架。

（8）用于减少浴缸的长度或深度的辅助器具。

（9）带有把手、手柄和握把的洗澡布、海绵和刷子：带有把手的海绵、带有把手的洗澡刷子、带有把手的洗澡布。

（10）肥皂盒、肥皂架和给皂器。

（11）自我擦干的辅助器具。

（12）漂浮辅助器具。

（13）潜水通气管。

（14）浴缸温度计。

14. 修剪手指甲和脚趾甲的辅助器具

（1）指甲刷。

（2）指甲锉和砂纸板。

（3）指甲剪和指甲刀：带放大镜的指甲剪、带放大镜的指甲刀。

（4）磨茧锉：手动茧皮修剪器。

15. 护发辅助器具

（1）用洗发剂洗头发的辅助器具。

（2）梳子和头发梳。

（3）吹风机。

16. 牙科护理辅助器具

（1）无动力（手动）牙刷。

（2）动力（电动）牙刷。

17. 面部护理和皮肤护理辅助器具　主要包括面部胡须的护理，以及面部皮肤护理用康复辅助器具。

（1）修复刷、剃刀和（电动）剃须刀。

（2）化妆品使用辅助器具。

（3）面部保养用的镜子。

18. 性活动辅助器具　性需求是所有成年人应有的需求，为保证患者的相关需求而设计的康复辅助器具。

（1）性活动仿造性器官：仿造阴茎、仿造阴道、仿造人体。

（2）勃起辅助器具。

（3）性活动用振动器和按摩器具：振动器、按摩器。

（4）性习惯训练和性康复辅助器具。

详见个人生活自理和防护辅助器具分类汇总表（表6-1-1）。

（何建华）

第二节　评估与训练

一、评估

个人生活自理和防护辅助器具的适配需要考虑使用者的功能状况、潜在能力，并结合使用环境进行综合分析。适配前需对使用者的肢体功能障碍程度和使用者的日常生活能力（ADL）进行评估。评估总体分为四部分：

1. 上肢的精细动作检查　使用者的功能主要在手部的手指抓握能力及手的抓握能力。

2. 上下肢肢体动作的控制能力检查　也就是评估粗大肢体的运动控制能力如何。

3. 整体身体姿势保持的能力检查　例如使用者保持站立平衡的能力，保持坐姿的能力及行走的能力等。

4. 使用者的个人生活自理能力评估　采用 Barthel 指数评定（表 6-2-1），这是目前临床应用较广、研究较多的一种 ADL 评定方法。

经过肢体功能评估和日常生活自理能力评估，得出使用者功能障碍的类型及障碍程度，结合康复辅助器具的使用环境、使用姿势、使用目的等，选择适配的康复辅助器具，进行相应的训练。

表 6-2-1　Barthel 指数评定

日常活动项目	独立	部分帮助	需极大帮助	完全不能独立
进食	10	5	0	0
洗澡	5	0	0	0
修饰（洗脸、刷牙、刮脸、梳头）	5	0	0	0
穿衣（包括系鞋带等）	10	5	0	0
小便控制	10	5（偶失控）	0（失控）	0
大便控制	10	5（偶失控）	0（失控）	0
用厕（包括便后清洁及整理衣服）	10	5	5	0
床椅转移	15	10	5	0
平地行走 45m	15	10	5（需轮椅）	0
上下楼梯	10	5	0	0

二、康复训练

1. 适配前的康复训练

（1）上肢肌力训练：增强上肢的残存肌力。

（2）上肢关节活动度训练：指导障碍者进行患侧肢体的主被动关节活动度训练。

（3）坐位平衡及转移训练：为障碍者在坐位稳定的情况下进行个人生活自理活动打下基础。

2. 适配后的康复训练　主要是介绍辅助器具的构成和使用方法，示范辅助器具的使用及佩戴过程，让辅助器具使用者或陪护试戴或操作辅助器具，并讲解注意事项，直至使用者及陪护完全掌握后结束训练。该训练需要使用者、治疗师、康复工程师、使用者陪护共同来完成。

（何建华　胡加玺）

第三节　常见功能障碍的适配

个人生活自理和防护辅助器具主要是帮助使用者完成日常生活中的各种活动，以此来达到提升个人生活质量的目的，因此在针对不同类型、不同年龄、不同障碍程度的使用者适配辅助器具时，主要根据使用者的使用目的不同进行选配。本节将依据《康复辅助器具术语和分类》(GB/T 16432—2016/ISO 9999：2011)，针对使用者不同障碍的实际情况，结合Barthel指数评定中的日常活动项目对个人生活自理和防护辅助器具进行归纳，介绍如何选配常见的、与使用者生活息息相关的个人生活自理和防护辅助器具。

一、进食类辅助器具

因脑部疾病、脊髓疾病、周围神经损伤等原因，使用者的手功能出现无法完成抓握或者抓握无力等情况，导致无法完成独立进食活动，因此需选配以加粗握柄或改变抓握方式等的辅助器具，辅助使用者切割食物或将食物从容器导入口内，如加粗手柄勺(图6-3-1)，便于抓握功能差者握勺进食；弹簧筷子(图6-3-2)，帮助手指功能障碍或握力弱者夹起食物后能帮助筷子弹开；特制餐具(图6-3-3)，为不同程度的功能障碍者使用而设计，手柄分为粗柄式、直接插入式(单手操作)、带搭扣式(双手协作)。

此类辅助器具在《康复辅助器具术语和分类》(GB/T 16432—2016/ISO 9999：2011)中，归类于家务活动和参与家庭生活的辅助产品中的饮食辅助产品支类。

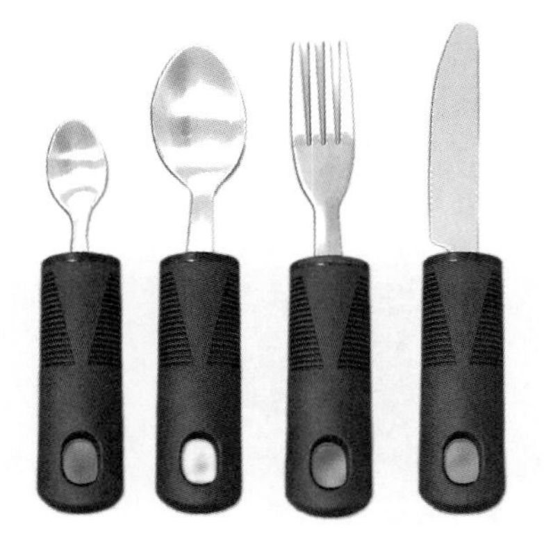

图6-3-1　加粗手柄勺

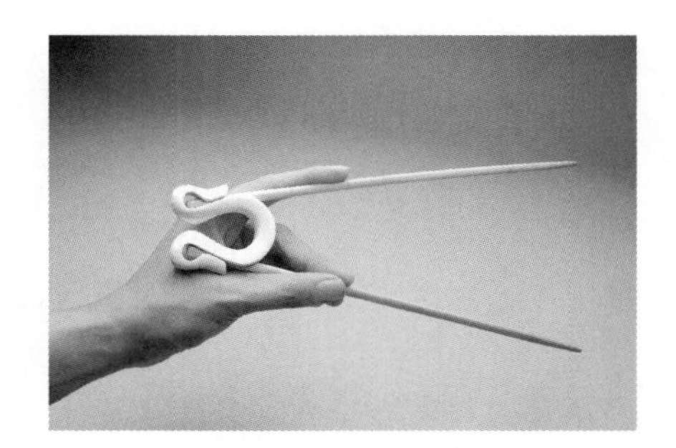

图6-3-2　弹簧筷子

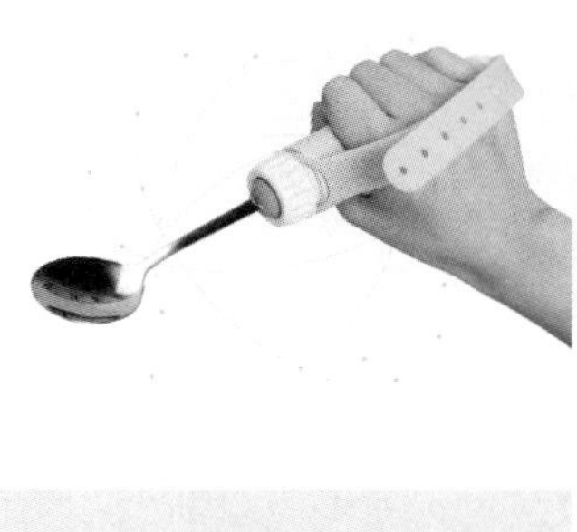

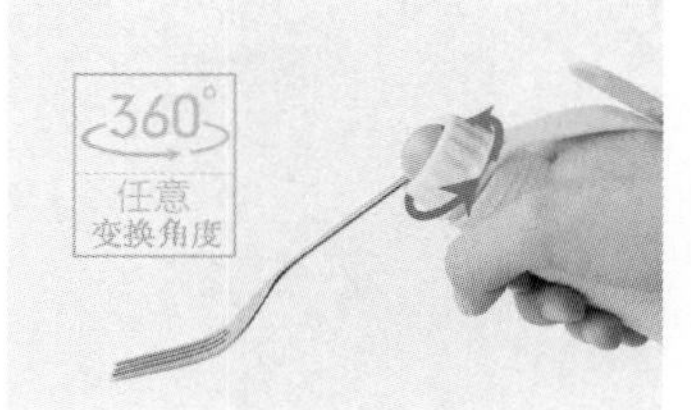

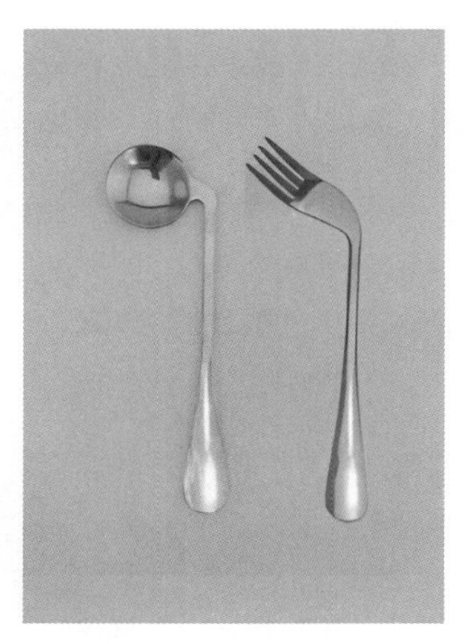

图6-3-3　特制餐具

二、洗澡类辅助器具

因脑部疾病、脊髓疾病、周围神经损伤和肢体外伤等原因，导致使用者无法独立保持坐姿或站姿，无法完成洗澡活动。根据完成洗澡活动时的姿势，按照“站姿、坐姿、卧姿”三种情况进行归纳介绍。

1. 站姿　主要是浴室防滑垫(图6-3-4)，铺在卫生间地上起防滑作用。

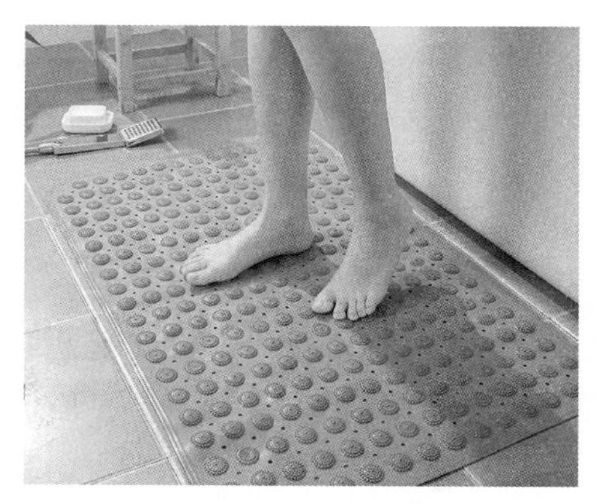

图6-3-4　浴室防滑垫

2. 坐姿

(1)淋浴凳/椅(有轮和无轮)：凳腿高度可调节，用于下肢功能障碍者，辅助坐位洗澡(图6-3-5)。

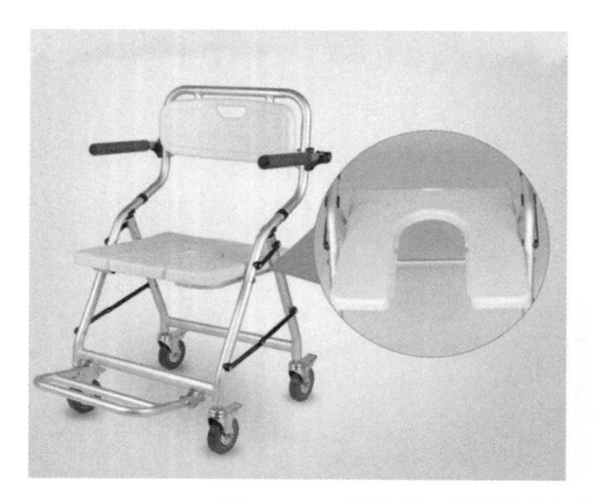

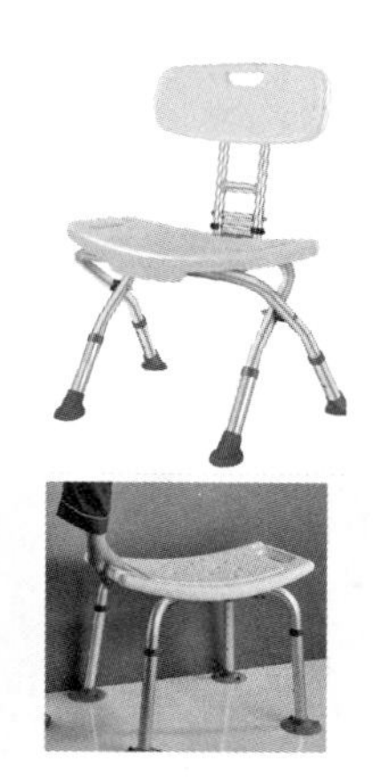

图6-3-5　淋浴凳/淋浴椅(有轮/无轮)

(2)可折叠淋浴椅：固定在墙上，可折叠，适用于卫生间空间较小的家庭(图6-3-6)。

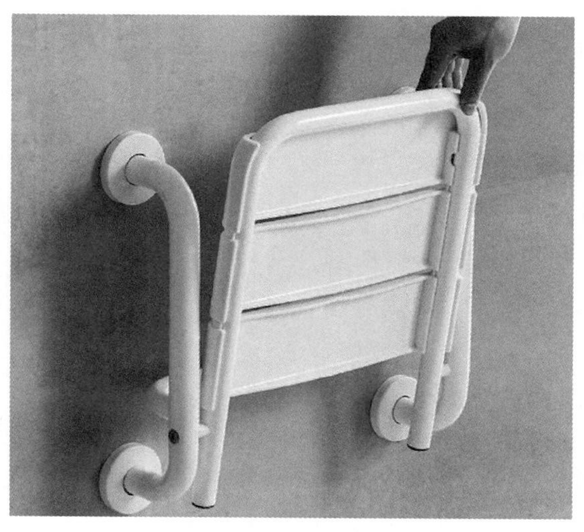

图6-3-6　可折叠淋浴椅

（3）浴缸坐板、浴凳：可用于坐在浴缸或浴盆内进行洗澡活动（图 6-3-7）。

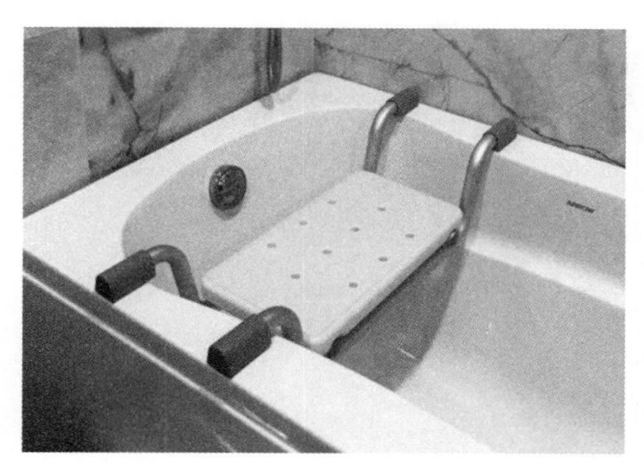

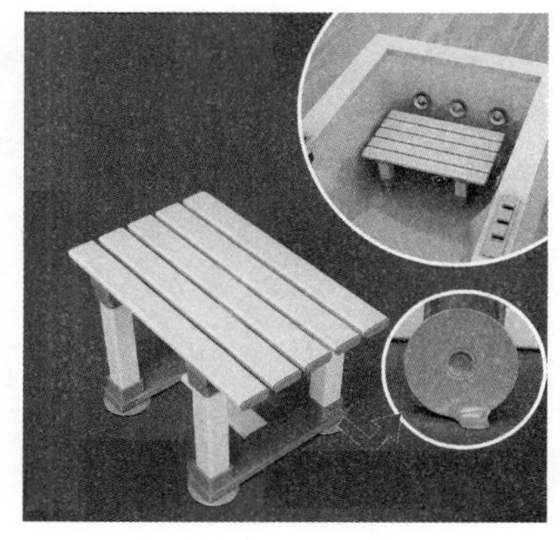

图 6-3-7　浴缸坐板、浴凳

（4）带门浴缸：为行动受限制的使用者而设计的旁开门、易进入且可坐着洗澡的浴缸（图 6-3-8）。使用者在坐姿情况下进行洗澡活动时，可根据使用者手功能障碍程度搭配选用带有把手、手柄或握把的毛巾、海绵和刷子等用于洗或擦身体的器具，辅助擦洗身体，尤其是背部，如长柄洗浴刷（图 6-3-9），可升降手持淋浴器（图 6-3-10），由接头、软管、喷头和可升降架组成，可上下移动淋浴器，为脊髓损伤的移动或平衡功能障碍者使用。

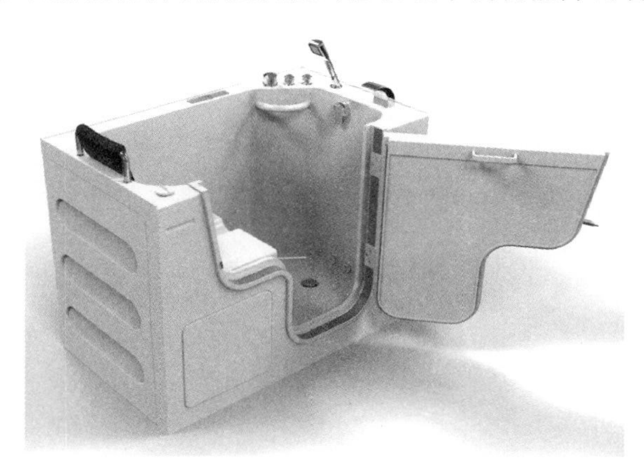

图 6-3-8　带门浴缸

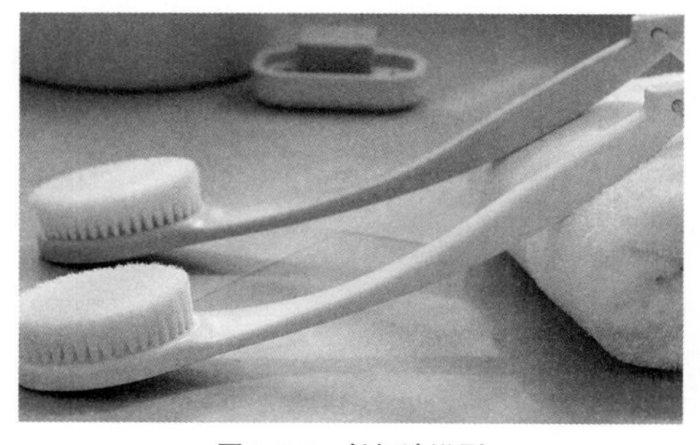

图 6-3-9　长柄洗浴刷

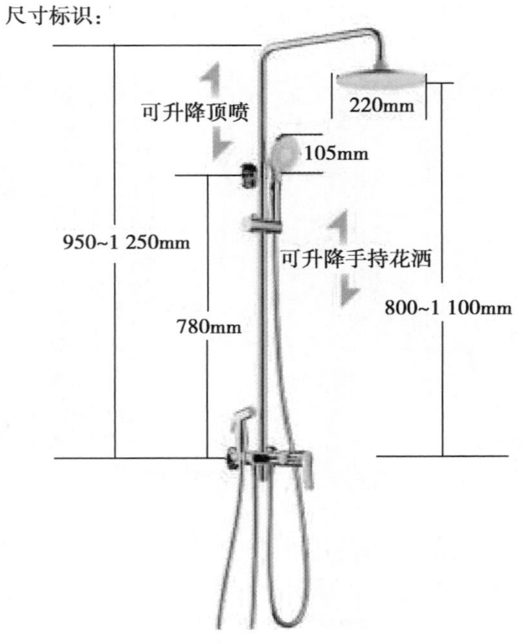

图 6-3-10 可升降手持淋浴器

3. 卧姿 主要有淋浴车（图 6-3-11）或淋浴台，使用者呈被动体位，不能维持坐姿和站姿，由护理者操作升降台面，并帮助完成洗澡活动。

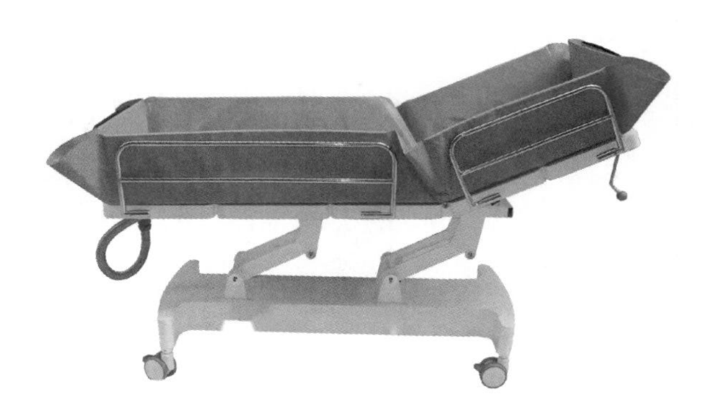

图 6-3-11 淋浴车

三、修饰类辅助器具

修饰包括洗脸、刷牙、剃须、梳头等日常活动项目。根据使用目的可选配。

1. 可升降洗脸盆 适合于儿童、成人、轮椅车乘坐者使用的、高度可调节的洗盆（图 6-3-12）。

2. 易握非电动牙刷 / 电动牙刷 为手指抓握、手腕灵活性受限人士设计（图 6-3-13）。

3. 易握（电动）剃须刀。

4. 长柄梳 适用于抬手困难或够不到后脑，甚至仅能把手举到胸部的人士梳理头发（图 6-3-14）。

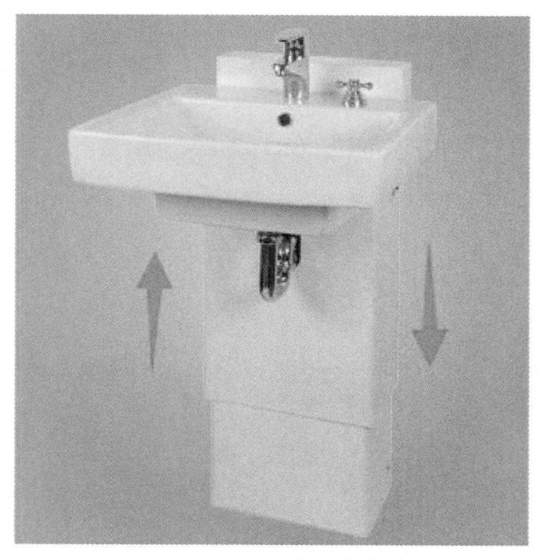

图 6-3-12　可升降洗脸盆

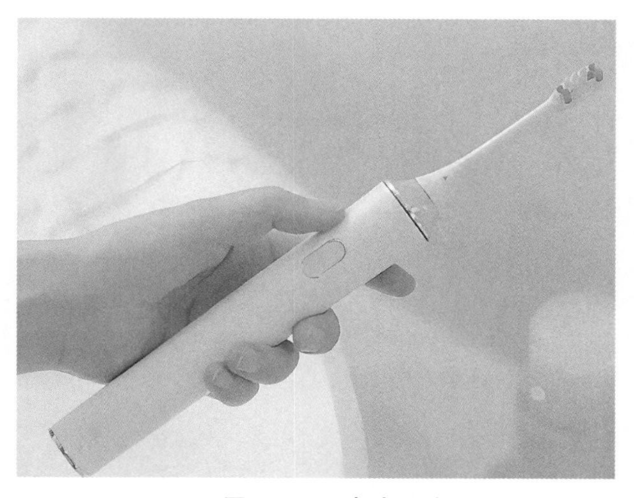

图 6-3-13　电动牙刷

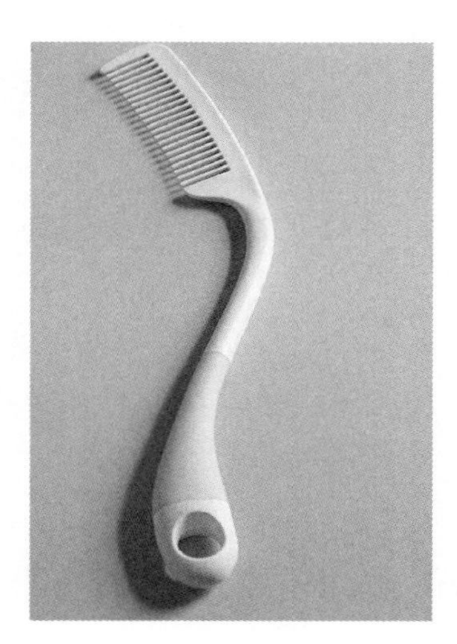

图 6-3-14　长柄梳

四、穿衣类辅助器具

1. 上肢功能障碍的使用者，可使用前开式、有大扣子的宽松外衣或粘贴式（图 6-3-15）的衣服，也可使用穿衣棍（图 6-3-16）、扣扣器及有改良套环的拉链（图 6-3-17）。

2. 手指精细动作协调功能差的使用者，可使用钮扣辅助器具方便快速地扣上钮扣，无须过多的精细动作。拉链套环（图 6-3-17）是在拉链尾端加上大的圆形套环，方便使用者用手指勾取开阖拉链，也可以外加一段缎带，方便使用者拉拉链。

3. 无法弯腰的年长者或有平衡功能障碍的使用者，容易在穿衣时发生跌倒等意外，除了坐在有扶手的椅子上并预留较多时间穿衣外，可选择长柄鞋拔、穿袜器、不用绑鞋带的鞋子、宽松款式的袜子，方便使用者完成穿脱鞋袜活动。

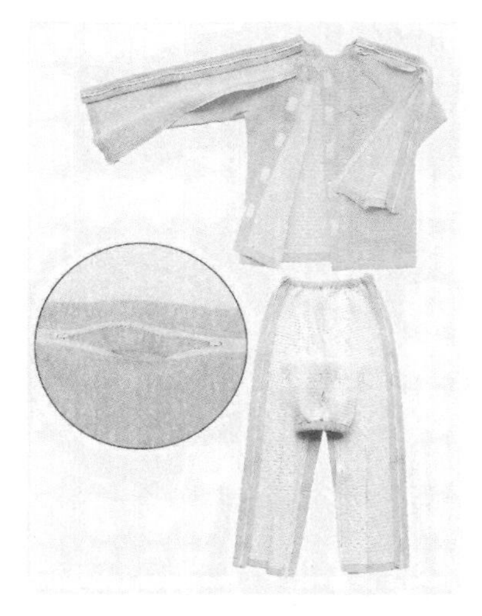

图 6-3-15　粘贴式衣服

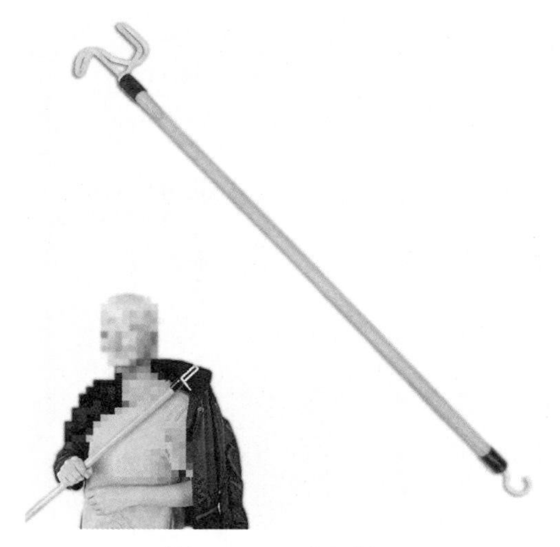

图 6-3-16　穿衣棍

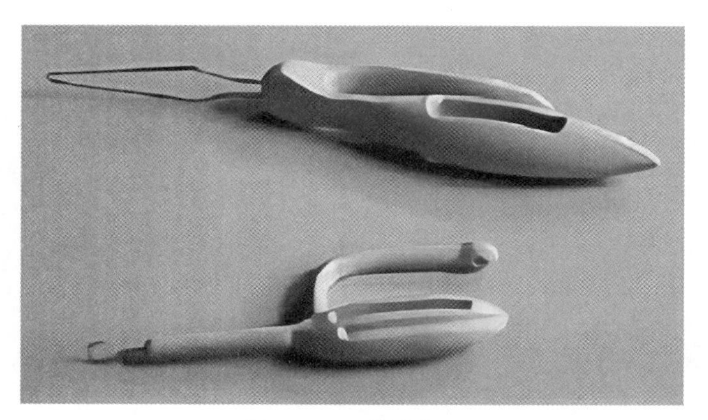

图 6-3-17　拉链套环

五、大小便控制类辅助器具

脑瘫、脑卒中合并认知功能障碍者、截瘫、患有老年痴呆症者，常因失能、失智导致大小便失禁，需根据实际情况选用排尿装置，以及收集、吸收尿便的辅助产品。

1. 排尿装置　长期留置导尿管或间歇性导尿管，多用于截瘫导致尿潴留人士。

2. 收集尿便的辅助产品　大小便失禁的使用者除可选用常见的贮尿袋、尿壶外，全自动排泄护理床（图 6-3-18）也是一款不错的辅助产品，它利用传感器对使用者的排便、排尿进行自动感知，随即以温水边清洗边引导，同时用热风实施干燥，使使用者一直处于舒适状态，减轻护理者的负担及不适感。

3. 吸收尿便的辅助产品　用于吸收膀胱排出的尿液和从直肠排出的粪便的器具，分为一次性失禁用品、可洗失禁用品，日常生活中多选用一次性失禁用品，如尿不湿（儿童、成人）、一次性床垫等。

六、如厕类辅助器具

1. 接受人工髋关节置换或下肢髋关节角度受限的使用者，蹲坐较不容易，而加高的坐便器座(图 6-3-19)可使使用者不需要过度弯曲膝盖就能够轻松起身。

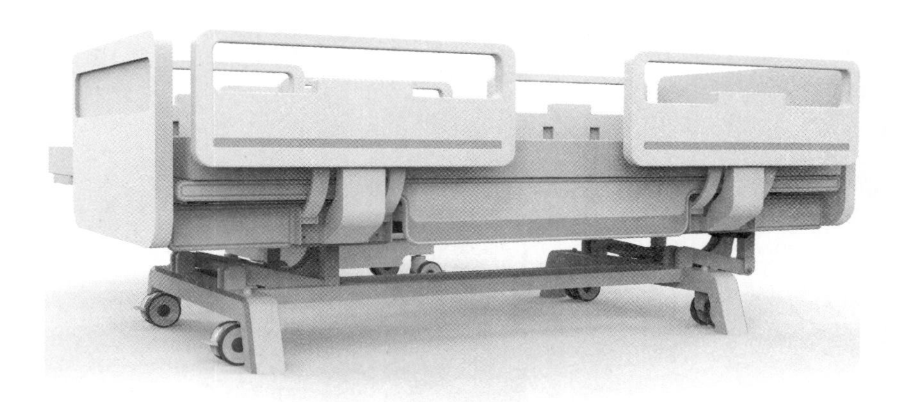

图 6-3-18 全自动排泄护理床

2. 行动不便、脑卒中、年长或平衡功能不佳的使用者,难以进入浴厕或来不及进入,可选择起居室放置坐便椅(图 6-3-20);如厕时马桶旁的扶手(图 6-3-21)可为身体移动提供必要的支撑,维持姿势平衡;内置帮助起身、坐下的升降机构的坐便器能帮助使用者从坐到站时,给予臀部离座的力量,能够省力又快速地起身。

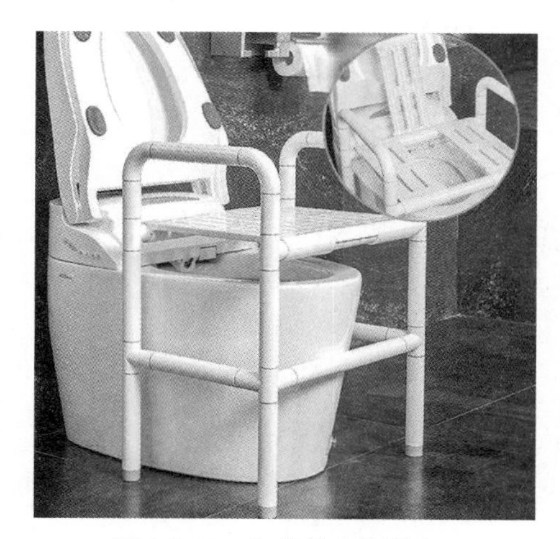

图 6-3-19 加高的坐便器座

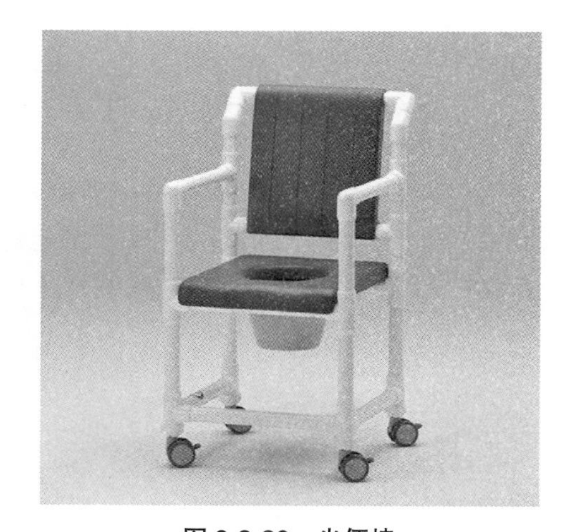

图 6-3-20 坐便椅

3. 手功能或平衡不佳的患者,在如厕后无法擦拭清洁,设置智能马桶(图 6-3-22)可自动清洗与烘干臀部,免除手伸至身后与抓拿不住厕纸的不便。

七、体位维持、转移及其他类辅助器具

1. 严重功能障碍需要长期卧床者,需选配稳定身体的辅助产品和合适的身体防护康复辅助器具,用于帮助维持肢体良肢位,避免关节挛缩或脱位,保护突出部位,防止长时间压迫导致压疮。

(1)维持体位:体位垫(图 6-3-23)、侧卧具(图 6-3-24)、卷式安全带(图 6-3-25)用于合并有认知功能障碍的偏瘫患者,可帮助其改变床上位置,又可以防止其离开床。

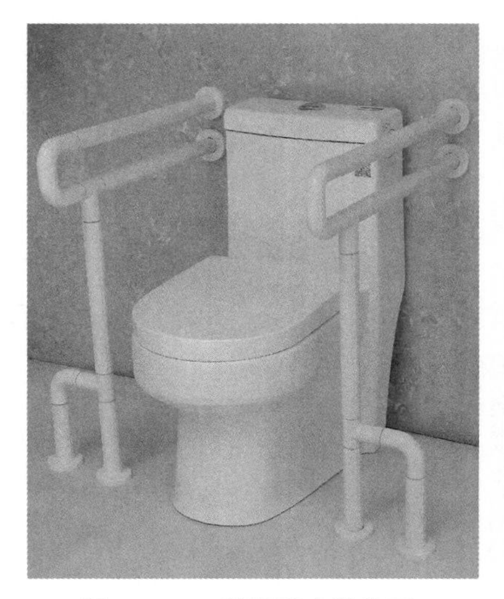

图 6-3-21 马桶旁安装扶手

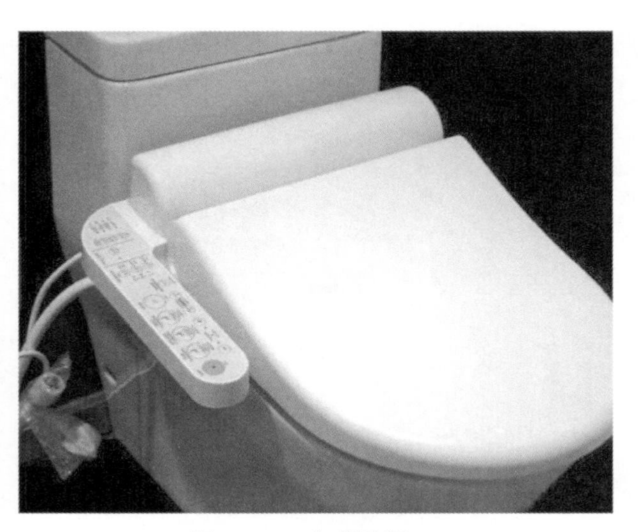

图 6-3-22 智能马桶

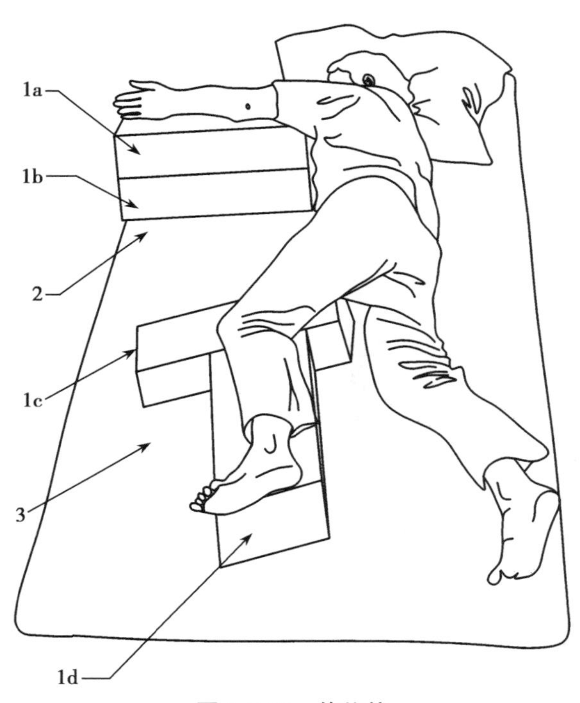

图 6-3-23 体位垫

（2）防压疮：肘护垫、足跟护垫（图 6-3-26）。

2. 坐位情况下，为防止使用者身体从座椅上滑落，可选配座椅安全带或腰带帮助其固定躯干，维持坐姿，外出乘坐轮椅者可选配轮椅限位装置（图 6-3-27）；驱动轮椅时可选配肘防护和护手器，避免手部损伤；悬吊转移系统（图 6-3-28）可帮助转移使用者，减轻护理者的负担。

3. 平衡功能不佳的使用者：如脑瘫儿童、癫痫患者等，行走时佩戴头部防护的辅助产品（图 6-3-29），可用于保护头部，防止摔伤。

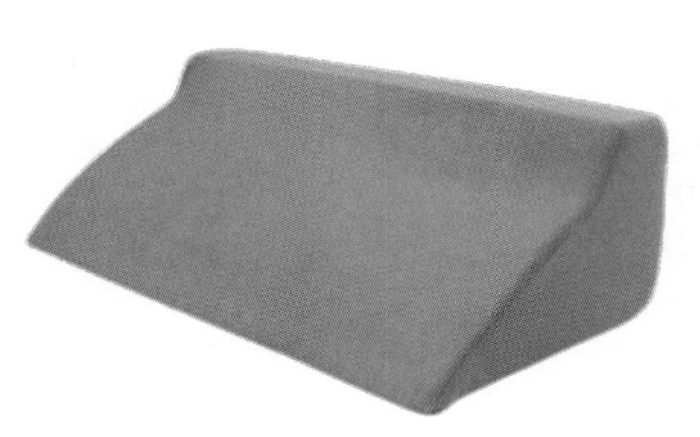

图 6-3-24　侧卧具

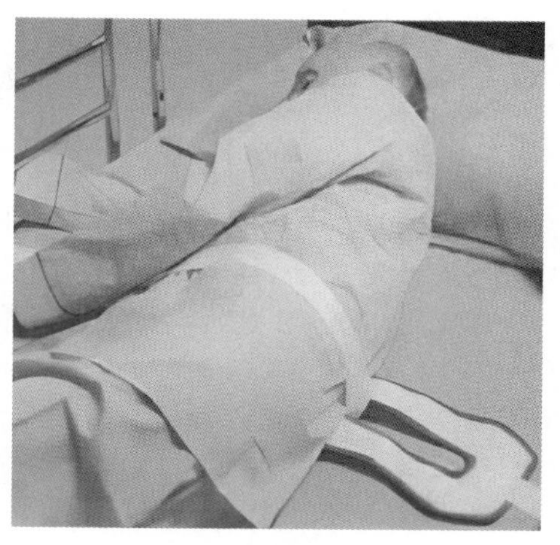

图 6-3-25　卷式安全带

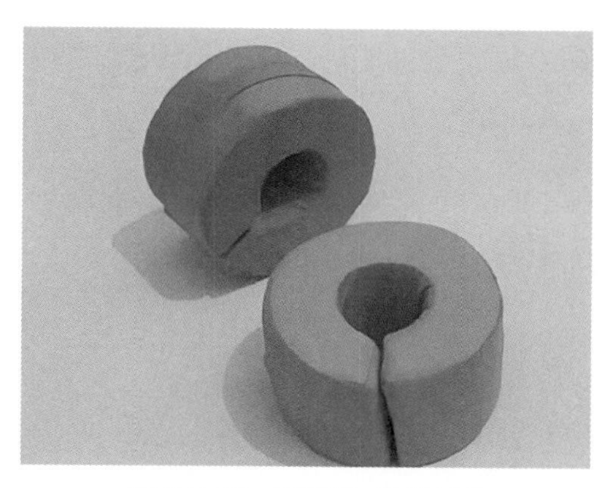

图 6-3-26　肘护垫、足跟护垫

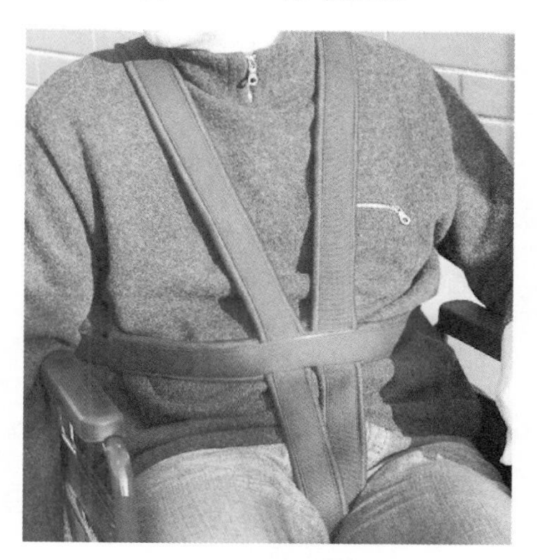

图 6-3-27　轮椅限位装置

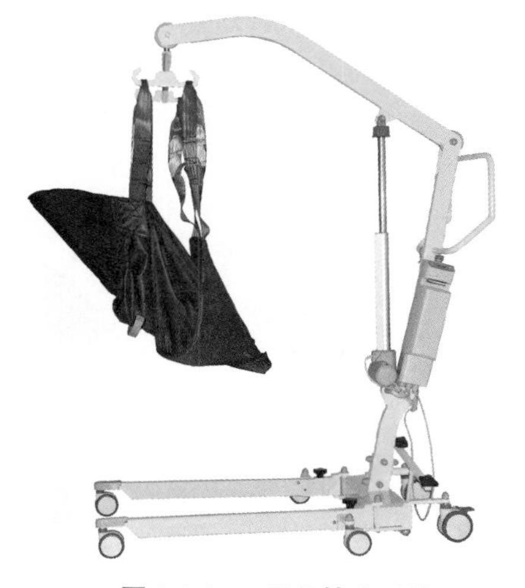

图 6-3-28　悬吊转移系统

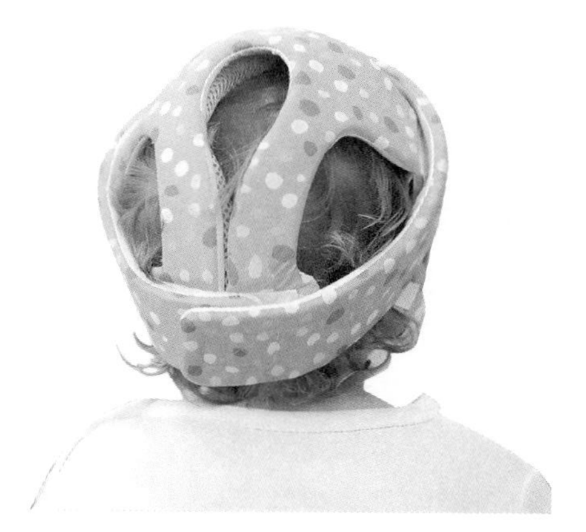

图 6-3-29　头防护

（何建华　胡加玺）

参 考 文 献

[1] 朱图陵．功能障碍者辅助器具基础与应用[M]. 2版．深圳：海天出版社，2019.
[2] 李树春．儿童康复医学[M]. 北京：人民卫生出版社，2006.
[3] 李晓捷．实用小儿脑性瘫痪康复治疗技术[M]. 北京：人民卫生出版社，2009.
[4] 全国残疾人康复工作办公室．社区康复工作上岗培训教材[M]. 北京：华夏出版社，2006.
[5] 中华人民共和国民政部．中国康复辅助器具目录[S]. 北京：2014.
[6] 黎景波，梁玲毓，李奎成．康复辅助器具在作业治疗中的应用[J]. 中国康复，2016，31(1)：18-20.
[7] 师昉，王龙，罗椅民．康复工程辅助器具评估与适配服务[C]// 第8届北京国际康复论坛论文集(下册). 北京:《中国康复理论与实践》编辑部，2013：308-312.
[8] 王玉龙．康复评定[M]. 北京：人民卫生出版社，2000.

第七章 无障碍环境

第一节 概　述

创造无障碍环境需要个体干预和环境干预。其中，个体干预是指针对自身损伤导致的功能障碍，个体可采用康复辅助器具来改善、提高或代偿已有的功能障碍，并发挥潜能，例如对于部分听觉障碍者，可以通过佩戴助听器改善听力，从而参与到社会生活中。环境干预是指针对周围环境的障碍，通常可采用无障碍设施设备及无障碍建筑设计等，实现环境无障碍。随着社会的发展，人们逐渐认识到，功能障碍者需要一个“平等、参与”的环境，必须将个人干预和环境干预相结合。因此创造无障碍环境的实质，就是将康复辅助器具与无障碍环境设计相结合，克服或改造环境的障碍，实现无障碍环境。

一、定义和作用

1. 定义　无障碍环境指的是一个允许所有人自由安全地行动和使用的理想环境，无论年龄、性别或身体状况，任何人都可以没有障碍，尽可能独立且有尊严地使用。联合国大会于 1993 年 12 月在《残疾人机会均等标准规划》提出：为实现残疾人平等参与社会活动，就要使残疾人在任何环境里进行任何活动都没有障碍。

2. 作用　无障碍环境是残疾人走出家门、参与社会生活的基本条件，也是方便老年人、妇女儿童和其他社会成员的重要措施，同时它也直接影响着我国的城市形象与国际形象。加强无障碍环境建设是物质文明和精神文明的集中体现，是社会进步的重要标志，对提高人的素质，培养全民公共道德意识，推动精神文明建设等也具有重要的社会意义。

二、分类

国际功能、残疾和健康分类（ICF）认为，“环境因素构成了人们生活和影响人们生活的物质、社会和态度环境”，即环境由物质环境、社会环境和态度环境构成。物质环境是一切生命的基础，物质环境又分为自然环境和人造环境两大类。没有物质环境就没有社会环境和态度环境，社会环境和态度环境是群体动物繁衍和发展的需要。

1. 按 ICF 分类　“产品和技术”属于人造环境，并列出生活、行动、交流、教育、就业、文体和宗教七个活动环境及居家和公共建筑环境九类人造环境，这九类人造环境并不在同一层次。从属性来看，可以分为三个层次：第一层次是人类基本活动环境，即生活环境、行动环境和交流环境；第二层次是人类技能活动环境，即教育环境、就业环境；第三层次是人类社会活动环境，即文体环境、宗教环境、居家环境、公共环境（图 7-1-1）。

2. 按技能及社会活动环境分类　因为按照 ICF 的九大分类，在实际操作时会带来一定的细化复杂性，所以在日常无障碍工作中，将基础活动环境即“生活环境、行动环境、交流环境”放入技能或社会活动环境中一起说明，即教育环境、就业环境、居家环境、公共环境。

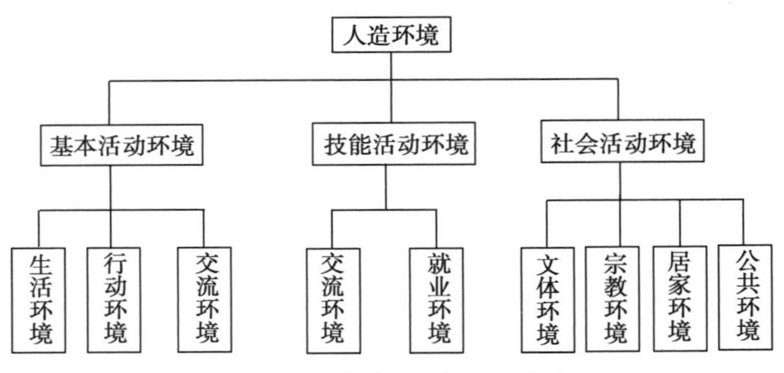

图 7-1-1　人造环境的三个层次

三、环境无障碍服务

1. 服务团队　在整个环境无障碍服务内容中涉及医疗康复、康复工程、建筑工程等，因此环境无障碍服务团队除了所有康复医生、治疗师、辅助器具工程师等服务团队成员以外，还应包含很重要的建筑设计师、建筑施工人员、家居产品公司等。在整个团队中，通过 Team 组的形式由康复治疗师、辅助器具工程师、建筑设计师等成员一起为功能障碍者建造一个适合的无障碍环境。

2. 服务原则

（1）个人需求原则：个人需求原则就是首先要考虑功能障碍者的需求，并根据需求来设计及确定功能障碍者所需环境。由于个体差异性，并不完全在九大环境中都有障碍。因此当有多个环境需要改造时，应根据个人的需求来排列顺序，如有人需要改造生活环境，有人需要改造居家环境。

（2）康复目标原则：康复目标原则就是要根据康复目标，合理安排环境改造。不同年龄段、不同生活习惯及爱好的功能障碍者的康复目标是不同的，因此需要改造的环境重点也不同，如 6～16 岁青少年段的康复目标是学习，则要重点改造教育环境，使其能够正常学习。对于 60 岁以上的老年人和各年龄段的重度功能障碍者来说，康复目标是生活自理，则需重点改造生活环境及居家环境。

（3）障碍类型原则：障碍类型原则就是根据障碍类型和潜能进行环境改造及设计。对于视力残疾人、言语残疾人和听力残疾人来说，要改造交流环境，包括改造教育环境和就业环境中的交流障碍。而对肢体残疾人要改造的环境很多，需要排序和选择，才能合理使用资源。

（黄　河）

第二节　居家环境无障碍

一、概述

1. 定义　居家环境是从事家务活动的环境，包括居家活动环境和居家建筑环境两方面。前者是动态环境，后者是静态环境。

居家活动环境是指家庭生活的环境，参照 ICF 家庭生活类目（d620～d650）分为三大部分：获得必需品、家庭任务、照顾居室物品和帮助别人，共6类26项居家活动。因此居家活动脱离不了人类的三大基本活动（生活、行动、交流）。所以在居家环境中也需要一并考虑到生活环境、行动环境、交流环境。

居家建筑环境，参照ICF“环境因素”的私人建筑物的设计、施工及建造的产品和技术（e15），内容有3项：①私人建筑物的出入口设施；②建筑物内的设施；③私人建筑物为指示道路、行进路线和目的地而建造的标识。

实际上，我们在进行居家活动环境评定时，需要把经常的外出活动连成“活动线”来综合评定，如市场购物、医院看病、去学校、外出就餐等。而这些居家活动的范围都超出了居家住宅，属于公共环境。这些“活动线”上的障碍，包括到达目的地的行动障碍和目的地的公共建筑环境障碍。因此，无障碍环境无法完全剥离开居家环境和公共环境。本节居家建筑环境仅表述居家内部环境，出入口及行进路线等外部环境在第四节中表述。

2. 评估原则　居家环境进行无障碍设计及改造时，要考虑功能障碍者自身的能力、经济状况和环境空间等，并把握可及性、安全性、舒适度，要以提升独立生活功能与避免二度伤害等原则来综合考虑。居家环境改造时，优先调整功能障碍者的生活方式；其次是沿着功能障碍者的活动线，进行家具位置的调整，通过移动家具，扩大功能障碍者行动的空间，方便移动；再次是康复辅助器具的协助，在保证安全有效的情况下，选择合适的康复辅助器具来解决问题；最后才是建筑物环境改造，由于建筑改造涉及建筑设计、施工等复杂事项，放在最后选项。

3. 居家无障碍服务流程

（1）向功能障碍者户籍所在地咨询当地居家无障碍服务项目及内容。

（2）评估功能障碍者的功能障碍程度和个人活动需求、环境障碍情况。

（3）根据当地服务项目及内容，结合功能障碍者的个人情况，与功能障碍者沟通，做出无障碍改造评估方案。

（4）按照评估方案，转介服务机构进行无障碍服务。

4. 身体功能与居家活动关系　对任何一类功能障碍者，为创造一个舒适、便利、安全及无障碍的居家环境，在户型布局、地面要求、灯光照明，以及安全方面的考虑很多是一致的。但由各种疾病或意外而导致的身体、感官及生理功能发生的变化，进而引起不同类别的障碍，使他们在日常居家活动、行动、交流中的障碍及不便情况各不相同，分析见表7-2-1。

表7-2-1　身体功能障碍对居家活动的影响

身体机能		障碍程度	对居家活动的影响
视力障碍	看	看不清 光线适应能力变差 看不见	眩光或畏光 对比不明显的物品无法分辨 明暗适应差 无法识别标签
听力障碍	听	听力下降	听不到铃声 难以与他人进行交流
肢体障碍	握	手指精细动作差 抓握能力弱	难以操作小件按钮 难以拧开门锁、水龙头开关
	坐	坐位平衡变差	无法独立坐立或无法长时间坐立

续表

身体机能		障碍程度	对居家活动的影响
肢体障碍	走	站立平衡变差 腿部力量变弱	难以行走 容易摔倒
	起	起身困难 起立需要时间	坐下起身困难 坐具转移困难
智力障碍 精神障碍	记忆能力 思考能力 认知能力	忘记事物 认知能力变差 情绪不受控制	不惧怕危险，容易造成伤害

因此，功能障碍者居家环境评估中，在完成通用一致性评估后，再根据功能障碍者不同的障碍类别，以及障碍程度及需求，有针对性地再进行专项评估。本节根据居家无障碍环境需求的最大共同性，按照“通用需求”“视力障碍”“听力障碍”“肢体障碍”“智力精神障碍”五块来进行描述。

二、通用设计

（一）户型布局

1. 门厅

（1）避免开口多的门厅：开口多的入户门厅往往汇聚了多条交叉动线（动线指人在室内室外移动的点，连起来就成为动线），无法形成稳定的空间，不利于顺畅通行（图 7-2-1）。

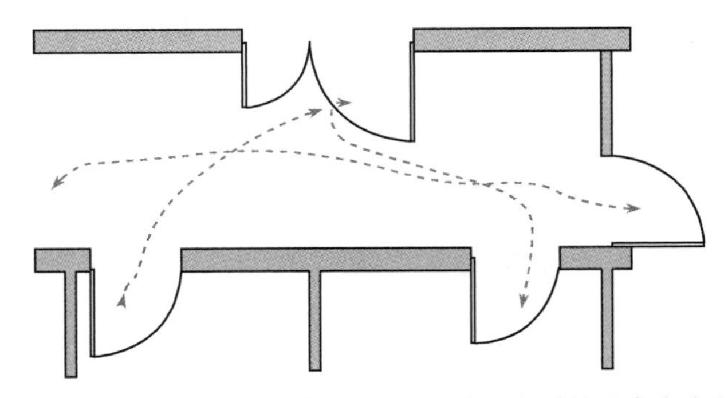

图 7-2-1 开口过多的入户门厅汇聚多条交叉动线易发生冲突

（2）保证视线的通达：入户门厅应尽量开敞或利用镜面拓展视野。入户应尽量与客厅等公共空间保持通畅的视线联系，便于在客厅活动的人可以随时了解户门是否关好，是否有人从门外进来等，在家人进门时也可以互相打招呼，所以入户门厅宜选择低柜类家具，高度上不遮挡视线，并可以让部分光线透过，使入户更加明亮。如果无法保证入户与起居空间视线的直通，可以通过镜子的反射作用来观察门口的情况。

2. 起居室

（1）位置：起居室宜在住宅中部，作为生活起居的中心。应通过起居室组织起住宅套内的各个空间，使人从起居室到达其他各个空间都比较近便，减少通行距离，方便家居活动。

（2）空间：起居室宜为“袋形”空间。起居室不宜成为通过式、穿行式空间（图 7-2-2），避免人的通行和其他活动相互干扰，应将套内主要动线组织在起居室的一侧，使沙发坐席区和看电视区形成一个安定的“袋形”空间。

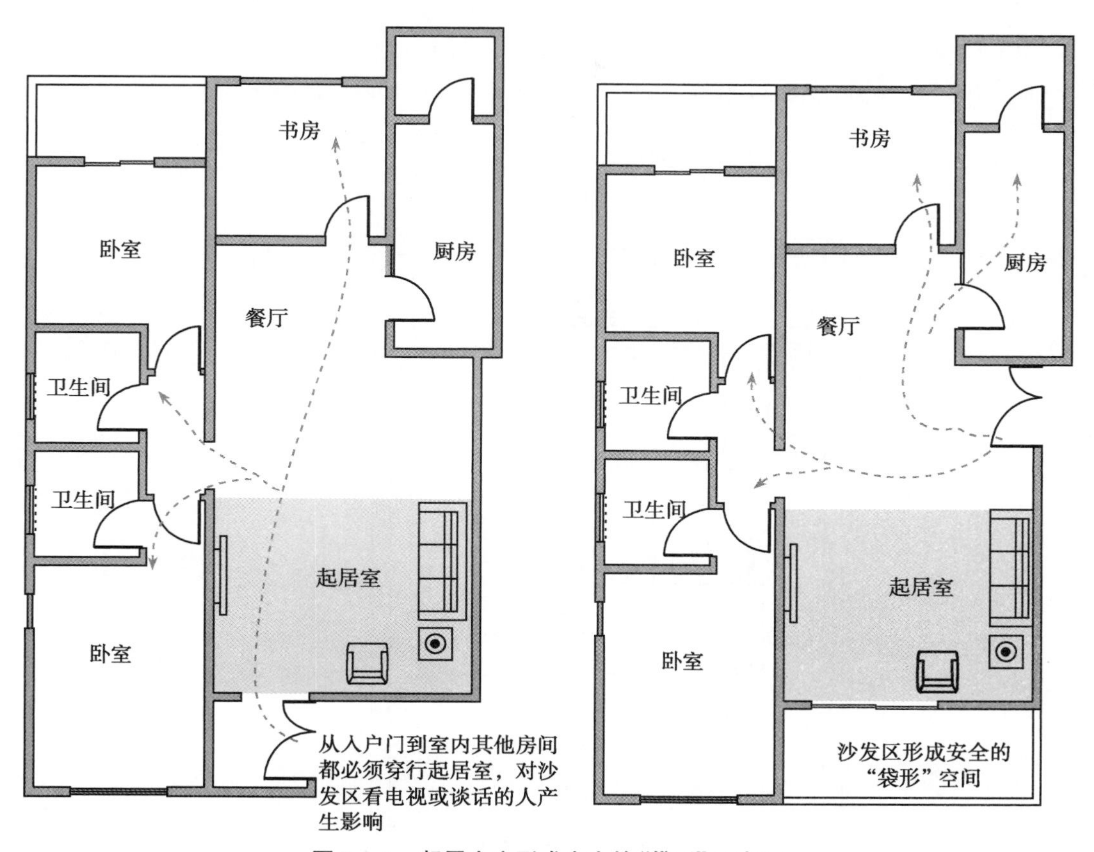

图 7-2-2　起居室宜形成安定的“袋形”示意图

3. 餐厅

（1）位置：餐厅应与厨房邻近设置，上菜、取放餐具等活动更为便捷，避免人持餐具长距离行走。餐厅到厨房的动线上不宜穿越门厅等其他空间。

（2）视线：保持餐厅与厨房之间有视线联系，便于在餐厅和厨房中活动的人能相互交流，了解对方的状况，及时给予照顾帮助（图 7-2-3）。

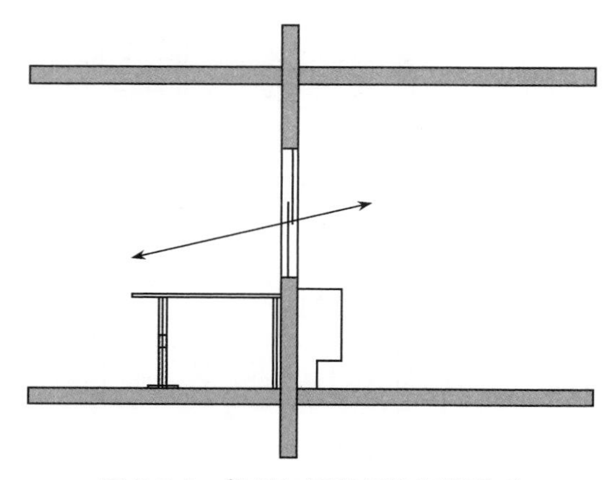

图 7-2-3　餐厅与厨房保持视线联系

（3）空间：就餐区可灵活性扩大空间，可将餐厅、起居室连通实现复合利用，将餐厅与起居室连通，通过空间的相互延伸借用，达到既节省面积，又能实现空间复合利用的目的。

（4）环境：应争取良好的采光通风环境，餐厅最好有自然采光和良好的通风换气，有条件时宜直接对外开窗，或通过阳台、厨房等具有大面积窗户的相邻空间间接采光（图 7-2-4）。

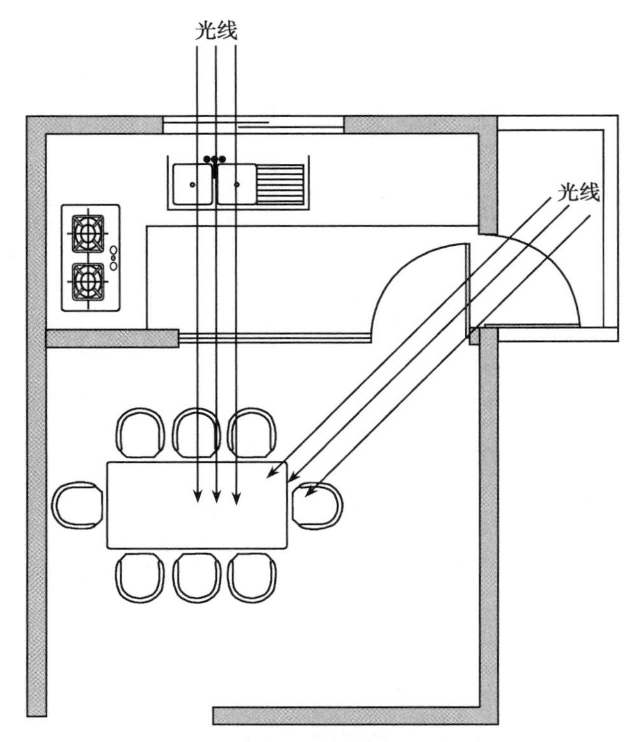

图 7-2-4 餐厅争取自然采光示意图

4. 厨房

（1）应使厨房活动流线短捷顺畅

1）设置合适的烹饪操作流线：按照烹饪操作流程设置常用设备，形成合理的“操作三角形”（图 7-2-5）。

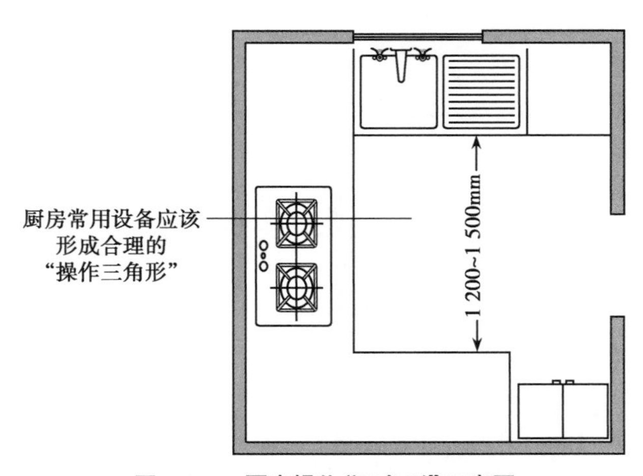

图 7-2-5 厨房操作“三角形”示意图

2）避免主要烹饪动线与通往其他空间的动线相冲突：尽量注意厨房门与小阳台门的位置关系，使两者间的通行动线与主要烹饪区域分开，以避免穿行动线影响厨房的操作活动（图 7-2-6）。

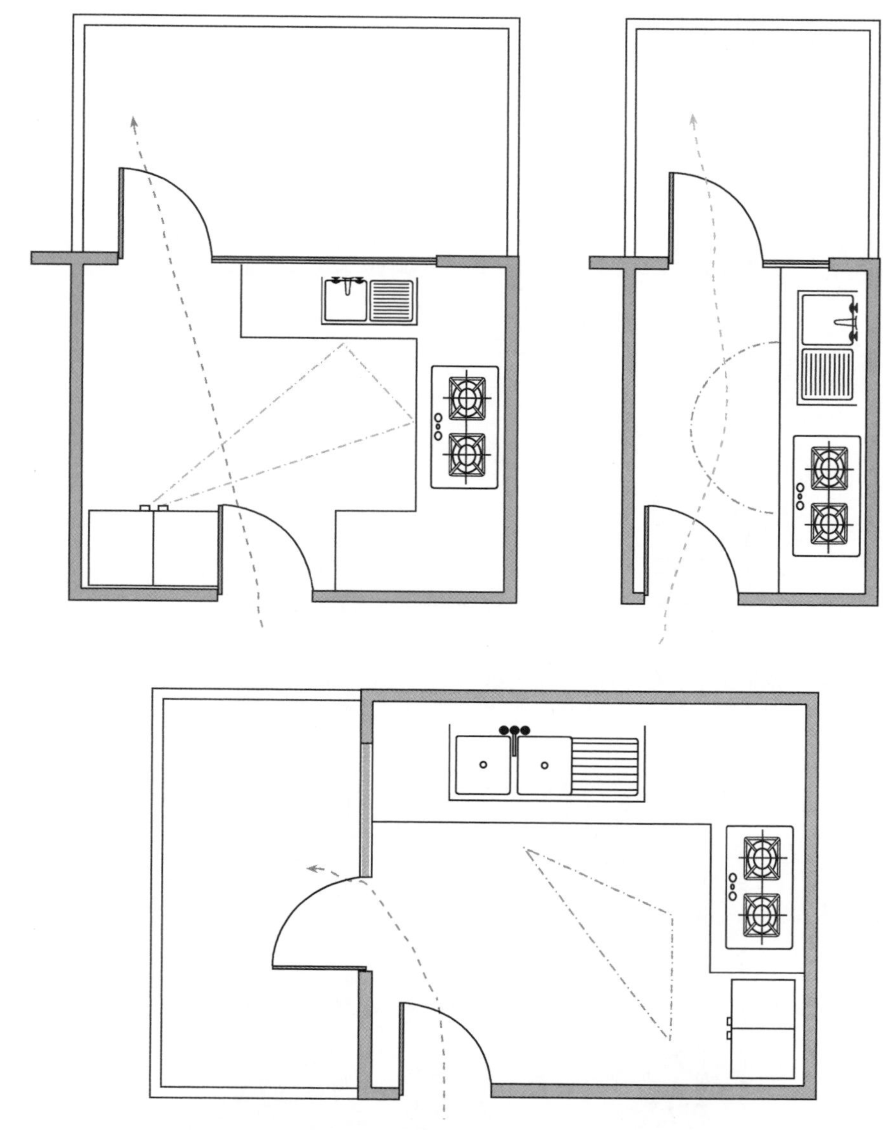

图 7-2-6 厨房门、阳台门的位置与主要烹饪区域分开示例

（2）应形成通达的空间视线：使厨房与室内其他邻近空间视线通达，可在厨房与其他户内空间的隔墙上设置窗洞，门窗在视线高度以上采用透明材质，利于家人间互相照应。

（3）应有合理的操作台布置形式

1）有条件时，操作台宜设置为有转角台面的“L”形或“U”形布置形式，将水槽和煤气炉分别布置在操作台转角的两侧，使功能障碍者在工作时移动较少（图 7-2-7）。

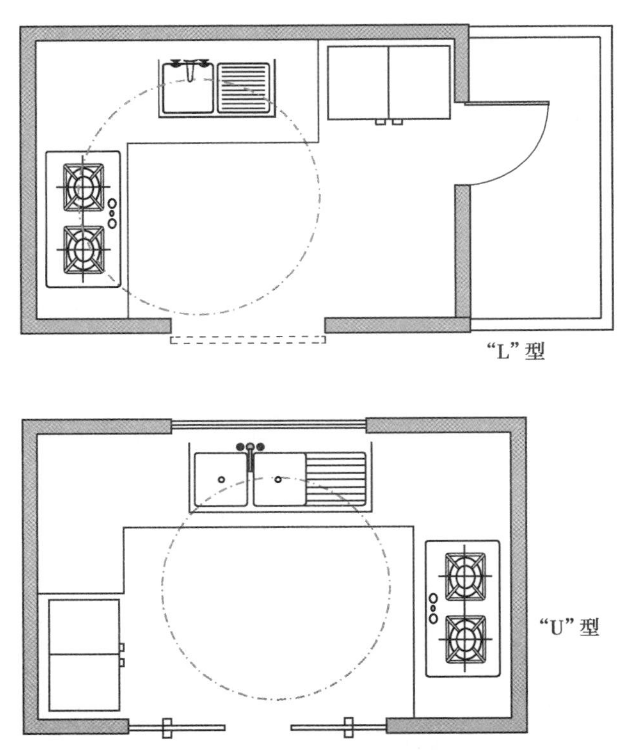

图 7-2-7　"L"形、"U"形操作台布置形式示意图

2）操作台面应长而连续，便于沿台面移动锅具、餐具等，防止端重物或烫物时发生危险（图 7-2-8）。

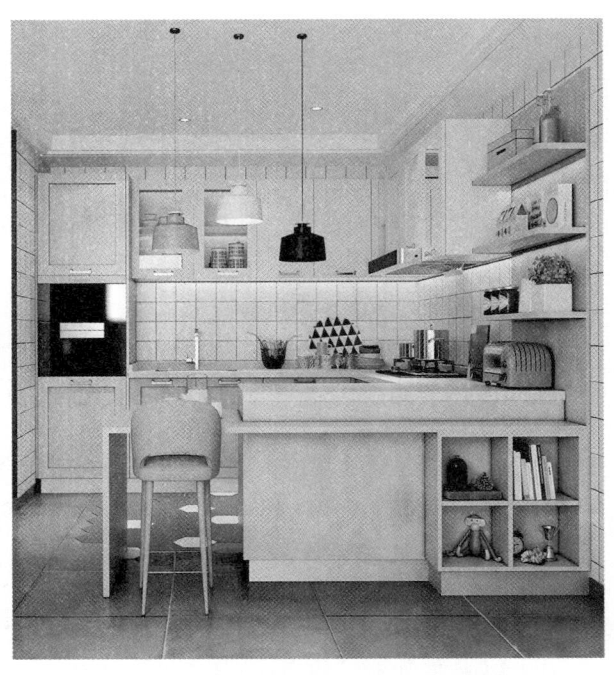

图 7-2-8　长而连续的操作台便于沿台面推移物品

5. 卧室

（1）应与卫生间邻近布置：方便就近使用，避免晚间起夜时穿过其他空间产生不便。

（2）应合理选择朝向：卧室应能获得较好的日照，尽量布置在南向，能够获得充分的日照，有利于卫生、消毒。

（3）应保持与餐厅、客厅等日常活动空间的动线尽量短捷：可通过开设洞口，形成“回游动线”，方便从卧室到达其他空间，当轮椅在居室空间中回转困难时，可通过“回游动线”到达其他空间，省去转圈的需求（图 7-2-9）。

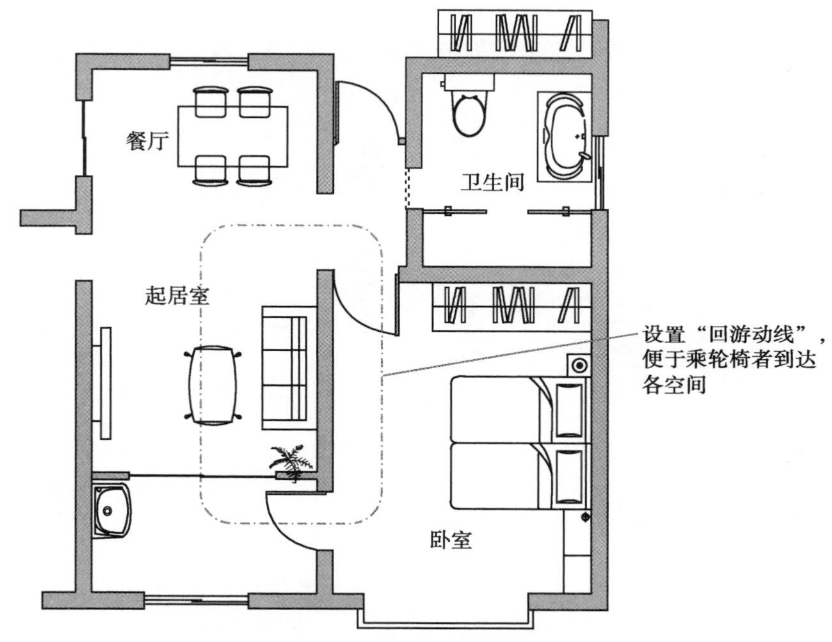

图 7-2-9　卧室与起居室、餐厅邻近，并形成“回游动线”的示例

6. 卫生间

（1）应注意干湿分区：宜将洗浴湿区与坐便器、洗手盆干区分开，避免干区地面被水打湿，通常将湿区设置在卫生间内侧，将干区设置在靠近外侧卫生间门口，避免使用干区时穿行湿区（图 7-2-10）。

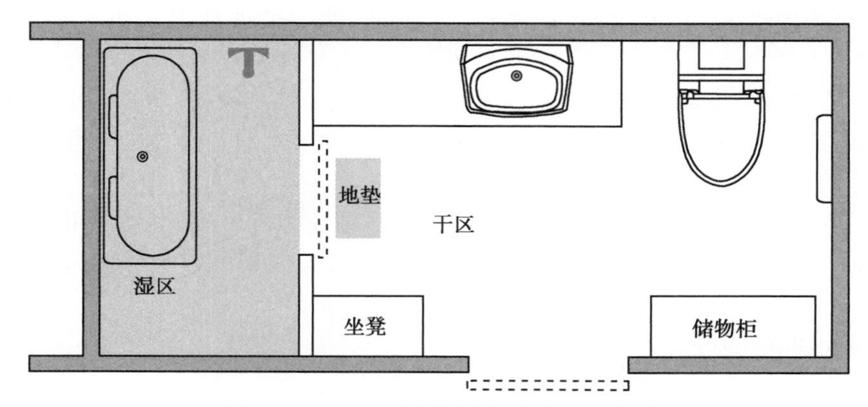

图 7-2-10　卫生间干湿分区的做法示意图

（2）应具备空间改造的条件：卫生间的部分墙体宜采用可拆改的轻质隔墙，便于日后扩大或改造（图 7-2-11）。

（二）地面要求

1. 使地面尽量保持平整，越小的高差越要消除。

（1）门槛高差小于 3mm 时，必须进行抹角处理。

（2）不同材质地面相连接的部分，需保证最终表面平滑相接。

（3）推拉门：使用下轨推拉门时，推拉门下轨的上表面和地表面取平。使用埋入式轨道以消除门槛的高差。最优选择是吊挂式推拉门，地面不会出现门槛和轨道，保证地面的平整性。

（4）厨房、卫生间、阳台等有高差的地方应设置排水沟，使用间隔较小的沟篦子。

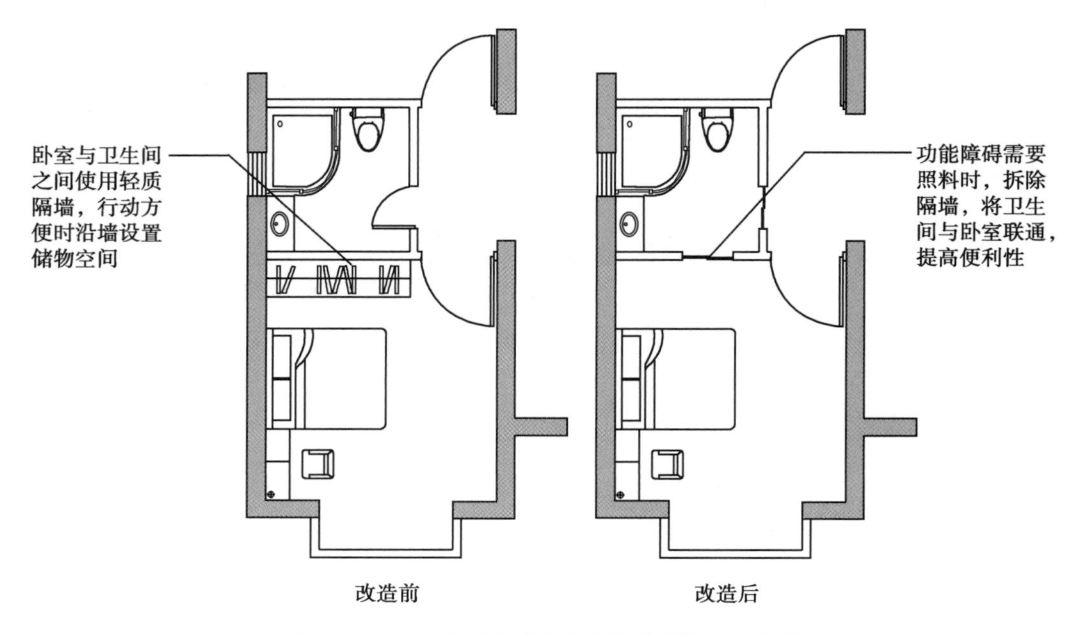

图 7-2-11　卫生间与卧室之间的整体调整示意图

2. 选择合适的地面材料

（1）防滑性能好：地面是否容易滑倒，会因地面上所附着的水和灰尘的状态，以及鞋及行走的状况不同而异，特别是厨房、卫生间，要选择即使有水也不易滑倒的地面材料。

（2）冲击力吸收性能好：因为各类障碍者摔倒的危险性比较高，所以理想的地面材料是能较好地吸收摔倒时冲击力的材料；不仅表面材料，地面下的龙骨等也要考虑吸收冲击力的耐受性能。

（3）不易脏，易维护：将饮食或失禁而造成的污秽作为考虑前提，使用可以简单用水清洁、便于维护的地面材料；使用地毯或软木地板时，考虑使用可以进行局部替换的拼块式地板。

（4）耐久性高：见表 7-2-2。

表 7-2-2　地面材料的特性和使用注意点

地面表面材料	特性和使用注意点
木地板	表面选择防滑材料 注意不要使用让地板变滑的地板蜡
软木地板	不易滑倒，行走感觉好 容易受污，选择容易局部替换的产品
塑料地板 有机玻璃地砖	很多具有较好的耐水性和耐久性，可用在厨卫空间，即使淋湿也不易使人滑倒，但在光脚行走的房间里使用时，需注意行走时的感觉
长卷地毯	使用短毛地毯 注意防火性、防污性、耐磨性
拼块地毯	不易滑倒，行走感和耐磨性好 注意防火性、防污性
瓷砖 / 拼块地砖	有的材料在被水淋湿时变得很滑 为防止绊倒，需要注意砖之间缝隙的宽度和深度
石材 / 人造石材	避免镜面式的表面 注意避免凹凸不平

（三）灯光照明

1. 根据视觉功能考虑的照明设计

（1）选择不直视光源的照明灯具：①强度较高的光源容易造成眩光，会使人感到不愉快；②以一盏灯源来保障房间高照度的做法会增加眩光的发生率。

（2）确保更高的照度：①不是由一盏灯来保障照度，而是多个照明灯具并用的全方位照明；②相同照度下，低色温（偏红色光源）的灯光感觉更明亮（表 7-2-3）。

表 7-2-3　照明灯具和显色性

	小型氪气灯泡	三基色荧光灯 日光灯颜色	三基色荧光灯 白炽灯颜色	普通白色 荧光灯
色温	2 750K	5 000K	3 000K	4 200K
平均显色指数	100	88	88	61

注：①色温，将光色数量化。色温越接近红色数值越低，越接近青色数值越高。②平均显色指数：表示与使用标准光源照明时所见颜色的接近程度。越接近 100 显色性越好。

（3）消除极端明暗差别：①不适宜使用明暗差别强烈的照明；②特别是地面，强烈的明暗对比是误认有高差的原因。

（4）创造感觉宽敞、明亮的光环境：①避免一室一灯配置，屋顶、墙壁设置环绕柔和的灯光，使空间感觉宽敞；②考虑屋顶、墙壁、地面的光线均匀，非常重要的是设置空间整体的明亮感。

（5）可调节亮度：①根据不同情况可进行亮度的选择和调节；②即使在夜间，间隔亮灯的做法不如调低所有灯具的亮度。

2. 从生活场景考虑照明设计

（1）设计夜间模式的灯光：夜间使用卫生间时，不应让人完全清醒过来，因此应避免高照度、刺眼的光。在卧室、卫生间、走廊应设置低瓦数的脚灯。

（2）营造体内生物钟：特别在早饭时，照度高且接近阳光的光线易使人清醒。夜间使用色温低的灯光，并控制灯光亮度，适于休息。

（3）确保工作时较高的照度：工作时必要的照度可与辅助照明并用，确保高照度的工作环境。

（4）选择易维护的照明灯具：注意减少照明灯具的维护次数，可以选择荧光灯，如果是白炽灯，可同时使用调光器，要考虑灯具的寿命。

（四）安全因素

1. 阳台　开敞阳台防护栏杆或栏板总高度应高于 1 100mm。阳台栏杆应防锈、易擦拭，供撑扶倚靠的横杆部分应选择触感温润的材质，并可以做成扁平的形式，提高扶靠时的舒适度。

2. 落地窗　落地窗应采取防护措施，在落地窗内侧应加设栏杆，防止人误撞窗玻璃。

3. 炊灶设备

（1）确保使用安全：炊灶设备宜远离门窗，避免火焰被风吹灭，还应远离冰箱及燃气表等，避免对冰箱制冷压缩机及燃气表的准确度造成不良影响。

（2）减少火灾隐患：各类功能障碍者对突发火灾的应对能力较弱，应选用更加安全的炊灶设备，以减少火灾隐患。

4. 安装烟雾报警及煤气泄漏报警装置。

（五）其他

1. 卫生间门　当功能障碍者在卫生间内发生意外而倒地时，内开门可能被倒地者挡住，导致无法从外部开启施救。因此卫生间门最好选择：①平开门，向外开启；②调整门上五金装置，可改变门开启方向的平开门；③推拉门。

2. 坐便器安装位置　为了便于在卫生间内安装坐便器扶手、纸盒和紧急呼叫按钮，坐便器距离侧面墙面距离不宜过近或过远，以距离 450mm 左右为宜。紧急呼叫按钮安装于距离坐便器前沿 200 ~ 300mm，距离地面高度 450 ~ 550mm 处（图 7-2-12）。

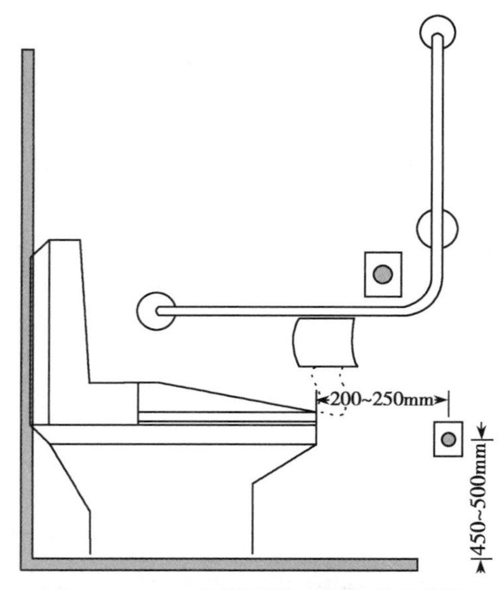

图 7-2-12　坐便器呼叫按钮安装示意图

三、视力障碍

由于眼部疾病或部分脑部、神经系统疾病和年龄增长，而导致视觉障碍者。根据是否尚有残余视力，视力障碍者按照“看不清”和“看不见”两种情况来进行介绍说明。

（一）看不清

对于尚有残余视觉功能的视力障碍者，在居家无障碍环境评估中，根据功能障碍者残存功能性视力及日常居家生活需求，应减少视觉干扰，提供适合的照明灯光设计，加强室内对比度，进行居家家具设置，同时使用补偿或代偿视觉的康复辅助器具相结合的方法。

1. 居家设施

（1）相邻近物体间：尽量选择不同色系颜色，如无法避免，可加深一个物体的边框颜色，起警示或提醒作用（图 7-2-13）。墙面与门框、窗框颜色对比明显，能够帮助功能障碍者发现门、窗的位置，避免碰撞；开关、插头与墙面颜色对比明显，能够帮助功能障碍者发现位置；尽量避免选择与使用白色及透明杯具，根据所饮饮品颜色，选择颜色与饮品颜色对比度较大的杯具，例如避免使用白色杯装白开水，使用透明杯子装热牛奶等。

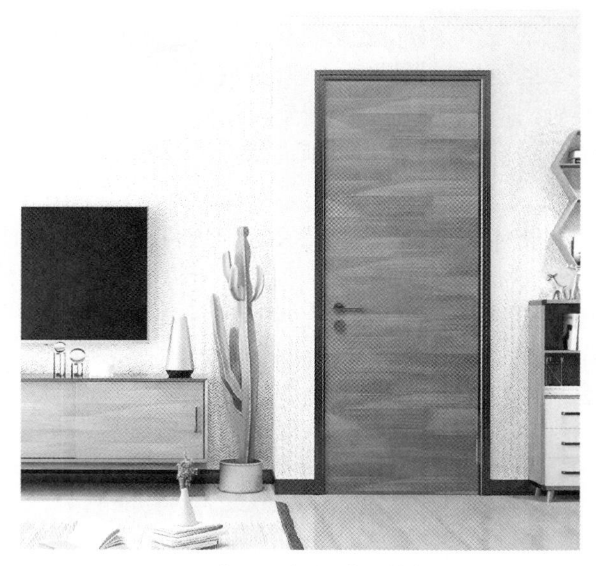

图 7-2-13　加强门框与墙面的颜色对比

（2）相似物体间：加装不同颜色标识进行区别，如电源总控开关（图 7-2-14）、各类家用电器开关、洗发水与沐浴乳、酱油瓶与醋瓶，以及衣物收纳等。

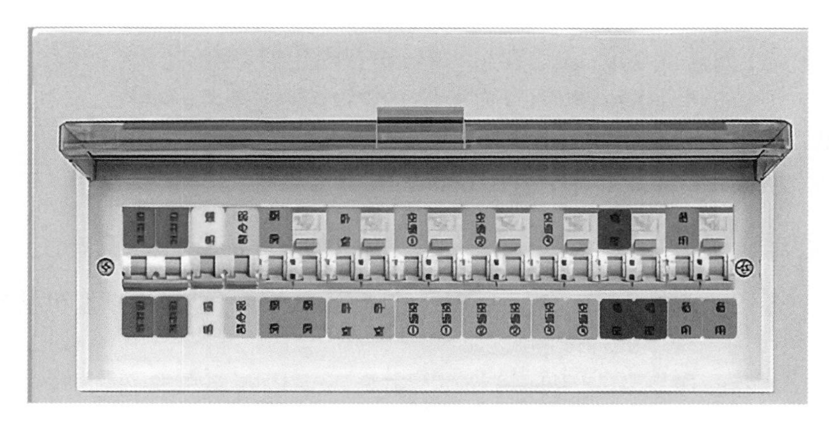

图 7-2-14　电源开关颜色区别

2. 康复辅助器具

（1）文本印刷

1）大字体印刷：如大字日历、大字阅读物、大字备忘本等。

2）放大镜：如光学放大镜、电子助视器。

（2）通讯、资讯：如电脑扩屏软件、大字电话。

（3）改善视觉效果：如滤光镜、阅读槽、签名格等。

（二）看不见

对于完全丧失视觉能力的视力障碍者，在居家无障碍环境评估中，要以听觉或触觉代偿视觉缺失信息，考虑居家家具设置，同时使用代偿视觉康复辅助器具相结合的方法。

1. 居家设施

（1）尽量避免家中出现尖角物体，避免因看不见发生碰撞造成伤害：①墙面转角处，可做圆弧或软包装处理；②桌面尽量做圆角处理，避免碰撞；③衣柜、鞋柜、橱柜等柜子的高柜门应安装自动回关装置，避免因忘记关门撞到功能障碍者头部。

（2）在房间门外侧放置固定地垫，通过地面材质改变，起到信息提示作用，安装指纹锁方便开关门。

（3）外形相似或相同物体间，加装不同凸突标识进行区别：电源总控开关、各类家用电器开关、洗发水与沐浴乳、酱油瓶与醋瓶等。

（4）可使用AI智慧家居，语音控制家中的家电设施。

（5）入户门可使用指纹或面部识别锁，避免使用钥匙及密码锁。

（6）选择大面积单个按键开关及插头，避免误操作。

2. 康复辅助器具

（1）触觉代偿

1）盲杖：盲杖作为功能障碍者手臂的延伸，能帮助功能障碍者在行走过程中了解前方是否有障碍物。

2）点显器：将电脑屏幕文字信息转换为盲文输出，通过触摸阅读盲文了解电脑屏幕上的文字信息。

3）穿针器。

（2）听觉代偿

1）日常家电：如语音电饭锅、语音热水器、语音遥控器等。

2）个人护理：如语音血压计、语音血糖仪、语音体重秤等。

3）通讯、资讯：如电脑读屏软件、语音手机。

4）印刷文本：如含OCR技术软件的设备或APP。

四、听力障碍

因听觉系统中的传音、感音，以及对声音综合分析的各级神经中枢发生器质性或功能性异常，而导致听力出现不同程度的减退。

对听力障碍者的居家无障碍环境评估，主要考虑以视觉代偿弥补听觉缺失信息的方法。

1. 在入户门厅处，设置可视对讲机。对讲机的铃声音量可适当增大，听筒内可设扩音设置，且具有闪光或能随身携带具有振动功能的对讲机（图7-2-15）。

2. 室内烟雾报警装置，加设带有灯光提示的烟雾报警器。

3. 电视机可加设字幕系统，将实时语音信息通过分析程序输出字幕。

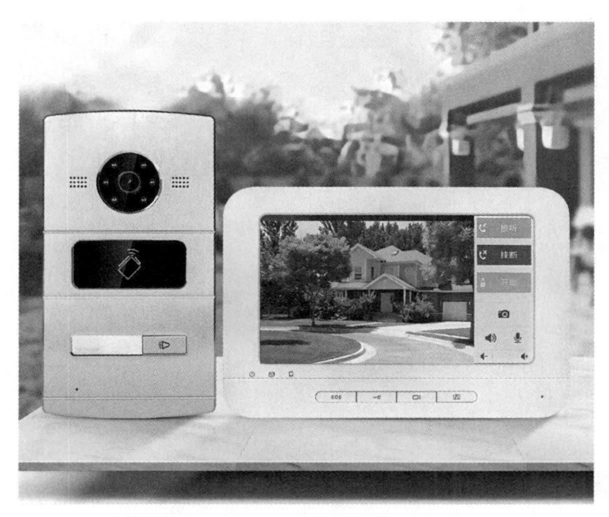

图 7-2-15　可视对讲门铃

4. 震动闹铃。

5. 闪光热水壶。

五、肢体障碍

因脑部疾病、脊髓疾病、周围神经损伤、肢体外伤等原因，使肢体原有的正常功能减弱或者丧失，导致坐稳、行走、起坐、拿取等各种肢体活动不同程度地无法完成。因此，本部分按照肢体障碍者的障碍部位分为“上肢功能障碍者”和“下肢功能障碍者”，其中“下肢功能障碍者”根据障碍者使用的康复辅助器具，分为“轮椅使用者”和“助行器具使用者”两种情况进行归纳介绍。

实际情况中，三种情况可能不能完全分割开来，因此在评估过程中，以一种情况为基本参考，根据功能障碍者的实际情况，参考另外两种情况中符合功能障碍者需求的部分。

肢体障碍者在居家环境中，首先需要考虑行动及生活环境的康复辅助器具，再按照所使用的行动及生活环境康复辅助器具所需的使用空间，来考虑居家空间及设施。

（一）轮椅使用者

此处主要指一切在居家活动中，不具有独立行走能力，必须使用轮椅的所有功能障碍者，包含重度、中度肢体功能障碍者。在进行居家无障碍环境评估时，需要根据功能障碍者所使用的室内移动类器具、所需护理情况和功能障碍者的需求，综合考虑居家设施及康复辅助器具。

1. 居家设施

（1）空间面积及布置

1）行进空间：①门：确保所有的门，在门扇开启后的有效通行净宽不小于 800mm。②走廊、床边等：确保家中所有的通行通道，有效通行宽度不小于 900mm。③转弯处：确保所有需要转弯处具有宽度不小于 900mm，长度不小于 1 400mm 的空间。④回转处：确保室内所有无法行进需要回转的位置，具有有效半径不小于 1 500mm 的回转空间。

2）活动空间：①沙发：在行进方便的位置，设置宽度不小于 500mm 轮椅位。②餐桌：在没有太多流动线路打扰的位置，保障功能障碍者能够一起用餐。③冰箱、洗衣机：保障行进空间可以顺利到底，且轮椅能够接近操作。④门：在门开启的一侧，需有宽度不少于400mm 的开门操作空间。

3）操作空间：①台面宽度：洗手台、橱柜、靠墙书桌等操作台面宽度不应大于 600mm，避免功能障碍者无法操作台面后方的水龙头、开关或取物。②台面高度：不高于 850mm，台面下方必须有一个高度不低于功能障碍者轮椅扶手高度，深度不低于功能障碍者足尖至轮椅座位距离的容膝空间。③容膝空间：餐桌、梳妆台下方也需要有容膝空间，且地面不应有障碍物（图 7-2-16）。

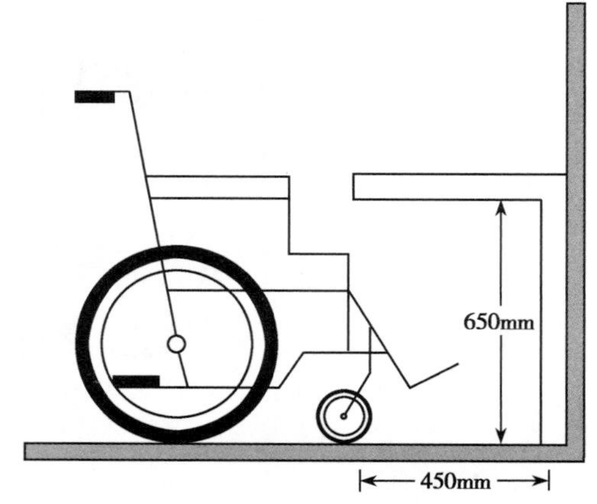

图 7-2-16　轮椅操作平台及容膝尺寸

4）卧室空间：①卧室面宽不宜小于 3 600mm，面积不宜小于 $12m^2$。②考虑床、衣柜等家具的摆放，以及轮椅通行、回转所需的空间。③床边应留有护理空间，床两侧应尽量临空布置，以方便从两侧进行护理，对于极重度功能障碍者，应考虑可以摆放护理人员床的位置，以便护理人员夜间护理。④床侧距其他家具之间的距离不宜小于 800mm，可保证轮椅通过（图 7-2-17）。

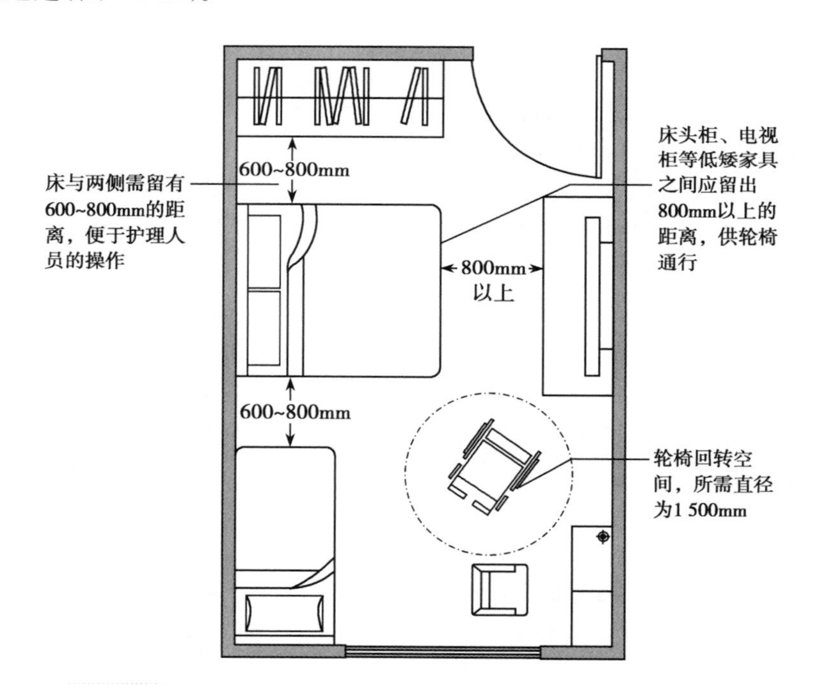

图 7-2-17　床边空间的尺寸示意图

5）如厕空间：应根据功能障碍者的如厕空间环境、功能障碍情况和可转移方式，来设计和布置如厕空间。①如厕空间尺寸大于 1 400mm × 1 900mm，小于 1 600mm × 1 900mm 时，空间狭小不具备轮椅转弯空间。若卫生间门设置于长边墙面，无论坐便器安装于何处，卫生间剩余的空间都不足以让轮椅转向或放置，因此卫生间门只能设置于短边墙面，坐便器应安装在正对卫生间门的另一面短边墙面，保证能够有足够的空间放置轮椅且能关闭卫生间门，方便采取坐便器前方转移方式来如厕（图 7-2-18）。②如厕空间尺寸为 1 600mm × 1 800mm 时，如卫生间门设置于 1 600mm 短边墙面一端时，可将坐便器安装在另一侧短边墙面，且与卫生间门形成对角，方便采取斜前方 45° 转移方式如厕（图 7-2-19）；如卫生间门设置于 1 800mm 长边墙面一端，可将坐便器安装于卫生间门另外一端相接短边墙面远端，与卫生间门相垂直，可采用侧面 90° 转移方式如厕（图 7-2-20）。③如厕空间尺寸为 1 600mm × 1 600mm，卫生间门可设置于靠任意一面墙面的一端，坐便器安装于卫生间门对面墙面另外一端，且坐便器不靠墙一侧，设置可上旋扶手，方便采用斜后方水平转移方式如厕（图 7-2-21）。

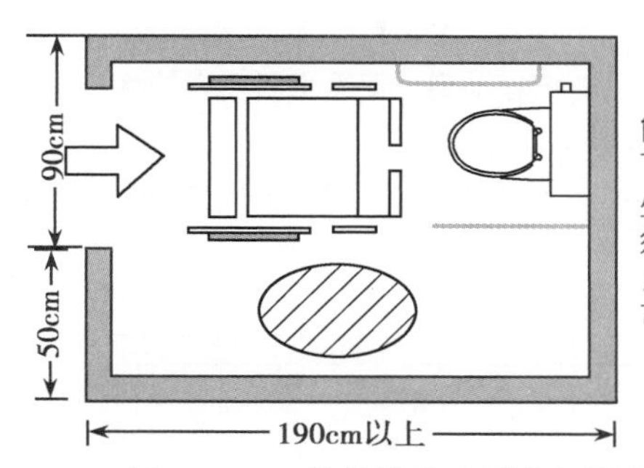

图 7-2-18 从轮椅移动到坐便器由前方转移

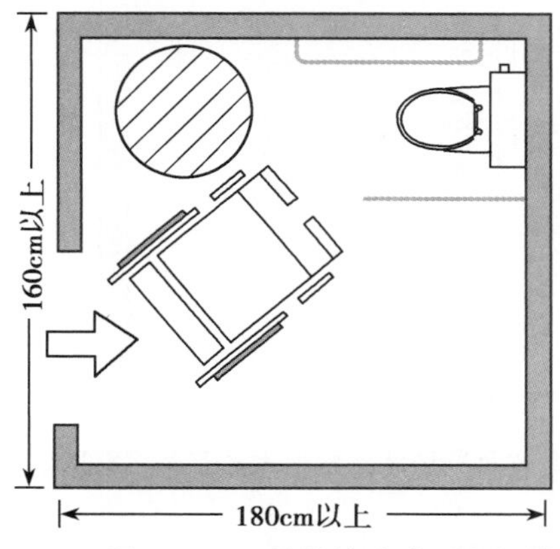

图 7-2-19 从轮椅移动到坐便器由斜前方转移

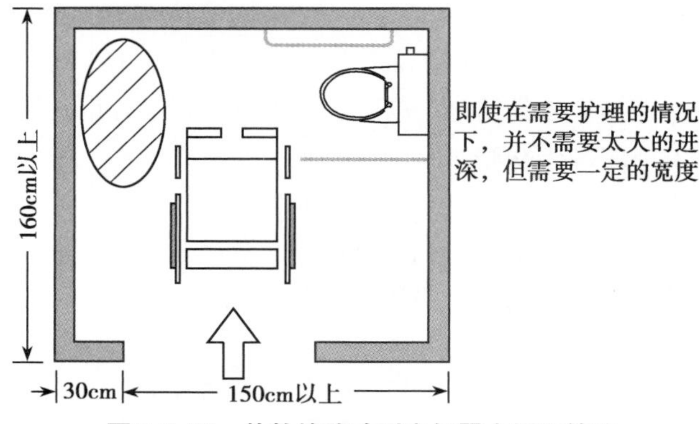

图 7-2-20 从轮椅移动到坐便器由侧面转移

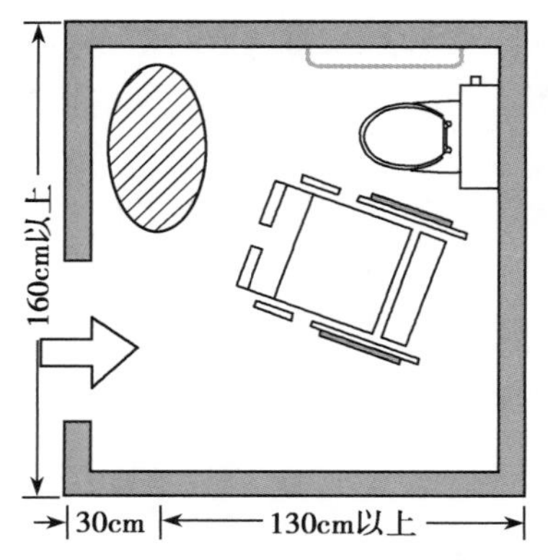

图 7-2-21　从轮椅移动到坐便器由斜后方转移

6）洗浴空间：淋浴椅或浴缸前方长度不少于 600mm，一侧应留出供护理人员护理和轮椅回转半径的空间（图 7-2-22）。

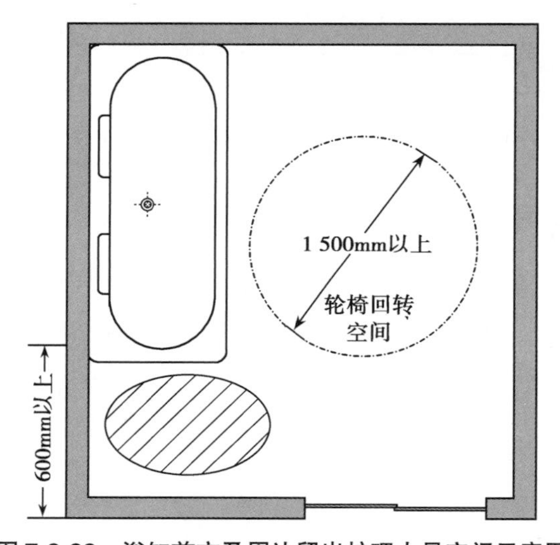

图 7-2-22　浴缸前方及周边留出护理人员空间示意图

（2）设施高度

1）柜子：①橱柜、衣柜等上柜应采取可下拉方式，降低柜体内部物体高度，方便拿取（图 7-2-23）。②下柜下部高度不应低于 300mm，可采用抽拉篮，方便拿取物体（图 7-2-24）。③书柜、衣帽架等，上方高度不超过 1 600mm，下方高度不应低于 300mm（图 7-2-25）。

2）床：高度应与功能障碍者轮椅坐高等高，方便功能障碍者自我转移。

3）开关：开关高度不应高于 900mm。

4）插头：墙面插头不应低于 500mm，不宜高于 700mm。

5）镜子：洗漱柜上方镜面高度不应高于 900mm，全身镜下方应留 350mm 的防撞空间。

6）入户门猫眼：高度不应超过功能障碍者的眼部高度。

（3）其他

1）门、落地窗、阳台下方需设置高度 350mm 的防撞或防护设施。

2）淋浴间隔断：①淋浴空间足够护理人员护理时，可优先采用推拉门或折叠门，便于功能障碍者进出淋浴间。②淋浴空间不足够护理人员护理时，可采用浴帘等软质隔断，便于护理人员协助洗浴。③隔断门下部不应出现门槛：可以采用橡胶类软质挡水条；地面做好找坡，实现快速有效排水；干湿分区处设置水篦子。

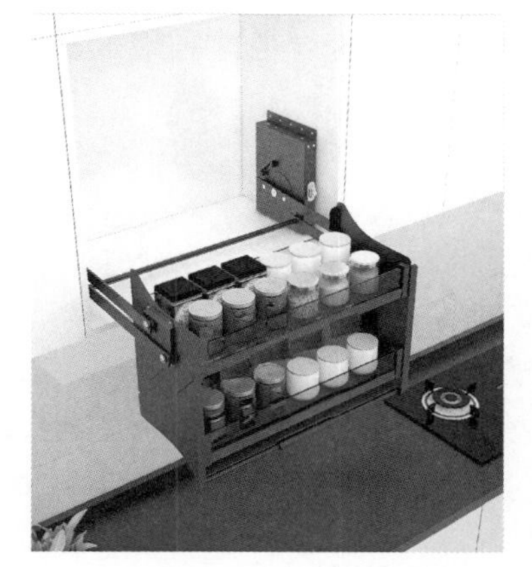

图 7-2-23　橱柜上部活动收纳装置示例

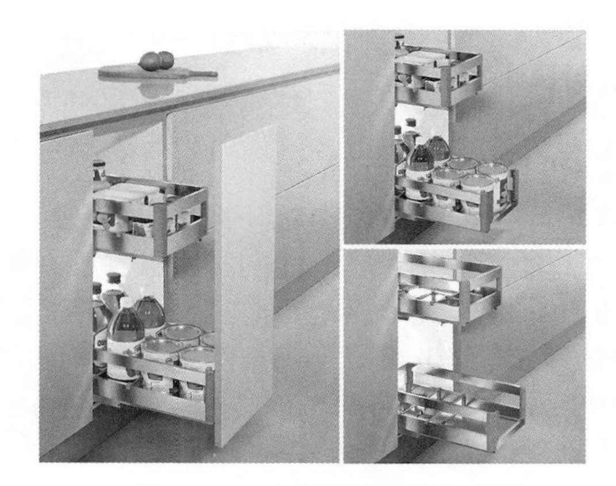

图 7-2-24　橱柜下部抽拉篮示例

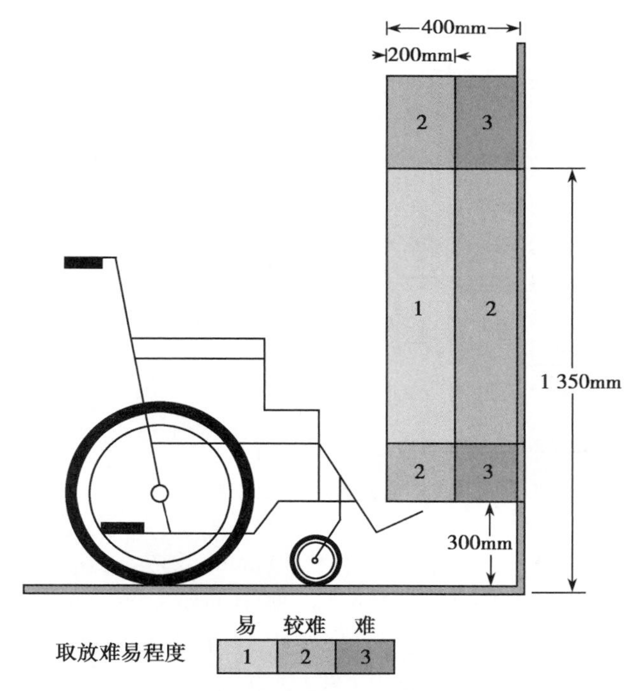

图 7-2-25　使用轮椅者适宜的收纳范围示意图

2. 康复辅助器具

（1）护理床：①根据不同的功能障碍及护理需求选择不同功能特点的护理床，护理床高度可调节，在护理情况下可升高护理床高度，方便护理人员护理。②在进行轮椅转移的情况下，可以降低至与轮椅座位等高的高度，方便进行转移。③抬背、抬膝、翻身、腰部可升起等功能，方便功能障碍者维持舒适的体位姿势，方便护理人员护理。

（2）移位机：①带吊索座的移位机；②带硬质座的移位机，部分不适用于运动功能完全丧失的患者；③天花板移位机，只能在预先规划的轨道范围内移动。

（3）移动床边围栏：防止功能障碍者有坠床的风险，部分围栏有辅助起身的功能。

（二）助行器具使用者

此处主要指在居家活动中，具有独立行走能力的所有功能障碍者。在进行居家无障碍环境评估时，需要根据功能障碍者的居家活动线路及活动需求，综合考虑居家布置及康复辅助器具。

1. 居住设施

（1）空间布置

1）行进空间：①门：确保所有的门，在门扇开启后的有效通行净宽不小于 800mm。②走廊、床边等：确保家中所有的通行通道，有效通行宽度不小于 900mm。

2）如厕空间布置：①最佳选择为侧面按压式冲水方式坐便器；②坐便器旁应设置安全抓杆辅助如厕起坐，"L"形安全抓杆的水平部分应高于坐便器坐面 150～200mm，垂直部分应距坐便器前端 200～250mm（图 7-2-26），坐便器临空一侧可设置可上翻式安全抓杆，安全抓杆的安装位置与坐便器中心线距离应为 400～450mm。

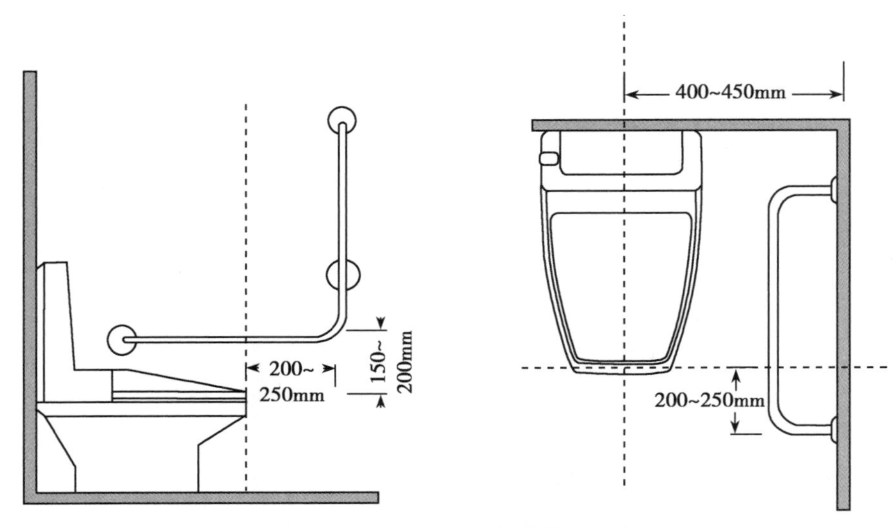

图 7-2-26　坐便器两侧安装扶手示意图

3）淋浴空间布置：①淋浴间短边不应小于 900mm，长边不应小于 1 200mm。②淋浴间内应有设置坐凳空间，或安装可折叠式冲凉椅，便于坐姿洗浴。③淋浴间侧墙应设置垂直安全抓杆或"L"形安全抓杆，垂直安装抓杆底端距地约 700mm（图 7-2-27）。④应设置连续安全抓杆供使用者进出淋浴间时抓扶使用（图 7-2-28）。

4）浴缸空间布置：①浴缸内径尺寸通常控制在长 1 100～1 200mm，宽 600mm，深 400～500mm，保证功能障碍者可坐姿泡浴，避免发生下滑溺水的危险（图 7-2-29）。②浴缸外端头一侧宜设置宽为 300～400mm 的坐台或坐凳，方便坐姿移入浴缸，坐台或坐凳高度应与浴盆边沿齐平（图 7-2-30）。③浴缸进出侧应设置横向安全抓杆，浴缸内侧墙面宜设置"L"形安全抓杆辅助起身、移动，浴缸侧墙安全抓杆的垂直部分距离墙约 300mm，水平部分高于浴缸边缘 150～200mm（图 7-2-31）。④浴缸底部应铺设防滑垫，或采取其他适当防滑措施，可加设浴缸坐板，便于坐姿洗浴。

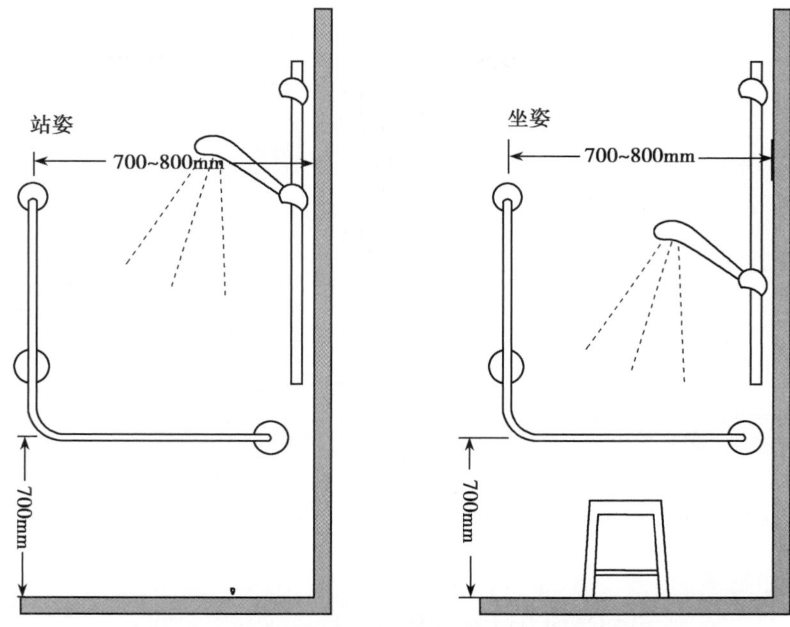

图 7-2-27　淋浴间侧墙设置安装抓杆的尺寸示意图

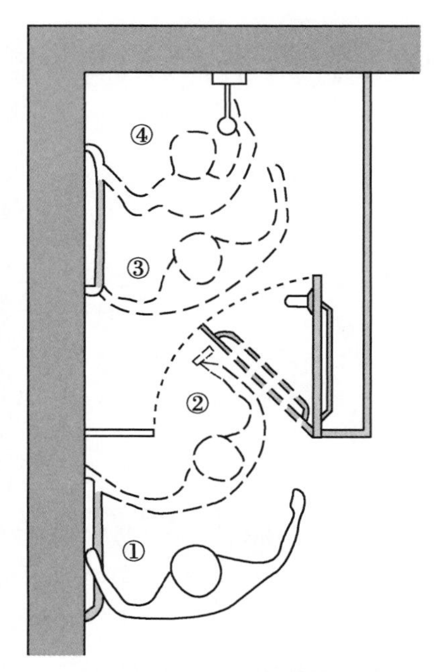

图 7-2-28　进出淋浴间动线上设置安全抓杆的示意图

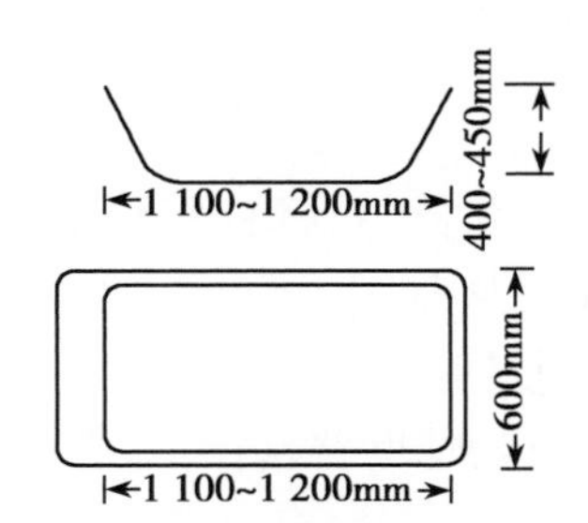

图 7-2-29　浴缸的内径尺寸示意图

（2）设施高度

1）移动用扶手：安装高度应与功能障碍者股骨大转子高度保持一致。

2）倚靠用扶手：多用于肘部支撑或腰部倚靠，扶手高度应高于移动用扶手，安装高度与根据功能障碍者手肘高度保持一致。

2. 康复辅助器具

（1）洗浴椅：折叠淋浴椅、不带轮洗浴椅。

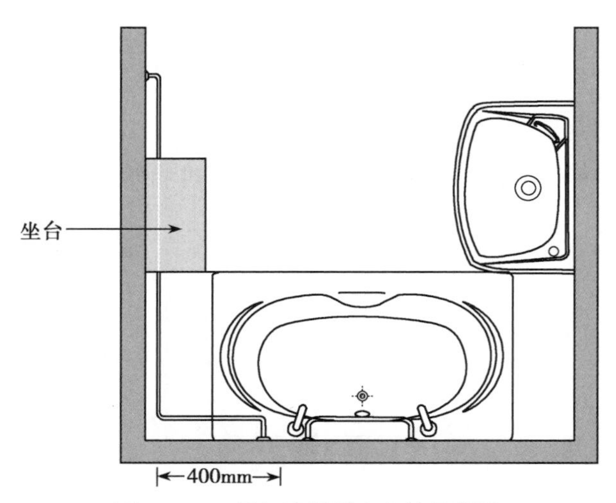

图 7-2-30 浴缸旁设置坐台的示意图

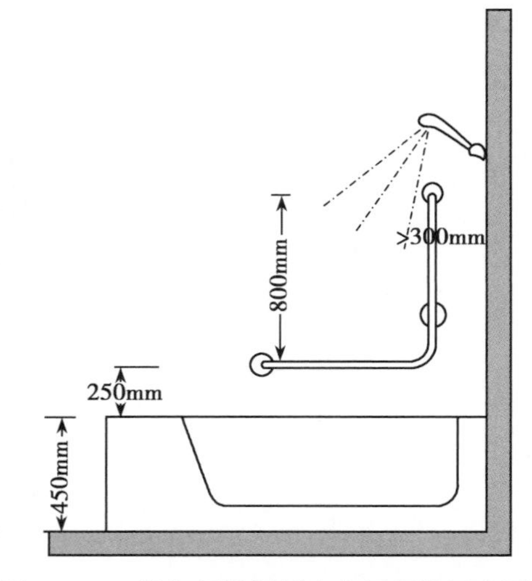

图 7-2-31 浴缸侧墙设置安全抓杆的示意图

（2）坐具加高垫：坐垫、坐便器加高垫。

（3）电动助起装置：电动坐便升降器、电动起身椅。

（4）扶手：床边扶手、浴缸扶手、助起杆。

（三）上肢功能障碍者

此处指单侧或双侧上肢运动功能或精细活动障碍者，在进行居家无障碍环境评估时，需要根据功能障碍者的上肢残余状况及需求，考虑居家设施及康复辅助器具。

1. 居住设施

（1）扶手：可采用水平面为板状台面扶手，方便功能障碍者使用手腕或前臂支撑身体（图 7-2-32），当使用前臂支撑时，扶手高度参考功能障碍者站立时的手肘高度。

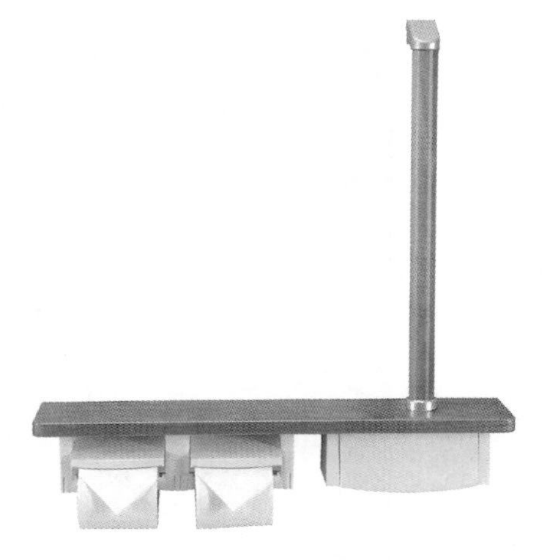
图 7-2-32 “L”形安全抓杆水平部分为板状台面的示意图

（2）门把手：①平开门选择杠杆按压式把手；②推拉门选择扶手式把手；③入户门选择面部感应式把手。

（3）水龙头：选择杠杆按压式、杠杆旋转式或自动感应式水龙头。

2. 康复辅助器具

（1）衣物辅助器具：穿衣器、穿袜器、穿鞋器、系扣子器。

（2）自助餐具：带吸盘的碗、粗柄或腕套勺、筷子辅助器。

（3）洗浴辅助器具：长柄梳、长柄洗浴刷、带吸盘刷子。

（4）家务辅助器具：开瓶器、削皮器。

六、智力障碍及精神障碍

智力障碍及精神障碍，是指因各种因素而导致认知、行为等活动出现不同程度的障碍。

因此在居家无障碍环境评估时，主要考虑功能障碍者认知或行为活动的安全问题。

1. 高层住宅开放式阳台的上部空间需加装防护栏，避免出现高空坠物等危险。
2. 夜间可在床边放置鸣叫报警垫，辅助家里护理。
3. 刀具类危险物品应放置在锁具内。
4. 定位手环可预防功能障碍者走失。

（黄　河　夏鹤飞）

第三节　工作环境无障碍

参照ICF分类，就业环境属于第二层次人类技术活动环境。因此在就业无障碍环境中，首先要满足第一层次的基本活动环境，即生活环境、行动环境、交流环境。通过功能障碍者职业能力的评估，为功能障碍者进行职业咨询及职业训练，最终为其就业提供科学的依据。职业能力评估是采用现代心理测量与职业评估理论，确定和预测职业的适应性和可能性、发展水平和发展方向的系统理论和方法。中国康复中心职业康复研究室根据职业兴趣倾向调查遵循的原则，即人格类型、一般能力、职业兴趣等确定职业能力评估的内容和方法，建立以身体功能、智力、职业操作能力评估及职业倾向测试4个部分为主的评估系统，是一个复杂的评估及训练过程。因此，我们本节仅介绍就业环境改造原则及常见康复辅助器具。

一、就业环境改造原则

1. 工作环境满足行动环境无障碍　行动是人类生存的重要活动功能，要满足就业环境无障碍，首先要考虑在就业环境中能够满足最基本的行动无障碍：①能够维持工作所需的身体姿势（卧姿、坐姿、体位变换）；②手的精巧使用（拾起、抓握、操纵）；③手和手臂的使用（拉、推、伸、转动或扭动手或手臂、投掷、接住）；④行走（短距离、长距离、不同地表面、绕障碍物）；⑤使用器具移动（助行器具、各种轮椅等）。

2. 工作环境满足生活环境无障碍　生活环境是人类日常的基本环境，简单来说就是“吃、喝、拉、撒、睡”，但根据就业环境不同，不一定都需要考虑到“睡”，但必须要满足其他无障碍条件：①如厕（控制小便、控制大便）；②穿脱（衣裤）；③进食（进餐、使用餐具）；④喝水。

3. 工作环境满足交流环境无障碍　互相交流是人类生活的重要活动功能，交流活动包括：①交流 - 接收：听懂口语、非口语交流包括理解肢体语言、信号和符号、图画和图表及相片、正式手语、书面信息；②交流 - 生成：讲话生成非语言信息包括肢体语言信号和符号、绘画和照相、正式手语、书面信息；③交谈和使用交流设备及技术：交谈、讨论、通信器具（如电话、手机、传真机）、书写器具（如打字机、电脑等）。

二、就业环境康复辅助器具

本节按照“视力障碍”“听觉言语障碍”和“肢体障碍”三类进行康复辅助器具介绍。

（一）视力障碍

视力障碍者，除了传统的按摩、钢琴调律等职业以外，他们在从事其他职业时，可能面临无法阅读文件资料、无法使用电脑，以及无法记录或处理文件等就业障碍。

1. 办公环境

（1）办公位置：①宜选择光线良好，无反光、炫光的办公区域；②宜靠近进出口，方便外出进入；③去卫生间、茶水间的路线不应过于复杂，能有行走参照物。

（2）办公桌：桌面不应选择玻璃或反光材质。

2. 办公设备

（1）电子助视器：分为台式电子助视器、便携式电子助视器两种类型（图 5-1-4）。通过数字化摄像影像处理，达到较高的放大倍率，并可通过影像处理改变底色与文字之间的对比度，辅助“看不清”功能障碍者“看清”纸质版文件资料。

（2）电脑扩屏软件：通过电脑安装扩屏放大软件，可以将电脑屏幕网页或文件、数据信息等放大，并改变对比颜色，更改鼠标形状及大小，辅助“看不清”功能障碍者更好地处理电子文档及网上信息。

（3）电脑读屏软件：安装软件后，通过特殊的快捷键操作及语音，辅助“看不见”功能障碍者操作及使用电脑。

（4）点显器：内置调制解调器及软件，将电脑屏幕显示的内容输出为盲文，功能障碍者通过触摸盲文，视力功能障碍者能够上网、处理电子文字等（图 7-3-1）。

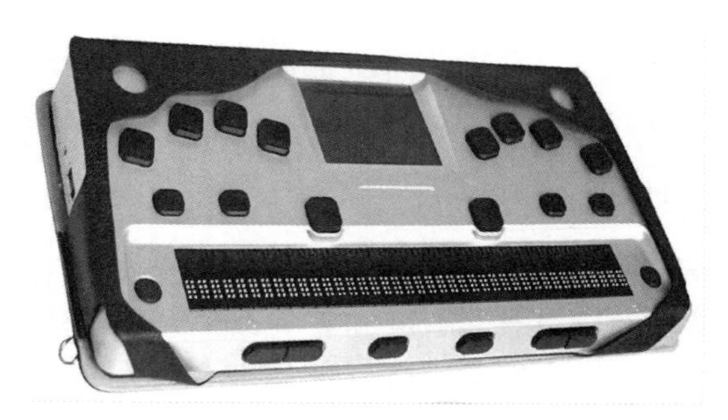

图 7-3-1　盲文点显器

（5）盲文打字机：采用六点盲文输入，能够辅助视觉功能障碍者进行日常的盲文书写及记录（图 5-1-10）。

（6）智能眼：通过摄像方式，将纸张印刷文字、物体颜色、人脸等进行识别并转为语音信息，辅助视力障碍者外出社交及资料阅读（图 7-3-2）。

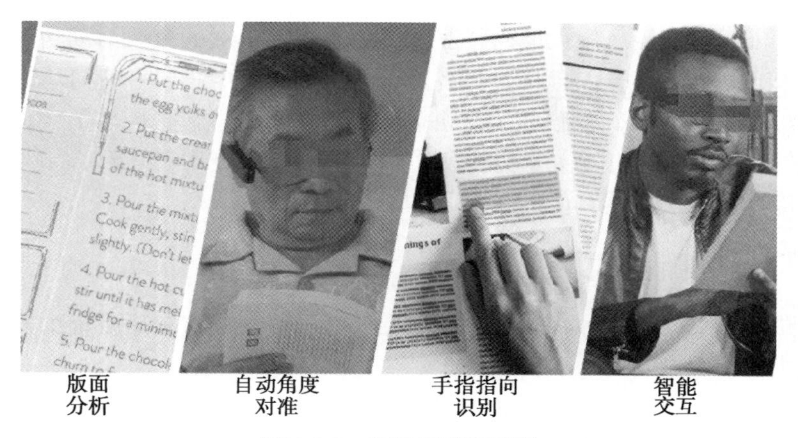

图 7-3-2　智能识别阅读器

（二）听力言语障碍

听力言语障碍者，在从事职业时，可能面临与其他同事无法进行语音交流、无法参与公司集体会议或活动等就业障碍。

1. 办公环境

（1）办公位置：对于使用助听器的功能障碍者，宜设置在环境较安静，周围噪声较小的位置。

（2）办公隔断：办公隔断宜选择吸音材质，减少功能障碍者在办公位使用助听器时，受到其他噪声的影响。

（3）会议室：①设置感应环路，在收听区域内可增加专门的人声输出音效和减少环境噪声；②安装语音转换软件，直接将会议语音内容转换为文字字幕输出（图 7-3-3）。

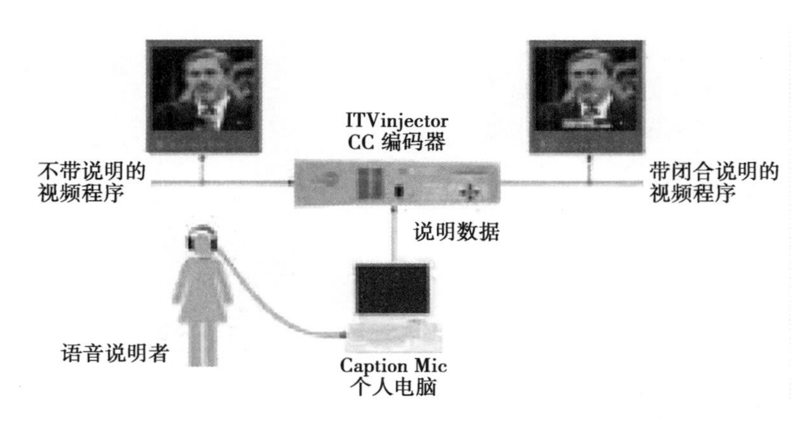

图 7-3-3 字幕系统

2. 办公设备

（1）个人红外线接听系统：可接受来自立体音响的放大声音，而不影响其他人同时听到正常的音量，能用于短距离传递放大的声音信息，辅助听力障碍者在日常工作中参与会议活动。

（2）手写沟通板：功能障碍者与交流者之间通过书写文字，将语音对话沟通转为文字沟通，可用于听力障碍者日常工作中与同事间的语音交流（图 7-3-4）。

（3）社交软件：社交软件所具有的语音转为文字及实时视频通话等功能，可以辅助听力及言语障碍者，在工作环境中与其他同事进行交流。

（4）语音合成器：将输入文字信息转为合成语音输出，方便语音功能障碍者与他人交流。

（三）肢体障碍

肢体障碍者工作的无障碍环境，主要包括办公环境及办公设备两方面。

1. 办公环境

（1）办公位置：办公位置宜靠近进出口，便于功能障碍者进出；且距离卫生间、茶水间等不宜过远。

图 7-3-4 手写沟通板

（2）办公桌：用于工作场所的所有桌子，包括电脑桌、办公桌、会议桌等，需要选择桌面高度可调节或不高于 850mm，且桌下有足够空间，以适合轮椅使用者的坐姿和工作，且轮椅能够自由出入（图 7-3-5）。

（3）办公椅：①为坐姿保持姿势较差的功能障碍者提供姿势保持椅（图 7-3-6）；②对于需要坐姿和站姿间交替工作的功能障碍者，可使用可调节椅座高度的站立椅，辅助功能障碍者坐起。

（4）其他：手托架，附加于桌面上可托起手臂前部，辅助部分上肢功能障碍者使用电脑（图 7-3-7）。

2. 办公设备

（1）电脑鼠标：选择符合功能障碍者个人情况的鼠标类型，辅助肢体功能障碍者使用鼠标，如异型鼠标、脚控鼠标、头控鼠标及眼控鼠标等。

（2）电脑键盘：异型键盘、大键盘等。

（3）其他：键盘空格罩、键盘敲击器等。

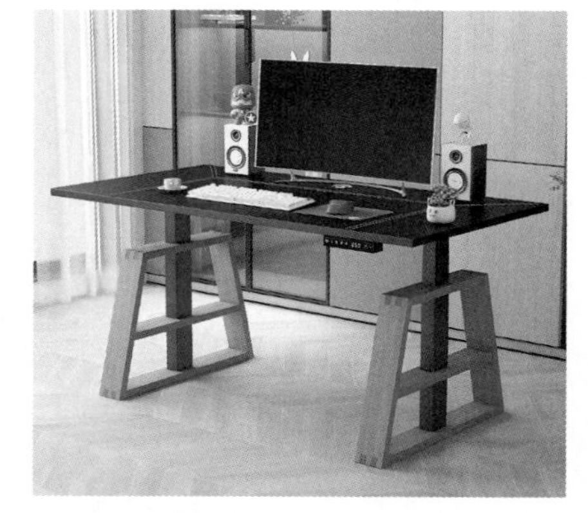

图 7-3-5 轮椅使用者的工作桌

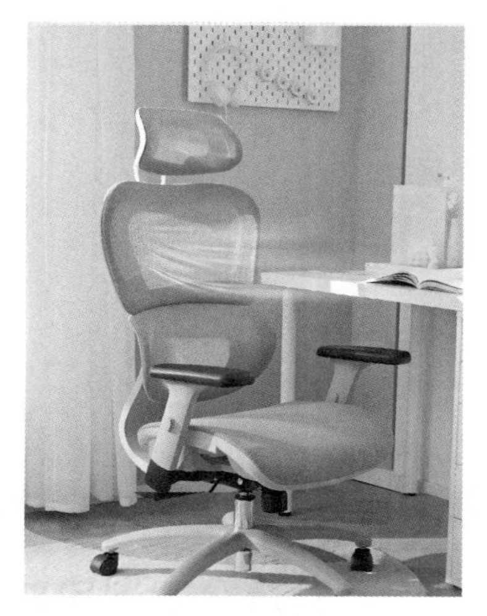

图 7-3-6 坐姿保持椅

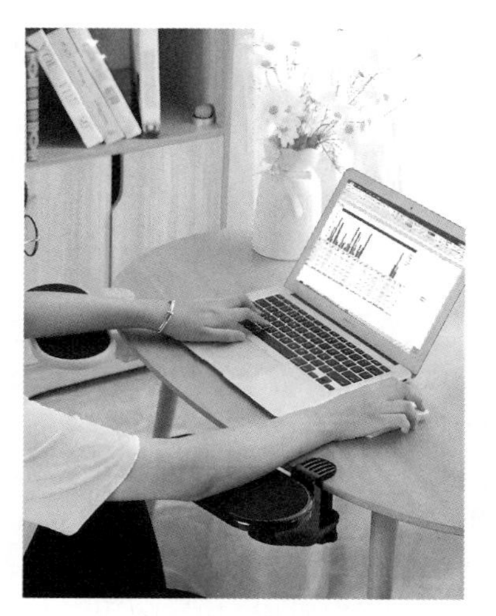

图 7-3-7 手托架

（黄 河 夏鹤飞）

第四节 公共环境无障碍

公共环境是从事公共活动的环境，包括参加公共活动的环境和公共建筑环境两方面。参照 ICF 分类，公共活动分为：社区、社会和公民生活中的社区生活（d910）、娱乐和休闲（d920）、宗教和精神性活动（d930）。而能否参加这 3 项公共活动，主要取决于个人的行动环境和交流环境是否存在障碍。

功能障碍者由居家或就业环境进入至公共环境，如选择行走或乘坐轮椅，则要有无障碍通道；如选择乘坐交通工具，则要有无障碍巴士、无障碍福祉车。到达或经过的公共建筑障碍，可以参照 ICF“环境因素的公共建筑物的设计、施工及建造的产品和技术（e150）”，其内容有3类：①公共建筑物的出入口设施；②建筑物内的设施；③公共建筑物为指示道路、行进路线和目的地而建造的标识。此外，依据《无障碍设计规范》(GB 50763—2012)，还有进行公共环境评定的内容。综合上述情况，共有4类11项公共建筑环境的因素要进行评定。

公共环境的活动困难也是由于功能障碍者自身损伤(结构和功能)及环境障碍造成的，所以未达到要求的公共环境对各类功能障碍者都有不同程度的障碍。

一、到达公共建筑物的途径

(一)道路

人行道的途径中是否有无障碍通道，即对于盲人有盲道、信号灯提示装置，对于乘轮椅者有缘石坡道。

1. 盲道　盲道分为行进盲道(图7-4-1)、提示盲道两种(图7-4-2)，在公共道路应设置盲道。盲道的设计要求：①在距离轮椅坡道、台阶、楼梯的上下边缘250～500mm处设置提示盲道；②道路上设置的盲道应与周边场所出入口设置的道路相衔接；③盲道距离障碍物(如花坛、电线杆、墙壁等)的距离为250～500mm。

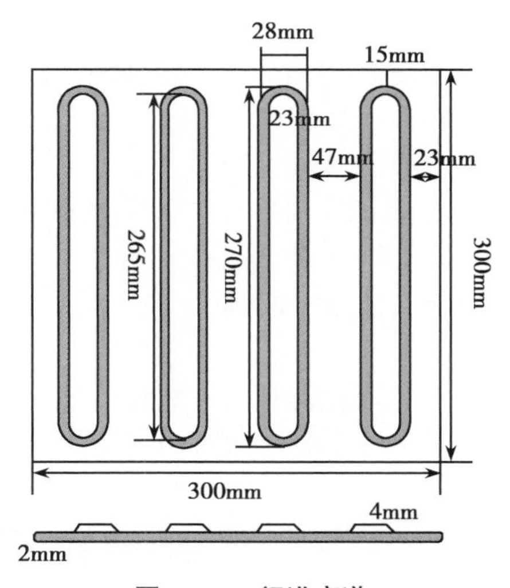

图7-4-1　行进盲道

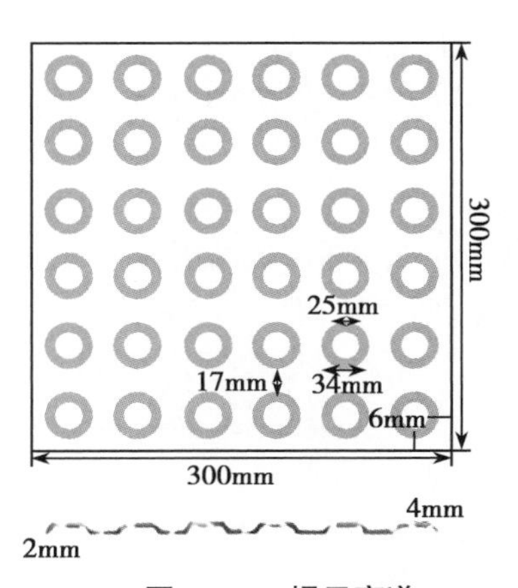

图7-4-2　提示盲道

2. 信号灯提示装置　在人行道红绿灯的位置，将红绿灯信息转换为声音信号，让视觉障碍者能够顺利过马路(图7-4-3)。

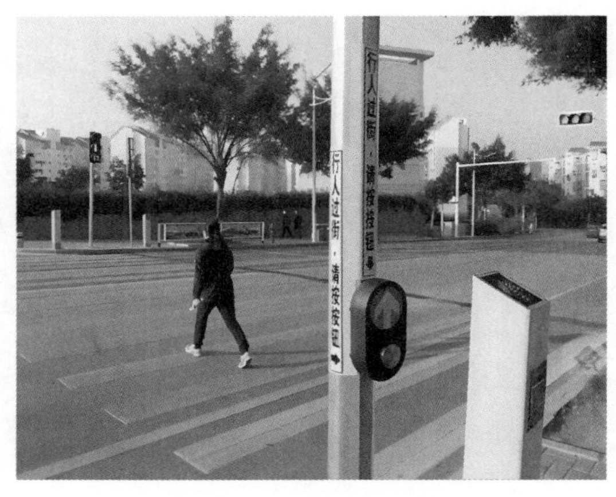

图7-4-3　过街声音音响

3. 缘石坡道　为了保证轮椅使用者出行方便，在各种出入口位置及人行横道的两端都需要设置缘石坡道。缘石坡道的设计要求：①缘石坡道分为全宽式单面坡缘石坡道(图7-4-4)、三面坡缘石坡道(图7-4-5)及其他形式的缘石坡道，坡面应平整、防滑。②缘石坡道的坡口与车行道之间宜没有高差；若有高差，高出车行道的地面不应大于10mm。③宜优先选用全宽式单面坡缘石坡道。

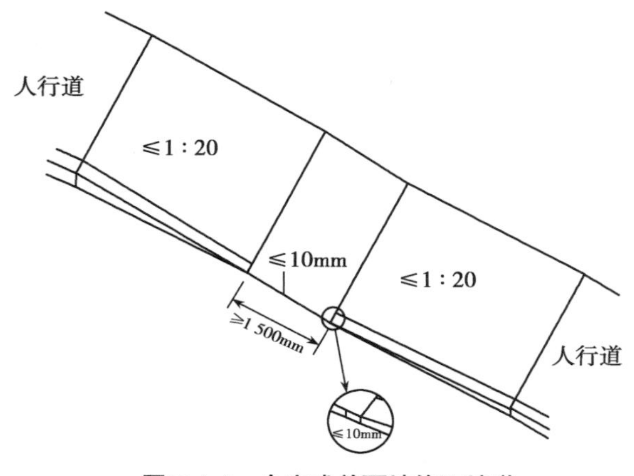

图 7-4-4 全宽式单面坡缘石坡道

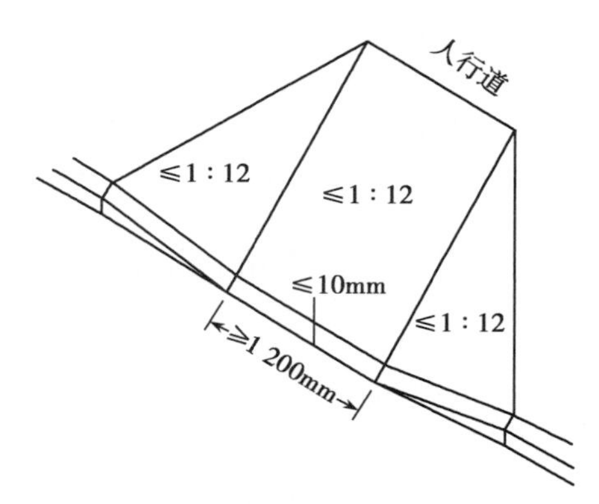

图 7-4-5 三面坡缘石坡道

（二）交通

途径中的交通是否无障碍，即能够无障碍乘坐巴士、出租车及轨道交通出行。

1. 视力障碍

（1）轨道交通站台：需要设置语音或盲文地图，便于视力障碍者识别地铁的出口方向、无障碍设施的位置。

（2）地铁、火车：到站语音播报，便于视力障碍者了解所到地点，顺利下车。

（3）公交站台：公交车到站播报系统，便于视力障碍者识别到站公交车车次，顺利乘坐公交车。

（4）公交车：到站语音播报，便于视力障碍者了解所到地点，顺利下车。

2. 听力障碍

（1）地铁、火车：到站播报文字字幕，便于听力障碍者了解所到地点，顺利下车。

（2）公交车：到站播报文字字幕，便于听力障碍者了解所到地点，顺利下车。

3. 肢体障碍

（1）公交车：①公交车上需设置轮椅座位空间，配有稳固的安全带、辅助扶手。②安装有方便轮椅进出的公交设施：一种是在公交车前门或中门位置，安装折叠或收缩移动坡道；另一种是安装汽车升降平台，以便运送轮椅乘坐者进出汽车（图 7-4-6）。

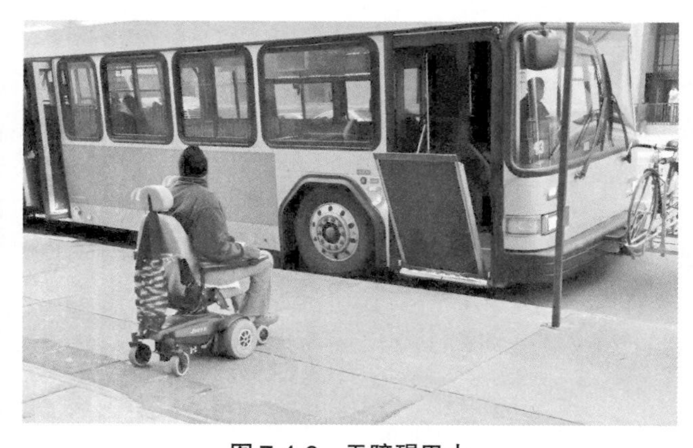

图 7-4-6 无障碍巴士

（2）地铁、火车：因轨道交通与站台间会有一定的高低差，以及车轨间的缝隙，所以可使用便携可折叠坡道，在手动或电动轮椅上下轨道交通时使用。

（3）出租车：①设置有轮椅座位空间，并安装四点式安全带固定系统；②可以通过降低底盘使车厢地板降至地面，且有向后长度 800mm 的延伸板（坡道），方便轮椅进出（图 7-4-7）。

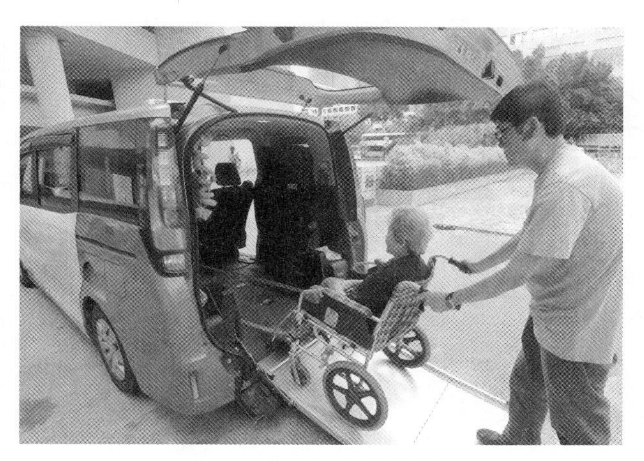

图 7-4-7　无障碍出租车

二、公共建筑物出入口设施

公共建筑物出入口是联系室外与室内的枢纽位置，应满足安全、方便、易识别等要求。设置无障碍电梯的，应通过无障碍通道直达电梯厅。

（一）门前

1. 门前有台阶　分以下三种情况：①平坡出入口：面坡度不应大于 1∶20，当场地条比较好时，宜做到小于 1∶30 的坡度。②台阶及轮椅坡道：设置轮椅坡道是为了满足乘轮椅者、推婴儿车等行动不便的人的通行需求，但轮椅坡道对于一些人的行走是不方便的，比如脚部受伤的人（图 7-4-8）。③台阶和升降平台：宜应用于受场地限制无法做坡道的改造工程（图 7-4-9）。

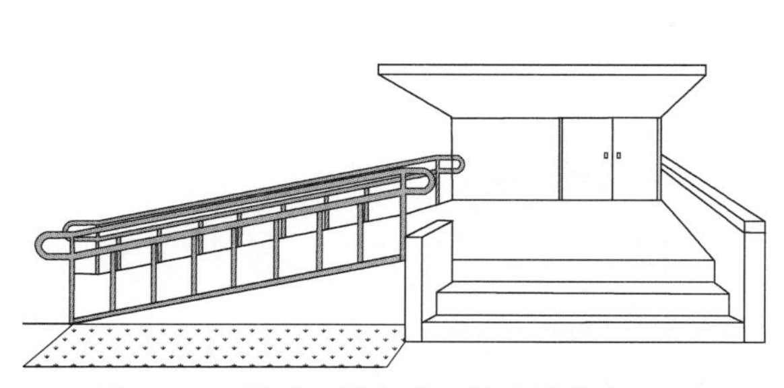

图 7-4-8　同时设置台阶及轮椅坡道出入口

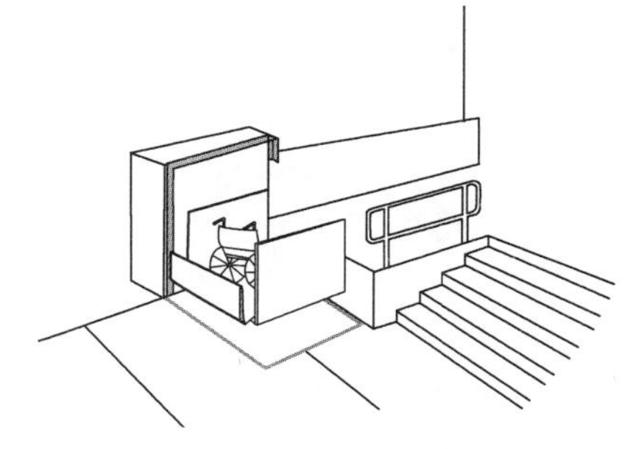

图 7-4-9　同时设置台阶和升降平台出入口

2. 门前的地面　应平整、防滑，且上方应设置雨棚。

3. 门前的平台　开门后面积不应小于 1 500mm × 1 500mm，满足轮椅的回转。

4. 门　最好是自动门，也可采用推门、折叠门或平开门，不应采用力度大的弹簧门和旋转门。如出入口的门厅、过厅设置了两道门，门扇同时开启时两道门的间距不应小于1 500mm（图 7-4-10）。

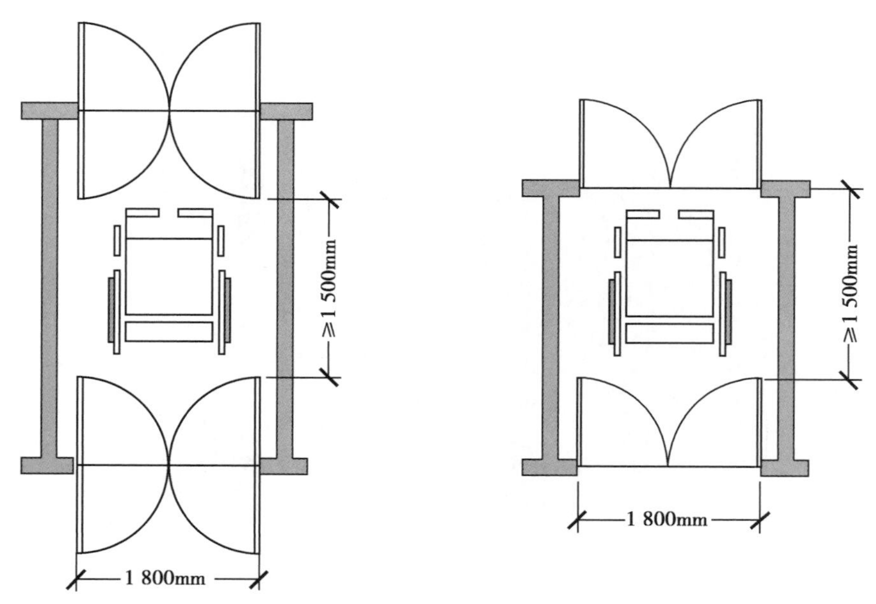

图 7-4-10 门扇开启后最小深度

（二）轮椅坡道

1. 轮椅坡道 应在设计位置、坡长、坡度、宽度、坡面材质、扶手形式的各方面方便轮椅使用者通行。设置轮椅坡道时，还要考虑行人的通行路线，避免迂回或影响正常的通行（图 7-4-11）。

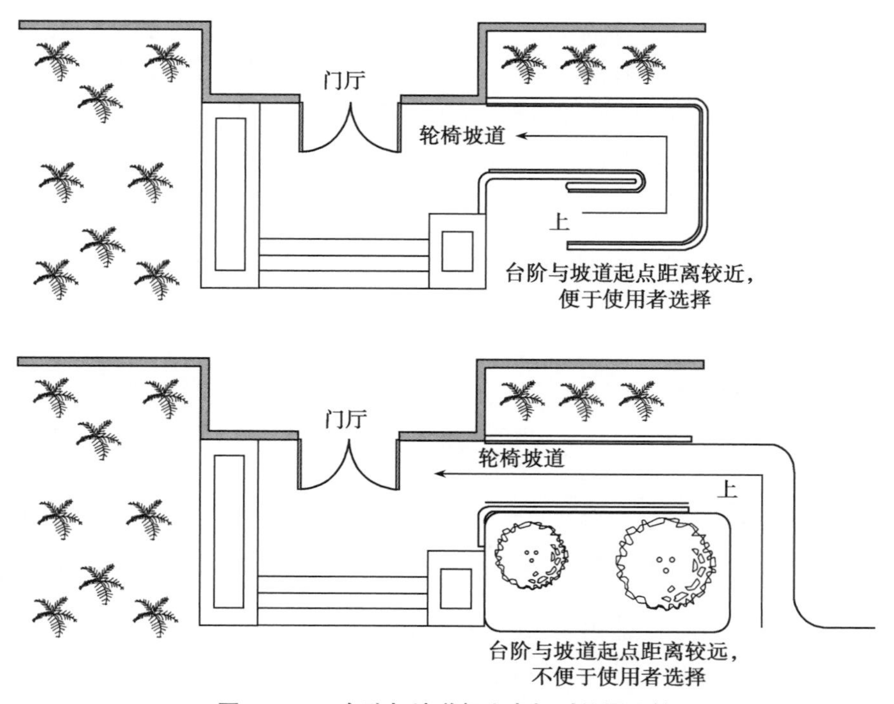

图 7-4-11 台阶与坡道起止点相对位置比较

2. 轮椅坡道的形式　宜设计为直线形（图 7-4-12）、直角形（图 7-4-13）或折返形（图 7-4-14）。

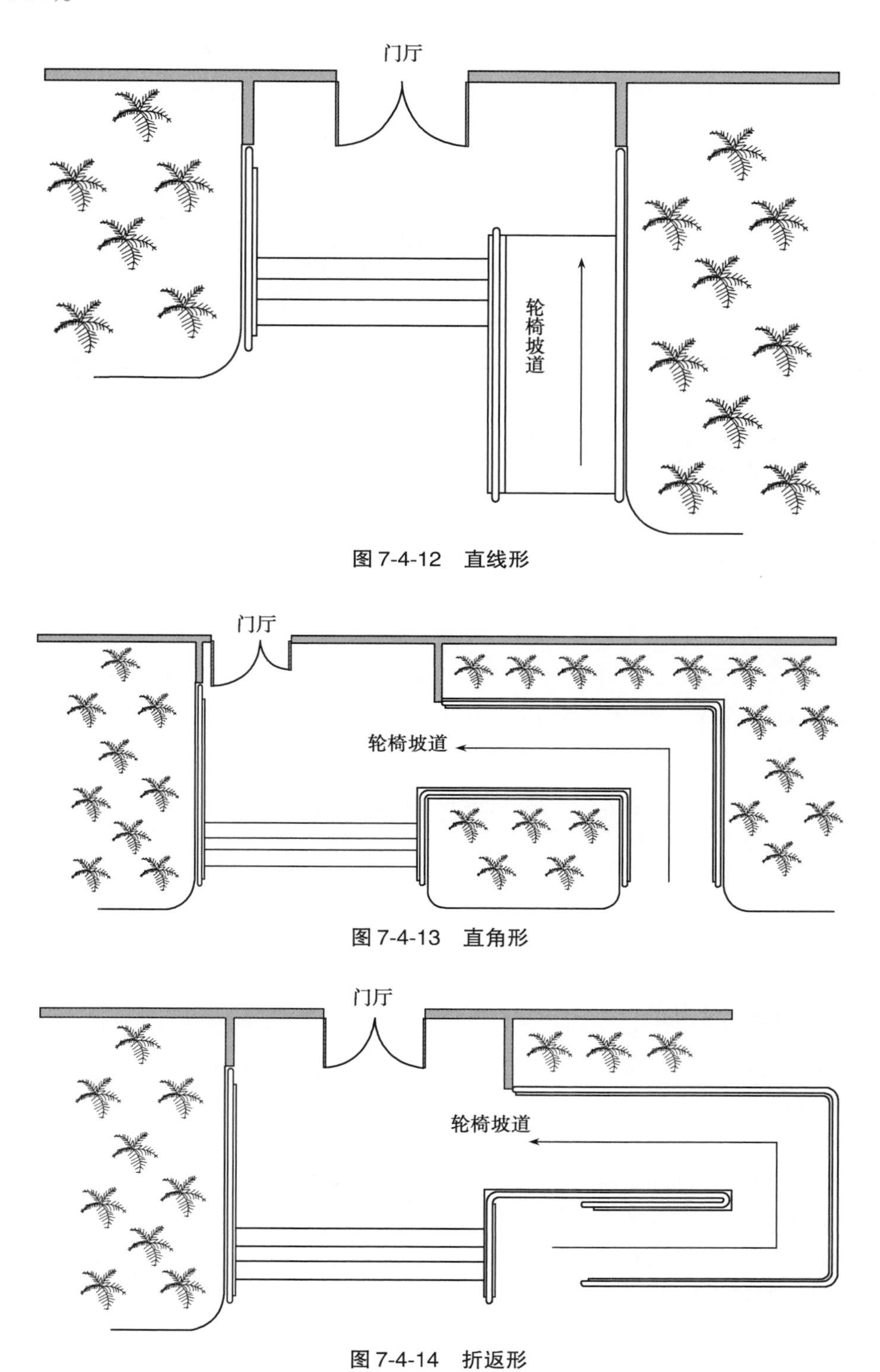

图 7-4-12　直线形

图 7-4-13　直角形

图 7-4-14　折返形

3. 轮椅坡道的坡面　应平整、防滑、无反光。

4. 轮椅坡道净宽度　不应小于 1 200mm，能保证一辆轮椅和一个人侧身通行，或者一个人搀扶另外一个人行走（图 7-4-15）。

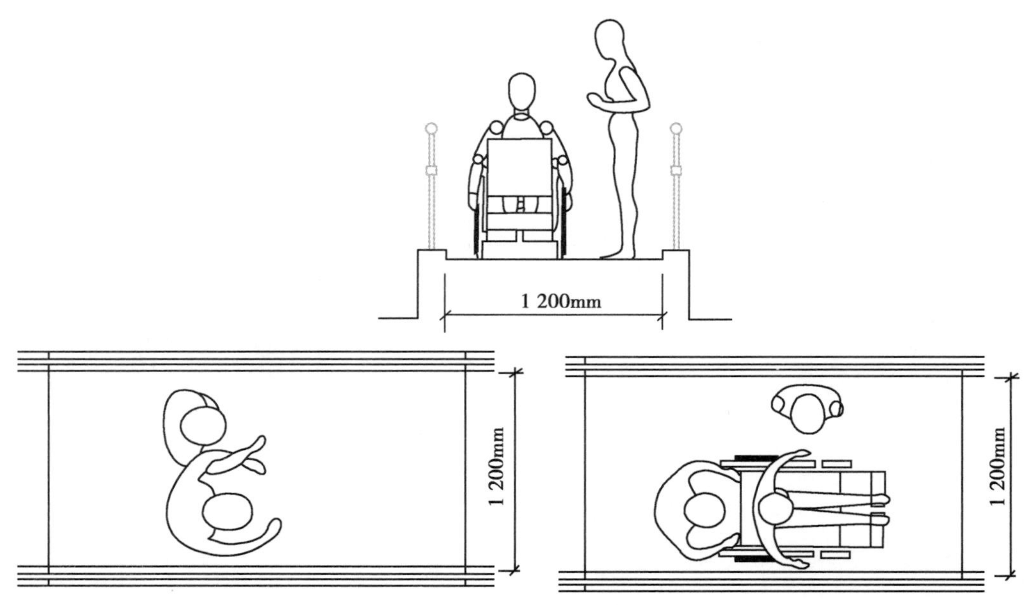

图 7-4-15　无障碍出入口宽度

5. 轮椅坡道起点、终点和中间休息平台的水平长度　不应小于 1 500mm。

6. 轮椅坡道临空侧　应设置安全阻挡措施，防止拐杖头和轮椅前面的小轮滑出。

7. 轮椅坡道的最大高度和水平长度　应符合表 7-4-1 的规定。

表 7-4-1　坡道的坡度与高度的最大容许值

坡度（高 / 长）	1∶20	1∶16	1∶12	1∶10	1∶8
最大高度（m）	1.20	0.90	0.75	0.60	0.30
水平长度（m）	24.00	14.40	9.00	6.00	2.40

三、公共建筑物内设施

1. 大厅和走廊　宽度不应小于 1 800mm，以便两台轮椅可并排通过。

2. 楼梯和台阶

（1）楼梯的要求：①公共建筑楼梯应采用直线形楼梯形式；②楼梯楼段的净宽度不应小于 1 200mm。

（2）踏面、踢面的要求：①踏面的宽度不宜小于 300mm，踏步的高度不宜大于 150mm，并不宜小于 100mm，每级踏步的高度应均匀设置。②台阶的踏面应平整、防滑，且不应选择容易引起视觉错乱的花纹图案，以免影响视觉障碍者判断（图 7-4-16）。③台阶的上行及下行第一阶应在颜色或材质上与其他阶有明显

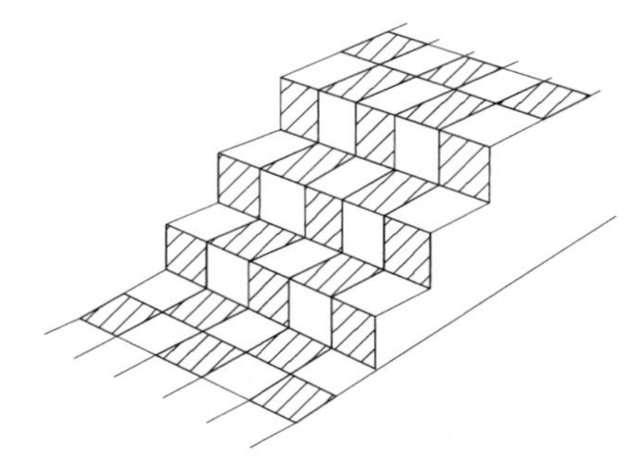

图 7-4-16　易引起视觉错乱的色带

的区别，或踏面与踢面的边缘做垂直和水平的色带，提醒视觉障碍者踏步的变化（图 7-4-17）。④楼梯不应采用无踢面的踏步，踏步的前缘不能有凸出，避免绊倒（图 7-4-18）。

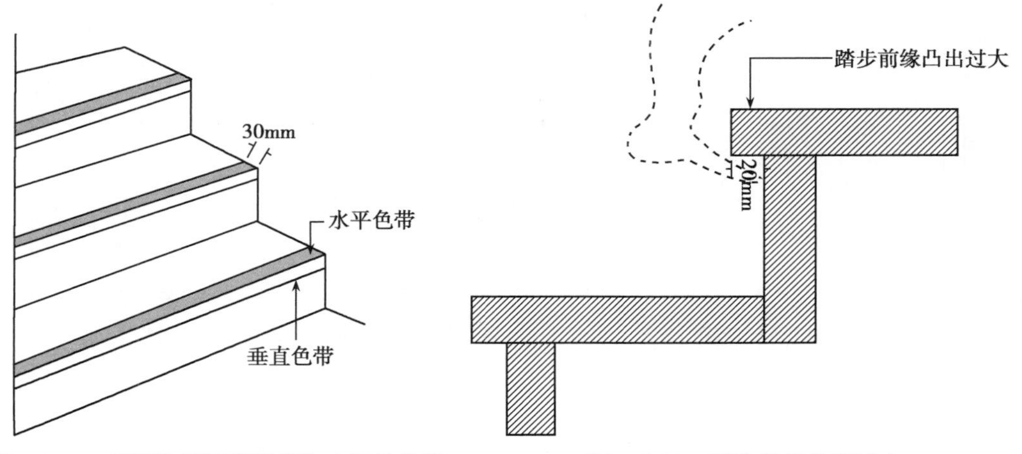

图 7-4-17　踢面和踏面做垂直和水平的色带

图 7-4-18　踏步前缘凸出过大

（3）扶手：①坡度小于 1∶20 的轮椅坡道或高于三级的台阶，都需要在两侧安装扶手；②扶手宜保持连贯不间断；③单层扶手的高度应为 850～900mm，双层扶手的上层扶手高度应为 850～900mm，下层扶手高度应为 650～700mm（图 7-4-19）；④楼梯靠墙面的扶手的起点和终点处应水平延伸不小于 300mm 的长度；⑤扶手末端应向内拐到墙面并向下延伸不小于 100mm（图 7-4-20）；⑥扶手的形状应便于人手掌的抓握，扶手的直径应为 35～50mm（图 7-4-21），内侧距离墙面的距离不小于 40mm。

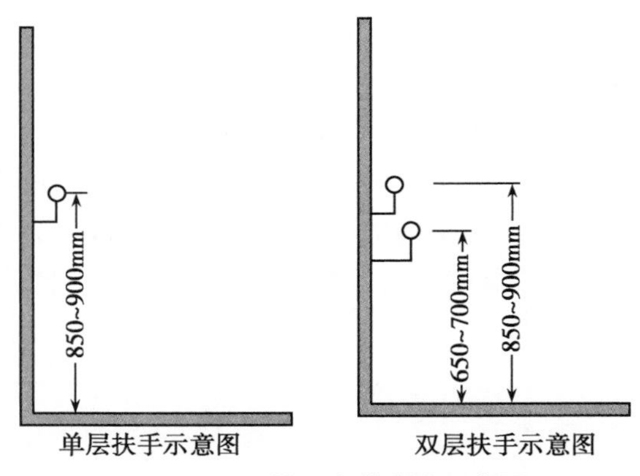

图 7-4-19　扶手安装高度示意图

3. 卫生间

（1）男、女卫生间应各设一个无障碍厕位：①面积宜做到 1 800mm × 1 000mm。②坐便器两侧安装安全抓杆，男卫生间需有一个小便器安装安全抓杆，具体尺寸见图 7-4-22。③公共洗手盆应有一个两侧安装安全抓杆，且高度及下部空间尺寸符合所示，盆前应有 1 100mm × 800mm 乘轮椅者的使用面积。

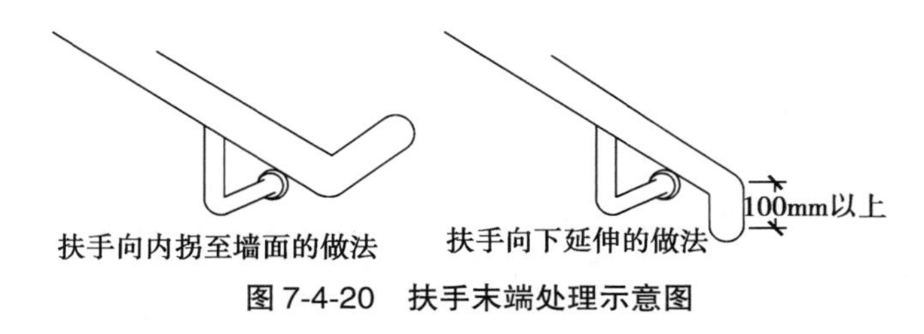

图 7-4-20　扶手末端处理示意图

（2）独立无障碍卫生间：①面积宜做到 2 000mm × 1 500mm；②空间布置同居家环境无

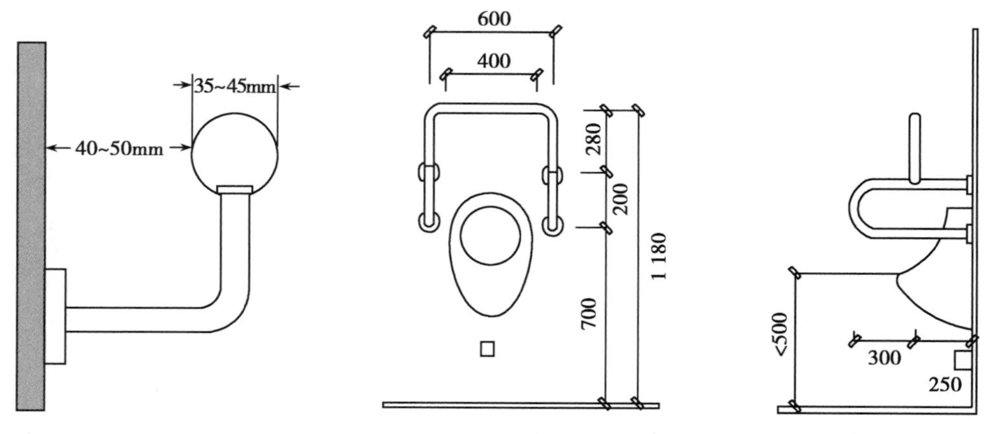

图 7-4-21　扶手直径示意图　　　图 7-4-22　小便器安全抓杆示意图

障碍卫生间布置。

4. 电梯

（1）候梯厅：①候梯厅深度不应小于 1 800mm；②电梯呼叫按钮高度为 900 ~ 1 100mm；③应设有电梯运行显示装置，运行情况及抵达播报音响，方便视力及听力障碍者了解电梯抵达情况。

（2）轿厢：①门开启后的净宽度不小于 800mm；②轿箱最小规格尺寸深度不应小于 1 400mm，宽度不应小于 1 100mm；③轿厢三面壁上应设高 850 ~ 900mm 的扶手，正面有高 900mm 至顶部的镜子，侧面应设高 900 ~ 1 100mm 带盲文的选层按钮（图 7-4-23）；④有上下运行、数显和报层音响，方便视力及听力障碍者了解电梯的运行情况。

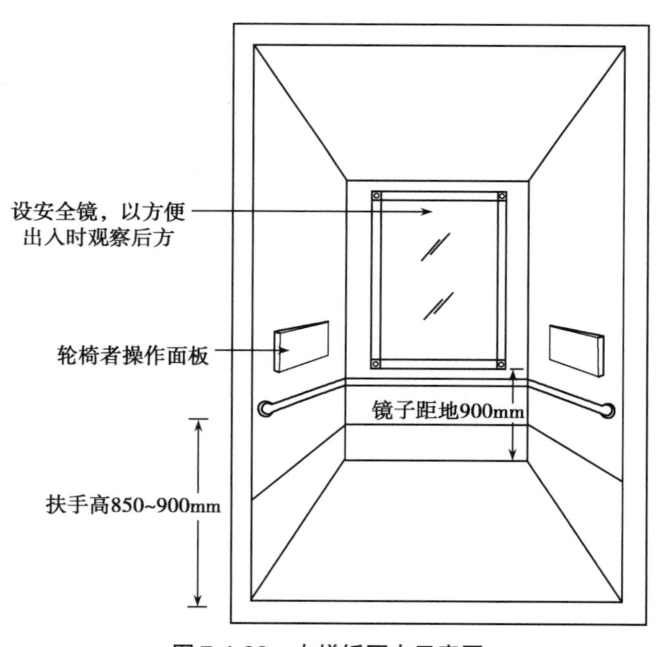

图 7-4-23　电梯轿厢内示意图

5. 设备

（1）要考虑方便乘轮椅者使用，包括服务台、收款窗口、售票口、挂号口、取药口、饮水器、公用电话、电灯开关等，应满足轮椅使用者接近并使用。

（2）为视觉障碍者提供触摸或语音地图（图 7-4-24）。

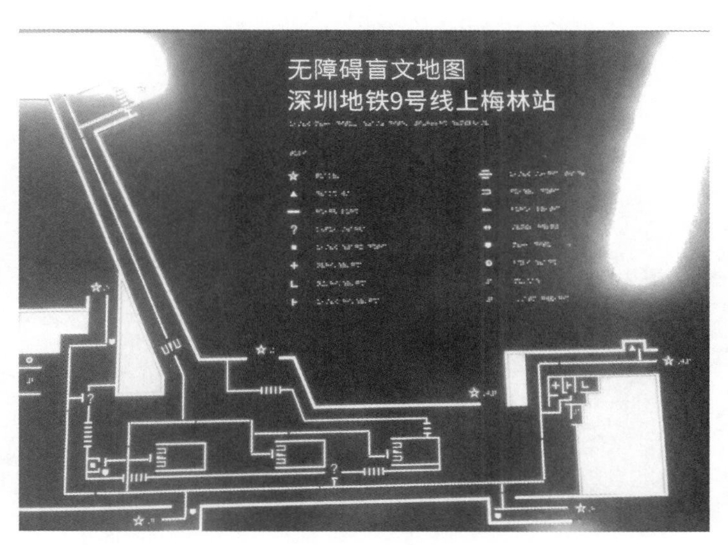

图 7-4-24　触摸地图

（3）无法或没有安装无障碍电梯的多层或小高层公共建筑，可参考使用以下康复辅助器具：

1）电动爬楼梯机：可将轮椅固定在机器上，由护理者操纵，帮助乘坐轮椅者上下楼梯（图 7-4-25）。

2）平台轮椅升降机：可用于有弯道或直道的楼梯内，上为轨道下为齿轮条沿着楼梯设置，将轮椅者推入平台后，通过按键操作控制平台沿着轨道上下楼梯（图 7-4-26）。

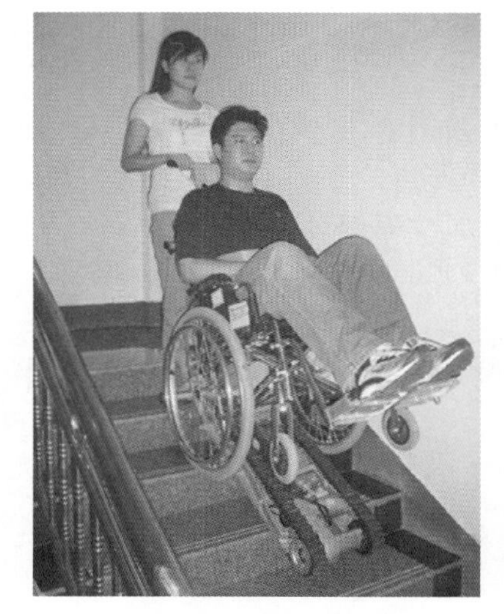

图 7-4-25　电动爬楼梯机

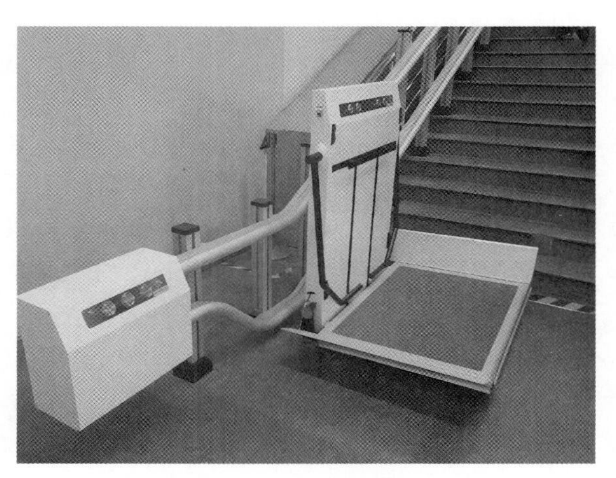

图 7-4-26　斜挂升降平台

四、公共建筑物标识

1. 标识应醒目且符合无障碍活动动线 如从出入口至服务台、电梯口、洗手间等有明确且对比度明显的指示牌。

2. 专用设施指示牌 如残疾人停车位、残疾人轮椅席位等标识(图 7-4-27、图 7-4-28)。

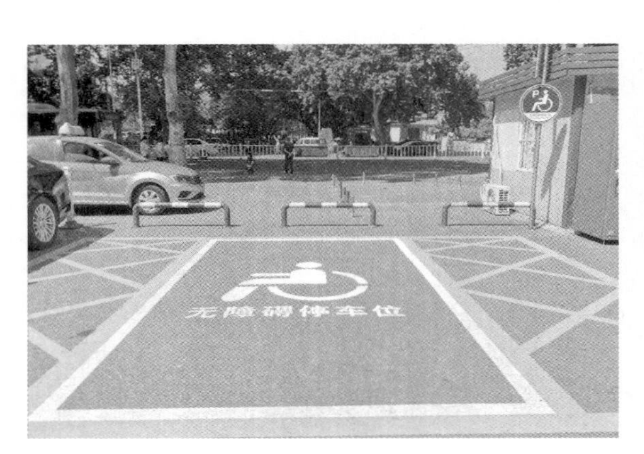

图 7-4-27 残疾人停车位

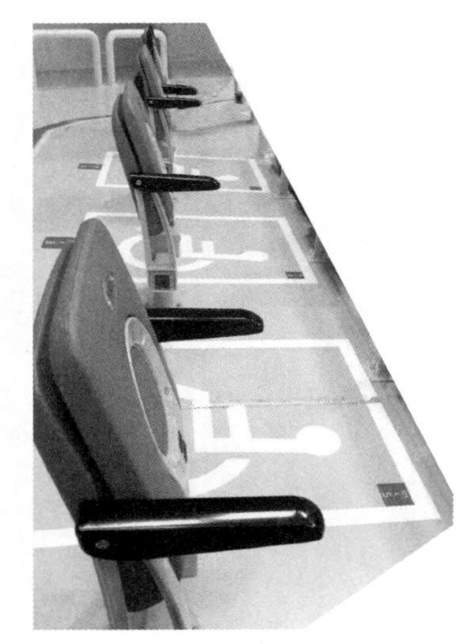

图 7-4-28 残疾人轮椅席位

(黄 河 夏鹤飞)

参考文献

[1] 朱图陵 . 功能障碍者辅助器具基础与应用[M].2 版 . 深圳: 海天出版社, 2019.

[2] 住房和城乡建设部标准定额司 . 家庭无障碍建设指南[S]. 北京: 中国建筑工业出版社, 2013.

[3] 中华人民共和国住房和城乡建设部 . 无障碍设计规范: GB 50763—2012[S]. 北京: 中国建筑工业出版社, 2012.

[4] 朱图陵 . 如何正确理解 ICF 环境因素中辅助产品的几个术语[J]. 中国康复医学杂志, 2008, 23(12): 1127-1129.

[5] 朱图陵, 王保华 . 论残疾、无障碍环境与辅助器具[J]. 残疾人研究, 2016(3): 37-42.

[6] 朱图陵, 范佳进, 黄河, 等 . 残疾人无障碍环境评定[J]. 中国康复理论与实践, 2013, 19(5): 489-492.

[7] 王莲屏 . 残疾人职业能力评估的内容与方法[J]. 中国康复, 2005(2): 120-121.

[8] 高龄者住环境研究所, 无障碍设计研究协会 . 住宅无障碍改造设计[M]. 王小荣, 袁逸倩, 郑颖, 等译 . 北京: 中国建筑工业出版社, 2015.